Adolf Gottstein: Erlebnisse und Erkenntnisse

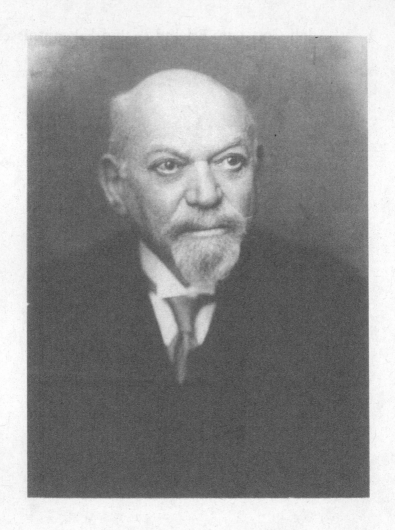

ADOLF GOTTSTEIN (1857–1941)

Ulrich Koppitz · Alfons Labisch (Hrsg.)

ADOLF GOTTSTEIN
Erlebnisse und Erkenntnisse

Nachlass 1939/1940

Autobiographische und biographische
Materialien

Mit einem Vorwort
von Klaus und Ulrich Gottstein

Mit 5 Abbildungen

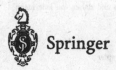 Springer

Ulrich Koppitz
Prof. Dr. Dr. Alfons Labisch
Institut für Geschichte
der Medizin
Universitätsstraße 1
D-40225 Düsseldorf

Die Deutsche Bibliothek – CIP-Einheitsaufnahme
Adolf Gottstein (1857–1941); Erlebnisse und Erkenntnisse; autobiographische und biographische Materialien / Hrsg.: Alfons Labisch; Ulrich Koppitz. – Berlin; Heidelberg; New York; Barcelona; Hongkong; London; Mailand; Paris; Singapur; Tokio: Springer, 1999
    ISBN 978-3-642-62110-9   ISBN 978-3-642-18158-0 (eBook)
    DOI 10.1007/978-3-642-18158-0

Satz: Reproduktionsfertige Vorlage vom Autor
Einbandgestaltung: E. Kirchner, Heidelberg

SPIN 10712162   24/3135xz-5 4 3 2 1 0 – Gedruckt auf säurefreiem Papier

Inhalt

Vorwort

Es muß 1948 oder 1949 gewesen sein, als wir (K.G. als Student der Physik und U.G. als Student der Medizin an der Universität Göttingen) das Gesundheitsamt an der Herzberger Landstraße aufsuchten. Wir benötigten wohl eine Bescheinigung, daß wir frei von ansteckenden Krankheiten seien. Eine solche Bescheinigung war erforderlich, um von den britischen Behörden ein Besuchsvisum für England zu erhalten. Als der Leiter des Göttinger Gesundheitsamts unseren Namen hörte, fragte er uns, ob wir mit Adolf GOTTSTEIN verwandt seien. Wir antworteten, Adolf GOTTSTEIN sei der Bruder unseres Großvaters gewesen. Die Bemerkung, die der schon ältere Amtsarzt daraufhin machte, ist uns in lebendiger Erinnerung geblieben: „Was Max PLANCK für Euch Physiker ist, das ist Adolf GOTTSTEIN für uns Sozialmediziner".

Uns war natürlich längst bekannt, daß Max PLANCK einer der ganz Großen seines Fachs war. Von unserem Großonkel Adolf, den wir nur ein- oder zweimal persönlich getroffen hatten, als er schon hoch in seinen Achtzigern war, wußten wir zwar aus Erzählungen unseres Vaters, daß er Leiter des preußischen Gesundheitswesens in der Weimarer Republik (fast zwei Drittel Deutschlands gehörten zu Preußen!) und ein bekannter Verfasser sozialhygienischer Schriften und Bücher gewesen war, aber uns war nicht bekannt, daß er eine solche Berühmtheit war. In der Nazizeit waren seine Verdienste ohnehin totgeschwiegen worden. Erst später, als wir in allen großen Enzyklopädien seinen Namen fanden und U.G. immer wieder auf Adolf GOTTSTEIN angesprochen wurde, den früheren Mitherausgeber der „Klinischen Wochenschrift", den aktiven Förderer und Autor des „Handbuch der sozialen Hygiene" sowie den Schriftleiter der „Zeitschrift für das gesamte Krankenhauswesen", wurde uns klar, daß er einer der bedeutendsten unter den Vätern der Sozialhygiene war. Reichspräsident von HINDENBURG hatte ihm noch 1932 die Goethe-Medaille für Kunst und Wissenschaft verliehen.

Adolf GOTTSTEIN war der ältere Bruder unseres schon 1922 verstorbenen Großvaters Dr. Leo GOTTSTEIN. Die beiden Brüder waren sich darin ähnlich, daß beide auf ihren jeweiligen Arbeitsgebieten Hervorragendes leisteten und beide politisch interessiert waren. Aber sie verkehrten in ganz unterschiedlichen Kreisen. Der Chemiker Leo, später königlich preußischer Kommerzienrat, war ein Mann der Industrie, erfolgreicher Gründer der „Feldmühle", Papier- und Zellstoffwerke, eines Unternehmens, das sich zu dem größten seiner Art in Deutschland entwickeln sollte. Auch war er Schwiegersohn von Kommerzienrat Moritz BEHREND, der auf dem Gelände des pommerschen Guts Varzin des Fürsten Otto von BISMARCK eine von ihm gegründete und erbaute Papierfabrik leitete und zu den Gesprächspartnern und Verehrern des Fürsten gehörte. Der Mediziner Adolf hingegen war zunächst Armenarzt, später dann Stadtrat und schließlich Ministerialdirektor und Professor, hatte - wie in der Familie erzählt wurde[1] - die Tochter seines ehemaligen Schuldirektors geheiratet, legte auf Äußerlichkeiten wenig Wert und ging ganz in seinem sozialen Engagement und seiner wissenschaftlichen Arbeit auf. So kam es, daß die Familien Leos und Àdolfs wenig Kontakt miteinander hatten. Erst nachdem unsere Eltern 1938 mit uns drei Kindern von Stettin nach Berlin umgezogen waren, machten wir am 14. Juli 1940 einen Besuch bei „Onkel Adolf" und seiner Frau Emilie, die damals schon nach den von den Nazis erlassenen Vorschriften in einem nur von „Nichtariern" bewohnten Mietshaus in Charlottenburg leben mußten, wo sie von ihrer langjährigen alten Hausgehilfin betreut wurden. Der Schreibtisch war voller Manuskripte, denn der fast Dreiundachtzigjährige war noch immer wissenschaftlich tätig und publizierte in Schweizer Verlagen. Es muß ein längerer, eindrucksvoller Besuch gewesen sein, denn K.G. (damals 16 Jahre alt) sind die Bemerkungen seines Großonkels zu vier Gesprächsthemen im Gedächtnis geblieben. Obwohl sie nicht weltbewegend sind, seien sie zur Illustration des Interesses, das Adolf GOTTSTEIN (A.G.) allen Erscheinungen des Lebens entgegenbrachte, hier wiedergegeben:

Das Gespräch kam auf den Skilauf, denn unser Vater war seit den zwanziger Jahren ein für damalige Verhältnisse recht guter Skiläufer und hatte auch uns Kinder in die Anfangsgründe des Skilaufs eingeweiht. A.G. äußerte seine Bewunderung für die Körperbeherrschung, die es einem Menschen ermögliche, auf zwei an seine Füße geschnallten Brettern ohne Sturz steile, schneebedeckte Abhänge hinabzufahren. A.G. drückte sein Erstaunen über die neuerdings auf Bezugschein verteilten „Schwimmseifen" aus, die so leicht waren, daß sie auf dem Wasser schwammen. Man brauche die Seife nun, wenn sie einem in der Badewanne entglitte, nicht mehr wie bisher unter Wasser auf dem Boden der Wanne zu suchen, sondern könne ihrer an der Oberfläche leicht wieder habhaft werden. Aber auch ein sozialwissenschaftliches Thema kam vor: A.G. kommentierte die schon zur Kaiserzeit nicht mehr so seltenen Fälle des gesellschaftlichen Aufstiegs. So wären junge Männer, deren Väter noch Landarbeiter waren, nach dem Militärdienst - zum Beispiel als Polizisten - in der Stadt kleine Beamte geworden. Deren Kinder hatten dann die Chance zu weiterem Aufstieg, etwa zu mittleren Beamten. Schließlich erzählte A.G. humorvoll die Geschichte von dem tüchtigen Kartoffelaufkäufer, den er, als auch für die Ernährung zuständiger Stadtrat, in der Hungerzeit des Ersten Weltkriegs regelmäßig in die Provinz schickte, um die darbende Stadtbevölkerung zu versorgen. Nach seinen Verhandlungen mit den Bauern und Behörden der Provinz mußte dieser Mann zur Erzielung guten Einvernehmens immer um Geld Skat spielen,

---

1 Nachforschungen der Herren LABISCH und KOPPITZ haben jedoch ergeben, daß Adolf GOTTSTEIN das Gymnasium zu St. Elisabeth bis zu seinem Abitur besucht hat. Da hingegen seine Brüder das von Direktor MEFFERT geleitete Breslauer Städtische Realgymnasium "Am Zwinger" besucht haben, hat A.G. die Tochter des ehemaligen Schuldirektors seiner jüngeren Brüder geheiratet.

wobei er nach seinen Angaben regelmäßig verlor, und diese Verluste stellte er der Stadtverwaltung mit seinen sonstigen Reisekosten stets in Rechnung. Wegen des guten Erfolgs seiner Kartoffelbeschaffung blieb A.G. nichts anderes übrig, als die Begleichung auch dieser Spesen zu genehmigen. Diese Anekdote befindet sich übrigens auch in der hier vorliegenden Autobiographie auf Seite 164 des Buches.

Bereits acht Monate nach diesem Besuch fand auf dem Stahnsdorfer Friedhof vor einer kleinen Gemeinde von 35 Personen, zu der K.G. gehörte, die evangelische Trauerfeier für Adolf GOTTSTEIN statt. Die Worte des Pastors waren, wie das Tagebuch von K.G. bezeugt, voll von gläubiger Zuversicht. Adolf GOTTSTEIN war am 3. März 1941 an Niereninsuffizienz verstorben. Bis zu seinem Tode war er geistig ganz frisch geblieben.

Seine hier vorliegende Lebensgeschichte mit ihren eingestreuten philosophischen Betrachtungen, Zitaten aus der Weltliteratur und Lebensweisheiten legt ein beredtes Zeugnis ab von der umfassenden Bildung, den weitgespannten Interessen, dem Witz und der scharfen Beobachtungsgabe des Verfassers. Die lebhafte Beschreibung von Jugend und Studium, von der ärztlichen Privatpraxis im Berlin der letzten beiden Jahrzehnte des 19. Jahrhunderts, die Schilderung der Fortschritte der medizinischen Wissenschaft während der Lebenszeit des Autors, die Ausführungen über das konkrete Denken von Kindern, die kritischen Anmerkungen über die Maßnahmen der nationalsozialistischen Staatsführung, die Bemerkungen zur Rhetorik, zur üblichen Reaktion auf beliebige Behauptungen, zur Bedeutung von Urlaubsreisen für die Arbeit, zum medizinischen Prüfungswesen, zu falschen Schlußfolgerungen aus Statistiken, zur parlamentarischen Arbeit, zur Selbstbeschränkung im Alter sowie die Schilderung der Erlebnisse in Berlin während der Revolution von 1918 und in den folgenden Notjahren - um nur einiges zu nennen - lassen den Leser teilnehmen an den Erfahrungen eines langen Lebens im Dienste der Volksgesundheit in einer bewegten Zeit. Einige amüsante Anekdoten tragen zur leichten Lesbarkeit des Textes bei. So wird nicht nur ein Einblick in die Persönlichkeit Adolf GOTTSTEINS vermittelt, sondern es werden nebenher auch viele interessante Details aus der Geschichte der privaten, der kommunalen und der staatlichen medizinischen Praxis und Gesundheitsfürsorge und -verwaltung im Kaiserreich, in der Weimarer Republik und im „Dritten Reich" mitgeteilt.

Es lohnt sich vielleicht, noch einige Einzelheiten über das Schicksal des Manuskripts zu erwähnen, das hier veröffentlicht wird. Adolf GOTTSTEIN hatte bis in das Jahr 1940 hinein immer wieder daran gearbeitet. Dies geht daraus hervor, daß er im letzten Teil noch auf ein erst 1940 erschienenes Buch kritisch eingeht. Sein Sohn, Privatdozent für Kinderheilkunde Dr. med. Werner GOTTSTEIN und dessen Ehefrau, Dr. med. Hertha GOTTSTEIN, geb. SCHENCK (am 9. Juli 1993 im Alter von 93 Jahren in Berlin verstorben), waren 1939 in die USA ausgewandert.

Vor seinem Tode übergab Adolf GOTTSTEIN das Manuskript, dem er den Titel „Erlebnisse und Erkenntnisse" gegeben hatte und das teils maschinengeschrieben mit zahlreichen Einfügungen, teils handgeschrieben auf Zetteln verschiedener Art war - zu einer Reinschrift war er nicht mehr gekommen - dem Bruder seiner Schwiegertochter, Dr. Hans-Joachim SCHENCK, zur Aufbewahrung. Offenbar sind die Aufzeichnungen in den Wirren des Krieges und der Nachkriegszeit dann zunächst vergessen worden. Die handschriftliche Anordnung von Adolf GOTTSTEIN auf dem Deckel des Manuskripts, daß es „bei gelegenen Zeiten" Werner überliefert werden solle, der dann entscheiden möge, „ob es aufbewahrt oder veröffentlicht oder vernichtet wird", ist anscheinend nicht befolgt worden. Werner GOTTSTEIN starb 1959 in den USA an den Folgen eines Unfalls. Seine Witwe Hertha siedelte danach wieder nach Berlin über. Am 11. Februar 1985 schickte sie K.G. per Post das Manuskript und schrieb dazu:

Lieber Klaus, Dies Erinnerungsstück meines Schwiegervaters lagerte bisher bei meinem Bruder, wohin es der Verstorbene im Jahr vor seinem Tode zur Aufbewahrung gebracht hatte. Ich gebe es an Dich, bzw. Ulli weiter, vielleicht interessiert Euch Einiges.
Mit herzl. Grüßen. Tante Hertha

Es ist traurig, daß Werner GOTTSTEIN die Aufzeichnungen seines Vaters nicht mehr zu Gesicht bekommen hat. Hätte er sie gesehen, hätte er wohl in dem Artikel, den er 1958 zur hundertjährigen Wiederkehr des Geburtstags seines Vaters (2. November 1957) in der Deutschen Medizinischen Wochenschrift veröffentlichte, darauf Bezug genommen.

Umso größer ist der Dank, den wir Herrn Professor Dr. Dr. Alfons LABISCH und seinem Mitarbeiter Ulrich KOPPITZ vom Institut für Geschichte der Medizin der Heinrich Heine Universität Düsseldorf dafür schulden, daß sie die mühevolle Transkription und die wissenschaftliche Bearbeitung des Manuskripts auf sich genommen, in zahlreichen Briefen mit uns Einzelfragen geklärt und nunmehr diesen ansprechenden Band vorgelegt haben, durch den die „Erlebnisse und Erkenntnisse" dieses bedeutenden Mitglieds der Gründergeneration der Sozialhygiene und Epidemiologie der medizinhistorisch interessierten Öffentlichkeit und Nachwelt zugänglich werden. Als Trägern des Namens Gottstein ist es uns auch eine persönliche Genugtuung, daß wir stellvertretend für Werner GOTTSTEIN, den wir beide sehr geschätzt haben und dem dies vom Schicksal nicht mehr vergönnt war, das Manuskript zur Veröffentlichung in so kompetente Hände legen konnten. Daher sagen wir den Herren KOPPITZ und LABISCH auch noch einen ganz persönlichen Dank im Namen unserer Familie.

Prof. Dr.rer.nat. Klaus Gottstein   Prof. Dr.med. Ulrich Gottstein
München   Frankfurt am Main

Im Dezember 1998

Einleitung

Zur aktuellen Bedeutung der Autobiographie Adolf GOTTSTEINs

"Gesundheitswissenschaften" - dieses Wort macht heute in der Bewegung einer "'New' Public Health" Karriere. Sogar zwei Handbücher sind inzwischen erschienen, eines bereits in der zweiten Auflage.[1] 'Health Sciences' und '(New) Public Health' erscheinen als neue sozialmedizinische Denkweisen und neue öffentlich gesundheitsgerichtete Konzepte.

Tatsächlich ist der Begriff der "Gesundheitswissenschaft" bereits in den 1920er Jahren in Deutschland geprägt worden: er ist in der Einleitung zum "Handbuch für Soziale Hygiene und Gesundheitsfürsorge" zu lesen.[2] Dieses sechsbändige Handbuch umfaßte das über Jahrzehnte angesammelte Wissen einer zeitgemäßen öffentlichen Gesundheitssicherung - zusammengefaßt im Begriff 'Sozialhygiene' - und abgeleiteter öffentlicher Gesundheitsmaßnahmen - zusammengefaßt im Begriff 'Gesundheitsfürsorge'. Die Herausgeber dieses Sammelwerkes waren Adolf GOTTSTEIN, Arthur SCHLOSSMANN und Ludwig TELEKY. Diese drei Autoren, alle als Ärzte teils klinisch, teils in der öffentlichen Gesundheitssicherung darum bemüht, Gesundheitsleistungen generell vorbeugend und besonders für gesundheitlich gefährdete Bevölkerungsgruppen wirken zu lassen, dürften heute wohl nur noch Fachhistorikern bekannt sein.

Wenn wir allerdings zur Kenntnis nehmen, daß nicht nur der Begriff "Gesundheitswissenschaft" bereits in dieser Zeit geprägt worden ist, sondern daß darüber hinaus bedeutende Ärzte aus den USA sich in den ersten Jahrzehnten des 20. Jahrhunderts in Deutschland über die öffentliche Gesundheitssicherung informierten, teils sogar hier studierten, erhält die Geschichte öffentlicher Gesundheit eine weitere Facette. So hat William Henry WELCH, der seinerzeit führende amerikanische Pathologe, Gründer der bedeutenden 'Johns Hopkins School of Hygiene and Public Health' - und übrigens auch des ebenso bedeutenden medizinhistorischen Instituts - , seine wesentlichen wissenschaftlichen Impulse sowohl in der klinischen Medizin als auch in der Theorie und Praxis öffentlicher Gesundheitssicherung während mehrfacher Studienaufenthalte in Deutschland erhalten. Eine vergleichbare Person ist George ROSEN. ROSEN studierte ab 1930 in Deutschland

---

1   Klaus HURRELMANN, Ulrich LAASER (Hrsg.), Gesundheitswissenschaften. Handbuch für Lehre, Forschung und Praxis, (Beltz) Weinheim/Basel 1993, 2. Aufl. 1998; Friedrich W. SCHWARTZ u.a. (Hrsg.), Das Public-Health-Buch. Gesundheit und Gesundheitswesen, (Urban & Schwarzenberg) München u.a. 1998
2   Adolf GOTTSTEIN, Arthur SCHLOSSMANN, Ludwig TELEKY (Hrsg.), Handbuch der sozialen Hygiene und Gesundheitsfürsorge, (Springer) Berlin , Bd. 1-6, 1925-1927; 1. Bd.: Grundlagen und Methoden, Berlin 1925, v-vii: Vorwort; ebd. v

Medizin und erhielt hier wesentliche Anregungen für seine spätere integrative soziologische, historische und praktische Arbeit auf dem Gebiet der öffentlichen Gesundheitssicherung.

Es ist also mit einigem Recht zu sagen, daß die angeblich neuen Gesundheitswissenschaften und die angeblich neue öffentliche Gesundheitssicherung durchaus auch auf deutsche Traditionen zurückgreifen können. Von daher gewinnt die Geschichte öffentlicher Gesundheitssicherung für die aktuelle Entwicklung eine besondere Bedeutung. Dies gilt insbesondere für die Weimarer Republik, den ersten demokratischen Rechts- und Sozialstaat auf deutschem Boden, dies gilt ebenso für Adolf GOTTSTEIN, der mit seiner liberalen, undogmatischen und fachmännisch-überparteilichen Art heute mit Sicherheit wieder ein gesuchter Wissenschaftler und Praktiker wäre.

Die wissenschaftliche Auto-Ergographie von 1924/1925 und die persönliche Autobiographie von 1939/40: ein Gesamtwerk

In diese Situation ordnet sich nun einer jener "Zufälle" ein, die unsere Kenntnisse gänzlich unerwartet erheblich erweitern. Adolf GOTTSTEIN kann in der gesamten Entwicklung der Sozialhygiene und Gesundheitsfürsorge ohne weiteres als diejenige Person bezeichnet werden, die an allen frühen theoretischen Grundsatzfragen, an allen frühen praktischen Entwicklungen, an allen späteren wissenschaftlichen, administrativen und praktischen Maßnahmen entscheidend mitgewirkt hat. "Seine Bedeutung für das Gesundheitswesen seiner Zeit kann nicht überschätzt werden", so Manfred STÜRZBECHER, Historiker des öffentlichen Gesundheitswesens.[3]

Adolf GOTTSTEIN hat uns 1924/25 in der bekannten GROTEschen Sammlung "Die Medizin der Gegenwart in Selbstdarstellungen" eine wissenschaftliche Auto-Ergographie hinterlassen.[4] Diese Autoergographie ist allerdings seit langem vergriffen und auf dem Buchmarkt antiquarisch - wenn überhaupt - nur noch zu überhöhten Preisen zu erstehen. In diesem zwar seltenen, aber immerhin bibliothekarisch zugänglichen Band deutet Adolf GOTTSTEIN an, daß er viele allgemeine Gedanken, viele Erfahrun-

---

[3]   Manfred STÜRZBECHER, Adolf Gottstein, in: Wolfgang ECKART, Christoph GRADMANN (Hrsg.), Ärztelexikon. Von der Antike bis zum 20. Jahrhundert, (Beck) München 1995, 157f.

[4]   Adolf GOTTSTEIN, Adolf Gottstein (Auto-Ergographie), in: Louis R. GROTE (Hrsg.), Die Medizin der Gegenwart in Selbstdarstellungen, Bd. 4, (Meiner) Leipzig 1925, 53-91. Leider ist dieser vierte Band der GROTEschen Sammlung wissenschaftlicher Auto-Ergographien wegen einer anderen, hagiographisch verehrten historischen Figur auf dem antiquarischen Buchmarkt nahezu verschwunden bzw. nur zu entsprechend überhöhten Preisen zu haben (der Bd. IV enthält neben GOTTSTEIN Biographien von FREUD, HEUBNER, von KRIES und ORTNER)).

gen seines reichen Lebens als praktischer Arzt, als Wissenschaftler und Organisator sowie seine Haltung zu wissenschaftlichen und praktischen Problemen der Zeit - hier insbesondere zur Rassenhygiene, Auslese und Bevölkerungspolitik - gestrichen habe, als es ans Kürzen ging.[5]

Alles dieses, was Adolf GOTTSTEIN 1924/25 gestrichen hat, hat er in den späten 1930er Jahren zu einer weiteren Autobiographie ausgearbeitet: der wissenschaftlichen Auto-Ergographie der Jahre 1924/25 steht als gleichberechtigter Gegenpart eine persönliche Autobiographie aus den Jahren 1939/40 gegenüber. In beiden Lebensgeschichten bestehen - bis auf einige wenige Stellen, die für den Zusammenhang notwendig sind - kaum übereinstimmende Textstellen. Wir können daher annehmen, daß Adolf GOTTSTEIN seine zweite Autobiographie sorgsam auf die erste abgestimmt hat. Beide zusammen - die wissenschaftliche Auto-Ergographie von 1924/25 und die persönlichen "Erlebnisse und Erkenntnisse" von 1939/40 - ergeben also eine Autobiographie als Gesamtwerk. So wollte Adolf GOTTSTEIN sein Leben und seine Leistung als einer der Pioniere öffentlicher Gesundheitssicherung in Deutschland gesehen wissen.

Nun ist durch einen Zufall das Manuskript der zweiten Lebensbeschreibung wieder ans Licht gekommen. Angesichts der Bedeutung GOTTSTEINs als einer facettenreichen historischen Person und angesichts seiner Bedeutung für das aktuelle 'revival' öffentlicher Gesundheitssicherung in Deutschland liegt selbstverständlich der Gedanke nahe, das neu aufgefundene Manuskript zu veröffentlichen. Die wissenschaftliche Auto-Ergographie von 1924/25 ist, wie dargestellt, nur bedingt einzusehen. Wenn daher beide Lebensbeschreibungen sich zu einem Gesamtwerk ergänzen, drängt sich der Gedanke auf, hier beide Publikationen in einem Buch zu veröffentlichen.

Zur Geschichte des Manuskriptes "Erlebnisse und Erkenntnisse"

Adolf GOTTSTEIN muß den Plan, seine Auto-Ergographie von 1924/25 um eine persönliche Autobiographie zu erweitern, bereits frühzeitig gefaßt haben: vermutlich geschah dies schon, als er den Text für die GROTEsche Sammlung redigierte und kürzte. Wegen seiner vielfältigen Verpflichtungen - GOTTSTEIN war nach seiner Pensionierung im März 1924 ein gefragter Fachmann und dürfte seine Arbeit kaum eingeschränkt haben - werden die Unterlagen geruht haben. Erst nach HITLERs Machtergreifung, als GOTTSTEIN zahlreiche Ehrenämter niederlegen mußte, und dann auch erst nach weiteren wissenschaftlichen Publikationen,[6] hat er sich dieser Autobiographie widmen können. Dies war 1939 und 1940 der Fall. Darauf deutet

---

5   Adolf GOTTSTEIN, Auto-Ergographie, 1925, 34f. (S. 86f. des Gesamtbandes)
6   Vgl. hierzu das Werkverzeichnis Adolf GOTTSTEINs.

das sorgfältig ausgearbeitete maschinenschriftliche Manuskript hin. Der ursprüngliche Titel sollte lauten "Heiteres. Nachlaß" mit dem Vermerk "Später zu veröffentlichen - A.G., Dez. 1939". Der Deckel des paginierten Manuskripts trägt die Aufschrift:

"Diese Niederschrift soll nach meinem Tode nicht vernichtet werden, sondern zu treuen Händen Hans Cramer oder Achim Schenck, falls möglich anvertraut werden, um bei gelegenen Zeiten an Werner überliefert zu werden. Dieser mag dann entscheiden, ob es aufbewahrt oder veröffentlicht oder vernichtet wird."

Daß GOTTSTEIN das Manuskript veröffentlichen wollte, legen auch zahlreiche Hinweise im Manuskript nahe. Dieses Werk gehört an die Öffentlichkeit.

Ausführliche Texterweiterungen in Handschrift zeigen, daß GOTTSTEIN mit dem Text nicht zufrieden war. Auch die zahlreichen handschriftlichen Einschübe in das durchgearbeitete Typoskript weisen darauf hin. Der ursprüngliche Titel wurde durchgestrichen und durch "Erlebnisse und Erkenntnisse. Nachlaß 1939/40" ersetzt. Der oben zitierte handschriftliche Vermerk, nach dem GOTTSTEIN der Text abgeschlossen schien, trägt als Datum den 11. Juni 1940. Aber aus inhaltlichen Hinweisen geht hervor, daß GOTTSTEIN noch im November 1940, also nur wenige Monate vor seinem Tod, letzte Änderungen vorgenommen hat. Das Manuskript gelangte dann an Dr. Hans Joachim SCHENCK. Dieser war der Bruder seiner Schwiegertochter Hertha GOTTSTEIN, geb. SCHENCK, die mit Werner GOTTSTEIN 1939 in die USA emigriert war.

Nach dem Unfalltod Werner GOTTSTEINs im November 1959 in den USA kehrte Hertha GOTTSTEIN nach Berlin zurück. Sie machte in ihrem Alter widersprüchliche Angaben, so daß in der Familie nicht bekannt ist, ob Werner GOTTSTEIN die Aufzeichnungen seines Vaters jemals zu Gesicht bekommen hat. Dies ist wahrscheinlich nicht der Fall. Aus den Erinnerungen an seinen Vater, die Werner GOTTSTEIN 1958 veröffentlichte, geht dies jedenfalls nicht hervor. Hertha GOTTSTEIN übergab das Manuskript 1985 an Klaus GOTTSTEIN. Vor ihrem Tode im Jahre 1993 soll Hertha GOTTSTEIN alle Photographien und Familienerinnerungen vernichtet haben.

Alfons LABISCH, dessen Arbeitsschwerpunkt die Geschichte und historische Soziologie der öffentlichen Gesundheitssicherung ist, hatte bereits 1986 Verbindungen zu Ulrich GOTTSTEIN aufgenommen, um etwaig überlieferte Nachrichten über Adolf GOTTSTEIN zu erhalten. Da das Manuskript wieder aufgefunden worden war, konnte diese zumindest beabsichtigte Zusammenarbeit im Gedenken Adolf GOTTSTEINs mit Inhalt gefüllt werden. Das Manuskript liegt im Institut für Geschichte der Medizin der

Heinrich-Heine-Universität Düsseldorf seit Oktober 1994 in Kopie vor, seitdem wurden die Arbeiten an der Edition - allerdings neben den laufenden Aufgaben in Lehre, Forschung und akademischer Selbstverwaltung - vorangetrieben.

Was erwartet den Leser in dieser Autobiographie ?

Die wissenschaftliche Auto-Ergographie zeigt Adolf GOTTSTEIN, wie er sich in der wissenschaftlichen und politischen Öffentlichkeit gesehen wissen wollte - und wie er nach allem, was sonst von ihm bekannt ist, wohl auch in seinem Leben war: nüchtern, mit untrüglichem Blick für das Wesentliche, zielgerichtet, sachlichen Argumenten - auch gegnerischen - immer zugänglich, mit einer gesunden Abneigung gegen alles Aufgesetzte, gegen Moden, gegen Effekthascherei und gegen Parteiengängertum jedweder Art. Dem Ziel der Auto-Ergographie entsprechend stellt GOTTSTEIN seine wissenschaftliche Entwicklung in den Mittelpunkt: vom Bakteriologen, angeregt durch die Ersten dieser Schule, hin zum innovativen Epidemiologen, zu einem der maßgeblichen Sozialhygieniker und schließlich zum gesundheitsfürsorgerischen Praktiker auf hoher und höchster Ebene. Die wissenschaftshistorisch bedeutsame Entwicklung zu einem dynamischen Verständnis des Krankheitsgeschehens wird in den Personen des Dramas ebenso greifbar, wie die praktischen Folgen dieses säkularen Schrittes sowohl in der ärztlichen Praxis wie vor allem auch in der öffentlichen Gesundheitssicherung.

Die persönliche Autobiographie erscheint auf den ersten Blick in merkwürdiger Art schlicht und verschlossen, ja geradezu spröde. Dies mag einmal am grundsätzlich bescheidenen und zurückhaltenden Charakter Adolf GOTTSTEINs liegen. Aber auch andere autobiographische Schriften der Zeit - selbst von Personen, denen Bescheidenheit kaum nachgesagt werden kann[7] - sind, etwa was die Namen von Personen angeht, merkwürdig zurückhaltend, obschon die Umstände recht eindeutige Schlüsse zulassen. Wurden derartige Biographien nur für ein Publikum geschrieben, denen die Ereignisse so nahe waren, daß sich auch die Namen der an sich eindeutig charakterisierten Personen ergeben? Für die Edition folgt daraus die Notwendigkeit, in einem ausführlichen Personenregister einerseits die von GOTTSTEIN beabsichtigte Anonymität zu wahren, andererseits aber die Namen [in Klammern] für den heutigen Leser so weit wie möglich aufzuschließen. Rätsel bleiben genug. Mit diesen und mit anderen hier dargebotenen Hilfsmitteln, dann jedoch aus der längeren und intensiveren Lektüre, ergeben sich Nachrichten, Einsichten, Durchblicke, die die Autobiographie nachgerade zu einer spannenden Lektüre machen. Aus jener Generation, die

---

7 Vgl. z.B. Erwin LIEK, Der Arzt und seine Sendung, München 1926; ders., Die Welt des Arztes. Aus 30 Jahren Praxis, Dresden 1933.

den fundamentalen Wandel Deutschlands von einer Agrar- in eine Industrie-
gesellschaft miterlebte und mitgestaltete, hören wir lebendige Berichte und
kluge Urteile etwa zu Schule und Studium, zu durchaus bedeutenden Fami-
lienverbindungen, zu den Lebensverhältnissen in armen und wohlhabenden
Vierteln einer Metropole, zum Alltag des Ersten Weltkrieges im Hinterland,
zur Revolution, zum Staatsdienst und zum Parlamentarismus der Weimarer
Republik - und vieles andere mehr.

Der medizinhistorisch interessierte Leser erhält darüber hinaus Informationen zu der Umbruchphase, in der eine vornehmlich auf Erfahrung gegründete Medizin verwissenschaftlicht wurde und dann allmählich in die individuelle und öffentliche ärztliche Praxis drängte. GOTTSTEIN hat diese
Entwicklung nicht nur erlebt, er hat sie mit gestaltet. Studium, Forschung
und Lehre in den 1870er Jahren, Assistenzarzt in einem kleinen Krankenhaus in der Provinz, die Probleme des praktischen Arztes in ärmeren und
wohlhabenden Gegenden der Hauptstadt, Wahrnehmung und Umgang mit
Infektionskrankheiten als den vorherrschenden Krankheiten der Zeit, die
neue Sozialversicherung, der Weg von der Bakteriologie über die Medizinalstatistik und Epidemiologie zur Konstitutions- und Sozialhygiene, die in-
novative Praxis der Gesundheitsfürsorge in einer der wohlhabendsten
Kommunen Deutschlands, öffentliche Gesundheitssicherung schließlich an
herausragender Stelle im größten Land des ersten Rechts- und Sozialstaats
auf deutschem Boden, dies sind nur einige der Themen. Ebenso erschütternd
wie   erhellend   sind   die   seitenlangen   Auseinandersetzungen,   die
GOTTSTEIN, der wie alle Sozialhygieniker auch auf die Probleme der Fortpflanzung achtete, mit der Rassenhygiene des Nationalsozialismus führte.
Diese Auseinandersetzung ist ein wichtiges Zeugnis dafür, wie sehr wir
Heutigen aus der Kenntnis dessen urteilen, was mit den "Erbkranken" ab
September 1939 bzw. mit den "rassisch Fremden" ab dem Herbst 1941 ge-
schehen ist.

Wissenschaftsgeschichte, Politikgeschichte, Hintergründe, Alltag, dies
alles vor der immer wieder durchscheinenden großbürgerlichen Familie ur-
sprünglich jüdischer Herkunft, die damals schon seit zwei Generationen in
das Bildungs- und Besitzbürgertum assimiliert war. In diesem Zusammen-
hang zu nennen wären neben Adolfs Bruder Leo GOTTSTEIN, Gründer der
Feldmühle AG auch Adolf GOTTSTEINs Onkel und Schwiegervater Moritz
BEHREND, pr. Kommerzienrat und Gründer sowohl der Papierfabrik
Hammermühle auf dem Gute Varzin Otto von BISMARCKs als auch der
Hammermill Corporation in den USA, sowie bereits dessen Vater Bernhard
BEHREND, Inhaber einer Papierfabrik in Köslin, und wiederum dessen
Bruder, Friedrich Jacob BEHREND, geh. Sanitätsrat in Berlin.

Alternativen und Ziele der vorliegenden Publikation

Wenn denn schon diese Autobiographie vorliegt, wenn denn schon so viele begleitende Arbeiten durchzuführen waren, warum wird dann nicht gleich eine wissenschaftliche Biographie über Adolf GOTTSTEIN vorgelegt? Diese Frage ist berechtigt und verlangt eine Antwort. Allgemein ist zunächst einmal zu sagen, daß Autobiographien früher einmal - und gelegentlich in der Medizingeschichte heute noch - eine beliebte Darstellungsform waren. Seitdem sich in der Geschichte in den letzten 30 Jahren jedoch die methodologisch-theoretische Diskussion erheblich erweitert hat und dadurch der Standard historischen Arbeitens erheblich gestiegen ist, sind Biographien nicht nur aus der Mode gekommen. Sie sind überdies zu dem wohl schwierigsten Unternehmen überhaupt geworden, das sich heute für eine historische Untersuchung, besonders aber auch für eine historische Darstellung ergeben kann. Eine Person ist in ihrer Zeit zu sehen, die im Zeitlichen vorgegebenen Möglichkeiten sorgsam gegenüber dem persönlich Eigenen herauszuarbeiten und nachvollziehbar zu beschreiben. Erst vor diesem Hintergrund erweisen die Taten den Charakter einer Person, erst dann zeigt sich, daß die persönliche Geschichte vor dem Hintergrund individueller und gesellschaftlicher Historizität immer etwas gänzlich Eigenartiges ist. Angesichts des familiären Hintergrundes Adolf GOTTSTEINs und seines langen Lebensweges ist dies ein anspruchsvolles und zeitraubendes Vorhaben, für das nur wenige Vorarbeiten vorliegen. Barbara TUCHMAN brachte in ihrem berühmten Buch "Ein ferner Spiegel" eine kaum bekannte Person durch einen hellen Hintergrund ins Licht. Bei GOTTSTEIN wäre die Aufgabe schwieriger: sehr viele Nachrichten sind auf uns gekommen, weitläufig und tief staffelt sich der Hintergrund. Mindestens herauszuarbeiten wäre:

- der familiäre Hintergrund GOTTSTEINs: eine Familie, die ihren Weg zu einem geradezu phänomenalen Aufstieg in die wirtschaftliche, wissenschaftliche und administrative Elite des Deutschen Reiches gefunden hat;

- die Tätigkeit GOTTSTEINs als praktischer Arzt in einer Metropole - und dies angesichts der Tatsache, daß wir bislang nur wenig über das Alltagserleben des Patienten und über die Alltagsarbeit eines Arztes in dieser Zeit wissen;

- die wissenschaftliche Arbeit GOTTSTEINs zunächst in der Bakteriologie, dann in der Statistik und Epidemiologie einschließlich der überaus heftigen Auseinandersetzung mit der Serum-Therapie Emil BEHRINGs, sein Einfluß auf die medizinisch-theoretische Grundlagendiskussion der Zeit, darunter besonders der Konstitutionshygiene, und schließlich sein Weg zur Theorie und Praxis der Sozialhygiene und Gesundheitsfürsorge;

- die praktische Arbeit GOTTSTEINs als Stadtarzt einer der in der Entwicklung öffentlicher Gesundheitsleistungen innovativen Gemeinden Deutschlands - und die Erfahrungen während des Ersten Weltkrieges, als sich in der allgemeinen Not der Fürsorgegedanke von gesellschaftlichen Randgruppen auf die gesamte Stadtgemeinde ausdehnte;

- die administrative, teils auch legislative, faktisch reichsweit wirkende Arbeit GOTTSTEINs an der Spitze der Medizinalverwaltung des größten Staates der Weimarer Republik;

- die vielfältigen Aktivitäten, die GOTTSTEIN darüber hinaus verfolgte - so beispielsweise im Krankenhauswesen, wo er seit der Jahrhundertwende ebenfalls richtungsweisende und vielzitierte Neuerungen vordachte oder auch praktisch durchsetzte; hierzu zählt auch seine Tätigkeit als Reorganisator des "Gutachterausschusses für das gesamte öffentliche Krankenhauswesen" - dem Vorläufer der Deutschen Krankenhausgesellschaft.

Allein über die hier genannten Aspekte des Lebens Adolf GOTTSTEINs lohnte es sich, eigene Arbeiten vorzulegen.

In diesem Sinne ist der vorliegende Band auch eine Materialsammlung für weiteres historisches Forschen. Deshalb erscheint es uns angebracht, die Textedition mit einer Reihe weiterführender Materialien auszustatten, darunter eine ausführliche Vita einschließlich der bislang erkundeten Archivsituation sowie einem möglichst vollständigen Werkverzeichnis.

Probleme und Prinzipien der Transkription, der Edition und der Materialsammlung

Das Manuskript besteht aus einer Fassung in Schreibmaschinenschrift von 161 Seiten, die vermutlich der 1939 abgefaßten Autobiographie "Heiteres" entspricht. Diese Fassung wurde handschriftlich teilweise überarbeitet, teilweise erheblich ergänzt.[8] Es handelt sich insgesamt um weitere 157 handschriftliche Blätter, so daß das Manuskript insgesamt 318 Blätter umfaßt.

Um die handschriftlichen Einschübe und Abschnitte in der Edition wiederzugeben, sind diese *kursiv* wiedergegeben. Unterstreichungen sind wie im Original angegeben, durchgestrichene Textstellen wurden in Auswahl in

---

8 Übrigens liegt hier durchaus der Gedanke nahe, daß Adolf GOTTSTEIN im Zuge der gesetzlichen Schikanen gegen Menschen, die als "Juden" deklariert wurden, ggf. seine Schreibmaschine abzugeben gehabt hätte. Diese Verordnung ist allerdings erst nach dem Tode GOTTSTEINs in Kraft getreten. Vgl. dazu Joseph WALK (Hrsg.), Das Sonderrecht für die Juden im NS-Staat. Eine Sammlung der gesetzlichen Maßnahmen und Richtlinien. Inhalt und Bedeutung, Heidelberg / Karlsruhe 1981.

die Edition aufgenommen. Ausschlaggebend war dabei einmal, ob der Text so weit unkenntlich gemacht worden war, daß er A.G. gänzlich obsolet erschien, bzw. desweiteren, ob beiläufig durchstrichene Textstellen den Gedankengang A.G.'s verstehen helfen. Alle Ergänzungen sind in eckige Klammern [ ] gesetzt, insbesondere Seitenzahlen des Manuskripts, Namen ungenannter aber hinreichend identifizierbarer Personen oder Hinweise auf unsichere Lesarten. Geschweifte Klammern { } bezeichnen hingegen Textstellen des Manuskripts, welche, meist in grammatischer Hinsicht, fortgelassen werden müßten. Die Verwendung von Großbuchstaben und die Interpunktion wurden vorsichtig modernisiert, die seltenen orthographischen oder numerischen Fehler stillschweigend berichtigt.[9]

Um die Edition zu erschließen, werden den Texten einige weitere Hilfsmittel beigegeben. Über eine detaillierte Feingliederung kann vor allem die persönliche Autobiographie leichter erschlossen werden. Denn diese ist nicht für den Druck überarbeitet und geglättet worden, und das von A.G. vorgesehene Inhaltsverzeichnis gliedert große Kapitel. Um die Einheit beider biographischer Teilstücke zu verdeutlichen und Querverbindungen leichter auffinden zu können, wurde auch für die Auto-Ergographie eine Feingliederung erstellt. Aus demselben Grund sind beide Texte im arabisch paginierten zweiten Teil des vorliegenden Bandes durch ein Orts- und Personenregister zu erschließen.

Die benutzten Archive und sonstigen Auskunftstellen werden einzeln auch dann aufgeführt, wenn die Recherche negativ verlief. Auch dies soll eine Arbeitshilfe für weitere biographische Arbeiten sein. Darüberhinaus findet sich zur Einführung in das gesamte Gebiet sowohl eine kleine Auswahl gedruckter Arbeiten aus der zeitgenössischen Sozialen Hygiene und Gesundheitsfürsorge sowie neuere und neueste Literatur zur (Sozial-) Geschichte öffentlicher Gesundheitssicherung.

Um ein Beispiel für die Arbeitsweise GOTTSTEINs zu geben, wird eine Seite des handschriftlichen Textes in Faksimile nachgedruckt. Es sei hier ausdrücklich betont, daß auch der handschriftliche Text klar strukturiert und leserlich ist. Auf der abgebildeten Seite findet sich indes das einzige Wort - ein Name -, das nicht eindeutig zu lesen war (Stevenson bzw. Stephenson?).

---

9   Vgl. Johannes SCHULTZE, Richtlinien für die äußere Textgestaltung bei Herausgabe von Quellen zur neueren deutschen Geschichte, in: Blätter für Deutsche Landesgeschichte 1962, 1-11.

Danksagungen

Der Dank der Herausgeber geht an viele Personen, die über längere Zeit hinweg, teils mehrfach, geholfen haben, das biographische Material zu dieser Edition zusammenzutragen:

Es sind dies Damen und Herren vom Geheimen Staatsarchiv Preußischer Kulturbesitz in Dahlem (KLAUSS, MARCUS), vom Bundesarchiv Berlin (NAASNER), vom Zentrum für Berlin-Forschungen sowie vom Landesverwaltungsamt Berlin und Bezirksamt Charlottenburg (Udo MAIER, Fr. LÜBCKE), ebenso vom Brandenburgischen Landeshauptarchiv Potsdam (GESSNER) und vom Staatsarchiv Nürnberg.

Bei der örtlichen Literaturbeschaffung stand uns die bewährte Hilfe der Universitäts und Landesbibliothek Düsseldorf (insbes. Carmen GÖTZ) sowie der Bibliothek im Gerhart-Hauptmann-Haus Düsseldorf zur Verfügung. Weitere Informationen haben das Stadtarchiv Wroclaw (Helena KULDO, Dr. Jozef DROZD) sowie das Universitätsarchiv Wroclaw (Dr. Leonard SMOLKA) sowie Dr. Ute CAUMANNS am Deutschen Historischen Institut Warschau beigetragen.

Für umsichtige Recherchen und hilfreiche Auskünfte danken wir dem Medizinischen Dekanat und dem Universitätsarchiv Leipzig (Cornelia BECKER, V. BIGL, U. PONNORF), dem Sächsischen Hauptstaatsarchiv Dresden (Fr. PETRASCH) sowie dem Archiv der Deutschen Akademie der Naturforscher Leopoldina (Erna LÄMMEL) und Frau Sabine HANK, Archivarin im Centrum Judaicum Berlin, Frau Ursula GRELL, Berlin sowie vor allem Frau WIRIADIDJAJA vom Ev. Zentralarchiv Berlin.

Strategischen Rat in Personalia oder Berlinalia verdanken wir Frau Dr. Ragnhild MÜNCH, Herrn Dr. Dr. Manfred STÜRZBECHER und Herrn Prof. Dr. Peter VOSWINCKEL. Unser besonderer Dank für umsichtige Hilfe im Dschungel der komplexen Verwaltungsstrukturen Groß-Berlins gilt Frau Anne KRATZERT sowie Herrn Volker VIERGUTZ und seinen Kollegen vom Landeshauptarchiv.

Für großzügige Zuschüsse zu den Druckkosten danken wir der Deutschen Gesellschaft für Sozialmedizin und Prävention, Magdeburg, der Akademie für öffentliches Gesundheitswesen, Düsseldorf, der Gesellschaft der Freunde und Förderer der Heinrich-Heine-Universität Düsseldorf, hier insbesondere der Stiftung für die Arbeitsgruppe Medizinische Zeitgeschichte - öffentliche Gesundheit, sowie Prof. Dr. Ulrich HADDING für seinen persönlichen Einsatz; ohne ihre Hilfe hätte dieses Werk nicht veröffentlicht werden können.

Dank gebührt ebenso dem Springer-Verlag, Heidelberg, vertreten durch Frau Prof. Dr. Ursula GRESSER und Herrn Prof. Dr. Dietrich GÖTZE. Auf diese Weise wird die lange Jahre währende fachliche Zusammenarbeit des Springer-Verlages mit Adolf GOTTSTEIN wieder aufgegriffen und zu einem geschlossenen Kreis vollendet.[10] Dies wird auch dem Andenken der großen Verlegerpersönlichkeit Julius SPRINGER gerecht: Julius SPRINGER und Adolf GOTTSTEIN waren in Freundschaft verbunden, Julius SPRINGER hat sich - trotz aller Gefahren, die damit verbunden waren - darum gekümmert, daß Adolf GOTTSTEIN in seinen letzten Lebenswochen ärztlich und pflegerisch bestens betreut wurde.

Besonders herzlich danken wir Prof. Dr. rer.nat. Klaus GOTTSTEIN und Prof. Dr. med. Ulrich GOTTSTEIN. Beide haben es sich trotz ihrer umfangreichen Aktivitäten nicht nehmen lassen, tatkräftig Korrektur zu lesen, Verbesserungen vorzuschlagen, Hinweise zu geben und immer wieder mit weiteren Anregungen und Gedanken zum Gelingen des Werkes beizutragen.

Düsseldorf, im März 1999   Ulrich Koppitz und Alfons Labisch

---

[10] Herausragende Beispiele für die Zusamenarbeit Adolf GOTTSTEINs mit dem Springer - Verlag sind u.a.: "Epidemiologische Studien über Diphtherie und Scharlach", Berlin 1895; ab 1922 Mitherausgeber der "Klinischen Wochenschrift. Organ der Gesellschaft deutscher Naturforscher und Ärzte" 1ff., 1922ff., im Verlag von Julius Springer, Berlin; 1925/1926 Reorganisation und Schriftleitung der "Zeitschrift für das gesamte Krankenhauswesen", die - wohl auf Betreiben A.G.'s - vom Leineweber-Verlag, Leipzig, auf den Verlag von Julius Springer, Berlin, übergeht; 1925 / 27 mit Arthur SCHLOSSMANN und Ludwig TELEKY als Mitherausgebern erscheint das "Handbuch der sozialen Hygiene und Gesundheitsfürsorge" in sechs Bänden im Springer - Verlag Berlin; dieses Handbuch - in dessen Vorwort der heute so geläufige Begriff "Gesundheitswissenschaft" auftaucht - zählt zu den bedeutenden Zeugnissen des international herausragenden Standes der Sozialhygiene und Gesundheitsfürsorge in Deutschland in der Weimarer Republik; 1930 Herausgabe der "Handbücherei für das gesamte Krankenhauswesen" in sieben Bänden im Springer Verlag, Berlin.

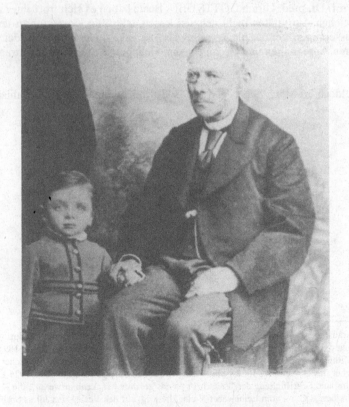

**Abb. 2: Adolf GOTTSTEIN als Kind
mit seinem Großvater Moritz BEHREND**

Adolf GOTTSTEIN

Sein Lebenslauf im Überblick

2. Nov. 1857   Geburt in Breslau als erstes Kind von Emanuel und Rosa
GOTTSTEIN[1]

Vater: Emanuel (1825-1883), Kaufmann in Breslau,
Sohn des Kaufmanns Leon Abraham (1795-1859) aus
Lissa, seit 1818 Inhaber einer Pelzhandels- und späteren
Kürschnerfirma und dann bedeutenden Pelzwarenfabrik
in Breslau (zunächst Büttnerstr. 31, später Reuschestraße
37-38 (Einzelhandelsgeschäft: Schweidnitzstr. 43 b),
dann Kurfürstenstraße 9),[2] und der Rose, geb.
GINSBERG (gest. 1873), aus Breslau;

Mutter: Rosa(lie), geb. BEHREND (auch: BEHRENDT)
(1838-1922 (1923)[3]), Tochter des Bernhard BEHREND
(1805-1875) aus Neustettin und der Helene MOSER
(1812-1898; Tochter von Jacob MOSER, vermutlich älterer Bruder von Moses MOSER, einem Freund Heinrich
HEINEs) aus Lippehne, Neumark; 1849 Erwerb der Pa-
piermühle bei Köslin. Die Familien GOTTSTEIN und
BEHREND waren bereits in der Vorgeneration verwandt
bzw. verschwägert.
Rosa BEHREND war die Schwester des Moritz (1836-
1915) und des Georg BEHREND (geb. 1842), Pächter
bzw. Erbauer der Sägewerke / Holzschleifereien / Papierfabriken "Fuchsmühle" (seit 8. Okt. 1868 (Pachtvertrag;
erbaut 1869)), "Hammermühle" (seit 4. April 1870
(Pachtvertrag; Inbetriebnahme 1. Jan. 1873)) und
"Kampmühle" (seit Sommer 1875) auf dem Gut Varzin,
dessen Besitzer Otto von BISMARCK war;[4] 1883 Auf-

---

1   Geburts-Register für Juden des Amtsgerichts Breslau, Bd. I, S. 629, Nr. 2508
2   Vgl. Brief des Archiwum Panstwowe Wroclawiu vom 15. Dez. 1997; s. ferner Rudolf
MARTIN, Jahrbuch des Vermögens und des Einkommens der Millionäre in der Provinz
Schlesien (= Das Jahrbuch der Millionäre Deutschlands, Bd. 10), Berlin 1913, 63; Josef Joachim MENZEL (Hrsg.), Katalog zur Ausstellung Breslauer Juden 1850 - 1945. Im Auftrage
der Historischen Kommission für Schlesien und des Ludwig Petry-Instituts für ostdeutsche
Landes- und Volksforschung Mainz, hrsg. v. ..., (Konrad Adenauer Stiftung) St. Augustin
1990, 136.
3   Vgl. Rudolf LITTAUER, The Gottstein Family (unveröff. Ms.), 5: 1923; Stammbaum:
1922
4   Zur Entwicklung dieser Beziehungen der Familie BEHREND zu BISMARCK s. Ernst
WESTPHAL, Bismarck als Gutsherr. Erinnerungen seines Varziner Oberförsters, Leipzig

teilung der Pachtverhältnisse in "Fuchsmühle" (Georg B.) einerseits und "Hammermühle" und "Kampmühle" (Moritz B.) andererseits (Moritz BEHREND, Königlich Preußischer Kommerzienrat, seit 1885 einziger Pächter, war ein Ratgeber BISMARCKs in technischen und wirtschaftlichen Fragen; während eines (zweiten) Amerika-Aufenthaltes gründete er mit seinen Söhnen Ernst und Otto 1898 in Erie, Pennsylvania, die "Hammermill" (5. Juni 1899: Hammermill Paper Company), später einer der großen Papierproduzenten der USA)[5]

A.G. hatte zwei Schwestern und fünf Brüder:
- Anna (1858-1935), verh. mit Emil FRIEDLÄNDER, Brieg;
- Leo (1860-1922), Gründer (1885; zugleich: Wandel von der Holz- zur Cellulose-Produktion von Papier, in Deutschland eingeführt von Moritz BEHREND) und Vorsitzender (bis 1920) der Feldmühle, Papier- und Zellstoffwerke AG, Königlich Preußischer Kommerzienrat, verh. mit Hedwig BEHREND (geb. 1864; (zweite und - zusammen mit Grete - Zwillings-)[6] Tochter von Moritz BEHREND und seiner Frau Rebecca, geb. WOLFF);
- Martin (1861-1930(?)), Geschäftsmann in Leipzig, später in Salzburg;
- Gustav (1863-1915), Pelzgroßhändler in Leipzig, verh. mit Johanna BEHREND (geb. 1863; (älteste) Tochter von Moritz BEHREND und seiner Frau Rebecca, geb. WOLFF);
- Hermann (1864-1922), Journalist (z.B. Jameson-Raid im Burenkrieg; lebte 1921 in New York, Baever St. 25)[7];
- Elise (1867-1947), verh. mit dem Frauenarzt Dr.med. Arthur LITTAUER, Königlich Sächsischer Sanitätsrat in Leipzig;
- Karl (1869-1942/43 (?; 1942 mit seiner Frau, die in Auschwitz umgekommen ist, nach Theresesienstadt verschleppt, dort angeblich eines 'natürlichen Todes' ver-

---

1922, Kap. 8, 48-56: "Die Varziner Papierindustrie"; vgl. ebd. auch Bilder der Fabrikanlagen; kritisch über die finanziellen Verhältnisse berichtet Fritz STERN, Gold und Eisen. Bismarck und sein Bankier Bleichröder, Berlin 1978, 364-367. Vgl. ferner auch Otto JÖHLINGER, Bismarck und die Juden. Unter Benutzung unveröffentlichter Quellen von ..., Berlin 1921, 78-84.
5   Michael J. MCQUILLEN / William P. GARVEY, The best known name in paper: Hammermill. A history of the company, o.O. (Erie) 1985 (in den biographischen Angaben zur Gründerfamilie nicht immer zuverlässig)
6   Vgl. Brief von Klaus GOTTSTEIN vom 12. Nov. 1996.
7   Testament vom 13. Juni 1921 zugunsten seiner Schwester Elise, verh. LITTAUER

storben)),[8] Petroleum-Chemiker in Wien, verantwortlich
für die Shell Oil Company in österr. Galizien, verh. mit
Ilse LANDAUER, Braunschweig (Wohnung Wien: 19.
Hasenauerstraße 36 (von A.G. 1940 zum Testaments-
vollstrecker bestimmt, ein Amt, das K.G. ablehnte)).

Zum weiteren Familien- und Freundeskreis A.G.'s in
Breslau gehörten Jacob GOTTSTEIN (geb. 7. Nov. 1832
in Lissa; gest. 10. Jan. 1895), ein entfernter Verwandter
des väterlichen Großvaters, einer der ersten (habilitier-
ten) Fachärzte für Hals-Nasen-Ohrenheilkunde und
Hausarzt der Familie, ferner die Familien
IMMERWAHR und HABER; A.G. war durch die Familie seiner Frau Emilie, geb. MEFFERT, mit Clara
IMMERWAHR und Fritz HABER verschwägert.[9]

1873	Ferienaufenthalt in Köslin, wo sein Großvater Bernhard BEHREND die - inzwischen ausgebaute - "Cösliner Papiermühle" betrieb. Da der Großvater befürchtete, daß sein ältester Enkel A.G. zu sehr unter dem romantisch-schöngeistigen Einfluß seiner Großmutter väterlicherseits, Rose GOTTSTEIN, geb. GINSBERG, stehe, führte er A.G. in die Mathematik und Naturwissenschaften ein und brachte ihm eine rigorose geistige Disziplin nahe. Diese Erfahrungen sollten nach dem Zeugnis A.G.'s sein weiteres Leben bestimmen.
ab 1866	Besuch des Städt. evgl. humanistischen "Gymnasium und Realgymnasium i.E. zu St. Elisabeth" (1293 gegr.) in Breslau.[10]
15. Sept. 1875	Abitur ebd.; A.G. war in den alten Sprachen der beste Schüler seines Jahrganges, beschäftigte sich aber "in den letzten Jahren der Gymnasialzeit überwiegend mit Ma-

---

8   Brief von Gerda IRO (Tochter K.G.'s) vom 19. Jan. 1997

9   Vgl. Gerrit von LEITNER, Der Fall Clara Immerwahr. Leben für eine humane Wissenschaft, München 1993, passim, und Dietrich STOLTZENBERG, Fritz Haber. Chemiker, No-
belpreisträger, Deutscher, Jude. Eine Biographie, Weinheim u.a. 1994, passim. Emilie
MEFFERT, die spätere Frau A.G.s, hatte eine Schwester Lise und einen Bruder Fritz. Clara
IMMERWAHR hatte zwei Schwestern, Lotte und Elli, sowie einen Bruder Paul. Fritz
MEFFERT war mit Lotte IMMERWAHR verheiratet und verkehrte als Jurist und Patentan-
walt in Rechtssachen mit HABER, der mit Clara IMMERWAHR verheiratet war. Lotte
MEFFERT geb. IMMERWAHR endete durch Selbstmord. Lise MEFFERT galt als beste
Freundin Clara IMMERWAHRs. A.G. war, wie aus seinen Erinnerungen hervorgeht, mit den
drei Schwestern IMMERWAHR seit seiner Jugend befreundet.

10   Zum Datum s. Lebenslauf Leopoldina, 13. Jan. 1926.

thematik, Naturwissenschaften und Chemie".[11] A.G. bezeichnet sich "wenigstens für Naturwissenschaftler und
Mediziner" als "Gegner der humanistischen Bildung seit
jeher".[12] Er fühlte sich durch den zum bloßen formalen
Drill heruntergekommenen Humanismus - auch - seiner
Schule für den Rest seines Lebens behindert - dies insbesondere in der freien Rede vor Publikum.[13]

ab WS 1875   vier Semester Studium der vorklinischen Medizin in
Breslau (Immatrik. v. 23. Okt. 1875 bis 11. Aug.
1877)[14]; Studium der klinischen Medizin in Abschnitten
von jeweils zwei Semestern in Straßburg, Breslau (26.
Okt. 1878 bis 10. Sept. 1879)[15] und Leipzig (18. Okt.
1879 bis 10. Sept. 1880 / 17. Jan. 1881 (?))[16]

Akademische Lehrer, an die sich A.G. mit Anerkennung
und Dank erinnerte, waren u.a. der Physiologe Rudolf
HEIDENHAIN, damals Breslau, der Botaniker Ferdi-
nand COHN, damals Breslau, der Anatom Wilhelm von
WALDEYER-HARTZ, damals Straßburg, der Kliniker
Adolf KUSSMAUL, damals Straßburg, der Pathologe
Friedrich von RECKLINGHAUSEN, damals Straßburg,
der Physiologe Friedrich GOLTZ, damals Straßburg, der
Neurologe Oskar BERGER, damals Breslau, der Patho-
loge Julius COHNHEIM, bis 1878 in Breslau, ab 1878 in
Leipzig, und der Pathologe Carl WEIGERT, damals
Leipzig.

---

11 Lebenslauf Leopoldina, 13. Jan. 1926; Universität Breslau, Archiv: Rep. M 151, Allg.
Studenten-Register. Medizinische Fakultät. Abgegangene Studenten 1877/78, fol. 30; nach
Auskunft des Archiwum Panstwowe Wroclawiu vom 15. Dez. 1997 ist eine Abiturientenliste
des Jahrganges 1875 des Elisabeth-Gymnasiums nicht erhalten.
12 Lebenslauf Leopoldina, 13. Jan. 1926
13 Vgl. hierzu - neben den vielen Hinweisen in den Biographien - die Anekdote bei Werner
GOTTSTEIN, Adolf Gottstein (1857-1941). Zur Wiederkehr seines 100. Geburtstages (2.
Nov. 1857), in: Der öffentliche Gesundheitsdienst 19, 1957/58, 338-340, ebd. 339f.
14 Universität Breslau, Archiv: Rep. M 151, Allg. Studenten-Register. Medizinische Fakultät. Abgegangene Studenten 1877/78, fol. 30
15 Universität Breslau, Archiv: Rep. M 152, Allg. Studenten-Register. Medizinische Fakultät. Abgegangene Studenten 1879/80, fol. 48: s.ebd.: "hat hier und in Strassburg stud."
16 Nach Schreiben des Universitätsarchivs Leipzig vom 10. Febr. 1997 ließ sich A.G. am
18. Okt. 1879 für Medizin immatrikulieren, ein Abgangszeugnis ließ er sich am 10. Sept.
1880 ausstellen, studierte aber bis zum 17. Jan. 1881 weiter an der Universität Leipzig. Dieses Abgangszeugnis war sicher nicht das Staatsexamen, sondern enthält nur eine Aufzählung
der Vorlesungen und Übungen.

18. Jan. 1881	Staatsexamen in Leipzig mit einer guten II[17]
Frühjahr 1881	"schlechte" - so A.G. - Dissertation "Über marantische Thrombose" in Leipzig unter der Anleitung von Julius COHNHEIM und Carl WEIGERT, für die A. G. „viel Material sammelte, schnitt und färbte, bei der aber sonst nichts herauskam", und
15. März 1881	"noch schlechtere mündliche Doktorprüfung" - so wieder A.G. - bei Ernst Adolf C. COCCIUS (Ophthalmologe, Promotor), Christian Ludwig BRAUNE (Anatom; Examinator) und COHNHEIM (Examinator)[18]
	Volontärarzt im Wenzel-Hancke'schen Krankenhaus in Breslau
April 1881	Militärdienst als einjährig Freiwilliger: 1. April bis 30. Sept. 1881 allg. Gefechtsausbildung im 2. Schles. Grenadierregiment Nr. 11 in Breslau; 1. Okt. 1881 bis 31. März 1882 als Arzt im "Leib-Kürassier-Regiment 'Grosser Kurfürst' (Schles.) Nr. 1" ebenfalls in Breslau[19] (bei beiden Einheiten handelte es sich, wie A.G. betont, um bekannte und traditionsreiche Elite-Regimenter)
April 1882	(erster und damals einziger) Assistenzarzt am 1877 eröffneten städtischen Wenzel-Hancke'schen Krankenhaus in Breslau (Ltd. Arzt zur Zeit A.G.'s: Pharmazeut, Pharmakologe und Kliniker Alfred BUCHWALD)

---

[17] Akten Min. f. Volksbildung Nr. 10205/33, Vol. IV, fol. 122 u. 230 und Min. f. Volksbildung Nr. 10205/101, Vol. II, fol. 185 b, vgl. Brief des Sächs. Hauptstaatsarchivs Dresden vom 20. Mai 1998

[18] Brief des Dekanats der Med. Fak. der Univ. Leipzig vom 17. April 1997: Promotionsbuch der Univ. Leipzig, S. 300; das genaue Thema der Dissertation, die Dissertation selbst oder ein Lebenslauf A.G.'s sind nach Auskunft des Univ.-Archivs und des Dekanats der Med. Fakultät in Leipzig nicht überliefert - und zwar nach einem weiteren Schreiben des Dekanats der Medizinischen Fakultät vom 11. Juli 1997 weder in der Universitätszentralbibliothek noch in der Deutschen Bücherei noch in der Fakultätsbibliothek. Dies hängt - so in einem dritten Schreiben des Dekanats der Medizinischen Fakultät der Universität Leipzig vom 24. Nov. 1997 - mit dem zur damaligen Zeit geltenden Promotionsrecht zusammen, nach dem es zum Nachweis der wissenschaftlichen Arbeitsfähigkeit möglich war, beim Dekanat der Medizinischen Fakultät auch eine handschriftliche Arbeit einzureichen, die dann disputiert wurde. Ein üblicherweise den Dissertationen angefügter Lebenslauf fehlt daher ebenfalls.

[19] GStAPK I HA Rep 76 VIII B Nr. 673: "Die Titel, die Orden und die sonstigen Ehrenzeichen der Ärzte, Buchstabe: G" (1911-1914)" (unfol.)

1883   Verlobung mit Emilie (Karoline Elise Antonie) MEFFERT (geb. am 10. Nov. 1863 in Kolberg);[20] (reform.) evgl., Tochter des späteren Direktors des Breslauer Städt. Real-Gymnasiums "Am Zwinger" Dr.phil. Franz MEFFERT,[21] und dessen Frau Elise (Marie), geb. LITTEN, Tochter eines Juristen aus Königsberg; Franz MEFFERT war der Studienfreund Philip IMMERWAHRs, des Vaters von Clara I.

A.G. entschließt sich, nach - wie er bedauert - nur 18 monatiger klinischer Tätigkeit, sich in ambulanter Praxis niederzulassen, um eine Familie gründen zu können. Eigentlich hatte A.G. eine wissenschaftliche Laufbahn angestrebt,[22] diesen Gedanken aber offenbar wegen der damals für Anfänger schlecht, teils gar nicht bezahlten Anfangsphase aufgegeben, um eine Existenz gründen zu können.

Okt. 1883   Weiterbildung in der praktischen Geburtshilfe in Berlin; Entschluß, aus dem, so A.G., allzu familiären, wenig geistige Anregungen bietenden und überschaubaren Breslau nach Berlin überzusiedeln

Jan. 1884   Niederlassung als praktischer Arzt und Geburtshelfer am Halleschen Tor in Berlin (ab 1884: Berlin-SW; Urbanstr. 187; ab 1889: Baerwaldstr. 10);[23] ebd. Praxis als Kassen- und Privatarzt

In Berlin verkehrte A.G. auch mit seinem Großonkel mütterlicherseits, Friedrich Jacob BEHREND (geb. 12. Juni 1803 in Neu-Stettin, gest. am 30. Mai 1889), einem in Berlin sehr bekannten Arzt, dessen Haupttätigkeit auf dem Gebiet der Staatsarzneikunde lag - und damit

---

20 Taufregister der evgl.-ref. Pfarrkirche in Kolberg, Jahrgang 1863, S. 52, Nr. 13

21 Nach der Familiengeschichte (vgl. auch LITTAUER, Gottstein Family, 7) heiratete A.G. die Tochter 'seines' ehemaligen Schuldirektors. Diese schöne Geschichte läßt sich nach allen inhaltlichen Hinweisen - so äußert sich A.G. mehrfach eindeutig über seine klassische humanistische Schulbildung einschließlich des Mangels an naturwissenschaftlichen Fächern - sowie insbesondere nach den eindeutigen Quellenhinweisen (Lebenslauf Leopoldina 13. Jan. 1926; Matrikel der Universität Breslau) nicht bestätigen.
Nach Auskunft des Archiwum Panstwowe Wroclawiu vom 20. Jan. 1998 liegt im Archiv der Stadt Breslau umfangreiches Material zum Gymnasium "Am Zwinger" vor.

22 A.G., Auto-Ergographie, 1925, 53f.

23 Nach Auskunft des Centrum Judaicum vom 7. Mai 1997 wohnte Adolf GOTTSTEIN zunächst in der Urbanstr. 187, dann in der Baerwaldstr. 10. Die Adressen werden durch das Berliner Adreßbuch bestätigt, die Jahre der Wohnaufenthalte vgl. ebd.

gleichsam auf einer Vorläuferwissenschaft der Sozialen Hygiene.

7. Okt. 1885   Heirat mit Emilie MEFFERT in Breslau
(Heiratsurkunde Nr. 1019; Standesamt Breslau II; Trauzeugen: Dr. Franz MEFFERT; Martin GOTTSTEIN)
Wie bei vielen Männern seiner Zeit gibt es Nachrichten, daß A.G. ohne seine "Emi" im Alltag "völlig hilflos war".[24]

Neben der nur sehr allmählich ansteigenden Praxis betrieb A.G. umfangreiche naturwissenschaftliche, nach den Publikationen zu urteilen, zunächst vornehmlich bakteriologische Arbeiten u.a. in der Poliklinik für Ohrenkrankheiten von Artur HARTMANN, in der Privatpraxis des Neurologen Carl WERNICKE, in der Pathologie des Krankenhauses am Friedrichshain bei Carl FRIEDLÄNDER und - z.T. unter Anleitung Emil BEHRINGs - im Institut Robert KOCHs sowie ausführliche Studien in der Pharmakologie mit Oskar LIEBREICH.

Ferner pflegte A.G. in seiner frühen Berliner Zeit freundschaftliche Kontakte u.a. zu dem Breslauer Kliniker und späteren (seit 1896) Berliner Privatier Ottomar ROSENBACH, einem ebenso kompetenten wie geistreichen Kritiker einer bloß naturwissenschaftlich ausgerichteten Medizin, die die ärztliche Praxis vernachlässigt, zu dem Chirurgen und Begründer der Lokal-Anästhesie Carl Ludwig SCHLEICH, einem - so A.G. - "engen Freund",[25] dessen unterschiedlichen, auch weltanschaulichen Interessen A.G. später allerdings nicht immer folgen wollte, zu dem Pathologen Robert LANGERHANS, zu dem sozialhygienisch ausgerichteten Polikliniker Rudolf LENNHOFF, den A.G. als "besonders lieben Freund" kennzeichnet, und - offenbar mit einiger Distanz - zu Alfred GROTJAHN, dem sozial- / wirtschaftswissenschaftlich ausgerichteten (Mit-) Begründer der wissenschaftlichen Sozialhygiene.

---

[24]   Brief der Familie SCHENCK an Klaus GOTTSTEIN; vgl. Brief Klaus GOTTSTEIN vom 9. Febr. 1998.

[25]   Klaus GOTTSTEIN liegt ein handgeschriebener Band mit einer großen Zahl von Gedichten C.L. SCHLEICHs mit folgender Widmung vor: "Seinem lieben, treuen Freunde Adolf Gottstein und seiner Gattin widmet dieses Buch zur Silberhochzeit Carl Ludwig Schleich".

12. Sept. 1886	Geburt des (ersten) Sohnes Franz Emmanuel (zugleich: erstgeborenes Kind von A. und E.G.);[26] dieser Sohn ist - mit bislang unbekanntem Datum[27] - im Kindes- / Jugendalter an einer Krankheit verstorben. A.G. gibt lediglich unbestimmte und düstere Hinweise, die zeigen, daß der Tod dieses Kindes offenbar die ernsteste und auch unbewältigte Krise seines Lebens ist. Aus der Familie ist bekannt, daß A.G. größte Hoffnungen auf dieses Kind gesetzt hatte und nach dessen Tod so verstört war, daß seine Frau um sein Leben fürchtete.[28] Die versteckten autobiographischen Hinweise legen nahe, daß A.G. sich wohl auch als Arzt Vorwürfe machte.[29]
1887	"Die Verwertung der Bakteriologie in der klinischen Diagnostik", (Fischers med. Buchhandlung) Berlin
21. Juli 1889	Geburt der (ersten) Tochter Helene Rosa Marie
20. Sept. 1889	Tod von Helene Rosa Marie
1890	Militärärztliche Übung
5. Juni 1891	Geburt der (zweiten) Tochter Frieda[30]
17. Sept. 1891	Tod von Frieda
1892	Konversion vom jüdischen zum evangelischen Glauben (Die Konversion scheint nach dem 21. Juli 1889 (Taufeintrag Helene Rosa Marie: Religion des Vaters: mosaisch) und vor 1894 erfolgt zu sein (s. Geburtsurkunde Werner Gottstein vom 9. Jan. 1894: Religion des Vaters: evangelisch), das bei KATNER genannte Datum[31] konnte indes nicht bestätigt werden.)

---

26 Evangelisches Zentralarchiv in Berlin. Kirchenbuchstelle, Brief vom 9. Okt. 1997

27 Evangelisches Zentralarchiv in Berlin. Kirchenbuchstelle, Brief vom 9. Okt. 1997: Durchsicht der Bestattungsbücher der Gemeinden St. Simeon, Zum Heiligen Kreuz, Christus jeweils bis einschließlich 1900

28 Brief von Klaus GOTTSTEIN vom 17. Febr. 1996

29 A.G., Erlebnisse und Erkenntnisse 1939/40, im vorl. Band S. 103: "Uns traf das Schicksal hart; die Narben werden nie schmerzlos".
Es ist sicher als tragisch zu vermerken, daß A.G. als einem der entschiedenen Befürworter der Säuglings- und Kinderfürsorge das Schicksal widerfuhr, von vier Kindern nur eines großziehen zu können.

30 Evangelisches Zentralarchiv in Berlin. Kirchenbuchstelle, Brief vom 9. Okt. 1997; der Taufeintrag mit dem genauen Geburtsdatum war nicht aufzufinden.

31 Zum Datum vgl. Wilhelm KATNER, Gottstein. 1) Adolf, in: NDB Bd.6, Berlin 1964, 688-689, ebd. 688: "(isr., seit 1892 ev.)". Die Ausschlußdaten ergeben sich aus den Taufbü-

1893 bis 1900   Mitglied der Ärztekammer Berlin Brandenburg[32]

5. Jan. 1894   Geburt des (zweiten) Sohnes Werner Karl (auch: Carl;
                   zugleich: letztgeborenes Kind von A. und E.G.);
                   (später: Arzt; Pädiater / Stadtschularzt; verh. mit Dr.med.
                   Hertha, geb. SCHENCK; gemeinschaftliche Praxis: Kai-
                   serdamm 23; Priv.-Doz. der Kinderheilkunde an der Cha-
                   rité, Berlin; 1938 nach der Reichspogromnacht für einige
                   Monate im KZ, im August 1939 Emigration in die
                   USA;[33] Prof. der Kinderheilkunde a. d. Northwestern
                   University in Chicago; Wohnort zunächst: Chicago 7253,
                   South Philipe Avenue, später Chicago 49, 6814 S.
                   Oglesby Avenue, USA; gest. am 22. Nov. 1959, nach-
                   dem er als Fußgänger von einem Auto angefahren wor-
                   den war; keine Kinder);

1893/94   Übersiedlung in den Berliner Westen (ab 1894: Linden-
                   straße 11, II; ab 1897: Lankwitzstraße 13, I; ab 1901:
                   Ansbacher Str. 10, I; ab 1907: Nürnberger Str. 67, ab
                   1913: Hölderlinstraße 11, IV; ab 19. Sept. 1939: Momm-
                   senstr. 22, III (Umzug wohl per Zwangsverfügung: das
                   Haus Mommsenstr. 22 wurde nur von sog. "Nichtariern"
                   bewohnt)[34]

                   Wegen der unweigerlichen Nebenbedingungen, darunter
                   vor allem der Gerüche von Versuchstieren und Kulturen,
                   wurde es für A.G. immer schwieriger, in seiner Praxis
                   ein Laboratorium zu unterhalten. Auch hatte sich bei
                   A.G. im Laufe seiner experimentellen Arbeiten allmäh-
                   lich eine gewisse Skepsis gegenüber den nur scheinbar
                   sicheren "wissenschaftlichen Tatsachen" der zunehmend
                   indirekter werdenden naturwissenschaftlichen Nach-

---

büchern der Gemeinde zum Heiligen Kreuz, die für die Urban- bzw. Baerwaldstraße zuständig war (Evangelisches Zentralarchiv in Berlin. Kirchenbuchstelle, Brief vom 9. Okt. 1997).
Eine Nachfrage nach der Konversion A.G.'s in der Evgl. Gemeinde zum Heiligen Kreuz blieb
erfolglos (Brief Günter KIRCHHOFF, Küster, vom 21. Okt. 1997). Nach Auskunft des Centrum Judaicum vom 7. Mai 1997 war Adolf GOTTSTEIN allerdings bis zum 22. Jan. 1896
Mitglied der Jüdischen Gemeinde in Berlin.

[32]   GStAPK I HA Rep 76 VIII B Nr. 673: "Die Titel, die Orden und die sonstigen Ehrenzeichen der Ärzte, Buchstabe: G" (1911-1914)" (unfol.)

[33]   Für die Daten über Beruf, KZ-Aufenthalt und Emigration vgl. LA Berlin Rep 92, Akten
des OFP

[34]   Die Adressen ergeben sich aus dem Berliner Adreßbuch sowie aus dem Reichs-Medi-
cinal-Kalender; zum Datum des Umzugs zur Mommsenstr. 22 vgl. LA Berlin, Pr. Bau- und
Finanzdirektion, Rep.42, 60/13a-60 G 127.

weismethoden sowie der "gesinnungstüchtigen Gedankenarmut" der "offiziellen Schule"[35] - so A.G. gegen die
sich imperial gebende Bakteriologie - eingestellt. Daher
wandte sich A.G., der bereits in der Schule auch in Mathematik hervorragend war, allmählich der Medizinalstatistik und Epidemiologie zu. Damit wechselte er von der
letztlich individualmedizinisch orientierten naturwissenschaftlichen Grundlagenforschung zu der
grundlagenwissenschaftlichen diagnostischen Methode,
wie sie für die auf Gruppen ausgerichtete Sozialhygiene
gegeben ist. Auch konnte A.G. diese - übrigens medizinhistorisch wohl untermauerten - Arbeiten ohne störenden Aufwand neben seiner Praxis abends zu Hause betreiben.

A.G. schied wohl nicht zuletzt aufgrund langjähriger eigener ärztlicher Erfahrung deutlich zwischen dem ärztlichen Forscher, der sich mit wissenschaftlichen Problemen beschäftigt, dem Arzt, der einzelne Kranke behandelt, und schließlich dem Arzt, der auf die sozialen Ursachen, Wirkungen und Folgen von Krankheiten und deren Behandlung bzw. Vorbeugung zu achten hat. Bei aller Hochachtung vor der medizinischen Forschung und
der individualärztlichen Praxis focht er in diesem Sinne
aufgrund seiner unvoreingenommenen theoretischen Arbeiten einen ebenso heftigen wie - als gleich mehrfacher
Außenseiter - mutigen Streit gegen die ausschließlich
bakteriologische Deutung der Diphtherie und des Diph-
therie-Heilserums - insbesondere also gegen Emil
BEHRING und Adolf BAGINSKY.

1895   "Epidemiologische Studien über Diphtherie und Scharlach", (Springer) Berlin

Aufgrund seiner umfangreichen klinischen und ambulan-
ten ärztlichen Erfahrung, seiner allmählich profunden
Kenntnisse der mathematischen Grundlagen der Epidemiologie und der wissenschaftlichen Grundlagen klinischer Versuche wurde A.G. zu einem ebenso kompetenten wie entschiedenen und wohl auch gefürchteten Gegner der Lehre, die die konstante Virulenz spezifischer
Krankheitserreger als alleinige Erklärung aller Krankheitserscheinungen ansah. Zusammen mit SCHLEICH
wies er 1894 für die chirurgischen Wundinfektionen dar-

---

[35] A.G., Auto-Ergographie, 1925, 18

auf hin, daß disponierende Momente chemischer, physikalischer, insbesondere mechanischer Art Wundinfektio-
nen fördern. Im Anschluß an die seit 1893 diskutierte
"energetische" Konstitutionslehre Ferdinand HUEPPEs
sowie im Zusammenhang mit der von LIEBREICH ent-
wickelten Lehre des "Nosoparasitismus" (der spezifische
Keim kann nur auf empfänglichem Feld seine Wirkung
entfalten - diese, eine spezifische Krankheit vorbe-
dingenden Zustände muß der Arzt bereits als behand-
lungspflichtig ansehen) arbeitete A.G. die klinischen und
epidemiologischen Vorgänge heraus, die einzelne, bzw.
Gruppen von Menschen für Infektionskrankheiten empfänglich machen (A.G., Allgemeine Epidemiologie,
1897).

Im Zuge dieser säkularen medizinisch-theoretischen
Auseinandersetzung entwickelte der Rostocker Kliniker
Friedrich MARTIUS in ausdrücklicher Anlehnung an
ROSENBACH, HUEPPE und A.G. schließlich seine
Lehre vom schwankenden Wechselverhältnis zwischen
Krankheitserreger und Krankheitsanlage als maßgeb-
licher Ursachen für die Entstehung von Krankheitser-
scheinungen. Mit MARTIUS' "Pathogenese innerer
Krankheiten" (1899-1908) zog die dynamische Betrach-
tung der neuen Konstitutionslehre ebenfalls in die Klinik
ein.[36]

1897	Verabschiedung als Stabsarzt der Landwehr[37]
1897	"Allgemeine Epidemiologie" (= Bibliothek für Sozial-wissenschaften XII), (Wigand) Leipzig
1901	"Geschichte der Hygiene im 19. Jahrhundert", in: Das Deutsche Jahrhundert in Einzelschriften, ed. George STOCKHAUSEN, Bd. 9, (F. Schneider) Berlin

---

36 Vgl. die Auto-Ergographie von F. MARTIUS, in: L. R. GROTE (Hrsg.), Die Medizin
der Gegenwart in Selbstdarstellungen, Bd. 1, Leipzig 1923, 105-140, ebd. insbes. 123-128
(vgl. ebd. 123, MARTIUS über A.G.: "der beste lebende Epidemiologe und Sozialhygieniker"). Allgemein zur Konstitutionslehre im Zusammenhang mit den neuen leitenden Gedanken der medizinischen Grundlagenforschung vgl. Paul DIEPGEN, Geschichte der Medizin.
Die historische Entwicklung der Heilkunde und des ärztlichen Lebens, 2. Band, 2. Hälfte: Die
Medizin vom Beginn der Zellularpathologie bis zu den Anfängen der modernen Konstitutionslehre (etwa 1858-1900) mit einem Ausblick auf die Entwicklung der Heilkunde in den
letzten 50 Jahren, Berlin 1955, 142-144, 165.
37 GStAPK I HA Rep 76 VIII B Nr. 673: "Die Titel, die Orden und die sonstigen Ehrenzeichen der Ärzte, Buchstabe: G" (1911-1914)" (unfol.)

Seit der Jahrhundertwende veröffentlichte A.G. bahn-
brechende Arbeiten zum Inhalt, zum Selbstverständnis
und zur Eigenständigkeit der Sozialhygiene als Wissenschaft und als Praxis.[38] Die wissenschaftliche Grundlage
von A.G.'s theoretischer wie praktischer Tätigkeit war
eine sowohl diachron - historisch wie synchron - gesellschaftlich tief gestaffelte Statistik und Epidemiologie der
vorherrschenden Krankheiten und Todesursachen. Durch
diese - auch medizinhistorisch sehr ergiebigen - langen
Zeitreihen und die hinzukommenden hygienisch-natur-
wissenschaftlichen Aspekte der Umgebungshygiene, der
Bakteriologie und Immunologie sowie der Konstitutionshygiene erstellte A.G. eine Theorie des Krankheits-
verlaufes, die langfristige Wellen, saisonale Wellen und
kurzfristige Ausbrüche der vorherrschenden Infektionskrankheiten voneinander trennte. Auf diese Weise
konnte A.G. allgemeine und zufällige Kranheitserschei-
nungen unterscheiden. Mit diesen Kenntnissen kritisierte
er nicht nur - wie etwa in der Serumtherapie der Diphtherie - die in den überzogenen Hoffnungen durchscheinenden theoretischen Kurzschlüsse neuer klinisch-thera-
peutischer Maßnahmen. Vielmehr durchleuchtete er
ebenso die theoretischen Annahmen auch in der öffentlichen Gesundheitssicherung einschließlich der Sozialhygiene. Da A.G. sich ebenso als Arzt wie als Forscher
verstand, waren praktische Schlußfolgerungen wesentli-
cher Teil seiner Forschungen. So hatte er beispielsweise
in seinen Untersuchungen zur Tuberkulose erkannt, daß
diese keineswegs primär von den üblicherweise ange-
schuldigten schlechten Wohnverhältnissen abhing, sondern daß dem Abgleiten in miserable Wohnverhältnisse
häufig ein langer Krankheitsprozeß vorausging. A.G.'s
Schlußfolgerung war, daß Tuberkulöse möglichst früh
erfaßt werden sollten, um sie durch eine rechtzeitige Be-
treuung in ihrem ursprünglichen sozialen Umfeld zu
halten. Ähnlich argumentierte er in der Rassenhygiene /
Eugenik: die vorherrschenden Krankheiten würden keineswegs die Stärkeren / Besseren auslesen, eine frühzei-

---

38 Prägnante und kundige Übersichten des wissenschaftlichen Lebenswerkes A.G.'s finden
sich im Geburtstagsgruß von Artur SCHLOSSMANN, Adolf Gottstein. Ein Gruß zum siebzigsten Geburtstag, in: Klin. Woch. 6 (1927), 2165-2167, und in den beiden Geburtstags-
grüßen seines Sohnes Werner K. GOTTSTEIN, Adolf Gottstein 1857-1941. Zur Wiederkehr
seines 100. Geburtstages am 2. November 1957, in: Dt. med. Woch. 83-1 (1958), 45-46, und
in: Öffentl. Gesundheits-Dienst 19 (1957), 338-340.

tige gesundheitsfürsorgerische Überwachung aller Gefährdeten sei daher notwendig. Der gleiche Gedanke führte ihn dazu, über die späten klinischen Maßnahmen bei fortgeschrittenen Erkrankungen, etwa durch einen Krankenhausaufenthalt, hinaus auf die frühzeitige Bekämpfung von Krankheitsanlagen durch Gesundheitsvorsorge hinzuwirken. Diesen Grundgedanken einer spezifischen, theoretisch abgesicherten Gesundheitsfürsorge hat er nicht nur als Stadtarzt in Charlottenburg, sondern - wie etwa am Tuberkulosegesetz von 1923 zu sehen - auch als Leiter der Medizinalabteilung Preußens durchgesetzt: A.G. ist demzufolge auch in der Sozialhygiene eine besondere Erscheinung: vom Glauben an die Selbständigkeit und Selbstverantwortlichkeit der Menschen geprägt, durch jahrzehntelange Erfahrung als praktischer Arzt in armen wie in wohlhabenden Gegenden mit den Gesundheitsverhältnissen einer Metropole bestens vertraut, argumentierte er in der Bewegung der Sozialhygiene nicht primär (sozial- / gesundheits-) politisch, sondern wissenschaftlich. Die große Wirkung, die A.G. in der Zusammenarbeit auch mit den unterschiedlichsten Gruppen, denen er in seiner kommunalen, verbandlichen und staatlichen Umgebung notwendigerweise begegnete, entfalten sollte, beruhte wesentlich auf dieser unbedingten Sachbezogenheit und einer nicht unbeträchtlichen Alltagsvernunft. Das große Vorbild, auf das sich A.G. immer wieder berief, war Rudolf VIRCHOW.

1901	Erste Urlaubsreise in die Alpen, dann jährlich ausgedehnte Bergwandertouren
1903	"Die Periodizität der Diphtherie und ihre Ursachen. Epidemiologische Untersuchung", (Hirschwald) Berlin
16. Febr. 1905	Gründungs- und Vorstandsmitglied der "Gesellschaft für Soziale Medizin, Hygiene und Medizinalstatistik", ein Sammelbecken für Wissenschaftler und Praktiker, die an der theoretischen Verständigung und dem systematischen Ausbau der sozialen Medizin und Hygiene interessiert waren (weitere Gründungs- bzw. Vorstandsmitglieder waren u.a. Paul MAYET, Reg.-Rat im Kaiserlichen Statistischen Amt, Eduard DIETRICH, Geh. O.-Med.-Rat im Pr. Kultusministerium, Rudolf LENNHOFF, Herausgeber der 'Medizinischen Reform', sowie Alfred GROTJAHN und Friedrich KRIEGEL als

Herausgeber der Jahresberichte für Soziale Hygiene und der Zeitschrift für Soziale Medizin).[39]

14. Juni 1905   Verleihung des Titels "Sanitätsrat"[40]

1905   Der Artikel "Erfüllt die Berliner Kommune die notwendigen Forderungen auf dem Gebiete des öffentlichen Gesundheitswesens?", publiziert in der Deutschen medizinischen Wochenschrift (Jg. 31, H. 21 u. 22, S. 835-838, 874-877), erregt im interessierten Berlin einiges Aufsehen.

1906   In der Charlottenburger Stadtverordnetenversammlung scheitert der Plan, einen besoldeten Stadtarzt einzustellen.

"Ende" 1906/   Nach unerwarteter Aufforderung (durch den Charlotten-
31. Okt. 1906[41]   burger Oberbürgermeister Kurt SCHUSTEHRUS) und "mit einer nur 48stündigen Bedenkzeit" Eintritt als nebenamtlicher, unbesoldeter "Stadtarzt" in den Magistrat Charlottenburgs,[42] eine damals noch (bis 1920) selbständige Gemeinde, die als eine der wohlhabendsten in Deutschland gilt;

Mitglied der Deputation für Gesundheitspflege und der Deputation für Straßenreinigung und Feuerlöschwesen

1907   In einer öffentlichen Auseinandersetzung mit dem einflußreichen Hygieniker und Physiologen Max RUBNER um die Bedeutung des Begriffes 'soziale' Hygiene klärt A.G. in der Zeitschrift für Soziale Medizin (Jg. 2, 1907, H. 1 u. 2, S. 3-36, 100-135) die Methoden, Aufgaben und Ziele der sozialen Hygiene.[43]

---

39 Vgl. Zs. f. Soziale Medizin 1, 1906, 75 Anm. 1.

40 GStAPK I HA Rep 76 VIII B Nr. 671: "Die Titel, die Orden und die sonstigen Ehrenzeichen der Ärzte, Buchstabe: G" (Jan. 1905-Dez. 1908)" (unfol.); aus der Akte geht hervor, daß A.G. zu diesem Zeitpunkt ca. 9.000 M Jahreseinkommen aus seiner Praxis hatte.

41 LA Berlin, Rep. 207 Nr. 773 "Deputation für Gesundheitspflege, 1897-1920" (die Akte enthält lediglich 27 Blatt)

42 Über die Aufgabengebiete, die Konzeption und die Arbeit A.G.'s als Stadtarzt und als oberster Beamter der preußischen Medizinalverwaltung s. Manfred STÜRZBECHER, Adolf Gottstein als Gesundheitspolitiker, in: Med. Monatsschrift 13 (1959), 374-379

43 Adolf GOTTSTEIN, Die soziale Hygiene, ihre Methoden, Aufgaben und Ziele, in: Zs. f. Soziale Medizin 2, 1907, H. 1 u. 2, S. 3-36, 100-135

Die soziale Hygiene richtet sich demnach auf die spezifischen Änderungen, welche die Gesundheit bestimmter Gesellschaftsgruppen erfährt, die aus Faktoren von deren gesellschaftlicher Sonderstellung resultieren; ferner richtet sich die soziale Hygiene auf die Rückwirkung dieser spezifischen Veränderungen auf den Nachwuchs dieser Gruppen und die Gesellschaft insgesamt. Die soziale Hygiene richtet sich also auf eine gleichartige Gruppe von Individuen, deren Abgrenzung nicht nach umweltbezogenen Faktoren - wie in der experimentellen Hygiene - oder nach biologischen Faktoren - wie in der Bakteriologie - , sondern nach ihrer gesellschaftlichen Lage erfolgt. Das Unterscheidungsmerkmal der sozialen Hygiene gegenüber den übrigen Formen der Hygiene sind also nicht die sozialen Wirkungen, die selbstverständlich bei den anderen Formen der Hygiene ebenfalls gegeben sind, sondern die besonderen Gesundheitsgefährdungen bzw. Gesundheitsgefahren einer nach sozialwissenschaftlichen Parametern definierten Gruppe.

Die Gesundheitsfürsorge als Praxis der Sozialhygiene richtet sich auf zwei unterschiedliche Gruppen: zum einen auf diejenigen, die durch Alter, soziale Lage oder Berufstätigkeit einer besonderen gesundheitlichen Gefährdung ausgesetzt sind, darunter besonders Mütter und Kinder, zum anderen auf diejenigen, die durch eine (Volks-) Krankheit sich und ihre Mitmenschen gefährden - also etwa Tuberkulöse, Geschlechtskranke, Alkoholiker, Geisteskranke etc. Die Interventionsfelder der Sozialhygiene sind damit die chronisch-endemischen Infektionskrankheiten als quasi konsumtive Gesundheitsrisiken und das gesamte Feld von Schwangerschaft und Kindesaufzucht als quasi investive Gesundheitsrisiken.

1908 Mitglied der Deputation für statistische Angelegenheiten, Dezernent für den Geschäftsbereich der Deputation für Gesundheitspflege (Zusatzaufgaben: Errichtung eines städtischen Wohnungsamtes, Organisation des Rettungsdienstes und des Krankentransportes), Kodezernent in Angelegenheiten der Fürsorgestellen für Säuglinge und Lungenkranke sowie der Beihilfe für unbemittelte Schwangere und Mütter, Mitglied der Armendeputation, der Krankenhausbau-Deputation, der Schul-Deputation;

| | später: Mitglied der Deputation für Arbeitslosenfürsorge, Dezernent der Alkoholiker-Fürsorgestellen, Organisation der Schulkinderspeisung. |

März 1911 Aufgabe der Praxis; hauptamtlich besoldeter Stadtmedizinalrat in Charlottenburg (Anfangsjahresgehalt 9000 M; Endgehalt (nach 9 Jahren) 12.000 M; die Differenz erhielt A. G. mit sofortiger Wirkung als persönliche Zulage)[44]; selbständige Leitung der gesamten Gesundheitspflege, der Armenkrankenpflege (Bürgerhaus, Stadt(-armen-)ärzte und (Armen-) Krankenpflegerinnen), der Schulgesundheitspflege (Impfwesen, Schulzahnklinik, Schulärzte, ansteckende Krankheiten in Schulen, Ferienkolonien, Sonderschulwesen), des Statistischen Amtes, dann auch des Amtes für Volksernährung, medizinischer Beirat im Wohnungsamt, Verwaltung (-saufsicht) der vier städtischen Krankenhäuser und des Siechenhauses, gesundheitliche Volksbelehrung

Konzeptionelle Arbeitsschwerpunkte A.G.'s waren: Zusammenschluß sämtlicher Zweige der Gesundheits- und Krankenfürsorge einschließlich der Vereinfachung der (Verwaltungs-) Organisation; Veröffentlichung der Ergebnisse, insbesondere zum städtischen Krankenhauswesen, zu Leichtkrankenhäusern, über die Organisation des kommunalen Gesundheitswesens etc.; Ausbau der sozialhygienischen, später gesundheitswissenschaftlichen Theorie der Wirkungen der modernen Gesundheitsfürsorge, veröffentlicht in zahlreichen Artikeln, Lehrbüchern, Handbüchern etc.; Anfänge der ärztlichen Weiter- und Fortbildung in der Sozialhygiene und im öffentlichen Gesundheitswesen

1911 Mitglied des "Institut Internationale de Statistique" (freiwilliger Rücktritt in der Kriegszeit, "empört über den Ausschluß deutscher Gelehrter aus der internationalen Wissenschaft")[45]

1912 "Denkschrift betreffend Einführung der Anzeigepflicht bei Erkrankungen an Lungen- und Kehlkopftuberkulose". Im Auftrage des Magistrats Charlottenburg, (Bd. 20), Berlin

---

44 LA Berlin, Rep. 207 Nr. 786 "Besoldungsplan für die Magistrats-Mitglieder (1900-1920)"; Stadtverordnetenprotokoll Charlottenburg vom 25. Jan. 1911 TOP 5, S. 13f.
45 Lebenslauf Leopoldina, 13. Jan. 1926

1912	"Denkschrift über die Begründung eines sportwissenschaftlichen Forschungsinstituts auf dem Städtischen Spielplatz der Stadt Charlottenburg", unter Mitarbeit von G. F. NICOLAI, Berlin
1912	"Die Säuglingssterblichkeit in Charlottenburg im Sommer 1911". Bearbeitet im Statistischen Amt Charlottenburg, Berlin
25. Juli 1914	Verleihung des Titels "Geheimer Sanitätsrat"[46]
1917	"Die gesundheitliche Kleinkinderfürsorge und der Krieg" (Schriften des Deutschen Ausschusses für die Kleinkinderfürsorge), Bd. 3, (Teubner) Leipzig / Berlin
1918	Zusammen mit Gustav TUGENDREICH als Herausgeber: "Sozialärztliches Praktikum", (Springer) Berlin
Dez. 1918	Ernennung zum (Titular-) Professor[47]
5. März 1919	Durch die Vermittlung von Paul HIRSCH, vormals Mitglied der Charlottenburger Stadtverordnetenversammlung und jetzt Pr. Ministerpräsident wiederum - so A.G. - "unerwartete Aufforderung", vom kommunalen Gesundheitswesen in das staatliche Gesundheitswesen zu wechseln.
10. März 1919	Berufung zum Kommissarischen Leiter der Medizinalabteilung des Pr. Ministeriums des Innern durch die Pr. Regierung[48]
14. April 1919	Kommissarischer Leiter der Medizinalabteilung des Pr. Ministeriums des Innern
1. Juli 1919	Ausscheiden aus dem Magistrat Charlottenburgs[49] Ernennung zum Ministerialdirektor in unmittelbarer Nachfolge Martin KIRCHNERs Leiter der Abteilung "Allgemeine Medizinalverwaltung" im neu (7. Mai 1919) eingerichteten Pr. Ministerium für Volkswohl-

---

[46] GStAPK I HA Rep 76 VIII B Nr. 673: "Die Titel, die Orden und die sonstigen Ehrenzeichen der Ärzte, Buchstabe: G" (1911-1914)" (unfol.)
[47] Brief LA Berlin vom 24. Okt. 1996
[48] GStAPK I. HA Rep. 90 C, Nr. 899 (unfol.): Höhere Beamte, Ministerium des Innern (1912-1933)
[49] LA Berlin, Dr. Adolf GOTTSTEIN, Stadtältester von Berlin

fahrt; qua Amt stellvertr. Mitglied im Reichsrat, hier Berichterstatter für die Gesundheitsgesetzgebung im Reich

Arbeitsschwerpunkte: Mitwirkung am Krüppelfürsorgegesetz (1920; Beratung, Vorbeugung), Hebammengesetz
(1922), Tuberkulosegesetz (1923; Meldepflicht bereits
der Erkrankten, nicht erst der Verstorbenen; dadurch Beratung und Vorbeugung, insbesondere auch in der Umgebung des Erkrankten), Ausführungsgesetz zum
Reichsgesetz für Jugendwohlfahrt (1924); Änderungen
der ärztlichen Ehrengerichtsbarkeit, Vereinfachung der
Desinfektionsvorschriften, Ausbildung und Situation der
Medizinisch-Technischen Assistenzberufe, Gründung
des Landesgesundheitsrates (1921; Präsident: A.G.);
Mitglied im Reichsgesundheitsrat; Mitwirkung im Zentralkomitee zur Bekämpfung der Tuberkulose und in
zahlreichen anderen Fachvereinigungen; Vorsitzender
des Pr. Ärztlichen Ehrengerichtshofes

17. Dez. 1919/ 28. Dez. 1919	Erlasse über eigenständige Ausbildung bzw. Lehrgänge für Schulärzte, Kreis- und Kommunalärzte;[50] d.i. for- melle und gemeinsame ärztliche Weiter- und Fortbildung für alle Ärzte im öffentlichen Gesundheitswesen
1919	Medizinisches Aufsichtsratsmitglied der Gothaer Le- bensversicherungsgesellschaft auf Gegenseitigkeit
1920	Gründung der Sozialhygienischen Akademien in Char- lottenburg, Breslau und Düsseldorf
1920	"Die neue Gesundheitspflege" (Die neue Welt - eine Sammlung gemeinverständlicher und zeitgemäßer Schriften), (Siegismund) Berlin
1920	"Krankheit und Volkswohlfahrt" (= Wege der Volks- wohlfahrt 4), (Vereinigung wissenschaftlicher Verleger) Berlin
1920	zusammen mit Gustav TUGENDREICH als Herausgeber "Sozialärztliches Praktikum. Ein Leitfaden für Verwal- tungsmediziner, Kreiskommunalärzte, Schulärzte, Säug- lingsärzte, Armen- und Kassenärzte" (2., verm. u. verb. Aufl.; Springer) Berlin

---

50 M. STÜRZBECHER, Adolf Gottstein: Sozialhygienische Akademien 1920, in: Dt. med.
Journal 21 (1970), 1372-1374

ab 1922	Lehrbeauftragter für Statistik an der Sozialhygienischen Akademie in Charlottenburg
ab 1922	Mitherausgeber / Schriftleiter der "Klinischen Wochenschrift. Organ der Gesellschaft deutscher Naturforscher und Ärzte" 1ff., 1922ff., im Verlag von Julius Springer, Berlin
31. März 1924	Entlassung aus dem Staatsdienst in den Ruhestand (nach einer Verlängerung von einem Jahr über die Altersgrenze hinaus)
nach 1924	Zahlreiche Ehrenämter, darunter
	Geschäftsführer des Gutachterausschusses für das gesamte Krankenhauswesen beim Deutschen Städtetag (Vorläufer der Deutschen Krankenhausgesellschaft); zugleich: Reorganisation der Geschäftsführung
8./21. Mai 1924	Öffentliche Ehrung als Stadtältester von Berlin (Nr. 90)[51]
1924	"Das Heilwesen der Gegenwart - Gesundheitslehre und Gesundheitspolitik", (Buch-Gemeinschaft) Berlin
16. Nov. 1925	Wahl in die Deutsche Akademie der Naturforscher Leopoldina (vorgeschlagen von: Ferdinand HUEPPE)[52]
1925	"Auto-Ergographie" in Bd. IV (S. 53-89) der von Louis R. GROTE herausgegebenen Sammlung "Die Medizin der Gegenwart in Selbstdarstellungen" (Meiner), Leipzig
1925/1926	Reorganisator und Hauptschriftleiter der "Zeitschrift für das gesamte Krankenhauswesen", die - wohl auf Betreiben A.G.'s - vom Leineweber-Verlag, Leipzig, auf den Verlag von Julius SPRINGER, Berlin, übergeht[53]
1925 / 27	Mit Arthur SCHLOSSMANN und Ludwig TELEKY als Mitherausgebern erscheint das "Handbuch der sozialen Hygiene und Gesundheitsfürsorge" in sechs Bänden im

51 Brief LA Berlin vom 24. Okt. 1996; in seinem Lebenslauf Leopoldina, 13. Jan. 1926, gibt A.G. Febr. 1925 als Datum der Ernennung zum Stadtältesten Berlins an.
52 Deutsche Akademie der Naturforscher Leopoldina. Archiv; Matr.-Nr. 3583
53 Vgl. "Zur Einführung", in: Zs. f. d. gesamte Krankenhauswesen 22, 1926, H. 1, 1f.

Springer - Verlag Berlin;[54] dieses Handbuch - in dessen
Vorwort übrigens bereits der heute so geläufige Begriff
"Gesundheitswissenschaft" auftaucht - zählt zu den be-
deutenden Zeugnissen des international herausragenden
Standes der Sozialhygiene und Gesundheitsfürsorge in
Deutschland in der Weimarer Republik

1926   Schulgesundheitspflege, (Quelle + Meyer) Leipzig

1929   Die Lehre von den Epidemien (= Verständliche Wissen-
                   schaft 5), (Springer) Berlin

1930   Herausgabe der "Handbücherei für das gesamte Kran-
                   kenhauswesen" in sieben Bänden im Springer Verlag,
                   Berlin

1930   Vorsitzender des neu gegründeten "Reichsausschusses
                   für Bevölkerungsfragen"; A.G. legt dieses Amt nieder,
                   als die Regierung in der Weltwirtschaftskrise "familien-
                   feindliche Gesetze" erläßt[55]

1931   "Allgemeine Epidemiologie der Tuberkulose" (= Die
                   Tuberkulose und ihre Grenzgebiete in Einzeldarstellun-
                   gen, Bd. 9), (Springer) Berlin

Nov. 1932   Anläßlich des 75. Geburtstages Verleihung der Goethe-
                   Medaille (Goethe-Jahr!) für Kunst und Wissenschaft

nach März 1933   Teils Entlassung (z.B. Lehrauftrag an der Sozialhygieni-
                   schen Akademie Charlottenburg), teils Rückzug aus den
                   (Ehren-) Ämtern, erzwungenes Privatisieren, jedoch
                   nach wie vor medizinisch-wissenschaftliche Arbeiten
                   und Publikationen

1933   Rücktritt als Schriftleiter der "Klinischen Wochen-
                   schrift" (ab Bd. 12 / 2, 1933)

1934   Rücktritt als Schriftleiter der "Zeitschrift für das gesamte
                   Krankenhauswesen"

---

54 Keines der Bücher A.G.'s, darunter auch dieses für die Entwicklung der Gesundheitswissenschaften säkulare Handbuch taucht in der beeindruckenden und an sich recht vollständigen Geschichte des Springer Verlages auf; s. Heinz SARKOWSKI, Heinz GÖTZE, Der
Springer-Verlag. Stationen seiner Geschichte, Teil I: 1842-1945; Teil II: 1945-1992, Berlin
u.a. 1992.
55 M. STÜRZBECHER, Adolf Gottsteins 100. Geburtstag, in: Berl. Med. 8 (1957), 481

15. Sept.1935	Reichsbürgergesetz und weitere "Nürnberger Gesetze"; Nach dem NS-Reichsbürgergesetz wird Adolf (nach 1938: "Israel") GOTTSTEIN als Jude im Sinne der Rassengesetzgebung (Kennkarte Nr. A 340 167, Kennort Berlin), Emilie (nach 1938: "Sara") GOTTSTEIN als Jüdin gemäß § 5 Abs. 2 Ziff. b der Ersten Verordnung zum Reichsbürgergesetz ("Als Jude gilt auch der von zwei volljüdischen Großeltern abstammende staatsangehörige jüdische Mischling, der beim Erlaß des Gesetzes mit einem Juden verheiratet war"; die Mutter von E.G., Elise LITTEN, stammte aus einem jüdischen Elternhaus) eingestuft (Kennkarte A 371 936, Kennort Berlin). Damit sind A. und E.G. sämtlichen Restriktionen der NS-Rassenpolitik ausgesetzt.[56]
1937	"Epidemiologie - Grundbegriffe und Ergebnisse", (Deuticke) Wien / Leipzig
1939 / 40	Autobiographie "Erlebnisse und Erkenntnisse. Nachlass 1939/1940" (ursprünglicher Titel: Heiteres. Später zu veröffentlichen. A.G. Dez. 1939)
11. Juni 1940	Abschluß der Niederschrift der Autobiographie[57] (jedoch Ergänzungen noch im Herbst 1940)
12. Febr. 1941	Einlieferung - mit Hilfe der A.G. befreundeten Verleger Julius und Robert SPRINGER[58] und möglicherweise unter fremdem Namen[59] - in das Sanatorium RICHTERs

---

56   Vgl. dazu Joseph WALK (Hrsg.), Das Sonderrecht für die Juden im NS-Staat. Eine Sammlung der gesetzlichen Maßnahmen und Richtlinien. Inhalt und Bedeutung, Heidelberg / Karlsruhe 1981.

57   Vgl. den Hinweis auf dem Deckel des Manuskripts vom 11. Juni 1940.

58   Vgl. den Brief von Dr.-Ing. e.h. Julius SPRINGER an Werner GOTTSTEIN, Chicago, vom 6. März 1941 (der Brief ist in Familienbesitz (Anlage Brief Ulrich GOTTSTEIN vom 3. Jan. 1997)). Julius SPRINGER hat A.G. häufig im Krankenhaus besucht; Brief von E.G. an W.G. vom 14. März 1941 (Abschrift in Brief Ulrich GOTTSTEIN vom 10. Nov. 1995).

59   Vgl. LITTAUER, Gottstein Family, 7: "Some friendly Berlin hospital physicians admitted him under an assumed name". Über eine eventuelle Einlieferung unter fremdem Namen ist dem o.a. Brief Julius SPRINGERs nichts zu entnehmen. Dies gilt auch für die Epikrise, die der behandelnde Arzt, Dr. Peter BISCHOF, an Werner GOTTSTEIN sandte (s.u.).

Daß A.G. unter einem angenommenen und damit fremden Namen eingeliefert wurde, ist jedoch durchaus möglich. Nach NS-Regelungen durften 'Juden' mancherorts nur von 'jüdischen' "Krankenbehandlern", so nach der IV. VO zum Reichsbürgergesetz vom 25. Juli 1938 der Name für 'jüdische' Ärzte (vgl. WALK, Sonderrecht, 1981, II 510), behandelt werden (vgl. WALK, Sonderrecht, 1981, IV 393 (für Ärztekammer Hessen-Nassau)). In Krankenhäu-

(Besitzerin: Meta GENTZEN; chirurgische Privatklinik; behandelnder Arzt: Dr.med. Peter BISCHOFF),[60] Berlin - Schöneberg, Kalckreuthstr. 12 ((bösartige?) Prostata-hypertrophie, massive Harnretention)

3. März 1941, Tod in Berlin (finale Urämie; Kreislaufversagen)[61]
14.30h (Sterbeurkunde Nr. 777/1941, Standesamt Berlin-Schö-neberg)

8. März 1941 Beerdigung durch den evgl. Pastor WILLIGMANN auf dem "Zentralkirchhof Südwest des Berliner Stadt-synodalverbandes" in Stahnsdorf bei Berlin in Anwesen-heit von ca. 35 Trauergästen[62] - "nur wenige eingeweihte Freunde".[63]

---

sern war durch Erlaß des RMI vom 22. Juni 1938 dafür zu sorgen, daß "Juden in besonderen Zimmern unterzubringen" seien (vgl. WALK, Sonderrecht, 1981, II 491). LITTAUER schreibt im nächsten Satz allerdings "His wife has predeceased him". Daraus ist zu schließen, daß LITTAUERs Familiengeschichte an dieser Stelle - aus verständlichen Gründen - nicht zuverlässig überliefert ist.

60 Arztbericht von Dr. BISCHOFF an Dr. Werner GOTTSTEIN, Chicago, Bl. II (Bl. I nicht erhalten; Anlage Brief Ulrich GOTTSTEIN vom 3. Jan. 1997; Brief Ulrich GOTTSTEIN vom 2. Nov. 1997)

61 Prof. Dr. Bruno HEYMANN, ein enger Bekannter A.G.'s, schreibt in seinem Beileids-brief an Werner GOTTSTEIN über den sanften Tod A.G.'s: "Ich weiss, dass er ihm [sc.: dem Tod] mit vorbildlicher und dem grössten Vorbilde nacheifernder Seelenruhe entgegensah: Mit Plato's Phaedon in der Hand wünschte er seine Augen zu schliessen." (Anlage Brief Ul-rich GOTTSTEIN vom 3. Jan. 1997)

62 Brief Ulrich GOTTSTEIN vom 10. Nov. 1995; unter den Trauergästen war u.a. auch Klaus GOTTSTEIN

63 Dr. Hans Joachim SCHENCK, Ein Mitbegründer der Sozialhygiene und Medizinalsta-tistik. Zum 90. Geburtstag Adolf Gottsteins am 2.11.1947, unveröff. Ms.; Anlage zum Brief Klaus GOTTSTEINs vom 17. Febr. 1996; SCHENCK, Bruder der Schwiegertochter A.G.'s, schreibt ebd. abschließend über A.G.: "In seinen letzten Lebensjahren zog er sich immer mehr auf den Archimedes'schen Standpunkt des 'Störe mir meine Kreise nicht!' zurück. Er wurde zum unerschütterlichen, trotz der Voraussicht des deutschen kulturellen und politi-schen Abstiegs vom letzten Sinn allen Seins überzeugten Stoiker. Als Mensch mag er wegen seiner geradlinigen Sachlichkeit, seiner Phrasenlosigkeit, ja einer gewissen Schwere seines Stils und seines zeitweiligen Sarkasmus nicht überall beliebt gewesen sein. Doch kritisierte er kaum jemand schärfer als sich selbst".

(Das Grab (Nathanael, Feld 6, Wahlstelle 73/74) existiert noch und ist gemäß Nr. 1 Abs. 2 der Allgemeinen Anweisung für die Anerkennung, Überlassung und Pflege von Grabstätten namhafter und verdienter Persönlichkeiten Ehrengrab der Stadt Berlin.[64])

30. Mai 1941   Tod von Emilie GOTTSTEIN ("Herzschlag"[65]), (Sterbeurkunde 1716/1941, Standesamt Berlin-Charlottenburg)[66]

1. Juli 1941   Die Wohnung der Eheleute GOTTSTEIN wird geräumt, ohne daß ein Testamentvollstrecker oder eine Nachlaßpflegschaft eingerichtet worden ist. Der Nachlaß ist daher wahrscheinlich verschollen.

---

[64] Brief der Senatsverwaltung für Stadtentwicklung, Umweltschutz und Technologie vom 12. Febr. 1998

[65] Brief Ulrich GOTTSTEIN vom 10. Nov. 1995: "Adolfs Ehefrau Emilie starb am 30.5.1941 in Berlin ganz plötzlich am 'Herzschlag'".

[66] Vgl. LA Berlin, Pr. Bau- und Finanzdirektion, Rep.42, 60/13a-60 G 127; 60/14a-60G 648.

Die hier vorgetragenen Daten stammen aus:

Adolf GOTTSTEIN, "ADOLF GOTTSTEIN", *in: Die Medizin der Gegenwart in Selbstdarstellungen*, ed. L. R. GROTE, Leipzig, 1925, S. 53-91 [ND im vorliegenden Band];

Adolf GOTTSTEIN, Überarbeitete Autobiographie "Heiteres" bzw. "Erlebnisse und Erkenntnisse" 1939 / 40 [im vorliegenden Band erstmals veröffentlicht];

Adolf GOTTSTEIN, Matr.-Nr. 3583 der Deutschen Akademie der Naturforscher Leopoldina, Halle, Lebenslauf im Archiv;

persönlichen Nachrichten von Prof. Dr.med. Ulrich GOTTSTEIN, Frankfurt, und dessen Bruder, Prof. Dr.rer.nat. Klaus GOTTSTEIN, München, Enkel Leo GOTTSTEINs und dessen Frau Hedwig, geb. BEHREND und damit Großneffen von Adolf GOTTSTEIN;

aus zwei unveröffentlichen Familiengeschichten (The Behrend Family; The Gottstein Family) von Dr. Rudolf LITTAUER, Sohn von Elise GOTTSTEIN (1867-1947), einer Schwester A.G.'s, und des Dr.med. Arthur LITTAUER;

sowie von Gerda IRO, Tochter von Karl GOTTSTEIN, Wien.

Trotz der öffentlichen, über Jahrzehnte hin sogar administrativen Tätigkeit Adolf GOTTSTEINs sind folgende Unterlagen - wohl meist durch Kriegseinwirkung - bislang nicht aufzufinden:

Über die Tätigkeit A.G.'s als Stadtarzt von Charlottenburg findet sich - über die hier aufgeführten Akten hinaus - keine Aktenüberlieferung im Landesarchiv Berlin; vorhanden sind allerdings die Vorlagen der Stadtverordnetenversammlung (1884 - 1931), die Berichte der Stadtverordnetenversammlung (1903 - 1920), die Verwaltungsberichte der Stadt Charlottenburg ab 1879 sowie wenige Spezialakten ab der Jahrhundertwende in der Verwaltungsbücherei im Bezirksamt Charlottenburg.[67]

---

[67] Vgl. Brief Manfred STÜRZBECHER vom 2. Okt. 1995, Brief Bezirksstadtrat Udo MAIER vom 28. Jan. 1998, Recherche im Oktober 1998.

Auch über die Tätigkeit A.G.'s als Direktor der Medizinalabteilung im Pr. Ministerium für Volkswohlfahrt sind keine Akten überliefert, über die Verordnungstätigkeit in den turbulenten Jahren nach dem Ersten Weltkrieg informiert das Amtsblatt.[68]

Ebenfalls konnten trotz mehrfacher und von verschiedenen Seiten vorgetragenen Recherchen weder kommunale noch staatliche Personalakten[69] aufgefunden werden. Fehlanzeige erstatteten das Bundesarchiv Berlin[70]; das Geheime Staatsarchiv Preussischer Kulturbesitz (Bestände des Kultusministeriums, des Innenministeriums, des Ministeriums f. Volkswohlfahrt, Bestand Staatsministerium, Ministerpräsident)[71]; das Brandenburgische Landeshauptarchiv (Pr.Br.Rep. 30 Berlin C Polizeipräsidium Berlin)[72]; sowie die Bundeszentralkartei der Entschädigungsakten, Düsseldorf, bzw. Landesverwaltungsamt Berlin - Abt. III / Entschädigungsbehörde[73].

---

[68] Vgl. auch Manfred STÜRZBECHER, Adolf Gottstein als Gesundheitspolitiker, in: Med. Mschr. 13 (1959), 374-379; vgl. ferner Brief Manfred STÜRZBECHERs vom 2. Okt. 1995. Eine statistische Auswertung dieser Verordnungen im Institut verdeutlichte einerseits die Abwehrmaßnahmen gegen schwere Gesundheitsgefahren nach Kriegsende bei gleichzeitigen Bestrebungen nach Normalisierung und andererseits die überhand nehmenden administrativen Aufgaben in der galoppierenden Inflation, vgl. Volkswohlfahrt. Amtsblatt und Halbmonatsschrift des Preußischen Ministeriums für Volkswohlfahrt, Jg. 1 (1920) ff.

[69] Ausnahme ist die Matrikel der Leopoldina (Nr. 3583) in Halle; Manfred STÜRZBECHER teilt hierzu (Brief vom 2. Okt. 1995) mit, daß es ihm bis dahin nicht gelungen sei, irgendeine Personalakte aus der Ministerialbürokratie Preußens oder des Reiches zu finden.

[70] Brief Dr. NAASNER vom 16. Sept. 1997

[71] Brief KLAUSS vom 21. Aug. 1997; Brief Dr. MARCUS vom 13. Jan. 1998

[72] Brief Dr. GESSNER vom 5. Dez. 1997

[73] eine Akte über Adolf GOTTSTEIN liegt nicht vor; ein Antrag auf Entschädigung von Werner GOTTSTEIN für Ansprüche nach seinem Vater liegt ebenfalls nicht vor (Briefe bzw. Nachrichten der Bundeszentralkartei der Entschädigungsakten, Düsseldorf, vom 24. Okt. 98 und 16. Jan. 98 (Frau DUNCKERBECK, Frau MEBES), bzw. Landerverwaltungsamt Berlin - Abt. III / Entschädigungsbehörde vom 17. Dez. 1997 (BOGDAHN)

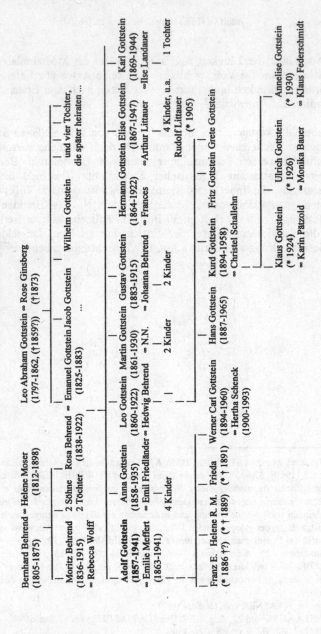

Die Familie Adolf GOTTSTEINs (in Auswahl)

Nachrufe und biographische Literatur zur Person Adolf GOTTSTEIN
(chronologisch; die mit * eingeleiteten Titel sind knappe biograph. Artikel)

Alfons LABISCH, Infektion oder Seuche? Zum monokausalen Denken in der Medizin. Der Beitrag Adolf Gottsteins (1857-1941)", in: Das Gesundheitswesen 59 (1997), 679-685

Peter SCHNECK, Adolf Gottstein (1857-1941) und die Hygiene in Berlin. Eine Einführung zu seinem Aufsatz "Berlins hygienische Zustände vor 100 Jahren", in: Z. ges. Hyg. 33 (1987), 475-476

*Walter TETZLAFF, "Gottstein, Adolf", in: DERS.: 2000 Kurzbiographien bedeutender deutscher Juden des 20. Jahrhunderts, Lindhorst 1982, 110-111

*Ernst G. LOWENTHAL, "Gottstein, Adolf", in: DERS.: Juden in Preußen; biograph. Verzeichnis. Ein repräsentativer Querschnitt, Berlin 1981, 78

Manfred STÜRZBECHER, Adolf Gottstein: sozialhygienische Akademien 1920, in: Dt. med. Journal 21 (1970), 1372-1374

*anon.: "Gottstein, Adolf", in: Lexikon des Judentums, Gütersloh 1967, 483

Wilhelm KATNER, Gottstein. 1) Adolf, in: NDB Bd.6, Berlin 1964, 688-689

*Isidor FISCHER, "Gottstein, Adolf", in: Biographisches Lexikon der hervorragenden Ärzte der letzten fünfzig Jahre, Bd.1, ND München / Berlin 1962

Manfred STÜRZBECHER, Adolf Gottstein als Gesundheitspolitiker, in: Med. Mschr. 13 (1959), 374-379

*Siegmund KAZNELSON, "Gottstein, Adolf", in: DERS.: Juden im deutschen Kulturbereich, Berlin 1959, 486

Werner K. GOTTSTEIN, Adolf Gottstein 1857-1941. Zur Wiederkehr seines 100. Geburtstages am 2. November 1957, in: Dt. med. Woch. 83-1 (1958), 45-46

DERS., DASS., in: Öffentl. Gesundheits-Dienst 19 (1957), 338-340

H. BETKE, Adolf Gottstein zum Gedächtnis des 100. Geburtstages am 2. November 1957, in: Klin. Woch. 35 (1957), 1147-1148

Manfred STÜRZBECHER, Adolf Gottsteins 100. Geburtstag, in: Berliner Medizin 8 (1957), 480f.

Paul DIEPGEN, Geschichte der Medizin. Die historische Entwicklung der Heilkunde und des ärztlichen Lebens, 2. Band, 2. Hälfte: Die Medizin vom Beginn der Zellularpathologie bis zu den Anfängen der modernen Konstitutionslehre (etwa 1858-1900) mit einem Ausblick auf die Entwicklung der Heilkunde in den letzten 50 Jahren, Berlin 1955, 142-144, 165

*S. WININGER, "Gottstein, Adolf", in: DERS.: Grosse Jüdische Nationalbiographie, Bd.7, Czernowitz 1927, 31

*Reichshandbuch der Deutschen Gesellschaft. Das Handbuch der Persönlichkeiten in Wort und Bild, Bd.1, Berlin 1930, 5474

Artur SCHLOSSMANN, Adolf Gottstein. Ein Gruß zum siebzigsten Geburtstag, in: Klin. Woch. 6 (1927), 2165-2167

Rudolf LENNHOFF, Prof. Dr. Adolf Gottstein, Wirkl. Geh. Obermedizinalrat, Ministerialdirektor i. R.. Zum 70. Geburtstag, in: Blätter für Volksgesundheitspflege 27 (1927), 196

Benno CHAJES, Adolf Gottstein vollendete am 2. November sein 70. Lebensjahr, in: Zs. f. Schulgesundheitspflege und Soziale Hygiene 40 (1927), 556

D. KROHNE, Zum 70. Geburtstage Adolf Gottsteins, in: Volksgesundheit 8 (1927), S.1050-1051

R. LENNHOFF, Adolf Gottstein zum 70. Geburtstag, in: Vossische Zeitung 1927 November 2

*S. WININGER, "Gottstein, Adolf", in: DERS.: Grosse Jüdische Nationalbiographie, Bd.2, Czernowitz 1927, 509

Anon.: Adolf Gottstein, in: Volksgesundheit 5 (1927), 193

*Julius PAGEL, Biographisches Lexikon hervorragender Ärzte des neunzehnten Jahrhunderts. Mit einer historischen Einleitung, Berlin/Wien 1901, 618-619

*Richard WREDE (Hrsg.), Das geistige Berlin. Bd.3: Leben und Wirken der Ärzte, Apotheker, Baumeister, Ingenieure, Militärschriftsteller, Naturwissenschaftler", Berlin 1898, 64

Werkverzeichnis Adolf GOTTSTEIN

Bei der systematischen Zusammenstellung des Werkverzeichnisses von Adolf GOTTSTEIN konnte Vollständigkeit nicht erreicht werden. So sind die zahlreichen Rezensionen Adolf GOTTSTEINs, z.B. im *"Archiv für Soziale Hygiene und Demographie"*, hier von vornherein nicht erfaßt worden; ebensowenig die Verordnungen, welche in den Abschnitten A II bzw. A III des Amtsblattes *"Volksgesundheit"*, Jg. 1 (1920) - 5 (1924) veröffentlicht worden sind. Aber auch Beiträge in der allgemeinen Presse sowie Graue Literatur dürften sich der bibliographischen Suche entzogen haben. Die Titel sind jahresweise geordnet nach Monographien, Aufsätzen in Sammelbänden, Artikeln in Nachschlagewerken sowie schließlich Zeitschriftenaufsätzen von jeweils recht verschiedenem Umfang und Inhalt.

1)   Über die Innervation der Muskelgefäße. Zweite Versuchsreihe. Unter Mitwirkung der Studirenden C. ALEXANDER und A. GOTTSTEIN, von R. HEIDENHAIN, *in: Archiv für die gesamte Physiologie des Menschen und der Tiere* 16, 1878, S. 31-46

2)   *"Über marantische Thrombose" (Thema)*, Diss. med. Breslau , 1881 [non vidimus]

3)   The existence of the tubercel-bacillus in oral discharge, and its significance in clinical diagnosis, transl. by H. F. HANSELL , *in: Archives of Otology (New York)* 13, 1884, S. 225-228

4)   Die bisherigen auf das Vorkommen der Tuberkelbacillen bei der Otorrhoe gerichteten Untersuchungen und deren Bedeutung für die klinische Diagnose, *in: Zeitschrift für Ohrenheilkunde* 13, 1884, S. 202-205

5)   Über Entfärbung gefärbter Zellkerne und Mikroorganismen durch Salzlösungen, *in: Fortschritte der Medizin* 3, 1885, H. 19, S. 627-630

6)   Bemerkungen über das Färbungsverhalten der Tuberkelbacillen, *in: Deutsche medizinische Wochenschrift* 12, 1886, H. 42, S. 737-738

7)   Die Beeinflussung des Färbungsverhaltens von Mikroorganismen durch Fette, *in: Fortschritte der Medizin* 4, 1886, H. 8, S. 252-255

8)   ***Die Verwertung der Bakteriologie in der klinischen Diagnostik***, Fischers med. Buchhandlung Berlin, 1887

9)   Das Verhalten der Mikroorganismen gegen Lanolin, *in: Berliner klinische Wochenschrift* 24, 1887, H. 48, S. 907-918

10) Das Verhalten der Mikroorganismen gegen Lanolin, *in: Medizinisch-chirurgisches Zentralblatt (Wien)* 23, 1888, S. 123,134

11) Das Verhalten des Lanolins gegen Mikroorganismen, *in: Therapeutische Monatshefte* 2, 1888, S. 36-38

12) Die neuesten Vorschläge zur Behandlung der Lungenschwindsucht von Dr. Louis Halter - kritisch beleuchtet, *in: Therapeutische Monatshefte* 2, 1888, H. 11, S. 500-504

13) Sublimat-Lanolin als Antisepticum, *in: Therapeutische Monatshefte* 3, 1889, S. 102-106

14) Beiträge zur Lehre von der Septicaemie, *in: Deutsche medizinische Wochenschrift* 16, 1890, H. 24, S. 524-527

15) Über die Vernichtung von Mikroorganismen durch die Inductionselectricität, unter Mitarbeit von W. SPILKER, *in: Centralblatt für Bacteriologie und Parasitenkunde* 9, 1891, S. 77-88

16) Kampf gegen die Feinde der Menschheit (Lungenschwindsucht), *in: Deutsche Revue* 16, 1891, S. 32-49, 186-202, 318-337

17) Semmola's Gutachten über die Koch'sche Behandlung bei Lungenschwindsucht, *in: Deutsche Revue* 16, 1891, S. 350

18) Zusammenfassende Übersicht über die bakterienvernichtende Eigenschaft des Blutserums, *in: Therapeutische Monatshefte* 5, 1891, S. 235-238

19) Die neueren Untersuchungen über die specifische Heilmethode der Infektionskrankheiten durch Heilserum und Antitoxine, *in: Therapeutische Monatshefte* 6, 1892, S. 279,344

20) Die Contagiosität der Diphtherie - Vortrag, *in: Berliner klinische Wochenschrift* 30, 1893, H. 25, S. 594-598

21) Der gegenwärtige Stand der Lehre von der Disposition, *in: Therapeutische Monatshefte* 7, 1893, S. 379-387

22) Über die Zerlegung des Wasserstoffsuperoxyds durch die Zellen mit Bemerkungen über eine makroskopische Reaktion für Bakterien, *in: Virchow's Archiv für pathologische Anatomie* 133, 1893, H. 2, S. 295-307

23) Über die Einwirkung der Dämpfe des Formaldehyds auf die Keimfähigkeit von Pflanzensamen, *in: Hygienische Rundschau* 4, 1894, H. 17, S. 776-777

24) Der gegenwärtige Stand der Frage von der specifischen Behandlung der Infectionskrankheiten durch Bacterienprodukte, *in: Therapeutische Monatshefte* 8, 1894, S. 6,59

25) ***Epidemiologische Studien über Diphtherie und Scharlach***, Springer Berlin, 1895

26) Beiträge zur Statistik der Heilserumtherapie gegen Diphtherie, *in: Therapeutische Monatshefte* 9, 1895, S. 231-239

27)   Serumtherapie und Statistik, *in: Therapeutische Monatshefte* 9, 1895, S. 590-593

28)   Über gesetzmäßige Erscheinungen bei der Ausbreitung einiger epidemischer Krankheiten, *in: Berliner klinische Wochenschrift* 33, 1896, H. 16-17, S. 345,371

29)   Die Bekämpfung der Diphtherie, *in: Berliner klinische Wochenschrift* 33, 1896, H. 50, S. 1125-1126

30)   Über den Einfluß des elektrischen Stromes auf Bakterien: Bemerkungen zu dem gleichlautenden Aufsatze von Dr. H. Friedenthal in N° 9/10 dieser Zeitschrift, *in: Centralblatt für Bakteriologie 1. Abtlg.* 19, 1896, S. 602-605

31)   Zur Konservierung von Nahrungsmitteln durch Formaldehyd, *in: Deutsche medizinische Wochenschrift* 22, 1896, H. 41,49, S. 669,797

32)   Über die Beziehungen zwischen Epidemien und Kindersterblichkeit, *in: Hygienische Rundschau* 6, 1896, H. 19, S. 921-936

33)   Ein Fall von wiederholter Masernerkrankung: Beitrag zur Lehre von der erworbenen Immunität, *in: Münchener medizinische Wochenschrift* 43, 1896, S. 288-290

34)   Über Todesfälle, welche bei der Anwendung des Diphtherieheilserums beobachtet worden sind, *in: Therapeutische Monatshefte* 10, 1896, S. 269-272

35)   *Allgemeine Epidemiologie (=Bibliothek für Sozialwissenschaften XII)*, Wigand Leipzig, 1897

36)   Die Ursachen der Blutkörperchenvermehrung bei vermindertem Luftdruck, *in: Allgemeine med. Central-Zeitung* 66, 1897, S. 939-941

37)   Die erworbene Immunität bei den Infektionskrankheiten des Menschen, *in: Berliner Klinik* 9, 1897, H. 3, S. 1-25

38)   Klimatische Einflüsse als Krankheitsursachen, *in: Ergebnisse der allgemeinen Pathologie* 4, 1897, S. 50-106

39)   Zur Kritik der Diphtherieserumbehandlung, *in: Münchener medizinische Wochenschrift* 44, 1897, S. 176-178

40)   Über eine Reaktion des Glutols, *in: Therapeutische Monatshefte* 11, 1897, H. 2, S. 95-96

41)   Beiträge zum Problem des Geburtenüberschusses der Knaben, *in: Zs. f. Hygiene und Infektionskrankheiten* 11, 1897, H. 26, S. 337-352

42)   Über Blutkörperchenzählung und Luftdruck, *in: Berliner klinische Wochenschrift* 35, 1898, H. 10, S. 439-441,466-468

43)   Zur Diphtheriestatistik, *in: Therapeutische Monatshefte* 12, 1898, H. 5, S. 253-256

44)   Über Blutkörperchenzählung und Luftdruck, *in: Veröffentlichungen der Hufeland-Gesellschaft in Berlin*, 1898, H. 1,2, S. 14,65-78

45) Der Kongreß zur Bekämpfung der Tuberkulose als Volkskrankheit. Ein
     Rückblick, *in: Nation* 16, 1899, H. 36, S. 511-514

46) Erforschung der indischen Pest, *in: Nation* 16, 1899, H. 50, S. 705-707

47) Ist die Blutkörperchenvermehrung im Gebirge eine Scheinbare oder nicht?,
     unter Mitarbeit von G. SCHRÖDER , *in: Berliner klinische Wochenschrift*
     35, 1900, S. 597

48) Beiträge zur Prognose der Lungenschwindsucht, *in: Therapeutische Mo-
     natshefte* 14, 1900, H. 8, S. 403-414

49) Das deutsche Gesetz betreffend die Bekämpfung gemeingefährlicher
     Krankheiten, *in: Zs. f. Sozialwissenschaft* 3, 1900, S. 379-382

50) Socialhygienische Gesichtspunkte in der Tuberkulosefrage, *in: Zs. f. So-
     zialwissenschaft* 3, 1900, S. 557-574

51) ***Geschichte der Hygiene im 19. Jahrhundert***, in: Das Deutsche Jahrhundert
     in Einzelschriften, ed. George STOCKHAUSEN, Bd. 9, F. Schneider Ber-
     lin, 1901

52) Siegismund Asch. Nekrolog, *in: Berliner Ärzte-Correspondenz* 6, 1901, S.
     45

53) Beziehungen zwischen menschlicher Tuberkulose und Perlsucht, *in: Deut-
     sche medizinische Presse* 4, 1901, S. 142

54) Zur Frage der Abtödtung von Tuberkelbazillen in Speisefetten, unter Mit-
     arbeit von H. MICHAELIS , *in: Deutsche medizinische Wochenschrift* 27,
     1901, H. 11, S. 162-164

55) Statistische Beiträge zur Verbreitung der Tuberkulose, *in: Münchener me-
     dizinische Wochenschrift* 48, 1901, H. 41, S. 1610-1612

56) Zum achtzigsten Geburtstage von Rudolph Virchow, *in: Nation* 19, 1901,
     H. 2, S. 21-24

57) Beitrag zur Epidemiologie der Diphtherie, *in: Therapeutische Monatshefte*
     15, 1901, S. 605-611

58) Zur Geschichte der Lungenschwindsucht, *in: Hygienische Rundschau* 12,
     1902, H. 6, S. 265-272

59) Krankheits-Systeme, *in: Nation* 19, 1902, H. 25, S. 387-391

60) Menschentuberkulose und Perlsucht, *in: Nation* 19, 1902, H. 47, S. 741-743

61) Probleme der modernen Krebs-Forschung, *in: Nation* 19, 1902, H. 51, S.
     809-811

62) Zur Epidemiologie der Diphtherie - Nachträge, *in: Therapeutische Mo-
     natshefte* 16, 1902, S. 176

63) Menschentuberkulose und Perlsucht, *in: Therapeutische Monatshefte* 16,
     1902, S. 642-649

64) Alkoholismus und Krankenkasse, *in: Volkstümliche Zs. f. praktische Ar-
     beiterversicherung* 8, 1902, S. 303

65)   Zur Epidemiologie der Diphtherie, *in: Zs. d. Berliner Vereins homöo-
        pathischer Ärzte* 21, 1902, S. 416-433

66)   Die Todesursachen in früherer Zeit und in der Gegenwart und die Bezie-
        hungen zwischen Krankheit und Sterblichkeit, *in: Zs. f. Sozialwissenschaft*
        5, 1902, H. 4,5, S. 225-234,409-418

67)   **Die Periodizität der Diphtherie und ihre Ursachen. Epidemiologische
        Untersuchung,** Hirschwald Berlin, 1903

68)   Die Bacterien als Krankheitserreger, *in: Die medizinische Woche (Berlin),*
        1903, S. 231-235

69)   Arzt contra Bakteriologe, *in: Nation* 20, 1903, H. 28, S. 441-443

70)   Kampf um die Borsäure und die Konservirung von Nahrungsmitteln, *in:
        Nation* 20, 1903, H. 36, S. 564-566

71)   Die Typhusgefahr, *in: Nation* 20, 1903, H. 51, S. 807-810

72)   "ÄTIOLOGIE: DISPOSITION", *in: Handbuch der Therapie der chronischen
        Lungenschwindsucht,* ed. G. SCHRÖDER, F. BLUMENFELD, Barth Leip-
        zig, 1904, S. 64-71

73)   Über Morbiditäts-Statistik, *in: Medizinische Reform* 12, 1904, H. 19, S.
        148-150

74)   Behring und die Lungenschwindsucht, *in: Nation* 21, 1904, H. 1, S. 10-12,
        329-330

75)   Entartung, *in: Nation* 21, 1904, H. 7, S. 103-105

76)   Die neuesten Arbeiten über Immunisierung gegen Tuberkulose, *in: Thera-
        peutische Monatshefte* 18, 1904, S. 57-59

77)   Zur Renaissance der Geschichte der Medizin, *in: Bayerisches ärztliches
        Korrespondenzblatt* 7, 1905, S. 227

78)   Zur Geschichte der epidemischen Cerebrospinalmeningitis, *in: Deutsche
        medizinische Wochenschrift* 31, 1905, H. 23, S. 917-918

79)   Erfüllt die Berliner Kommune die notwendigen Forderungen auf dem Ge-
        biete des öffentlichen Gesundheitswesens?, *in: Deutsche medizinische Wo-
        chenschrift* 31, 1905, H. 21,22, S. 835-838, 874-877

80)   Die Verbreitung des Unterleibstyphus, *in: Deutsche medizinische Wochen-
        schrift* 31, 1905, H. 42, S. 1685

81)   Das periodische Auftreten der endemischen Seuchen, *in: Medizinische Kli-
        nik* 1, 1905, S. 253-255

82)   Statistische Tabellen über den Brustumfang der Phthisiker, *in: Medizinische
        Reform* 13, 1905, H. 12, S.92-94

83)   Reform der Morbiditätsstatistik, *in: Medizinische Reform* 13, 1905, H. 6, S.
        41-43

84)   Zur Renaissance der Geschichte der Medizin, *in: Nation* 22, 1905, H. 49,
        S.779-781

85)   Soziale Hygiene, *in: Nation* 22, 1905, H. 3, S. 38-40

86)   Sozialhygiene und Rassenhygiene, *in: Nation* 22, 1905, H. 7, S. 103-105

87)   Die epidemische Genickstarre, *in: Nation* 22, 1905, H. 24, S. 372-373

88)   Diphtherieepidemie und Diphtherieempfänglichkeit, *in: Therapeutische Monatshefte* 19, 1905, S. 517

89)   Die Zentralstelle des Deutschen Städtetages und die Aufgabe der öffentlichen Gesundheitspflege, *in: Archiv für Städtekunde* 1, 1906, S. 160-164

90)   Du diagnostic précoce de la tuberculose, *in: Bulletin de l'Association internationale des méd.-exp. de comp. d'assurance (Bruxelles)* 5, 1906, S. 142

91)   Berlins hygienische Zustände vor 100 Jahren, *in: Deutsche medizinische Wochenschrift* 32, 1906, H. 22, S. 886-887

92)   The early recognition of the presence of a predisposition to tuberculosis, *in: Medical Examiner and Practicioner (New York)* 16, 1906, S. 362-366

93)   Beiträge zur Geschichte der Kindersterblichkeit, *in: Medizinische Reform* 14, 1906, H. 5, S. 53-60

94)   Städtetag und Hygiene, *in: Nation* 23, 1906, H. 7, S. 100-101

95)   Zur Statistik der Totgeburten seit 200 Jahren, *in: Zs. f. Soziale Medizin* 1, 1906, H. 1, S. 4-14

96)   *Die frühzeitige Feststellung einer Veranlagung zur Tuberkulose, insbesondere zur Lungentuberkulose,* in: Berichte und Verhandlungen des IV. Internationalen Kongreß für Versicherungsmedizin zu Berlin 1906, Bd. 1, Berlin , 1907, S. 21-36

97)   Aus der Gewerbehygiene, *in: Medizinische Klinik* 3, 1907, S. 1147

98)   Schulärztliche Tätigkeit und Krankheitsbehandlung, *in: Medizinische Klinik* 3, 1907, S. 1564

99)   Hygiene und Liberalismus, *in: Nation* 24, 1907, H. 24, S. 373-375

100)   Tagesströmungen der modernen Medizin, *in: Nation* 24, 1907, H. 47, S. 745-746

101)   Die Bedeutung der alternierenden Disposition für die Versicherungs-Medizin, *in: Zs. f. d. gesamte Versicherungs-Wissenschaft* 7, 1907, S. 388

102)   Die soziale Hygiene, ihre Methoden, Aufgaben und Ziele, *in: Zs. f. Soziale Medizin* 2, 1907, H. 1,2, S. 3-36, 100-135

103)   Zur Frage des Unterrichts in der Sozialen Medizin an deutschen Universitäten, *in: Ärztliches Vereinsblatt für Deutschland* 37, 1908, S. 678

104)   Beziehungen zwischen Medizin und Lebensversicherung, *in: Assekuranz-Jahrbuch* 29, 1908, H. 2, S. 110-122

105)   Die Regelung des Gesundheitswesens in den deutschen Großstädten, *in: Deutsche medizinische Wochenschrift* 34, 1908, H. 12,13,14, S. 512-515, 553-555, 598-601

106)   Neues aus der öffentlichen Gesundheitspflege, *in: Medizinische Klinik* 4, 1908, S. 1319

107)   Regelung des Gesundheitswesens (Großstadt), *in: Zs. f. Schulgesundheits-*
         pflege und soziale Hygiene 21, 1908, S. 349

108)   Zur Diphtheriestatistik, *in: Zs. f. Soziale Medizin* 3, 1908, H. 1, S. 66-71

109)   *Kleinkinderfürsorge*, in: Bericht über die Verhandlungen des 1. deutschen
         Kongresses für Säuglingsschutz, 1909, S. 1-12

110)   Über die Abnahme der Tuberkulosesterblichkeit, *in: Berliner klinische
         Wochenschrift* 46, 1909, S. 2138-2139

111)   Schulgesundheitspflege, *in: Medizinische Klinik* 5, 1909, S. 970

112)   Aus der Unfallstatistik, *in: Medizinische Reform* 17, 1909, S. 337-339

113)   Regelung des Kommunalärztlichen Dienstes, *in: Medizinische Reform* 17,
         1909, S. 493

114)   Die Regelung des gemeindeärztlichen Dienstes, *in: Medizinische Reform*
         17, 1909, S. 517-521

115)   Aus der Unfallstatistik, *in: Zs. f. Samariter- und Rettungswesen* 15, 1909,
         S. 138

116)   Die Entwicklung der Hygiene im letzten Vierteljahrhundert, *in: Zs. f. So-
         zialwissenschaft* 12, 1909, S. 65-82

117)   Aus den Verhandlungen des Reichstages über sanitäre Angelegenheiten,
         in: Deutsche medizinische Wochenschrift 36, 1910, H. 12, S. 567

118)   Die schulhygienischen Aufgaben der Gemeinden, *in: Die Mitarbeit des
         Arztes an der Säuglings- und Jugendfürsorge. Fünfzehn Vorträge*, ed. A.
         PEYSER, Leipzig , 1910

119)   Aus der Schulgesundheitspflege, *in: Medizinische Klinik* 6, 1910, S. 555

120)   Aus der medizinischen Statistik, *in: Medizinische Klinik* 6, 1910, S. 1454

121)   Die Regelung des Gemeindeärztlichen Dienstes, *in: Soziale Medizin und
         Hygiene* 5, 1910, S. 108-120

122)   Die Regelung des gemeindeärztlichen Dienstes, *in: Zs. f. d. Armenwesen*
         11, 1910, S. 361

123)   Über Unfallstatistik, *in: Zs. f. Soziale Medizin* 5, 1910, H. 4, S. 529-533

124)   *Morbiditätsstatistik*, in: Die Statistik in Deutschland nach ihrem heutigen
         Stand: Ehrengabe zum 70. Geburtstag von Georg von MAYR, ed. F.
         ZAHN, Bd. 1, Schweitzer München / Berlin, 1911, S. 341-361

125)   Vorbeugung oder Heilung?, *in: Blätter für Volksgesundheitspflege* 11,
         1911, S. 49

126)   Soziale Medizin, *in: Medizinische Klinik* 7, 1911, S. 1096

127)   Beeinflussung von Volksseuchen durch die Therapie, zugleich ein Beitrag
         zur Epidemiologie der Krätze, *in: Medizinische Reform* 19, 1911, S. 41-45

128)   Die Bedeutung der privaten Versicherung für Medizin und Hygiene, *in:
         Medizinische Reform* 19, 1911, H. 11, S. 197-201

129) *Denkschrift betreffend Einführung der Anzeigepflicht bei Erkrankungen an Lungen- und Kehlkopftuberkulose. Im Auftrage des Magistrats Charlottenburg*, (Bd. 20), Berlin, 1912

130) *Denkschrift über die Begründung eines sportwissenschaftlichen Forschungsinstituts auf dem Städtischen Spielplatz der Stadt Charlottenburg*, unter Mitarbeit von G. F. NICOLAI, Berlin, 1912

131) *Die Säuglingssterblichkeit in Charlottenburg im Sommer 1911. Bearbeitet im Statistischen Amt Charlottenburg*, Berlin, 1912

132) *Die Bedeutung der Privatversicherung für Medizin und Hygiene*, in: Arzt und Privatversicherung. Fünf Vorträge gehalten 1911 im Seminar für soziale Medizin der Ortsgruppe Berlin des Verbandes der Ärzte Deutschlands (= Bibiothek f. soziale Medizin, Hygiene u. Medizinalstatistik N°5), Allgemeine Medizinische Verlagsanstalt Berlin, 1912

133) "ALLGEMEINE UND SPEZIELLE EPIDEMIOLOGIE", *in: Handbuch der Sozialen Hygiene*, ed. Alfred GROTJAHN, Ignaz KAUP, Leipzig , 1912, S. 285-310

134) Säuglingsfürsorge in Charlottenburg im Rechnungsjahre '10, *in: Amtliche Nachrichten der Charlottenburger Armenverwaltung* 11, 1912, S. 2031-2044

135) Die Säuglingsfürsorge in Charlottenburg im Rechnungsjahre '11, *in: Amtliche Nachrichten der Charlottenburger Armenverwaltung* 16, 1912, S. 2189-2201

136) Beeinflussung von Volksseuchen durch die Therapie, zugleich ein Beitrag zur Epidemiologie der Krätze, *in: Archiv für soziale Hygiene* 7, 1912, S. 345-354

137) Die zwölfte Versammlung des Deutschen Vereins für Schulgesundheitspflege und die vierte Jahresversammlung der Schulärzte Deutschlands, *in: Medizinische Klinik* 8, 1912, S. 972

138) Einführung der Anzeigepflicht bei Erkrankung an Lungen- und Kehlkopftuberkulose, *in: Medizinische Reform* 20, 1912, S. 223-230

139) Zur Epidemiologie der Diphtherie mit besonderer Berücksichtigung der Schule, *in: Vierteljahrsschrift f. gerichtliche Medizin u. öffentliche Gesundheitspflege* 43, 1912, S. 136-154

140) Tuberkulose und kommunale Fürsorge, *in: Zs. f. ärztliche Fortbildung* 9, 1912, S. 29, 59

141) Die Kleinkinderfürsorge, *in: Zs. f. Säuglingsschutz* 4, 1912

142) "AUFGABEN DER GEMEINDE UND DER PRIVATEN FÜRSORGE", *in: Krankheit und Soziale Lage*, ed. Max MOSSE, Gustav TUGENDREICH, Lehmann München, 1913, S. 721-786

143) Säuglingsfürsorge und Kleinkinderfürsorge in Charlottenburg im Rechnungsjahre '12, *in: Amtliche Nachrichten der Charlottenburger Armenverwaltung* 17, 1913, S. 2189-2201

144) Tätigkeit der Schulärzte im Jahre 1912, *in: Amtliche Nachrichten der Charlottenburger Armenverwaltung* 17, 1913, S. 2456

145) Organisation der Kleinkinderfürsorge in der Gemeinde, *in: Berichte der Preußischen Landeskonferenz für Säuglingsschutz* 2, 1913, S. 60-64

146) Beitrag zum Gesundheitszustand der Desinfektoren, *in: Deutsche medizinische Wochenschrift* 39, 1913, H. 26, S. 1259

147) Die Organisation des Rettungswesens in Berlin und seinen Vororten, *in: Ergebnisse des Krankenhauswesens* 2, 1913, S. 134-149

148) *Die Krankenhausversorgung der Bevölkerung in den Großstädten*, in: Ergebnisse und Fortschritte des Krankenhauswesens, Bd. 2, Fischer Jena, 1913, S. 176-191

149) Einführung in das Studium der sozialen Medizin, *in: Fortschritte der deutschen Klinik (Die deutsche Klinik am Eingange des zwanzigsten Jahrhunderts)* 3, 1913, S. 415-592

150) "EPIDEMIOLOGIE (TUBERKULOSE)", *in: Handbuch der deutschen Schulhygiene*, ed. H. SELTER et al., Steinkopff Dresden, 1914, S. 435-464

151) "EPIDEMIOLOGIE", *in: Handbuch der Tuberkulose*, ed. Ludolf BRAUER, Georg SCHRÖDER, Felix BLUMENFELD, 2. Aufl., Bd. 1, Barth Leipzig, 1914, S. 435-464

152) Das Auftreten der Diphtherie in den Schulen und die Methoden ihrer Bekämpfung, *in: Deutsche medizinische Wochenschrift*, 1914, H. 9, S. 442-444

153) Gesundheitskommission, *in: Gesundheit* 39, 1914, S. 323

154) Die Krankenhausversorgung der Bevölkerung in den Großstädten, *in: Medizinische Klinik* 10, 1914, Beih., S. 42

155) Der Schularzt in der Fortbildungsschule, *in: Zs. f. Schulgesundheitspflege und soziale Hygiene* 27, 1914, S. 199-207

156) Beziehungen der Lebensversicherungs-Medizin zur Gesamtmedizin und zur Gutachtertätigkeit, *in: Blätter für Vertrauensärzte der Lebensversicherung* 6, 1915, S. 1-7

157) Letalität des Flecktyphus, *in: Blätter für Vertrauensärzte der Lebensversicherung* 6, 1915, S. 49-53, 57-60

158) Schulentlassene Jugend, unter Mitarbeit von Fr. DEUTSCH, *in: Correspondenzblätter des allgemeinen ärztlichen Vereins von Thüringen* 44, 1915, S. 311

159) Die Sterblichkeit in Berlin während des 1. Kriegshalbjahres, *in: Deutsche medizinische Wochenschrift* 40, 1915, H. 25, S. 740

160) Gesetzesvorschläge zur Bekämpfung der Geburtenabnahme in Frankreich, *in: Deutsche medizinische Wochenschrift* 40, 1915, H. 34, S. 1012-1013

161) Krieg und Gesundheitsfürsorge, *in: Deutsche medizinische Wochenschrift* 41, 1915, H. 42,43, S. 1237-1240,1281-1284

162) Periodische Untersuchungen anscheinend Gesunder, *in: Medizinische Klinik*, 1915, H. 42/43, S. 1170, 1196

163) Die Entwicklung der Krüppelfürsorge, *in: Zs. f. Kinderschutz* 6, 1915, S. 23

164)   Krankenkasse und kommunale Säuglingsfürsorge, *in: Zs. f. Säuglings-schutz* 7, 1915, S. 297-304

165)   Periodische Untersuchung Gesunder, *in: Ärztliche Sachverständigen-Zeitung* 22, 1916, S. 247

166)   Ärztliche Bescheinigungen bei der Versorgung mit Lebensmitteln, *in: Berliner Ärzte-Correspondenz* 21, 1916, S. 45

167)   Periodische Untersuchungen anscheinend Gesunder, *in: Blätter für Vertrauensärzte der Lebensversicherung* 7, 1916, S. 1-12

168)   Ärztliche Bemerkungen zur Nahrungsmittelversorgung, *in: Deutsche medizinische Wochenschrift* 42, 1916, H. 22, S. 671-73

169)   Über Massenspeisung und Nahrungsmittelversorgung von Kranken, *in: Deutsche medizinische Wochenschrift* 42, 1916, H. 35,36, S. 1075-1077,1105-1109

170)   Die Einwirkung der kommunalen Kriegsfürsorge auf die Volksgesundheit, *in: Deutsche medizinische Wochenschrift* 42, 1916, H. 37, S. 1117-1118

171)   Diabetes und Krieg, unter Mitarbeit von F. UMBER, *in: Deutsche medizinische Wochenschrift* 42, 1916, H. 43, S. 1309-1311

172)   *Bevölkerungslehre (Veröffentlichungen der Charlottenburger städtischen Wohlfahrtsschule)*, Berlin, 1917

173)   *Die gesundheitliche Kleinkinderfürsorge und der Krieg (Schriften des Deutschen Ausschusses für die Kleinkinderfürsorge)*, Bd. 3, Teubner Leipzig + Berlin, 1917

174)   "VOLKSSPEISUNG, SCHULKINDERSPEISUNG, NOTSTANDSSPEISUNG, MASSENSPEISUNG", *in: Handbuch der Hygiene*, ed. Th. WEYL, A. GÄRTNER, 2. Aufl., Bd.5 Abtlg.2 Erg.-Bd. (Lfg.27), Barth Leipzig , 1922, S. 227-289

175)   Zur Epidemiologie der Appendizitis, *in: Deutsche medizinische Wochenschrift* 43, 1917, H. 12, S. 355-357

176)   Der Unterricht der Ärzte in der sozialen Medizin und sozialen Hygiene, *in: Öffentliche Gesundheitspflege* 2, 1917, H. 9, S. 449-468

177)   Verstaatlichung des Ärztestandes?, *in: Umschau*, 1917, H. 44, S. 793

178)   Die Mitarbeit des Arztes an der öffentlichen Gesundheitsfürsorge, *in: Zs. f. ärztliche Fortbildung* 14, 1917, S. 103

179)   Schule und Tuberkulose, *in: Zs. f. Tuberkulose* 27, 1917, S. 10, 62

180)   *Sozialärztliches Praktikum*, ed. Adolf GOTTSTEIN, Gustav TUGENDREICH, Springer Berlin, 1918

181)   "FÜRSORGE FÜR ALKOHOLKRANKE", *in: Sozialärztliches Praktikum*, ed. Adolf GOTTSTEIN, Gustav TUGENDREICH, Springer Berlin, 1918, S. 238-249

182) "UNFALLFÜRSORGE UND RETTUNGSWESEN", *in: Sozialärztliches Praktikum*, ed. Adolf GOTTSTEIN, Gustav TUGENDREICH, Springer Berlin, 1918, S. 250-260

183) "KRÜPPELFÜRSORGE", *in: Sozialärztliches Praktikum*, ed. Adolf GOTTSTEIN, Gustav TUGENDREICH, Springer Berlin, 1918, S. 261-268

184) "FÜRSORGE FÜR TAUBSTUMME UND BLINDE", *in: Sozialärztliches Praktikum*, ed. Adolf GOTTSTEIN, Gustav TUGENDREICH, Springer Berlin, 1918, S. 269-273

185) "BÜRGERLICHE KRIEGSBESCHADIGTENFÜRSORGE", *in: Sozialärztliches Praktikum*, ed. Adolf GOTTSTEIN, Gustav TUGENDREICH, Springer Berlin, 1918, S. 274-312

186) "STATISTIK", *in: Sozialärztliches Praktikum*, ed. Adolf GOTTSTEIN, Gustav TUGENDREICH, Springer Berlin, 1918, S. 313-340

187) "BIOMETRIE", *in: Sozialärztliches Praktikum*, ed. Adolf GOTTSTEIN, Gustav TUGENDREICH, Springer Berlin, 1918, S. 341-349

188) "PRIVATE LEBENSVERSICHERUNG", *in: Sozialärztliches Praktikum*, ed. Adolf GOTTSTEIN, Gustav TUGENDREICH, Springer Berlin, 1918, S. 350-357

189) *Die Zusammenarbeit der Tuberkulosefürsorge mit den anderen Zweigen der Gesundheitsfürsorge* , unter Mitarbeit von BERGER, in: Zur Tuberkulosebekämpfung 1918. Verhandlungen des deutschen Zentralkommitees zur Bekämpfung der Tuberkulose, Berlin, 1918, S. 18-39

190) Entwurf eines preußischen Jugendfürsorgegesetzes, *in: Deutsche medizinische Wochenschrift* 44, 1918, H. 37, S. 1029

191) Grippenepidemie, *in: Deutsche medizinische Wochenschrift* 43, 1918, H. 41, S. 1128-1129

192) Vorschriften über die staatliche Prüfung von Fürsorgerinnen, *in: Deutsche medizinische Wochenschrift* 44, 1918, H. 43, S. 1199

193) Aufgaben der Medizinalstatistik nach dem Kriege, *in: Deutsches statistisches Zentralblatt* 10, 1918, S. 161-166

194) Die Stellung von Arzt und Fürsorgerin bei der Organisation der Säuglings- und Kleinkinderfürsorge, *in: Medizinische Klinik* 14, 1918, S. 73

195) Allgemeine und besondere Aufgaben zur Erhaltung und Pflege der Gesundheit, *in: Monatsschrift für das Kinderhortwesen, Charlottenburg* 3, 1918, S. 121-126

196) Die Stellung von Arzt und Fürsorgerin bei der Organisation der Säuglings- und Kleinkinderfürsorge, *in: Zs. f. ärztliche Fortbildung* 15, 1918, S. 50

197) Aufgaben der Medizinalstatistik nach dem Kriege, *in: Blätter für Vertrauensärzte der Lebensversicherung* 10, 1919, S. 22

198) Zur Krankenhauspolitik der Zukunft, *in: Deutsche medizinische Wochenschrift* 45, 1919, H. 7, S. 190-192

199) Erweiterung der Volksgesundheitspflege, *in: Deutsche medizinische Wochenschrift* 45, 1919, H. 11, S. 299-300

200)   Zur Verstaatlichung der ärztlichen Tätigkeit, *in: Deutsche medizinische Wochenschrift* 45, 1919, H. 12, S. 326-327

201)   Zum Wiederaufbau der Bevölkerung, *in: Deutsche medizinische Wochenschrift* 45, 1919, H. 43, S. 1177-1178

202)   Die Zusammenarbeit der Gesundheitsfürsorge mit der Wohnungspflege, *in: Die Volkswohnung* 1, 1919, S. 85

203)   Zur Statistik der Lungenentzündungen im Säuglingsalter vom Standpunkt der Fürsorge, *in: Zs. f. Säuglingsschutz* 11, 1919, H. 11-12, S. 450-461

204)   Notwendigkeit der ärztlichen Überwachung von Kinderfürsorgeanstalten, Krippen und Warteschulen, *in: Zs. f. Schulgesundheitspflege und soziale Hygiene* 32, 1919, S. 250-265

205)   Ausblicke in die Zukunft der sozialen Hygiene, *in: Zs. f. Soziale Hygiene, Fürsorge und Krankenhauswesen* 1, 1919, S. 1-5

206)   Krankenhauswesen und Volksgesundheit, *in: Zs. f. Soziale Hygiene, Fürsorge und Krankenhauswesen* 1, 1919, S. 542

207)   ***Die neue Gesundheitspflege** (Die neue Welt - eine Sammlung gemeinverständlicher und zeitgemäßer Schriften)*, ed. A. MAUER, Siegismund Berlin, 1920

208)   ***Krankheit und Volkswohlfahrt** (= Wege der Volkswohlfahrt 4)*, Vereinigung wissenschaftlicher Verleger Berlin, 1920

209)   ***Sozialärztliches Praktikum. Ein Leitfaden für Verwaltungsmediziner, Kreiskommunalärzte, Schulärzte, Säuglingsärzte, Armen- und Kassenärzte (verm. u. verb. Aufl.)***, ed. Adolf GOTTSTEIN, Gustav TUGENDREICH, 2. Aufl., Springer Berlin, 1920

210)   "KOMMUNALARZT UND ORGANISATION DES GEMEINDLICHEN GESUNDHEITSWESENS", *in: Sozialärztliches Praktikum*, ed. Adolf GOTTSTEIN, Gustav TUGENDREICH, 2. Aufl., Springer Berlin, 1920, S. 1-8

211)   "ARMENARZT UND ARMENKRANKENFÜRSORGE", *in: Sozialärztliches Praktikum*, ed. Adolf GOTTSTEIN, Gustav TUGENDREICH, 2. Aufl., Springer Berlin, 1920, S. 200-225

212)   "FÜRSORGE FÜR GESCHLECHTSKRANKE", *in: Sozialärztliches Praktikum*, ed. Adolf GOTTSTEIN, Gustav TUGENDREICH, 2. Aufl., Springer Berlin, 1920, S. 284-295

213)   "FÜRSORGE FÜR ALKOHOLKRANKE", *in: Sozialärztliches Praktikum*, ed. Adolf GOTTSTEIN, Gustav TUGENDREICH, 2. Aufl., Springer Berlin, 1920, S. 296-307

214)   "UNFALLFÜRSORGE UND RETTUNGSWESEN", *in: Sozialärztliches Praktikum*, ed. Adolf GOTTSTEIN, Gustav TUGENDREICH, 2. Aufl., Springer Berlin, 1920, S. 308-320

215)   "KRÜPPELFÜRSORGE", *in: Sozialärztliches Praktikum*, ed. Adolf GOTTSTEIN, Gustav TUGENDREICH, 2. Aufl., Springer Berlin, 1920, S. 321-328

216) "FÜRSORGE FÜR TAUBSTUMME UND BLINDE", *in: Sozialärztliches Praktikum*, ed. Adolf GOTTSTEIN, Gustav TUGENDREICH, 2. Aufl., Springer Berlin, 1920, S. 329-333

217) "STATISTIK", *in: Sozialärztliches Praktikum*, ed. Adolf GOTTSTEIN, Gustav TUGENDREICH, 2. Aufl., Springer Berlin, 1920, S. 334-368

218) "BIOMETRIE", *in: Sozialärztliches Praktikum*, ed. Adolf GOTTSTEIN, Gustav TUGENDREICH, 2. Aufl., Springer Berlin, 1920, S. 369-378

219) "PRIVATE LEBENSVERSICHERUNG", *in: Sozialärztliches Praktikum*, ed. Adolf GOTTSTEIN, Gustav TUGENDREICH, 2. Aufl., Springer Berlin, 1920, S. 379-386

220) *Zur Statistik der Lungenentzündungen im Säuglingsalter vom Standpunkt der Fürsorge*, in: Beiträge zur sozialen Hygiene des Säuglings- und Kleinkindalters, ed. F. ROTT, Stilke Berlin, 1920, S. 146-157

221) *Gesundheitsfürsorge und Wohlfahrtsamt*, in: Wohlfahrtsämter - Schriften d. Deutschen Gesellschaft f. soziales Recht 6, ed. Chr. KLUMKER, B. SCHMITTMANN, Enke Stuttgart, 1920, S.39-48

222) Wohnung und Säuglingssterblichkeit, *in: Gemeinwohl - Zs. d. Bergischen Vereins f. Gemeinwohl 32*, 1920, S. 91

223) Krankheit und Volkswohlfahrt, *in: Volkswohlfahrt. Amtsblatt und Halbmonatsschrift des Preußischen Ministeriums für Volkswohlfahrt 1*, 1920, S. 75

224) Beruf und Volksgesundheit, *in: Volkswohlfahrt. Amtsblatt und Halbmonatsschrift des Preußischen Ministeriums für Volkswohlfahrt 1*, 1920, S. 134-137

225) Über Regeneration und Kompensation in der Hygiene, *in: Zs. f. angewandte Anatomie u. Konstitutionslehre 6*, 1920, S. 21-32

226) Die tödlichen Verunglückungen der Säuglinge und Kleinkinder, *in: Zs. f. Säuglingsschutz 12*, 1920, S. 475-481

227) Krankenhauswesen und Volksgesundheit, *in: Zs. f. Soziale Hygiene, Fürsorge und Krankenhauswesen 2*, 1920, S. 73-76

228) Gesundheit und Erziehung, *in: Zs. f. soziale Pädagogik 1*, 1920, H. 2, S. 57-66

229) Die Not des gemeindlichen Krankenhauswesens und die Möglichkeiten zur Abhilfe, *in: Die Schwester 6*, 1921, S. 65-69

230) Der Gesundheitszustand in der Allgemeinen Ortskrankenkasse der Stadt Berlin unter dem Einfluß des Krieges, *in: Volkswohlfahrt. Amtsblatt und Halbmonatsschrift des Preußischen Ministeriums für Volkswohlfahrt 2*, 1921, S. 66-67

231) Wie ist dem Notstand der gemeindlichen Krankenhäuser zu steuern?, *in: Volkswohlfahrt. Amtsblatt und Halbmonatsschrift des Preußischen Ministeriums für Volkswohlfahrt 2*, 1921, S. 139-141

232) Landesgesundheitsrat für Preußen, *in: Volkswohlfahrt. Amtsblatt und Halbmonatsschrift des Preußischen Ministeriums für Volkswohlfahrt 2*, 1921, S. 491-493

233)   "KRANKENHÄUSER FÜR LEICHT- UND CHRONISCHKRANKE", *in: Das deut-sche Krankenhaus*, ed. J. GROBER, 2., 3. Aufl., Fischer Jena, 1922, 1932, S. 383-402

234)   "GESUNDHEITSFÜRSORGE, IHRE ZENTRALISATION", *in: Handwörterbuch der Kommunalwissenschaften*, ed. Josef BRIX et al., Bd. 2, Fischer Jena, 1922, S. 357-360

235)   "GESUNDHEITSKOMMISSIONEN", *in: Handwörterbuch der Kommunalwissenschaften*, ed. Josef BRIX et al., Bd. 2, Fischer Jena, 1922, S. 360-362

236)   "GESUNDHEITSPFLEGE", *in: Handwörterbuch der Kommunalwissenschaften*, ed. Josef BRIX et al., Bd. 2, Fischer Jena, 1922, S. 362-373

237)   Tuberkulose und Hungersnot, *in: Blätter für Vertrauensärzte der Lebensversicherung* 13, 1922, S. 42-46

238)   Ein neuer hygienischer Lehrfilm, *in: Blätter für Volksgesundheitspflege* 21, 1922, S. 118

239)   Tuberkulose und Hungersnot, *in: Der praktische Arzt* 19, 1922, H. 62, S. 269

240)   Tuberkulose und Hungersnot, *in: Klinische Wochenschrift* N.F. 1 (=58), 1922, H. 12, S. 572-575

241)   Karl Ludwig Schleich (+), *in: Klinische Wochenschrift* 1, 1922, S. 925

242)   Zur sozialen Hygiene des Krankenhauswesens, *in: Klinische Wochenschrift* 1, 1922, H. 32, S. 1613

243)   Zukunftsaufgaben der öffentlichen Gesundheitspflege, *in: Klinische Wochenschrift* N.F.1, 1922, H. 52, S. 2583-2586

244)   Die russische Gefahr, *in: Umschau* 26, 1922, S. 273

245)   Entwicklung der Schulkinderfürsorge und ihre Beziehung zur Wohlfahrtspflege, *in: Veröffentlichungen aus dem Gebiete der Medizinalverwaltung* 17, 1922, H. 157, S. 27-135

246)   Körpermessungen und Wägungen an deutschen Schulkindern, *in: Volkswohlfahrt. Amtsblatt und Halbmonatsschrift des Preußischen Ministeriums für Volkswohlfahrt* 3, 1922, S. 509-510

247)   Altersbesetzung der männlichen und weiblichen Bevölkerung in Bayern, *in: Volkswohlfahrt. Amtsblatt und Halbmonatsschrift des Preußischen Ministeriums für Volkswohlfahrt* 3, 1922, S. 530

248)   Krankenkassen und Schulgesundheitspflege, *in: Zs. f. Soziale Hygiene, Fürsorge und Krankenhauswesen* 3, 1922, S. 449

249)   Die Entwicklung der Schulkinderfürsorge und ihre Beziehung zur Wohlfahrtspflege, *in: Zs. für Schulgesundheitspflege* 34, 1922, S. 193

250)   "STATISTIK DER TUBERKULOSE", *in: Handbuch der Tuberkulose*, ed. Ludolf BRAUER, Georg SCHRÖDER, Felix BLUMENFELD, 3. Aufl., Bd. 1, Barth Leipzig, 1923, S. 513-579

251)   Wirtschaftlicher Abbau und Volksgesundheit, *in: Berliner klinische Wochenschrift* 60, 1923, S. 2189

252) SANDBERG, E. [Salo], Sanitätsrat, *in: Jahrbuch der schlesischen Gesellschaft für vaterländische Kultur* 95, 1923, H. 1 Nekr., S. 36

253) La rey. Prusiana para combat. la tuberculosis, *in: La Medicina (Leipzig)* 2, 1923, S. 76

254) Das neue Preußische Gesetz zur Bekämpfung der Tuberkulose, *in: Zs. f. Tuberkulose* 40, 1923, S. 72

255) *Das Heilwesen der Gegenwart - Gesundheitslehre und Gesundheitspolitik*, Buch-Gemeinschaft Berlin, 1924

256) "STADTÄRZTE", *in: Handwörterbuch der Kommunalwissenschaften*, ed. Josef BRIX et al., Bd. 4, Fischer Jena, 1924, S. 17-21

257) "ORTSGESUNDHEITSPFLEGE", *in: Handwörterbuch der Kommunalwissenschaften*, ed. Josef BRIX et al., Bd. 3, Fischer Jena, 1924, S. 429

258) Krankenversicherung und Ärztestand, *in: Ärztliches Vereinsblatt für Deutschland* 53, 1924, S. 207

259) Körpermessungen, *in: Die Naturwissenschaften* 12, 1924, S. 353-360

260) *"Handbuch der Sozialen Hygiene und Gesundheitsfürsorge"*, ed. Adolf GOTTSTEIN, A. SCHLOSSMANN, L. TELEKY, Bd. 1-6, Springer Berlin, 1925-1927

261) "ADOLF GOTTSTEIN", *in: Die Medizin der Gegenwart in Selbstdarstellungen*, ed. L. R. GROTE, Meiner Leipzig, 1925, S. 53-91

262) "STADTÄRZTE", *in: Handbuch der gesamten Augenheilkunde*, ed. Albrecht Karl GRAEFE, Theodor SAEMISCH, 2. Aufl., Bd. 4, Springer Leipzig / Berlin, 1925, S. 17

263) Das Tuberkuloseproblem, *in: Der Naturforscher* 1, 1924/25, S. 244

264) Der Arzt. Aus dem Heilwesen der Gegenwart, *in: Ärztliche Mitteilungen* 26, 1925, S. 549

265) Das preußische Hebammengesetz, *in: Berliner Tageblatt*, 1925, H. 19.08.

266) Grundlagen der Volksgesundheit, *in: Blätter für Volksgesundheitspflege* 25, 1925, S. 4-7

267) Periodische Gesundheitsuntersuchungen, *in: Der Naturforscher* 2, 1925, S. 14

268) Persönliche Empfänglichkeit, *in: Der praktische Arzt* 22, 1925, S. 148

269) Persönliche Empfänglichkeit, *in: Deutsche medizinische Wochenschrift* 51, 1925, H. 8, S. 299-303

270) Vorbeugung, *in: Deutsche Zs. f. Öffentliche Gesundheitspflege* 1, 1924/25, S. 57-62

271) Seuchenprobleme. Persönliche Empfänglichkeit, *in: Klinische Wochenschrift* N.F. 4, 1925, H. 13, S. 615

272) Seuchenprobleme, *in: Medizinische Klinik* 21, 1925, H. 9, S. 339-341

273) Krüppelfürsorge und Infektionskrankheiten, *in: Zs. f. Krüppelfürsorge* 18, 1925, S. 162-167

274) **Schulgesundheitspflege**, Quelle + Meyer Leipzig, 1926

275) "GESETZLICHE UND MORALISCHE VERPFLICHTUNG ZUR BEHANDLUNG", *in: Handbuch der Therapie als Ergebnis experimenteller Forschung*, Bd. 1, Barth Leipzig, 1926, S. 999-1004

276) "WIRKUNG DER THERAPIE IM LICHTE DER STATISTIK", *in: Handbuch der Therapie als Ergebnis experimenteller Forschung*, Bd. 1, Barth Leipzig, 1926, S. 1005-1018

277) Seuchen im Hochwassergebiet, *in: Berliner Tageblatt*, 1926, H. 04.08.

278) Sterblichkeitsrechnung, *in: Blätter für Vertrauensärzte der Lebensversicherung* 15, 1926, S. 1-9

279) Heilkunde und Naturwissenschaft, *in: Die Naturwissenschaften* 14, 1926, S. 465-472

280) Der Beruf des Apothekers und die Hygiene, *in: Pharmaceutische Zeitung* 71, 1926, S. 819

281) Sterblichkeit im Deutschen Reich 1914-'19, *in: Zs. f. d. gesamte Krankenhauswesen* 22, 1926, S. 18-20

282) Denkschrift des Reichsministeriums des Innern über die Gesundheitsverhältnisse im deutschen Volke 1923 und 1924, *in: Zs. f. d. gesamte Krankenhauswesen* 22, 1926, S. 175-176

283) "GESUNDHEITSÄMTER", *in: Handwörterbuch der Kommunalwissenschaften*, ed. Josef BRIX, Hugo LINDEMANN, Otto MOST, Hugo PREUSS, Albert SÜDEKUM, Bd. Erg. (A-G), Fischer Jena, 1927, S. 659-660

284) "GESUNDHEITSFÜRSORGE", *in: Handwörterbuch der Kommunalwissenschaften*, ed. Josef BRIX, Hugo LINDEMANN, Otto MOST, Hugo PREUSS, Albert SÜDEKUM, Bd. Erg. (A-G), Fischer Jena, 1927, S. 661-664

285) "GESUNDHEITSPFLEGE", *in: Handwörterbuch der Kommunalwissenschaften*, ed. Josef BRIX et al., Bd. Erg. (A-G), Fischer Jena, 1927, S. 664-666

286) "GESUNDHEITSKOMMISSIONEN", *in: Handwörterbuch der Kommunalwissenschaften*, ed. Josef BRIX et al., Bd. Erg. (A-G), Fischer Jena, 1927, S. 664

287) "ORTSGESUNDHEITSRÄTE", *in: Handwörterbuch der Kommunalwissenschaften*, ed. Josef BRIX et al., Bd. Erg., Fischer Jena, 1927, S. 1038

288) "STADTÄRZTE", *in: Handwörterbuch der Kommunalwissenschaften*, ed. Josef BRIX et al., Bd. Erg., Fischer Jena, 1927, S. 1215

289) "KRANKENHAUSWESEN", *in: Handbuch der Sozialen Hygiene und Gesundheitsfürsorge*, ed. Adolf GOTTSTEIN, A. SCHLOSSMANN, L. TELEKY, Bd. 6, Springer Berlin, 1927, S. 1-95

290) "RETTUNGSWESEN", *in: Handbuch der Sozialen Hygiene und Gesundheitsfürsorge*, ed. Adolf GOTTSTEIN, A. SCHLOSSMANN, L. TELEKY, Bd. 6, Springer Berlin, 1927, S. 270-311

291) "EPIDEMIOLOGIE UND SOZIOLOGIE DER AKUTEN INFEKTIONSKRANKHEITEN", *in: Handbuch der Sozialen Hygiene und Gesundheitsfürsorge*, ed.

Adolf GOTTSTEIN, A. SCHLOSSMANN, L. TELEKY, Bd. 5, Springer Berlin, 1927, S. 425-480

292)   *Soziale Hygiene als selbständige Disziplin*, in: Auf neuen Wegen zu neuen Zielen. Festschrift zum 60. Geburtstag von A. Schlossmann, Schwann Düsseldorf, 1927, S. 162-175

293)   *Zusammenwirken von Tuberkuloseheilstätten und Tuberkulosefürsorge-stellen*, in: Hohenlychen 1902-1927. Festschrift zum 25-jährigen Bestehen der Heilanstalt und Berufsschulen Hohenlychen, ed. A. KOCH, Springer Berlin, 1927, S. 58-65

294)   Sozialversicherung und Volksgesundheit, *in: Ärztliche Mitteilungen* 28, 1927, S. 270

295)   Sozialversicherung und Volksgesundheit, *in: Bayerisches ärztliches Korrespondenzblatt* 30, 1927, S. 462

296)   Über lokale Immunisierung, *in: Die Naturwissenschaften* 15, 1927, S. 488

297)   Die Bewegung der akuten Seuchen im letzten Jahrfünft, mit besonderer Berücksichtigung des Unterleibstyphus, *in: Klinische Wochenschrift* N.F. 6, 1927, H. 1, S. 1-5

298)   Sozialversicherung und Volksgesundheit, *in: Korrespondenzblatt des ärztlichen Kreis- und Bezirks-Vereins Sachsen* 98, 1927, S. 225

299)   Entwicklung und Stand der sozialhygienischen Fürsorge, *in: Medizinische Klinik* 23, 1927, S. 707

300)   Entwicklung und Stand der sozialhygienischen Fürsorge, *in: Münchener medizinische Wochenschrift* 74, 1927, S. 699

301)   Die Preußische Ausführungsverordnung zum Reichsgesetz zur Bekämpfung der Geschlechtskrankheiten, *in: Zs. f. d. gesamte Krankenhauswesen* 23, 1927, S. 619-620

302)   Kommen und Gehen von Epidemien, *in: Biologische Heilkunst* 9, 1928, S. 939

303)   Abnahme der Infektionskrankheiten in der Gegenwart, *in: Blätter d. DRK* 7, 1928, H. 11, S. 1-7

304)   Kommen und Gehen der Epidemien, *in: Die Naturwissenschaften* 16, 1928, S. 906-913

305)   Wirtschaftspolitik und Gesundheitspolitik, *in: Fortschritte der Gesundheitsfürsorge* 2, 1928, S. 3

306)   Zwangsversicherung und Selbstverantwortung, *in: Gesetz und Recht* 29, 1928, S. 305

307)   Kommen und Gehen der Epidemien, unter Mitarbeit von E. GOTTSCHLICH , *in: Medizinische Klinik* 24, 1928, H. 44, S. 1720

308)   Kommen und Gehen der Epidemien, *in: Zs. f. angewandte Chemie* 41, 1928, S. 1097

309)   *Die Lehre von den Epidemien (= Verständliche Wissenschaft 5)*, Springer Berlin, 1929

310)   "CARL LUDWIG SCHLEICH", *in: Deutsches Biographisches Jahrbuch 1922*, Bd. N.F.4, Deutsche Verlags-Anstalt Stuttgart / Berlin, 1929, S. 233-241

311)   Die Richtlinien der Reichsregierung über Gesundheitsfürsorge in der versicherten Bevölkerung, *in: Blätter d. DRK* 8, 1929, H. 6, S. 5-12

312)   Rechnende Epidemiologie, *in: Blätter für Vertrauensärzte der Lebensversicherung* 18, 1929, S. 49-57

313)   Gesundheitliche Verhältnisse des deutschen Volkes 1927, *in: Deutsche Invaliden-Versicherung* 1, 1929, S. 134

314)   Influenza und Sozialversicherung, *in: Deutsche Invalidenversicherung* 1, 1929, S. 196-200

315)   Rechnende Epidemiologie, *in: Ergebnisse der Hygiene, Bakteriologie, Immunitätsforschung und experimentellen Therapie* 10, 1929, S. 189-270

316)   Gesundheitsverhältnisse des deutschen Volkes 1927, *in: Ersatzkasse* 13, 1929, S. 125-128

317)   Die Lösung der Tuberkulosefrage, *in: Klinische Wochenschrift* 8, 1929, H. 41, S. 1935

318)   Gesundheitsfürsorge, *in: Soziale Medizin* 2, 1929, S. 199-204

319)   Gesundheitsverhältnisse des deutschen Volkes im Jahre 1927, *in: Zs. f. d. gesamte Krankenhauswesen* 25, 1929, S. 389-392

320)   Zukunftsaufgaben der sozialen Hygiene, *in: Zs. f. Schulgesundheitspflege und Soziale Hygiene* 42, 1929, S. 218

321)   *Handbücherei für das gesamte Krankenhauswesen*, ed. Adolf GOTTSTEIN, Bd. 1-7, Springer Berlin, 1930

322)   "SOZIALE BEDEUTUNG DER KINDERTUBERKULOSE", *in: Handbuch der Kindertuberkulose*, ed. Stefan ENGEL, Clemens PIRQUET, Bd. 2, Thieme Leipzig, 1930, S. 1346-1353

323)   Welche Aufgaben erwachsen der Säuglings- und Kleinkinderfürsorge in den nächsten Jahren?, unter Mitarbeit von R. HECKER et al., *in: Gesundheitsfürsorge für das Kindesalter* 5, 1930, S. 142-160

324)   Untersuchung Gesunder, *in: Blätter für Vertrauensärzte der Lebensversicherung* 20, 1930, S. 57-63

325)   Kommen und Gehen der Seuchen, *in: Verhandlungen der Gesellschaft deutscher Naturforscher und Ärzte* 90, 1930, H. 5, S. 906-912

326)   Rückblick auf die Vereinstätigkeit im Jahre '29, *in: Zs. f. Gesundheitsverwaltung und Gesundheitsfürsorge* 1, 1930, S. 42-49

327)   *Allgemeine Epidemiologie der Tuberkulose (Die Tuberkulose und ihre Grenzgebiete in Einzeldarstellungen*, Bd. 9), Springer Berlin, 1931

328)   "SOZIALE HYGIENE UND GESUNDHEITSFÜRSORGE (AUßER PSYCHOLOGIE)", *in: Handwörterbuch der psychischen Hygiene und der psychiatrischen Vorsorge*, ed. Oswald BUMKE et al., De Gruyter Berlin / Leipzig, 1931, S. 330-341

329) Organisation der Krebsbekämpfung in Deutschland, *in: Blätter d. DRK* 10, 1931, S. 516-522

330) Über die Untersuchung Gesunder, *in: Deutsche medizinische Wochenschrift* 57, 1931, H. 41, S. 1733-1735

331) Krankenhaus und Ärztebestand einst und jetzt, *in: Deutsches Ärzteblatt* 60, 1931, S. 20

332) Zukunftsaufgaben der sozialen Krankenhausfürsorge, *in: Deutsche Zs. f. Wohlfahrtspflege* 7, 1931, S. 77-81

333) Beiträge zur Epidemiologie der Tuberkulose, *in: Klinische Wochenschrift* N.F.10, 1931, H. 17, S. 796-798

334) Alfred Grotjahn (+), *in: Klinische Wochenschrift* N.F.10, 1931, H. 39, S. 1839

335) Seuchenbekämpfung, *in: Kommunales Jahrbuch* N.F.2, 1931, S. 196-201

336) Entwicklung und Stand des deutschen Krankenhauswesens, *in: Korrespondenzblatt des ärztlichen Kreis- und Bezirks-Vereins im Königreich Sachsen* 102, 1931, S. 85-88

337) Infektionskrankheit, Öffentliche und private Gesundheitspflege, *in: Soziale Medizin* 6, 1931, S. 179-186

338) "ÜBER DIE UNTERSUCHUNG GESUNDER", *in: Die Krankheitsanfänge bei chronischen Leiden. 17 Vorträge gehalten zu Heidelberg 1931*, ed. A. FRAENKEL, Thieme Leipzig, 1932, S. 12-19

339) Entstehung und Zukunft der sozialen Hygiene, *in: Archiv für soziale Hygiene und Demographie* N.F. 7, 1932, S. 2-13

340) Epidemiologie der Diphtherie mit besonderer Berücksichtigung der malignen Formen, *in: Kinderärztliche Praxis* 2, 1932, S. 193-199

341) Ernst von Leyden zum Gedächtnis, *in: Klinische Wochenschrift* 11, 1932, H. 17, S. 751

342) Krebsbekämpfung, *in: Blätter d. DRK* 12, 1933, S. 205-211

343) Krankenhausstatistik, *in: Jahrbuch des gesamten Krankenhauswesens* 1, 1933, S. 182-198

344) Krebsbekämpfung und Krankenhaus, *in: Zs. f. d. gesamte Krankenhauswesen* 29, 1933, S. 300-301

345) Erbkunde und Versicherungsmedizin, *in: Blätter für Vertrauensärzte der Lebensversicherung* 23, 1934, S. 25-39

346) Auslesewirkungen der menschlichen Infektionskrankheiten, *in: Die Naturwissenschaften* 22, 1934, S. 231-235

347) Die Seuchenkurve, *in: Ergebnisse der Hygiene, Bakteriologie, Immunitätsforschung und experimentellen Therapie* 16, 1934, S. 209-225

348) Neues vom Sommergipfel der Säuglingssterblichkeit, *in: Virchow's Archiv für pathologische Anatomie* 295, 1935, S. 343-365

349)   Infektionstheorie und Epidemiologie, *in: Acta medica Scandinavica* 89, 1936, S. 564-586

350)   Seuchenprognostik, *in: Gesundheit und Wohlfahrt (vorm. "Schweizer Zs. f. Hygiene", Zürich)* 16, 1936, S. 354-364

351)   Skorbut und Pathergie, *in: Schweizer medizinische Wochenschrift* 66, 1936, H. 22, S. 521-523

352)   ***Epidemiologie - Grundbegriffe und Ergebnisse***, Deuticke Wien / Leipzig, 1937

353)   "GESUNDHEITSÄMTER", *in: Handwörterbuch der Kommunalwissenschaften*, ed. Josef BRIX et al., 2. Aufl., Bd. Erg. (A-G), Fischer Jena, 1939, S. 659

354)   "GESUNDHEITSFÜRSORGE", *in: Handwörterbuch der Kommunalwissenschaften*, ed. Josef BRIX et al., 2. Aufl., Bd. Erg. (A-G), Fischer Jena, 1939, S. 661

355)   "GESUNDHEITSPFLEGE", *in: Handwörterbuch der Kommunalwissenschaften*, ed. Josef BRIX et al., 2. Aufl., Bd. Erg. (A-G), Fischer Jena, 1939, S. 665-666

356)   "STADTÄRZTE", *in: Handbuch der Kommunalwissenschaften*, ed. Josef BRIX et al., 2. Aufl., Bd. Erg. (A-G), Fischer Jena, 1939, S. 1215

357)   Erneuerung des Bevölkerungsbestandes durch die Familien, *in: Gesundheit und Wohlfahrt (vorm. "Schweizer Zs. f. Hygiene", Zürich)* 19, 1939, S. 2-28

358)   Erhaltung des Bevölkerungsbestandes durch die Familien, *in: Gesundheit und Wohlfahrt (vorm. "Schweizer Zs. f. Hygiene", Zürich)* 20, 1940, S. 468-477

Literaturverzeichnis

**Literatur zum medizinischen Standardwissen und zur ärztlichen
Praxis Ende des 19. Jahrhunderts**

Diese Literaturhinweise dienen dazu, das medizinische Wissen und das
therapeutische Spektrum im praktischen Alltagshandeln der Ärzte im
ausgehenden 19. Jahrhundert nachvollziehen zu können

Albert EULENBURG (Hrsg.), Real-Encyclopädie der gesammten
Heilkunde. Medicinisch-chirurgisches Handwörterbuch für praktische
Aerzte, Bd. 1-26, Erg.1-9, Wien / Leipzig 3., gänzl. umgearb. Aufl., 1894
bis 1901/3
(medizinisch-praktisches Standardwissen der Zeit)

**Literatur zur gesundheitswissenschaftlichen Grundsatzdiskussion
Ende des 19. / Anfang des 20. Jahrhunderts**

Dieser Teil des Literaturverzeichnisses dient dazu,

die Hauptautoren bzw. Hauptarbeiten der
gesundheitswissenschaftlichen Strömungen der Zeit nachzuweisen,

einen ersten bibliographischen Zugang zu den in der
Autobiographie erwähnten hauptsächlichen Mitstreitern bzw.
Gegnern A.G.'s zu schaffen

und so das Umfeld zu verdeutlichen, in dem A.G. arbeitete und
diskutierte. Aus diesem Grund sind die Publikationen in der Abfolge ihres
zeitlichen Erscheinens aufgeführt.

Ottomar ROSENBACH, Grundlagen, Aufgaben und Grenzen der
Therapie. Nebst einem Anhange: Kritik des Koch'schen Verfahrens,
Wien/Leipzig 1891
(zur Kritik übersteigerter bakteriologischer Anschauungen aus der Sicht
ärztlicher Praxis)

Emil BEHRING, Gesammelte Abhandlungen zur ätiologischen Therapie
von ansteckenden Krankheiten, Leipzig 1893
(grundlegend zur Immunitätslehre und der Serumtherapie; hervorragende
historische Einführung)

Emil BEHRING, Die Geschichte der Diphtherie. Mit besonderer
Berücksichtigung der Immunitätslehre, Leipzig 1893

Ferdinand HUEPPE, Ueber die Ursachen der Gährungen und
Infectionskrankheiten und deren Beziehungen zum Causalproblem und
zur Energetik (Vortrag, gehalten in der 3. allgemeinen Sitzung der 65.
Versammlung deutscher Naturforscher und Aerzte zu Nürnberg am 15.
September 1893), in: Berliner Klinische Wochenschrift Organ für
practische Aerzte (auch: Verhandlungen der Naturforschergesellschaft I
(auch: Separatum, Berlin 1893)) 30, 1893, 909-911, 944-950, 971-980
(grundlegend für die Entwicklung der Konstitutionslehre)

Emil BEHRING, Die Bekämpfung der Infectionskrankheiten, 1.Teil:
Infection und Desinfection, 2.Teil: Hygienischer Teil, , Bd. 1+2, Leipzig
1894

Alfred PLOETZ, Die Tüchtigkeit unserer Rasse und der Schutz der
Schwachen. Ein Versuch über Rassenhygiene und ihr Verhältnis zu den
humanen Idealen, besonders zum Socialismus, (= Grundlinien einer
Rassen-Hygiene, I. Theil), Berlin 1895
(grundlegend für die Entwicklung der Rassenhygiene)

Ottomar ROSENBACH, Energetik und Medizin, Wien / Leipzig 1897

Friedrich MARTIUS, Krankheitsursachen und Krankheitsanlage. Vortrag,
gehalten in der allgemeinen Sitzung der 70. Versammlung der
Gesellschaft deutscher Naturforscher und Aerzte in Düsseldorf am 23.
September 1898, Leipzig / Wien 1898
(grundlegend für die Konstitutionslehre und -therapie)

Friedrich MARTIUS, Pathogenetische Grundanschauungen. Saecular-
Artikel, in: Berl Klin WSchr 37, 1900, Nr. 20, 429-434

Friedrich MARTIUS, Pathogenese innerer Krankheiten, H. 1-4,
(Deuticke) Wien H. 1: 1899; H. 2: 1900; H. 3/4: 1908

Ferdinand HUEPPE, Ueber Krankheitsursachen vom Standpunkte der
naturwissenschaftlichen Medicin, (Perles) Wien 1901

Alfred GROTJAHN, F. KRIEGEL, Jahresbericht über Soziale Hygiene,
Demographie und Medizinalstatistik sowie alle Zweige des sozialen
Versicherungswesens, , Bd. 1ff.,(Fischer) Jena 1902ff.
(die maßgebliche laufende Dokumentation zu den
Gesundheitswissenschaften, der öffentlichen Gesundheitssicherung und
der Gesundheitspolitik der Zeit)

Ottomar ROSENBACH, Arzt contra Bacteriologie, Berlin 1903

Wilhelm SCHALLMAYER, Vererbung und Auslese im Lebenslauf der
Völker. Eine naturwissenschaftliche Studie aufgrund der neuen Biologie
(= Natur und staatliche Beiträge zur naturwissenschaftlichen
Gesellschaftslehre), Jena 1903
(Gewinner des berühmten KRUPPschen Preisausschreibens; das
rassenhygienische Lehrbuch bis zum Erscheinen des
BAUR/FISCHER/LENZ)

Alfred GROTJAHN, Was ist und wozu treiben wir soziale Hygiene (=
Vortrag auf den Verhandlungen der Deutschen Gesellschaft für
öffentliche Gesundheitspflege zu Berlin, 1. März 1904), in: Hygienische
Rundschau (Beilage) 14, 1904, Nr. 20, 1017-1032
(maßgebliche theoretische Definition der Sozialyhgiene (zusammen mit
GOTTSTEINs Aufsatz von 1907 grundlegend))

Ottomar ROSENBACH, Ausgewählte Abhandlungen von ..., hrsg. v.
Walter GUTTMANN, 2 Bde. (Bd. 1: Beiträge zu einer Energeto-
pathologie; Bd. 2: Klinisch-experimentelle Abhandlungen, Arbeiten
vermischten Inhalts, Briefe, Nachlass), Leipzig 1909

Rudolf GOLDSCHEID, Entwicklungswerttheorie,
Entwicklungsökonomie, Menschenökonomie. Eine Programmschrift,
Leipzig 1908

Rudolf GOLDSCHEID, Höherentwicklung und Menschenökonomie.
Grundlegung der Sozialbiologie (= Philosophisch-soziologische Bücherei,
Bd. 8), Leipzig 1911
(zur planmäßigen Bewirtschaftung der Ressource Mensch in positiv-
sozialdarwinistischem Sinn)

Alfred GROTJAHN, Soziale Pathologie. Versuch einer Lehre von den
sozialen Beziehungen der menschlichen Krankheiten als Grundlage der
sozialen Medizin und der sozialen Hygiene, Berlin 1. Aufl. 1912, 2.,
neub. Aufl. 1915; 3., erw. Aufl. 1923
(das grundlegende Lehrbuch der Sozialhygiene)

Alfred GROTJAHN, Ignaz KAUP (Hrsg.), Handwörterbuch der sozialen
Hygiene, , Bd. 1-2, Leipzig 1912
(eine erste Zusammenfassung der Sozialhygiene in einem Handbuch)

Emil von BEHRING, Einführung in die Lehre von der Bekämpfung der
Infektionskrankheiten, Berlin 1912

Alfons FISCHER, Grundriss der Sozialen Hygiene, Karlsruhe 1913
(ein weiteres Standardlehrbuch der Zeit)

Max MOSSE, Gustav TUGENDREICH (Hrsgg.), Krankheit und soziale
Lage, München 1913 (vereinigt die Gesundheitswissenschaften der Zeit
mit pragmatischem Ziel)

Alfons FISCHER, Neue Fragestellungen auf dem Gebiete der Hygiene, in:
Veröffentlichungen aus dem Gebiete der Medizinalverwaltung 8, 1918,
3-34 (zur Situtation unmittelbar nach dem Ersten Weltkrieg)

Erwin BAUR, Eugen FISCHER, Fritz LENZ, Grundriß der menschlichen
Erblichkeitslehre und Rassenhygiene, 2 Bde., München 1921, 2. verm. u.
verb. Aufl. 1923 (und öfter)
(löst SCHALLMAYER als medizinisches Standardlehrbuch (!) der
Rassenhygiene für die Weimarer Zeit, die NS-Zeit und die frühe
Bundesrepublik ab; LENZ' "Praktische Rassenhygiene" wurde zur
Fundgrube rassenhygienisch - exkludierender und nationalsozialistischer
Gesundheitspolitik)

Alfred GROTJAHN, L. LANGSTEIN, F. ROTT (Hrsg.), Ergebnisse der
Sozialen Hygiene und Gesundheitsfürsorge, 2 Bde., Leipzig 1929, 1930
(eine erste Rückschau der Probleme, Wirkungen und Erfolge der
Sozialhygiene)

Carl FLÜGGE, Grundriß der Hygiene. Für Studierende und praktische
Ärzte, Medizinal- und Verwaltungsbeamte, hrsg. von Hans REITER ...
bearb. von E. BOECKER ..., Berlin 1940 (ausführliche Besprechung
durch Adolf GOTTSTEIN auf S. 207-224 im vorliegenden Band)

Literatur zum Gesundheitswesen und zur Gesundheitspolitik in Deutschland und Preußen Ende des 19. / Anfang des 20. Jahrhunderts

In diesem Teil des Literaturverzeichnisses werden Bücher aufgeführt,
die eine allgemeine Übersicht über den Ausbau des Gesundheitswesens in
Preußen und Deutschland geben. Auf diese Weise können die politischen
und administrativen Bedingungen des Denkens A.G.'s nachvollzogen
werden. Die Literatur wird daher ebenfalls nach Erscheinen angegeben.

Hermann EULENBERG (Hrsg.), Das Medicinalwesen in Preussen, nach
amtlichen Quellen bearbeitet, Berlin 1874

Hermann EULENBERG (Hrsg.), Handbuch des öffentlichen
Gesundheitswesens. Im Verein mit Fachmännern bearb. u. hrsg. von ..., 2
Bde., (Hirschwald) Berlin 1881

Moritz PISTOR, Anstalten und Einrichtungen des öffentlichen Gesundheitswesens in Preussen. Festschrift zum X. internationalen medizinischen Kongress Berlin 1890, Berlin 1890

Moritz PISTOR, Deutsches Gesundheitswesen. Festschrift zum X. internationalen medizinischen Kongress Berlin 1890. Im amtlichen Auftrage herausgegeben von ...; I. Reichsgesundheitswesen; II. Gesundheitswesen der Bundesstaaten Preussen, Bayern und Württemberg, (Springer) Berlin 1890

E. ROTH, A. LEPPMANN, Schlockow: Der Preussische Physikus. Anleitung zum Physikatsexman, zur Geschäftsführung der Medizinalbeamten und zur Sachverständigen-Thätigkeit der Aerzte, vierte vermehrte Aufl., bearbeitet von ..., Berlin 1895

Otto RAPMUND (Hrsg.), Der beamtete Arzt und ärztliche Sachverständige. Mit besonderer Berücksichtigung der deutschen Reichs- und preussischen Landesgesetzgebung, 2 Bde., II. Band: Das öffentliche Gesundheitswesen in Preussen unter Berücksichtigung der einschlägigen Reichsgesetzgebung, Berlin 1904

Otto RAPMUND, Das preußische Medizinal- und Gesundheitswesen in den Jahren 1883-1908, Berlin 1908

O. KROHNE (Hrsg.), Ärztliche Praxis und Medizinalgesetzgebung, zusammenfassende Darstellung der für den Arzt wichtigen gesetzlichen und behördlichen Bestimmungen und ihrer Beziehungen zur ärztlichen Praxis für Ärzte und Studierende der Medizin, Berlin 1909

Walther EWALD, Soziale Medizin. Ein Lehrbuch für Ärzte, Studierende, Medizinal- und Verwaltungsbeamte, Sozialpolitiker, Behörden und Kommunen, , Bd. I u. II,(Berlin) 1911, 1914
(ein häufig übersehenes, sehr inhaltsreiches Lehrbuch)

Bernhard MÖLLERS (Hrsg.), Gesundheitswesen und Wohlfahrtspflege im Deutschen Reiche. Ein Ratgeber für Ärzte, Sozialhygieniker, Kommunal- und Versicherungsbehörden, Krankenkassen, Wohlfahrtsämter, Gewerkschaften und die öffentlichen und privaten Fürsorgeorgane, Berlin 1923

Franz GOLDMANN, Alfred GROTJAHN, Die Leistungen der deutschen Krankenversicherung im Lichte der sozialen Hygiene (= Internationales Arbeitsamt. Studien und Berichte, Reihe M (Sozialversicherung) Nr. 8), Berlin 1928

Literatur zur Geschichte der ärztlichen Praxis Ende des 19. und Anfang des 20. Jahrhunderts

Über die ärztliche Praxis ausgangs des 19. Jahrhunderts liegen nur wenige historische Untersuchungen vor. Zu beachten ist die prekäre Stellung des ambulant tätigen Arztes: noch wesentlich geprägt vom Bild eines privat tätigen, nahezu mythisch überhöhten Bild des "Hausarztes" war die Niederlassung durch erheblich Schwierigkeiten gekennzeichnet: die neue Sozialpolitik und die gesetzlichen Krankenkassen, die den Ärzten zuströmende, bislang weniger bekannte Unterschichtklientel, die in der Zeit stattfindende Abgrenzung von Schulmedizin und Naturheilkunde bestimmten die alltägliche Lage.

Karl Erich BORN, Hansjoachim HENNING, Florian TENNSTEDT (Hrsg.), Quellensammlung zur Geschichte der Deutschen Sozialpolitik 1867 bis 1914, begr. v. Peter RASSOW, im Auftrag der Historischen Kommission der Akademie der Wissenschaften und der Literatur hrsg. v. Karl Erich BORN, Hansjoachim HENNING und Florian TENNSTEDT, Stuttgart u.a. 1966ff.

Florian TENNSTEDT, Geschichte der Selbstverwaltung in der Krankenversicherung von der Mitte des 19. Jahrhunderts bis zur Gründung der Bundesrepublik Deutschland (= Soziale Selbstverwaltung, Bd. 2), Bonn 1977

Dietrich TUTZKE, R. ENGEL, Tätigkeit und Einkommen eines Allgemeinpraktikers vor der Mitte des 19. Jahrhunderts - Ergebnisse einer historisch-statistischen Analyse, in: Zeitschrift für die gesamte Hygiene und ihre Grenzgebiete 24, 1978, 460-465

J. WOLFF, H-P. WOLFF, Das Profil einer ärztlichen Allgemeinpraxis im Jahre 1862, in: Deutsches Gesundheitswesen 34, 1979, 568-571

Florian TENNSTEDT, Sozialgeschichte der Sozialpolitik in Deutschland. Vom 18. Jahrhundert bis zum Ersten Weltkrieg, Göttingen 1981

Karl E. ROTHSCHUH, Naturheilbewegung, Reformbewegung, Alternativbewegung, Stuttgart 1983

Florian TENNSTEDT, Vom Proleten zum Industriearbeiter: Arbeiterbewegung und Sozialpolitik in Deutschland 1800 bis 1914 (= Schriftenreihe der Otto-Brenner-Stiftung; 32), Köln 1983

Florian TENNSTEDT, Die Errichtung von Krankenkassen in den deutschen Städten nach dem Gesetz betreffend die Krankenversicherung der Arbeiter vom 15. Juni 1883. Ein Beitrag zur Frühgeschichte der gesetzlichen Krankenversicherung in Deutschland, in: Zeitschrift für Sozialreform 29, 1983, Nr. 5/6, 297-338

Paul WEINDLING, Soziale Hygiene: Eugenik und Medizinische Praxis - der Fall Alfred Grotjahn, in: Jahrbuch für kritische Medizin (Argument-Sonderband AS 119: Krankheit und Ursachen) 10, 1983, 6 20

Claudia HUERKAMP, Der Aufstieg der Ärzte im 19. Jahrhundert. Vom gelehrten Stand zum professionellen Experten. Das Beispiel Preußens (= Kritische Studien zur Geschichtswissenschaft Bd. 68), Göttingen 1985

Paul WEINDLING, Medical Practice in Imperial Berlin. The Casebook of Alfred Grotjahn, in: BullHistMed 61, 1987, 391-410

Christoph SACHSSE, Florian TENNSTEDT, Fürsorge und Wohlfahrtspflege 1871 bis 1929 (= Geschichte der Armenfürsorge in Deutschland, Bd. 2), Stuttgart u.a. 1988

Bernhard HERRMANN, Arbeiterschaft, Naturheilkunde und der Verband Volksgesundheit (1880-1918) (= Marburger Abhandlungen zur Medizingeschichte, Bd. 27), Frankfurt a. M. u.a. 1990

Johannes FRERICH, Martin FREY, Handbuch der Geschichte der Sozialpolitik in Deutschland. Bd.1: Von der vorindustriellen Zeit bis zum Ende des Dritten Reiches; Bd.2: Sozialpolitik in der Deutschen Demokratischen Republik; Bd.3: Sozialpolitik in der Bundesrepublik Deutschland bis zur Herstellung der Deutschen Einheit, München / Wien 1993

Florian TENNSTEDT, Heidi WINTER, "Der Staat hat wenig Liebe - activ wie passiv". Die Anfänge des Sozialstaats im Deutschen Reich von 1871. Ergebnisse archivalischer Forschungen zur Entstehung der gesetzlichen Unfallversicherung (= Teil 1), in: Zeitschrift für Sozialreform 39, 1993, 362-392

Michael STOLBERG, Patientenschaft und Krankheitsspektrum in ländlichen Arztpraxen des 19. Jahrhunderts, in: Med.-hist. J. 28, 1993, 3-27

Cornelia REGIN, Selbsthilfe und Gesundheitspolitik. Die Naturheilbewegung im Kaiserreich (1889 bis 1914) (= Medizin, Gesellschaft und Geschichte, Beiheft 4), Wiesbaden 1995

Florian TENNSTEDT, Heidi WINTER, "Jeder Tag hat seine eigenen Sorgen, und es ist nicht weise, die Sorgen der Zukunft freiwillig auf die Gegenwart zu übernehmen" (Bismarck). Die Anfänge des Sozialstaats im Deutschen Reich von 1871. Dozent Dr.sc. Heinz Domeinski zum Gedächtnis, in: Zeitschrift für Sozialreform 41, 1995, Nr. 10, 671-706

Martin DINGES (Hrsg.), Homöopathie. Patienten, Heilkundige, Institutionen. Von den Anfängen bis heute, Heidelberg 1996

Martin DINGES (Hrsg.), Medizinkritische Bewegungen im Deutschen Reich (ca. 1870 - ca. 1933) (= Medizin, Gesellschaft und Geschichte, Beiheft 9), Stuttgart 1996

Peter THOMSEN, Ärzte auf dem Weg ins "Dritte Reich". Studien zur Arbeitsmarktsituation, zum Selbstverständnis und zur Standespolitik der Ärzteschaft gegenüber der staatlichen Sozialversicherung während der Weimarer Republik (= Historische Studien, Bd. 447), Husum 1996

Manfred BERG, Geoffrey COCKS (Hrsg.), Medicine and Modernity: Public Health and Medical Care in Nineteenth- and Twentieth-Century Germany (= Publications of the German Historical Institute), New York / Melbourne 1997

Robert JÜTTE (Hrsg.), Geschichte der deutschen Ärzteschaft. Organisierte Berufs- und Gesundheitspolitik im 19. und 20. Jahrhundert. Unter Mitarbeit von T. Gerst, H. Herold-Schmidt, N. Jachertz, K.-D. Müller, M. Rüther und E. Wolff, Köln 1997

Florian TENNSTEDT, Peitsche und Zuckerbrot oder ein Reich mit Zuckerbrot? Der Deutsche Weg zum Wohlfahrtsstaat 1871-1881, in: Zeitschrift für Sozialreform 43, 1997, 88-101

Literatur zur Geschichte der Gesundheitswissenschaften Ende des 19. und Anfang des 20. Jahrhunderts

Dieser Teil des Literaturverzeichnis führt Arbeiten zur - teils selbsterlebten - Geschichte der Gesundheitswissenschaften Ende des 19. und Anfang des 20. Jahrhunderts auf. Biographische Bücher werden - soweit sie wissenschaftlichem Standard gerecht werden (Hagiographien, z.B. für Emil (von) BEHRING nicht) - ebenfalls angegeben.

Friedrich MARTIUS, Friedrich Martius (Auto-Ergographie), in: Louis R. GROTE (Hrsg.), Die Medizin der Gegenwart in Selbstdarstellungen, Bd. 1, Leipzig 1923, 105-140

Ferdinand HUEPPE, Ferdinand Hueppe (Auto-Ergographie), in: Louis R.
GROTE (Hrsg.), Die Medizin der Gegenwart in Selbstdarstellungen, Bd.
2, Leipzig 1923, 77-138

Ferdinand HUEPPE, Zur Geschichte der Sozialhygiene, in: Adolf
GOTTSTEIN, Arthur SCHLOSSMANN, Ludwig TELEKY (Hrsgg.),
Handbuch der sozialen Hygiene und Gesundheitsfürsorge, Bd. 1, Berlin
1925, 1-70

Klaus-Dieter THOMANN, Alfons Fischer (1873-1936) und die Badische
Gesellschaft für soziale Hygiene (= Pahl-Rugenstein-Hochschulschriften
Gesellschafts- und Naturwissenschaften; 54: Serie Studien zu Theorie und
Praxis der Medizin), Köln 1980

Sheila F. WEISS, Race, Hygiene and the Rational Management of
National Efficiency: Wilhelm Schallmayer and the Origins of German
Eugenics, 1890-1920, Ann Arbor 1983

Hans Werner SCHMUHL, Rassenhygiene, Nationalsozialismus,
Euthanasie. Von der Verhütung zur Vernichtung 'lebensunwerten Lebens',
1890-1945 (Kritische Studien zur Geschichtswissenschaft, Bd. 75),
Göttingen 1987

Peter WEINGART, Jürgen KROLL, Kurt BAYERTZ, Rasse, Blut und
Gene. Geschichte der Eugenik und Rassenhygiene in Deutschland,
Frankfurt a. M. 1988

Christoph KASPARI, Alfred Grotjahn (1869-1931) - Leben und Werk,
med. Diss. Bonn 1989

Paul WEINDLING, Health, Race and German Politics between National
Unification and Nazism, 1870-1945, Cambridge 1989

Michael SCHWARTZ, Sozialistische Eugenik. Eugenische
Sozialtechnologien in Debatten und Politik der deutschen
Sozialdemokratie 1890-1933 (= Forschungsinstitut der Friedrich-Ebert-
Stiftung; Reihe Politik- und Gesellschaftsgeschichte, Bd. 42), Bonn 1995

Stefan KÜHL, Die Internationale der Rassisten. Aufstieg und Niedergang
der internationalen Bewegung für Eugenik und Rassenhygiene im 20.
Jahrhundert, Frankfurt / New York 1997

Karl-Heinz LEVEN, Die Geschichte der Infektionskrankheiten. Von der
Antike bis ins 20. Jahrhundert (= Fortschritte der Präventiv- und
Arbeitsmedizin, Bd. 6), Landsberg/Lech 1997

Literatur zur Geschichte des Gesundheitswesens und der Gesundheitspolitik Ende des 19. und Anfang des 20. Jahrhunderts

Die folgende Literaturangaben bieten erste Übersichten zur Geschichte des Gesundheitswesens und der Gesundheitspolitik. Auf diese Weise sollen die legislativen und administrativen Vorgaben und die normativen bzw. pragmatischen Vorschläge zur Gesundheitssicherung nachvollzogen werden können.

Moritz PISTOR, Grundzüge einer Geschichte der preussischen Medizinalverwaltung bis Ende 1907. Nach amtlichen Quellen bearbeitet, Braunschweig 1909

Alfons FISCHER, Geschichte des deutschen Gesundheitswesens, 2 Bde., Berlin 1933

Ute FREVERT, Krankheit als politisches Problem 1770-1880. Soziale Unterschichten in Preußen zwischen medizinischer Polizei und staatlicher Sozialversicherung (= Kritische Studien zur Geschichtswissenschaft, Bd. 62), Göttingen 1984

Alfons LABISCH, Florian TENNSTEDT, Der Weg zum "Gesetz über die Vereinheitlichung des Gesundheitswesens" vom 3. Juli 1934. Entwicklungslinien und Entwicklungsmomente des staatlichen und kommunalen Gesundheitswesens in Deutschland (= Schriftenreihe der Akademie für öffentliches Gesundheitswesen 13, 1.2), Düsseldorf 1985

Daniel S. NADAV, Julius Moses (1868-1942) und die Politik der Sozialhygiene in Deutschland (= Schriftenreihe des Instituts für Deutsche Geschichte, Universität Tel Aviv, Bd. 8), Gerlingen 1985 (Julius MOSES war einer der parlamentarischen Gegner A.G.'s und wird in seiner Autobiographie häufig genannt)

Alfons LABISCH, Homo Hygienicus. Gesundheit und Medizin in der Neuzeit, Frankfurt a.M. 1992

Ragnhild MÜNCH, Gesundheitswesen im 18. und 19. Jahrhundert. Das Berliner Beispiel (= Publikationen der Historischen Kommission zu Berlin), Berlin 1995

Klaus-Dieter THOMANN, Das behinderte Kind. "Krüppelfürsorge" und Orthopädie in Deutschland 1886-1920 (= Forschungen zur Neueren Medizin- und Biologiegeschichte, Bd. 5), Stuttgart u.a. 1995

Carola THROM, Das Diphtherieserum. Ein neues Therapieprinzip, seine Entwicklung und Markteinführung (= Heidelberger Schriften zur Pharmazie- und Naturwissenschaftsgeschichte, Bd. 13), Stuttgart 1995

Alfons LABISCH, Reinhard SPREE (Hrsg.), "Einem jeden Kranken in einem Hospitale sein eigenes Bett". Zur Sozialgeschichte des Allgemeinen Krankenhauses in Deutschland im 19. Jahrhundert, Frankfurt a.M. 1996

Sigrid STÖCKEL, Säuglingsfürsorge zwischen Sozialer Hygiene und Eugenik. Das Beispiel Berlins im Kaiserreich und in der Weimarer Republik (= Veröffentlichungen der Historischen Kommission zu Berlin, Bd. 91), Berlin/New York 1996

Allgemeine Einführungen und Literaturübersichten zur Geschichte der Gesundheitswissenschaften und des Gesundheitswesens

Als Bibliographie zur Geschichte der Rassenhygiene, aber auch zur Sozialhygiene sei empfohlen:

Christoph BECK, Sozialdarwinismus - Rassenhygiene.
Zwangssterilisation und Vernichtung "lebensunwerten" Lebens. Eine Bibliographie zum Umgang mit behinderten Menschen im "Dritten Reich" - und heute, Bonn (2., erw. Aufl.) 1995

Als Forschungsübersicht zur Geschichte öffentlicher Gesundheit einschließlich der Gesundheitswissenschaften mit umfangreichen Literaturangaben vornehmlich für die USA vgl.

Elizabeth FEE, Public Health, Past and Present: A Shared Social Vision, in: ROSEN, History of Public Health, (Neudruck Baltimore) 1993, ix-lxvii.

Als Forschungsübersicht zur Geschichte öffentlicher Gesundheit einschließlich der Gesundheitswissenschaften mit Übersichtsaufsätzen und umfangreichen Literaturangaben vornehmlich für Großbritannien bzw. den angloamerikanischen Sprachraum vgl.

Dorothy PORTER (Hrsg.), The History of Public Health and the Modern State (= Clio Medica 26; The Wellcome Institute Series in the History of Medicine), Amsterdam / Atlanta 1994 (s. besonders ebd. 1-44: dies., Introduction).

Vergleichbare Forschungsübersichten zur Geschichte öffentlicher Gesundheit in Deutschland gibt es derzeit nicht. Hinweise zur aktuellen Forschungssituation allgemein sowie speziell zur Sozialgeschichte kommunaler Gesundheitssicherung sind jedoch folgenden Rezensions-Essays zu entnehmen:

Alfons LABISCH, Reinhard SPREE, Neuere Entwicklungen und aktuelle Trends in der Sozialgeschichte der Medizin in Deutschland. Rückschau und Ausblick, in: Vierteljahrschrift für Sozial- und Wirtschaftsgeschichte 84, 1997, 171-210 (Teil 1), 305-321 (Teil 2)

Alfons LABISCH, Jörg VÖGELE, Stadt und Gesundheit. Anmerkungen zur neueren sozial- und medizinhistorischen Diskussion in Deutschland, in: Archiv für Sozialgeschichte 37, 1997, 181-209.

Alfons LABISCH, History of Public Health - History in Public Health: Looking back and looking forward, in: Social History of Medicine 11, 1998, 1-13

Alfons LABISCH, Wolfgang WOELK, Geschichte der Gesundheitswissenschaften, in: Klaus HURRELMANN, Ulrich LAASER (Hrsg.), Handbuch Gesundheitswissenschaften, Weinheim / München 1998, 49-89

Einführende Literatur zur Geschichte der deutschen Juden im 19. und frühen 20. Jahrhundert

Die Geschichte der deutschen Juden im 19. und 20. Jahrhundert ist und wird eine der großen Herausforderungen der deutschen Geschichte bleiben. Dabei war das ausgehende 19. und frühe 20. Jahrhundert von der Integration und Anpassung der Juden in die deutsche Gesellschaft geprägt. Zweifellos gehören auch die Familien GOTTSTEIN und MEFFERT zu denjenigen, die in nur wenigen Generationen in die wirtschaftliche, wissenschaftliche und administrative Elite des deutschen Kaiserreiches bzw. der Weimarer Republik aufstiegen. Aus der abundanten Literatur seien daher nur einige wenige Hinweise gegeben:

Juden in Schlesien bzw. Breslau:

Aaron HEPPNER, Jüdische Persönlichkeiten in und aus Breslau, Breslau 1931

Josef Joachim MENZEL (Hrsg.), Katalog zur Ausstellung Breslauer Juden 1850 - 1945. Im Auftrage der Historischen Kommission für Schlesien und des Ludwig Petry-Instituts für ostdeutsche Landes- und Volksforschung Mainz, hrsg. v. ..., (Konrad Adenauer Stiftung) St. Augustin 1990

Horst KÜHNEL (Hrsg.), Juden in Breslau. 1850 - 1945. Beiträge zu einer Ausstellung (= Veröffentlichungen des Hauses des Deutschen Ostens, München; Bd. 6), München 1993

Friedrich-Carl SCHULTZE-RHONHOF (Hrsg.), Geschichte der Juden in Schlesien im 19. und 20. Jahrhundert. Dokumentation einer Tagung in Breslau (= Schlesische Kulturpflege, Bd. 5), (Stiftung Schlesien) Hannover / Münster 1995

zum Problem von Integration, Emanzipation und Ausschaltung der Juden:

Reinhard RÜRUP, Emanzipation und Antisemitismus. Studien zur "Judenfrage" der bürgerlichen Gesellschaft (= Kritische Studien zur Geschichtswissenschaft, Bd. 15), Göttingen 1975

Steven E. ASCHHEIM, Brothers and Strangers. The East European Jew in German and German-Jewish Consciousness, 1800-1923, Madison 1982

Jack WERTHEIMER, Unwelcome Strangers. East European Jews in Imperial Germany (= Studies in Jewish History), Oxford / New York 1987

Werner E. MOSSE, The German-Jewish Economic Élite 1820-1935: A Socio-Cultural Profile, Oxford 1989

Monika RICHARZ (Hrsg.), Bürger auf Widerruf. Lebenszeugnisse deutscher Juden 1780-1945, München 1989

J.H. SCHOEPS (Hrsg.), Juden als Träger bürgerlicher Kultur in Deutschland (= Studien zur Geistesgeschichte, Bd. 11), Stuttgart / Bonn 1989

Shulamit VOLKOV, Jüdisches Leben und Antisemitismus im 19. und 20. Jahrhundert. Zehn Essays, München 1990

John M. EFRON, Defenders of the Race. Jewish Doctors and Race Science in Fin-de-siècle Europe, New Haven 1994

Shulamit VOLKOV, Die Juden in Deutschland 1780-1918 (= Enzyklopädie Deutscher Geschichte, Bd. 16), München 1994

Marion A. KAPLAN, Jüdisches Bürgertum. Frau, Familie und Identität im Kaiserreich (= Studien zur jüdischen Geschichte, Bd. 3), Hamburg 1997

Michael A. MEYER (Hrsg.), Deutsch-jüdische Geschichte in der Neuzeit, Band 1: Tradition und Aufklärung. 1600 - 1780, von Mordechai Breuer, Band 2: Emanzipation und Akkulturation. 1780 - 1871, von Michael Brenner, Band 3: Umstrittene Integration. 1871 - 1918, von Steven M. Lowenstein, Band 4: Aufbruch und Zerstörung. 1918 - 1945, von Avraham Barkai, München 1996/97

Zur allmähliches Einschränkung des Alltagslebens von als "Juden" eingestufter Menschen in den ersten Jahren des NS-Regimes:

Stephan LEIBFRIED, Florian TENNSTEDT, Berufsverbote und Sozialpolitik 1933. Die Auswirkungen der nationalsozialistischen Machtergreifung auf die Krankenkassenverwaltungen und die Kassenärzte. Analysen, Materialien zu Angriff und Selbsthilfe, Bremen 1979

Joseph WALK (Hrsg.), Das Sonderrecht für die Juden im NS-Staat. Eine Sammlung der gesetzlichen Maßnahmen und Richtlinien. Inhalt und Bedeutung, Heidelberg / Karlsruhe 1981

Wolfgang BENZ (Hrsg.), Die Juden in Deutschland. 1933-1945. Leben unter nationalsozialistischer Herrschaft (= Veröffentlichung des Instituts für Zeitgeschichte), München 1. Aufl., 1988; 3., durchges. Aufl. 1993

Werner F. KÜMMEL, Jüdische Ärzte in Deutschland zwischen Emanzipation und "Ausschaltung", in: Gert PREISER (Hrsg.), Richard Koch und die ärztliche Diagnose (= Frankfurter Beiträge zur Geschichte, Theorie und Ethik der Medizin, Bd. 1), (Olms) Hildesheim 1988, 15-47

Joseph WALK, Kurzbiographien zur Geschichte der Juden 1918-1945, hrsg. vom Leo Baeck Institute, Jerusalem, München u.a. 1988

Werner Friedrich KÜMMEL, "Die Ausschaltung". Wie die Nationalsozialisten die jüdischen und politisch mißliebigen Ärzte aus dem Beruf verdrängten, in: Medizin im Dritten Reich, hg. von Johanna BLEKER und Norbert JACHERTZ, Köln 1989; 2. erw. Aufl. 1993, 70-77

Victor KLEMPERER, Ich will Zeugnis ablegen bis zum letzten. Tagebücher 1933-1945, hrsg. v. Walter NOWOJSKI, unter Mitarbeit von Hadwig KLEMPERER, Berlin 1995

Autobiographien / Biographien von Persönlichkeiten aus dem unmittelbaren Lebenskreis A.G.s:

Carl Ludwig SCHLEICH, Besonnte Vergangenheit. Lebenserinnerungen 1859-1919, Berlin 1922

Alfred GROTJAHN, Erlebtes und Erstrebtes. Erinnerungen eines sozialistischen Arztes, Berlin 1932

Gerrit von LEITNER, Der Fall Clara Immerwahr. Leben für eine humane Wissenschaft, München 1993

Dietrich STOLTZENBERG, Fritz Haber. Chemiker, Nobelpreisträger, Deutscher, Jude. Eine Biographie, Weinheim u.a. 1994

Wir danken der Felix Meiner Verlag GmbH, Hamburg, für die freundliche Genehmigung zum nachfolgenden Neudruck der Auto-Ergographie von Adolf GOTTSTEIN.

DIE MEDIZIN DER GEGENWART

IN SELBSTDARSTELLUNGEN

HERAUSGEGEBEN VON

Prof. Dr. L. R. GROTE

CHEFARZT DES SANATORIUMS Dr. LAHMANN
WEISSER HIRSCH-DRESDEN

*

* *

*

FREUD (WIEN) · GOTTSTEIN (BERLIN)
HEUBNER (DRESDEN) · v. KRIES (FREIBURG I. BR.)
MUCH (HAMBURG) · ORTNER (Wien)

VERLAG VON FELIX MEINER / LEIPZIG 1925

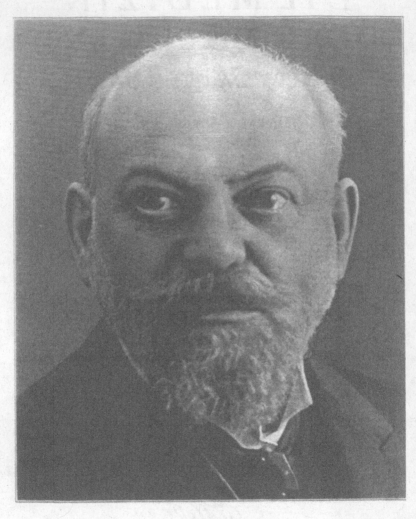

A. Gottstein

ADOLF GOTTSTEIN

Allgemeines

Von meinem vierzehnten Jahre an wollte ich Arzt werden. Anfangs war es die kindliche Auffassung vom Beruf des Arztes als eines „Wohltäters der Menschheit". Später fühlte ich, daß mich keine Wissenschaft den geheimnisvollen Rätseln des Lebens näher brächte, als die Medizin. Diese Vorstellung ließ mich an meiner Wahl unbeirrt festhalten, ohne daß ich besondere berufliche Vorbilder oder gar Eindrücke von der Bedeutung des Krankhaften gehabt hätte. Ich blieb dabei auch noch in der Zeit vom 16. bis 18. Lebensjahre, in der nach meiner Entwicklung es näher gelegen hätte, Mathematik oder Chemie zu studieren. Seit meiner Primanerzeit hatte ich mir das Ziel gesetzt, nicht Praktiker, sondern Forscher und Lehrer zu werden. Anfangs kamen nur Biologie und Physiologie in Frage, dann fesselte mich die innere Klinik so sehr, daß seit der Assistentenzeit dieses Gebiet in den Vordergrund trat. Aber später, während ich als jung niedergelassener Arzt auf Kranke wartete, brach mit großer Kraft die Neigung zur Gesundheitspflege durch. Dadurch fand ich den Wiederanschluß an die Lehren vom normalen Leben und einen weiteren Standpunkt gegenüber den Möglichkeiten der Gesundung. Das Jugendziel des akademischen Lehrers gab ich anfangs noch nicht auf, verfolgte es aber immer schwächer und habe es schließlich nie erreicht. Dagegen wurde meine Tätigkeit gerade im Zusammenhang mit dem praktisch-ärztlichen Beruf so vielseitig, wie wohl bei wenigen Medizinern der Neuzeit. Ich fing als klinischer Krankenhausassistent an, war später neben der Haupttätigkeit des allgemeinen Arztes der Großstadt, der auch armenärztliche und kassenärztliche Praxis betrieb, Vorstandsmitglied von Standesvereinen und wissenschaftlichen Gesellschaften, Mitglied der Ärztekammer und medizinischer Schriftsteller. In der freien Zeit arbeitete ich durch Jahre in Universitätsinstituten, später bildete ein kleines, primitives Hauslaboratorium ungenügenden Ersatz zur Befriedigung der seit der Jugend bestehenden, aber wegen mangelnder Zeit und Ausdauer meist unglücklichen Liebe zum Experimentieren. Bald verbot auch der Geruch der weißen Mäuse und faulenden Kulturen im Sprechzimmer die Fortsetzung; Epidemiologie und medizinische Statistik ließen sich auch in der Wohnung und in den Abendstunden durchführen. Vorträge in Fachgesellschaften und öffentliche Belehrungsvorlesungen habe ich oft gehalten, gelegentlich war ich auch berichterstattender Vortragender auf wissenschaftlichen Kongressen, aber eine planmäßige Lehrtätigkeit übte ich erst im 7. Jahrzehnt meines Lebens als ständiger Dozent für soziale Hygiene und medizinische Statistik an der Charlottenburger Akademie für soziale Hygiene aus. Die Aufforderung, in den Magistrat Charlottenburgs einzutreten, überraschte mich 1906 spät abends, mit einer nur 48 stündigen Bedenkzeit. Ich trat damit in die Laufbahn des Verwaltungsbeamten über. Diese „Stadtarzttätigkeit", die Martius und Hueppe in ihren Aufsätzen in dieser Sammlung beim Erwähnen unserer Zusammenarbeit eine stille und bescheidene nannten, war für mich der schönste und erfolgreichste Lebensabschnitt. Ebenso unerwartet trat am 5. März 1919 an mich der Antrag heran, die Leitung des preußischen Medizinalwesens zu übernehmen. Ich hätte bei meinen mehr als 60 Jahren nie daran gedacht, diese unter den damaligen Verhältnissen besonders schwierige Stelle zu erstreben; nachdem sie mir einmal und zwar ohne jede partei-politische Verpflichtung angeboten, entschloß ich mich zur Annahme, aus meinem Grundsatz, keine sich bietende Gelegenheit zu erweiterter Tätigkeit auszuschlagen und Verantwortung nicht zu scheuen. In Verbindung damit wurde ich stellvertretendes Mitglied des Reichsrats und als solches Berichterstatter für die Gesundheitsgesetzgebung im Reich; als Regierungsvertreter hatte ich auf dem glatten Boden der Parlamente mich zu bewegen. Vor etwa 2 Jahren wurde ich ersucht, in die Schrift-leitung der Klinischen Wochenschrift einzutreten und dort die Abschnitte der öffentlichen Gesundheitspflege und der Tagesgeschichte zu bearbeiten. Mein Arbeitsfeld war demnach durch innere Wachstums-triebe bestimmt, die Form der Auswertung aber durch äußere Einflüsse bedingt und stand im starken Gegensatz zu persönlichen Wünschen, die stets auf wissenschaftliches Arbeiten in einer kleinen, stillen, schön gelegenen Universitätsstadt hinausliefen. Trotzdem kann von eigent-lichem Zufall nicht die Rede sein. Im übrigen sind die von mir ver-paßten Gelegenheiten eben nicht in die Erscheinung getreten.

Abstammung

Da diese Sammlung auch als Material für das Entstehen wissenschaft-licher Veranlagung dienen kann, möchte ich einige Tatsachen kurz an-führen. Von meinem väterlichen Großvater ist nichts von Wichtigkeit zu berichten. Der Breslauer Professor Jacob Gottstein, der als einer der ersten Dozent für Hals-, Nasen- und Ohrenkrankheiten wurde, war nur ein entfernter Verwandter meines Großvaters, aber er war als Hausarzt meiner Eltern mir ein steter Schützer und Berater. Meine väterliche Großmutter entstammte einer in Breslau seit mehreren Generationen ansässigen begüterten Familie, hatte die der damaligen Zeit eigne schöngeistige Bildung der Frau genossen und auf ihre Kinder eine Vorliebe für Dichtung und Literatur übertragen; bei den Nach-kommen ihrer Geschwister sind einige Zeichen sozialen und körperlichen Niederganges erkenntlich. Der Vater meiner Mutter, dem ich besonders viel verdanke, Behrend, stammte aus einer kleinen pommerschen Stadt, war erst Kaufmann, leitete dann eine Papierfabrik, setzte sich

früh zur Ruhe und trieb hauptsächlich naturwissenschaftliche Bücher-
studien. Seine Geschwister brachten es fast alle zu angesehenen Stellungen;
sein ältester Bruder war ein sehr bekannter Arzt in Berlin, der viele
Bücher und Aufsätze veröffentlichte, die man heute zur sozialen Hygiene
rechnen würde. Er erhielt einmal einen Ruf als Professor nach Erlangen,
den er ablehnte, ein Mann, den ich als hochbetagten Greis noch in Berlin
kennen lernte und wegen seines Wissens, seiner Klugheit und seines
Sarkasmus schätzte. Meine mütterliche Großmutter entstammte einer
kinderreichen, ungewöhnlich langlebigen und im nützlichen Schaffen
zähen Familie; von ihren Brüdern war der eine Arzt, ein zweiter Ingenieur.
Mein Vater war der dritte von sieben Geschwistern, von denen namentlich
die Schwestern eine schöngeistige Richtung und einen leichten Zug zum
Überschwang hatten. Meine Mutter war die zweite von sechs Geschwistern, bei denen allen ebenso wie bei einem Teil ihres Nachwuchses
eine reale, technische Richtung vorwog. Ihr ältester Bruder war Chemiker,
gründete und leitete die bekannten Papierfabriken auf dem Bismarckschen
Gute Varzin, nahm in seinem Fach eine führende Stellung ein und zog
sich früh zurück; er war naturwissenschaftlich vielseitig gebildet und
eine stille, aber scharf kritische und leicht ironische Gelehrtennatur.
Er starb in hohem Alter; ich stand ihm sehr nahe. Von seinen drei Söhnen,
die als Industrielle früh nach Amerika übersiedelten, gilt der jüngste,
auf einer deutschen Hochschule ausgebildet, als eine Leuchte des theoretischen Ingenieurwesens; er schreibt aber seine gelehrten Werke nur
englisch. Von meinen Vorfahren hatte ich also die Möglichkeit von
vier ganz verschiedenen Erbmassen. Von der väterlichen Großmutter
die Überlieferung schöngeistiger Einstellung mit einem leichten Ab-
stiegszug, vom väterlichen Großvater durchschnittliche Werte mit der
Richtung zum sozialen Aufstieg, von der mütterlichen Großmutter
Anwartschaft auf Langlebigkeit und Durchhalten, und vom mütterlichen Großvater die mathematisch-naturwissenschaftliche Anlage und
die Neigung zu kritischer Einstellung. Das letztere Erbe wurde bei mir
zur dominanten Eigenschaft. Als Knabe hatte ich eine sehr lebhafte
Phantasie, gegen die ich selbst ankämpfte; es blieb von ihr bis heute
die Fähigkeit zu schneller gedanklicher Assoziation ohne Formulieren
der Zwischenstufen in Worten, etwa nach der Art, wie man der Niederschrift einer scheinbar schwierigen Gleichung sofort einen leichteren
Lösungsweg absieht, wobei man sich natürlich auch leicht verhauen kann,
wenn man nicht nachträglich kontrolliert. Meine Einstellung zur Außenwelt ist überwiegend visuell.

Jugend und Schuljahre

Am 2. November 1857 wurde ich als ältestes Kind meiner Eltern
in Breslau geboren, als mein Vater 32, meine Mutter 19 Jahre alt war,
beide gesunde, arbeitsfrohe, schlichte und stets liebevolle Menschen.
Es folgten mir im Verlauf von 9 Jahren noch sieben Geschwister, zwei
Schwestern und fünf Brüder, von denen zwei in den letzten Jahren
gestorben sind, während wir überlebenden sechs noch in Tätigkeit stehen.

Mein Vater mußte, weil nach den Freiheitskriegen der Wohlstand seines Elternhauses verfiel, mit 15 Jahren die Schule verlassen, um in das eben begründete kaufmännische Geschäft seines Vaters einzutreten, das klein anfing, aber noch heute in der vierten Generation in hoher Blüte steht. Er füllte durch geschichtliche und volkswirtschaftliche Studien, die er sorgfältig ausarbeitete, die Lücken aus und beherrschte z. B. die französische Sprache besser als seine auf höheren Schulen ausgebildeten Kinder. Er war für sich anspruchslos, aber sehr sorgfältig in Kleidung und Haltung, hatte für äußeren Schein nichts übrig, hielt jedoch auf gesunde Lebensweise und stellte für Bildungszwecke reiche Mittel zur Verfügung; doch war es sein Stolz, daß mein erstes Mikroskop aus einem Schulpreise beschafft wurde. Sein steigender Wohlstand bei einfacher Lebenshaltung bewirkte, daß wir bis zu seinem Ende wirtschaftliche Sorgen nie gekannt haben und nach seinem Tode über die Mittel zur Gründung der Selbständigkeit verfügten. Er erzog mehr durch sein Beispiel als durch Worte, doch schärfte er uns ein und handelte selbst danach, daß jeder Vorteil, der nicht auf Arbeit beruht, und der mit dem Gewinner nicht zugleich auch dem Empfänger der geleisteten Arbeit Nutzen bringt, verwerflich sei. Er starb plötzlich im Alter von 57 Jahren ohne Vorboten an einer Apoplexie, als ich schon Assistenzarzt war. Meine Mutter, von der ich die kleine Gestalt, aber auch ihre Zähigkeit und Widerstandsfähigkeit geerbt habe, war heiter, energisch, bildungsfroh. Sie gebar acht kräftige Kinder innerhalb 10 Jahren, zog sie groß, hielt sie im Zuge und leitete ihre Erziehung. Mit 45 Jahren Witwe, wurde sie Freundin ihrer Kinder und zahlreichen Enkel. Sie blieb bis nach ihrem 80. Jahre auf voller Höhe geistiger Frische, verfolgte gründlich Tagesereignisse und gute Literatur; erst jenseits des 82. Jahres fing sie an langsam körperlich zu verfallen. Sie starb 1923 im 85. Jahre, und ich hatte das seltene Glück, bis zu meinem 66. Jahre mit der Mutter in vertrautester Beziehung zu stehen.

Ich machte das humanistische Gymnasium regelmäßig und leicht durch und bestand mit noch nicht 18 Jahren die Reifeprüfung. Ich war in den alten Sprachen meist der Beste, in der Geschichte, d. h. im Auswendiglernen von Namen und Zahlen mittelmäßig, und kam in der Mathematik in den letzten Jahren weit über das von der Schule Verlangte hinaus; Naturwissenschaften und Chemie wurden nicht betrieben, der Physikunterricht war jammervoll. Auch ich gehöre zu den vielen, die durch Jahrzehnte einen rechtschaffenen Haß gegen die letzten Gymnasialjahre sich bewahrten. Natürlich hatte ich Ursache, einige Lehrer zu verehren und habe auch sonst von der Schule Gutes überliefert bekommen. Aber für die Empörung gegen die Einrichtung selbst gibt es zahlreiche Beispiele. Kussmaul sagt in seiner liebenswürdigen Art, daß die Reifeprüfung die Stunde seiner Erlösung aus dem verhaßten Froschteich gewesen sei, aber Emil Fischer z. B. und Wilhelm Ostwald drücken sich viel schärfer aus. Der Grund war der geistige Druck, der uns in der Zeit beginnender selbständiger Entwicklung zwang, nach engherzigen Vorschriften so zu denken und zu arbeiten, wie es ein überholtes Programm vorschrieb und wie es einseitige Vertreter dieses Programms ebenso engherzig durchführten. „Doch als zuletzt mir starr und steif die Regel saß im Ohr, da sagte man, ich sei nun reif und öffnete das Tor." Diese Erscheinung berührt einen sehr wunden Punkt der deutschen Volkserziehung; ich weiß aus meiner ärztlichen Tätigkeit, daß es auch heute trotz vieler schönen Theorien nicht viel besser geworden ist. Meine Befähigung zur Mathematik kam in der Sekunda zum Durchbruch. Ich trieb dann in der Prima analytische Geometrie, die in dem Gymnasium nicht gelehrt wurde und die Anfänge der Differentialrechnung, auch wandte ich mich physikalischen Aufgaben zu. Die Sekunda war auch sonst ein Wendepunkt. Ich kam in den Ferien, erfüllt von der Breslauer Schöngeisterei, zum Großvater an die Ostsee, er zwang mir Bandmaß und Zirkel in die Hand, verband trigonometrische Aufgaben mit praktischen Fragen, und nahm mich in strenge geistige Zucht. Es war nur ein äußeres Unterstreichen einer sich eben von selbst vollziehenden Wandlung, aber der Zeitpunkt der Schätzung von Zahl und Maß ist mir dauernd haften geblieben. In der Prima fing ich weiter an, nach Stöckhardts Schule der Chemie zu experimentieren; leider kam ich nur bis zum Schwefelwasserstoff, denn dieser Angriff auf meine Wohngenossen wurde selbst meinem Vater zu viel. In der Prima las ich auch die Aufsätze von Helmholtz, Tyndall, du Bois-Reymonds Rede über die Grenzen des Naturerkennens, Darwins Hauptwerke, Buckles Geschichte der englischen Zivilisation, und obgleich ich nie viel Anlage für Philosophie hatte, Lange, Geschichte des Materialismus. Daneben habe ich alle Zeit bis in mein Alter viel geschmökert, nur zur Unterhaltung, nicht aus literarischem Hang, sogar öfter auch gute Bücher.

Studienzeit und Assistentenzeit

Meine Studien habe ich regelmäßig durchgemacht, aber für kein Teilgebiet besondere Arbeit aufgewandt, außer allenfalls für Physiologie und allgemeine Pathologie. Die Vorlesungen von Heidenhain arbeitete ich sorgfältig aus und besitze sie noch heute als dickbändige Erinnerung. Die ersten vier Semester studierte ich in Breslau, der große gesellige Verkehr im Elternhause und mäßiger Anteil an studentischen Vergnügungen erschwerte planmäßiges Arbeiten. Ich brauchte das ganze erste Jahr, um die spekulative Methode der Schule abzuschütteln und erst einmal sehen zu lernen. Im vierten Semester nahm ich ein Privatissimum bei Heidenhain, ich hatte seinen Versuchen über gefäßerweiternde Nerven zu assistieren; bei der Veröffentlichung in Pflügers Archiv Bd. 16 sah ich meinen Namen das ersteMal gedruckt. Um das Blut ungerinnbar zu machen, bediente er sich eines von der Dorpater Schule angegebenen Verfahrens, das mich so interessierte, daß ich allmählich sämtliche Arbeiten dieser Schule sammelte. Heidenhain machte mich auch auf die eben erschienenen Aufsätze von Pflüger über teleologische Mechanik aufmerksam, deren Inhalt, meiner eigenen Auffassung angepaßt, für Jahrzehnte meinen theoretischen Standpunkt beherrschte; es war mir sehr interessant, daß ganz neuerdings Bier ebenfalls auf die Bedeutung dieser Anschauungen zurückkam. Im fünften Semester ging ich nach Straßburg. Der klinische Unterricht, namentlich von Kussmaul, der von allen klinischen Lehrern den größten Eindruck auf mich machte, und die Einführung in die Pathologie durch Recklinghausen waren vorzüglich. Ich hatte eine Empfehlung an den Physiologen Goltz, in dessen Hause ich regelmäßig mit seinen Assistenten einen Wochenabend verlebte; die fesselnden biologischen Gespräche blieben mir unvergeßlich. In Straßburg kam mir der Fortfall der Arbeitsbehinderung im Elternhause zugute, ich studierte endlich einmal an den Winterabenden einsam größere Werke, u. a. Virchows Zellularpathologie durch. Daß ich bei Hoppe-Seyler keinen Kurs mitnahm, gehört zu den verpaßten Gelegenheiten. Nach zwei Semestern kehrte ich nach Breslau zurück und versuchte im 8. Semester eine Doktorarbeit zu beginnen. Der damals sehr geschätzte Neurologe Berger gab mir die Aufgabe, den Stoffwechsel bei progressiver Muskelatrophie durch Harnuntersuchungen zu klären. Ich titrierte lange ohne Ergebnis und schrieb lieber für mich eine noch heute in meinem Besitz befindliche Arbeit, in der ich schloß, daß der Muskelapparat außer der Aufgabe der Wärmebildung noch in seinem Gefäßsystem als zweiter Apparat neben der Haut an der Wärmeregulierung beteiligt sei, deren Störung gerade bei dieser Krankheit deutlich in die Erscheinung träte. Für meine letzten zwei Semester ging ich nach Leipzig und gewann eigentlich erst hier unter Cohnheim und Weigert ein besseres Verständnis für die Pathologie, besonders für die Tuberkulose. Ich trieb aber hauptsächlich praktische Fächer, um mir die nötigen Fertigkeiten anzueignen. Bei Weigert begann ich die eigentliche Doktorarbeit über marantische Thrombose, für die ich viel Material sammelte, schnitt und färbte, bei der aber sonst nichts herauskam. Von Kinderheilkunde war nirgends etwas zu lernen, meinen ersten Masernfall sah ich später als einjähriger Arzt im Garnisonlazarett. Das Staatsexamen machte ich im Winter 1880 mit einer guten II, dann erledigte ich auf Grund einer schlechten Dissertation und einer noch schlechteren mündlichen Prüfung das Doktorexamen. Nach beendetem Militärdienst wurde ich 1882 Assistent am städtischen Wenzel-Hancke-Krankenhaus in Breslau, das unter Leitung des Privatdozenten der inneren Medizin Buchwald stand. Es war eine kleine, sehr freundliche Anstalt mit zwei Stationen für beide Geschlechter von je 30 Betten und einer Absonderungsabteilung von 100 Betten, die beim Fehlen von Epidemien mit ruhigen Geisteskranken belegt wurde. Die Anstalt war erst vor wenigen Jahren eröffnet, und ich ihr erster und einziger Assistent. Buchwald war anfangs Apotheker gewesen, also chemisch und pharmakologisch gut vorgebildet, dann lange erster Assistent von Biermer und seit kurzem leitender Arzt der Anstalt. Er las über klinische Pharmakologie, hatte eine große beratende Praxis und war ein geschätzter Diagnostiker. Da er mir viel überließ, und ich den Ehrgeiz hatte, möglichst alles selbst zu erledigen, war meine Ausbildung sehr gut. Wir hatten, weil die Anstalt in der Südvorstadt das einzige Krankenhaus war, genügend chirurgische Fälle, gelegentlich auch schwerere, immerhin so viel, um mindestens kleine Chirurgie zu treiben. Auf klinisch-chemische

Untersuchungen legte Buchwald großen Wert; ich wollte neue Reaktionen entdecken, kam aber nur zu gelegentlichen kleinen Verbesserungen. Ich war mein eigener Prosektor, obduzierte jeden Todesfall, und hatte Zeit und Neigung, die wichtigsten Organsysteme in der Norm und bei Erkrankungen mikroskopisch zu untersuchen und dabei mit Färbungsmethoden zu experimentieren. In die Zeit meines Eintritts fiel die Entdeckung des Tuberkelbazillus durch Robert Koch. Von Anfang an bis zu meinem Ausscheiden beschäftigte ich mich überwiegend mit Tuberkulosefragen. Ich hatte in Breslau als einer der ersten die Färbungsmethode nach Ehrlich heraus, die dann später durch das Ziehlsche Verfahren wesentlich leichter wurde. Ich formulierte mir die Probleme der Symbiose des Erregers im Körper daneben trieb ich auch sonst mit wachsender Vorliebe klinische Bakteriologie und gewann hier große diagnostische Übung; mit der Züchtung begann ich mangels der nötigen Apparate nur in kleinen Anfängen. Im Jahre 1883 verlobte ich mich und gab deshalb Ende des Jahres meine Assistentenstelle nach 1¹/₂jähriger Tätigkeit auf, um mir eine Praxis zu gründen. Andernfalls wäre ich wahrscheinlich noch lange geblieben und vielleicht später an eine Universitätsklinik übergetreten. Die kurze Zeit des Krankenhausdienstes war mir so lieb geworden, daß ich noch lange Jahre später mich zurücksehnte und häufig, wenn auch vergeblich versuchte, wieder eine Krankenhaustätigkeit zu erlangen. Nach dem Ausscheiden ging ich für einige Monate nach Berlin, um mich in der Geburtshilfe zu vervollkommnen. Hier merkte ich, daß ich in Breslau auch keine größeren Aussichten hatte, daß ich aber durch die geselligen Verpflichtungen wahrscheinlich an jeder Fortarbeit gehindert werden würde; ich entschloß mich kurz zur Niederlassung in Berlin, wo ich zu nicht viel mehr als zehn Menschen Beziehungen hatte und brachte im Januar 1884 am Halleschen Tor mein Schild an.

Privatärztliche Tätigkeit

Von 1884 bis Anfang 1911 war meine Haupttätigkeit der ärztlichen Praxis gewidmet, die ich betrieb, bis ich im März 1911 Stadtmedizinalrat in Charlottenburg wurde. Da mein Erbteil auf Einrichtung und Zuschuß zu den ersten Jahren der Praxis aufgegangen war, sah ich mich bald darauf angewiesen, vom Einkommen der Praxis zu leben, von dem die Ausgaben für wissenschaftliche Arbeiten und Hilfsmittel noch abgingen; ich habe für diese Zwecke mehr aufgewandt, als die meisten Praktiker. Der Ertrag meiner Praxis hob sich sehr langsam; ich habe sehr ungern Rechnungen geschickt und den Minderbemittelten die Höhe der Zahlung überlassen, auch habe ich niemals eine Schuld eingeklagt. So lebte ich etwa bis zum Jahr 1900 von der Hand in den Mund und war oft in Geldsorgen, was ich nur anführe, um zu zeigen, daß mir die Leiden meiner Berufskollegen nicht fremd blieben; ich erinnere mich nicht, daß mich selbst das je bedrückt hätte. Aber meine erste Urlaubsreise konnte ich mir doch erst mit 43 Jahren gestatten; dann ging ich alljährlich in die Alpen und durchwanderte Täler und Joche zu Fuß mit

dem Rucksack so plebejisch wie möglich. Ich bin noch heute ausdauernder
Fußwanderer und Bergsteiger in mittleren alpinen Höhen.

In den ersten zwei Bänden dieser Sammlung ist ein Praktiker bisher
nicht zu Worte gekommen, deshalb rechtfertigen sich einige Bemerkungen
aus den Erfahrungen eines Vierteljahrhunderts. Den Zwiespalt des Arztes,
der helfen will und soll, dessen Wille aber an der Unzulänglichkeit der
Kunst und noch häufiger an wirtschaftlichen Notlagen und beruflichen
Schwierigkeiten der Beratenen scheitert, habe ich natürlich ehrlich
durchgekämpft. Aber ich erkannte auch die wesentlichen Unterschiede
zwischen privater und Krankenhaustätigkeit. Der Privatarzt sieht auch
die leichten Fälle, ist in der Lage, seine Kranken nicht nur mit anderen
Erkrankungen, sondern mit gesunden Menschen zu vergleichen, hat den
Vorzug längerer Beobachtung durch viele Jahre und berücksichtigt auch
die Folgen der Krankheit und die Ausgänge ohne schulmäßige Behandlung.
Seine Einstellung gegenüber dem Kranken ist also eine viel weitere als
die des Klinikers und noch mehr des Pathologen.

Ich trat früh dem Standesverein bei; hier fand ich zwei Gruppen,
die Älteren, unter ihnen vorbildliche, prachtvolle Persönlichkeiten, wie
den „alten" Körte, den Vater des heute auch mehr als 70jährigen
Chirurgen Werner Körte. Sie hatten meist eine sehr hohe Auffassung
ärztlicher Berufspflichten; die Jüngeren unter dem Einfluß der eben
eingeführten sozialen Versicherung beschäftigten sich mehr mit wirtschaftlichen Fragen, Entlohnungshöhe usw., aber nicht annähernd in
dem Maße, wie dies heute der Fall ist. In der eben auftauchenden Frage
der freien Arztwahl hielt ich es mit den Jüngeren und beteiligte mich
an der ersten Bewegung für sie. In allen anderen Fragen stand ich überzeugt auf der Seite der Älteren, deren Standpunkt heute nur von wenigen,
aber auch von mir geteilt wird, daß die wirtschaftlichen Fragen des
ärztlichen Standes nur im Zusammenhang mit seinem Nutzen für die
Allgemeinheit behandelt werden dürfen und daß, wie Ernst von Bergmann sagte, das einzig wirksame Mittel zur Hebung der wirtschaftlichen
Lage die Besserung ärztlichen Wissens und Könnens ist. In der Frage
der ärztlichen Ehrengerichte gehörte ich in der Ärztekammer zu den
Gegnern eines besonderen Standesgerichts; es ist eine Ironie, daß ich,
ohne meine Auffassung geändert zu haben, gegenwärtig Vorsitzender
des Ehrengerichtshofs bin. In der viel erörterten Frage der Volksauf-
klärung galt es damals nicht für richtig, daß die Ärzte über gesundheitliche Fragen vor dem Volke sprächen, das gehörte in die Fachgesellschaften. Ich war schon damals Gegner dieser Auffassung, die nur dazu
geführt hat, daß man das Feld der gesundheitlichen Aufklärung den
Laienmedizinern überließ, die es ausnutzten, deren bessere Vertreter
aber sich immerhin ein Verdienst um die Erziehung zu einem gesunden
Leben erworben haben. Eine andere Frage ist, wenigstens für den Groß-
stadtarzt, die Beteiligung an fachärztlicher Behandlung. Auch er
sollte kleine Organleiden selbst behandeln, statt sie ganz dem Facharzt
zu überlassen. Die einfachen Fälle aus der Chirurgie, der Ohren-, Augen-
und Frauenheilkunde heilen bei Sorgsamkeit des allgemeinen Arztes
ebenso gut und schnell wie bei fachärztlicher Behandlung. Manche

leichteren beruflichen Organerkrankungen werden besser überhaupt nicht örtlich behandelt; sie werden doch bei Fortdauer der Schädlichkeit rückfällig und die ewigen Eingriffe haben oft schwerere seelische Nachwirkungen als das Grundleiden lohnt. Die Großstadtärzte sind durch den freiwilligen Verzicht auf diese Behandlungen an der Minderung ihres Wirkungskreises selbst schuldig geworden. Verwandt hiermit ist die Frage der Konsultationen. Ich habe im Laufe der Jahrzehnte Gelegenheit gehabt, mit den meisten hervorragenden Klinikern Berlins am Krankenbett mich zu beraten und habe meine Erfahrungen einmal in einer größeren nicht für die Öffentlichkeit bestimmten Studie niedergeschrieben, in der ich meine oft interessanten, zuweilen auch komischen Erlebnisse zu Papier brachte, bei voller Anerkennung der großen wissenschaftlichen Bedeutung der Mehrheit der beteiligten Männer. Es gibt zwei Anzeigen für die Beratung, die sachliche, in der durch den an Erfahrungen reicheren Mann eine gründlichere Aufklärung des Krankheitsfalles gewonnen wird oder in der sein größeres technisches Können die Heilung überhaupt erst gewährleistet und die seelische Anzeige, die dem Kranken und seinen Angehörigen, namentlich bei verlorenen Fällen die Gewähr gibt, daß alle Möglichkeiten der Behandlung herangezogen wurden. Gegen einen der beiden Gründe, vor allem auch den letzten, sind nie Bedenken zu erheben. Die Mehrzahl der Konsultationen in der besser gestellten Praxis meiner Zeit aber waren nur Modeberatungen in jedem nicht ganz leichten, wenn auch klinisch, prognostisch und therapeutisch klaren Fall. Ein solches Vorgehen stumpft das Interesse des Beraters ab, erzeugt Modeverordnungen mit neuen Mitteln, setzt das Ansehen ärztlichen Könnens herab und mindert vor allem das Verantwortungsgefühl des behandelnden Arztes. Auch an dieser Entwicklung ist der Stand nicht ganz unschuldig gewesen. Ich nehme diese Bemerkung zum Anlaß, um die Bedeutung des erfahrenen Praktikers als Konsiliarius zu betonen und vor allem hier eines Mannes dankbar zu gedenken, des alten Aschoff, des Vaters des Freiburger Pathologen Ludwig und seines im Geiste des Vaters in Berlin wirkenden Sohnes Albrecht. Über ein Jahrzehnt meiner Tätigkeit war er der beschäftigste Arzt vor dem Hallischen Tor, der Berater des gebildeten Mittelstandes. Er war unermüdlich tätig und vereinte Klugheit, Kenntnisse und Güte mit Kritik und Tatkraft. Er erinnerte mich, namentlich in der Wahl seiner einfachen Mittel, in der Bevorzugung hygienisch-pflegerischer Gesichtspunkte und in der Treffsicherheit seiner Prognosen an Kussmaul. Ich zog ihn in ernsten Fällen am liebsten als Berater heran, und er folgte jedem Ruf, auch zu armen Leuten am Winterabend in die vier Stock hohe Hofwohnung. Er selbst soll nie Rechnungen geschrieben haben; mir war er ein Vorbild des Arztes.

Schließlich erwähne ich noch die Frage des Hausarztes, der ein festes Jahresgehalt bezieht. Hier weiche ich von der Auffassung der Standesvertretung und der von ihr schlecht erzogenen Bevölkerung ab; ja ich halte die Wiedereinführung des Hausarztes heute mehr als je für notwendig. Wirtschaftlich steht sich der Arzt durchaus gut dabei. Ich bestärkte meine Familien in dieser Gestaltung unserer Beziehungen und hatte sie zuletzt so ausgebildet, daß ich an bestimmten Wochentagen regelmäßig den einen oder den anderen Stadtteil und die mich erwartenden Familien aufsuchte. Dann wurden jedesmal die Kinder untersucht und an der Hand von Aufzeichnungen alle während der Woche auftauchenden Fragen, auch die hygienischen und erziehlichen, durchgesprochen. Die Einrichtung beweist ferner durch diese regelmäßigen Besprechungen der Bevölkerung die Notwendigkeit ärztlicher Beratungen auch in der Zeit fehlender Erkrankung. Sie nimmt auch dem Arzt das peinliche Gefühl, zu zahlreicher Besuche verdächtigt zu werden. Das Verfahren sichert vor allem frühzeitige Hilfe; traurige Ereignisse, wie die zu späte Entdeckung einseitiger Erblindung oder stärkerer Rückgratsverkrümmungen kommen ebenso selten vor wie z. B. die Fälle zu spät erkannter frischer Syphilis oder Tuberkulose beim Dienstpersonal. Vor allem wird Frühdiagnose und Vorbeugung ermöglicht. Mit ihr verbindet sich gesundheitserziehliche Einwirkung auf die Jugend, Mitarbeit bei seelischer und körperlicher Ausbildung und bei der Berufswahl. Dadurch erhält die Tätigkeit des Arztes Vielseitigkeit und dient dem Volkswohl. Ein besonderer Umstand muß stark unterstrichen werden, das persönliche Verhältnis zum Kranken in der hausärztlichen Tätigkeit, das zur Freundschaft wird. Schließlich wurden aber noch die Anregungen geistig hochstehender Persönlichkeiten ohne Zusammenhang mit dem Beruf für mich selbst höchst wertvoll. Ich nenne aus dem großen Kreis solcher mir lieb gewordener Familien nur als Beispiel den jüngst verstorbenen Maler Professor Lepsius und seine geniale Frau, die Chemiker Landolt und Witt, die Witwe des Bankdirektors Adolf von Hansemann, der ich auch nach Aufgabe der Praxis bis zu ihrem Tode 1919 freundschaftlich nahestand.

Experimentelle und klinische Arbeiten, schriftstellerische Tätigkeit

Der Überfluß an Zeit in den ersten Jahren nach der Niederlassung wurde damit ausgefüllt, daß ich erst in der Poliklinik für Ohrenkrankheiten bei Artur Hartmann assistierte, und später bei dem Neurologen Carl Wernicke in seiner Privatpraxis tätig war. Der Pathologe am Friedrichshain, Carl Friedländer, der damals schon leidend war und wenige Jahre später seiner Lungenkrankheit erlag, zog mich bei der Herausgabe der „Fortschritte der Medizin" als Hilfsarbeiter heran, gab mir auch Material für meine eigenen Untersuchungen und beteiligte mich an den von ihm hergestellten verkäuflichen Sammlungen gefärbter Bakterienpräparate. Seinen Rat, bei Robert Koch zu arbeiten, unterließ ich als eine wieder einmal verpaßte Gelegenheit. In meinem kleinen Laboratorium färbte ich, und in die Jahre 1885—87 fielen meine ersten Veröffentlichungen zur Färbungstechnik (I, 1—3). Bei Züchtungsversuchen fand ich, daß die wachs- oder cholesterinhaltigen Fettverbindungen vom Charakter des eben eingeführten Lanolins durch Bakterien nicht gespalten werden (I, 4). Als Liebreich, der Entdecker des Lanolins, davon hörte, forderte er mich auf, diese Untersuchungen an seinem Institut fortzusetzen. Seitdem habe ich viele Jahre regelmäßig dort gearbeitet, die für die Arbeiten des Instituts erforderlichen Kulturen angelegt, viele Untersuchungen über desinfizierende Wirkung synthetisch konstruierter Substanzen angestellt und in zahlreichen Tierversuchen die Wirkung der Fermente auf den Tuberkelbazillus studiert, wobei ich z. B. fand, daß Papayotin auf die Tuberkelbazillen noch stärker zerstörend wirkt als Trypsin. Veröffentlicht habe ich über allen diesen Kleinkram nichts. Ich studierte die antiseptischen Eigenschaften des Perubalsams und fand, daß und warum, während sonst in Fetten aufgeschwemmte oder gelöste Desinfizienzien wirkungslos sind, Sublimat mit Lanolin vermischt seine antiseptische Wirkung behält und auch das Erysipel günstig beeinflußt (I, 4). Da ich die Untersuchungen der Dorpater Schule über Blutgerinnung sammelte, kam ich zu der Hypothese, daß das Blut im Zustand der Ungerinnbarkeit nach Einspritzen von Fieber erregenden Substanzen Bakterien vernichtende Eigenschaften erlangt; kurz nach Beginn meiner Versuche erschienen die Veröffentlichungen von Buchner und Nissen über die bakterienhemmenden Eigenschaften des normalen Blutes. Nach Vorversuchen bei Liebreich setzte ich durch Vermittlung von C. Fraenkel meine Arbeiten im Kochschen Institut fort. Doch bestätigte sich meine Hypothese aus später klargewordenen Gründen nicht. Dagegen ergab sich umgekehrt, daß Tiere, die durch chemische Blutgifte unter Zerstörung der roten Blutkörperchen krank gemacht wurden, ihre Immunität gegenüber sonst ungefährlichen Keimen verloren oder nach Hautschnitten phlegmonösen Zerfall zeigten, während die Schnitte bei nicht vergifteten Tieren glatt heilten. Ich hatte also einen neuen experimentellen Beitrag zur Lehre von der Disposition geliefert (I, 5). Später arbeitete ich viel mit Formaldehyd und zeigte, daß durch kurze Einwirkung schwacher Dämpfe nur ein Teil der Lebenseigenschaften der Zelle, ihre Vermehrungsfähigkeit, nicht aber andere vitale Eigenschaften vernichtet werden, daß peptonisierende Fermente das Formaldehyd aus der Bindung mit Gelatine frei machen und warum Formalin sich zur Konservierung von Nahrungsmitteln nicht eignet (I, 6—8). Bei Liebreich untersuchte ich auf dessen Anregung die Einwirkung des Wasserstoffsuperoxyds auf Zellen und führte sie auf die Nukleine zurück. Ich zeigte, daß bei großem Bakteriengehalt, z. B. des Wassers, schon makroskopisch mit der Stärke der Schaumbildung ihr Vorhandensein nachgewiesen werden kann (I, 11). Zu Ende der 90er Jahre reizte mich das Problem der angeblichen Vermehrung roter Blutkörperchen im Hochgebirge, die fast genau in konstanter Funktion mit steigender Höhe sich sofort vermehren sollten, um ebenso schnell nach der Rückkehr in die Ebene sich zu vermindern. Das schien mir physiologisch unmöglich und teleologisch unverständlich, man denke nur an den Vogelflug. Auch die Deutungen von Grawitz und Zuntz leuchteten mir nicht ein. Mein Erklärungsversuch, daß es sich um eine durch den Luftdruck eingetretene Änderung im Volumen der Zählkammer handeln könnte, läßt sich heute nicht mehr aufrechterhalten, da nicht nur die Zahl der Blutkörperchen, sondern auch der Blutfarbstoff mit geringerem Luftdruck zunimmt. Im übrigen hat Bürker nachgewiesen, daß die früher für die Vermehrung der roten

Blutkörperchen im Hochgebirge angegebenen Werte zu hoch waren. Ich wandte auf diese Fragen viel Zeit und Mühe und halte sie heute noch nicht für abgeschlossen; die Fehlerquellen und der Multiplikator in dem Zählapparat selbst sind zu groß. Liebreich, der sich später für die Frage interessierte, wies auf die Änderungsmöglichkeit von Form und Größe der aus der Mischpipette fallenden Tropfen unter verschiedenem Luftdruck hin, ein Hinweis, der heute bei der Ausbildung der Lehre von der Oberflächenspannung und nach den Erfahrungen der Stalagmometrie Bedeutung gewinnt. Ich lernte aus diesen Versuchen die große Gefahr von Methoden, deren Anwendung durch subjektive Wünsche eines bestimmten Ergebnisses auch unbeabsichtigt beeinflußt werden kann, verlor den Mut zum Experimentieren und das Vertrauen auf die Zuverlässigkeit des Versuchs in meiner Hand. Das Arbeiten mit Zahlen war mir sicherer (I, 10).

Anspruch auf Anerkennung klinischer Leistungen erhebe ich natürlich nicht. In meinem Beobachtungsmaterial überwogen Kinderkrankheiten. Ich gewann gerade banalen Erkrankungen, wie Masern, Anginen, Phthisen und dem Wechsel ihres Verlaufs und Ausgangs unter verschiedenen konstitutionellen Zuständen und Einflüssen der Umwelt Interesse ab, weil ich sah, welche Bedeutung für die Prognose gerade diese Faktoren hatten, während die herrschende Lehre von der Konstanz der Infektionsgröße und der Reaktionsstärke in der Wirklichkeit sich nicht bestätigte. Ich erkannte dies vor allem an den zahlreichen Fällen von Scharlach, Masern und Diphtherie, von denen die letztere gerade im ersten Jahrzehnt meiner Praxis in besonders heftiger Form herrschte. Noch schärfer trat dieses Verhältnis in dem ungleichen Verlauf der Lungenschwindsucht hervor. Über die Prognose der Lungenschwindsucht veröffentlichte ich an der Hand eigener Erfahrungen 1900 einen größeren Aufsatz in den Therapeutischen Monatsheften, wohl meine einzige klinische Arbeit (IV, 1). Ich betonte hier die verhältnismäßig große Zahl der Fälle eines Krankheitsstillstandes und klinischer Heilung ohne Zusammenhang mit Therapie oder sozialer Lage und begründete aus dieser Feststellung außer allgemeinen pathogenetischen Folgerungen die Forderung des Ausbaues prognostischer Methoden. Das brachte mich dazu, auch Vorschläge für eine Morbiditätsstatistik zu machen, die in ihr Einteilungssystem nicht nur ätiologische und anatomische, sondern auch prognostische Trennungsmerkmale einbeziehen sollte und für die Krankheitsbestimmung nicht allein die nächsten, sondern gerade die entfernteren Glieder der Ursachenkette der Ätiologie heranzuziehen hätte. Im übrigen hatte ich mir eine gute Diagnose angeeignet, so daß ich später bei unklaren Fällen von befreundeten Kollegen oft als Berater, und gerade auch in Medizinerfamilien zugezogen wurde. In meiner Praxis legte ich aber das Schwergewicht weniger auf die feine Diagnose als auf die richtige Prognose und die Prognose auf lange Sicht.

Im Zusammenhang mit diesem Lebensabschnitt möchte ich hier eine kurze Zusammenfassung meiner schriftstellerischen Tätigkeit geben, so weit sie als solche, nicht als Darstellung eigener wissenschaftlicher Arbeit in Betracht kommt. Ich referierte zuerst in den Fortschritten der Medizin, dann viele Jahre in den Therapeutischen Monatsheften. Mein erstes kleines Buch, das 1887 im Umfang von 75 Seiten erschienene Buch „Die Verwertung der Bakteriologie in der klinischen Diagnostik" war auch der erste derartige Versuch, beschränkte sich fast ausschließlich auf mikroskopische Untersuchungen und klinische Beurteilung der damals eingeführten Methoden, die eigene Erfahrung berechtigte mich zur Veröffentlichung (II, 1). Meine Beiträge in den Therapeutischen Monatsheften waren überwiegend zusammenfassende Übersichten über Fragen der Bakteriologie und der eben im Ausbau begriffenen Immunitätslehre. Infolge einer Aufforderung von Lubarsch bearbeitete ich für den 4. Band der „Ergebnisse der Pathologie" 1897 die klimatischen Einflüsse als Krankheitsursachen (II, 2), lieferte weiter hygienische und epidemiologische Beiträge zu größeren Sammelwerken bis in die neueste Zeit schrieb für ein Jahrhundertwerk 1900 die Geschichte der Hygiene des 19. Jahrhunderts, die mir gute Besprechungen eintrug und viel benutzt wurde (II, 3) und verfaßte eine Reihe zusammenfassender Aufsätze für die von Julius Wolff herausgegebene Zeitschrift für Sozialwissenschaft. Vor allem wurde ich ständiger medizinisch-hygienischer Mitarbeiter der von Theodor Barth herausgegebenen literarisch-politischen demokratischen Wochenschrift „Nation", für die ich bis zu ihrem Eingehen die medizinischen und hygienischen Tagesfragen und biographische Aufsätze auf Veranlassung der Schriftleitung oder nach eigenem Ermessen in einer größeren Zahl von Beiträgen verfaßte.

Seuchenlehre und Statistik

Die Entwicklung der Bakteriologie mußte auf jeden von uns Jüngeren den tiefsten Eindruck machen, nicht nur weil ihre Verfahren wichtige methodische Fortschritte ermöglichten, sondern auch darüber hinaus ungeahnte Geheimnisse offenbarten, deren Aufdeckung früher auch mit größtem Scharfsinn nicht möglich war; man denke nur an die wundervolle Schilderung Griesingers über die Entstehung der Malaria; ohne Plasmodium und Anopheles ist sie Bruchstück. Wenn trotzdem gegen die Folgerungen der kontagionistischen Schule im letzten Jahrzehnt des vorigen Jahrhunderts die bekannte Gegnerschaft wuchs, deren Gründe in den Aufsätzen von Grawitz, Hueppe und Martius ausführlich dargestellt worden sind und an der ich beteiligt war, so hat das keinen von uns jemals gehindert, die neue Richtung selbst als einen der größten Fortschritte medizinischer Wissenschaft anzuerkennen. Der Kampf gegen die Lehre, daß die konstante Virulenz des spezifischen Krankheitserregers allein alle Erscheinungen erkläre, war ein schwerer, da er aber erfolgreich endete und sich heute keiner mehr zu der früheren Auffassung bekennt, hat er an Interesse verloren. Er wurde vor allem deshalb notwendig, weil auch die Abwehrmaßnahmen in Klinik und öffentlicher Gesundheitspflege sich ausschließlich auf die Bekämpfung der Ansteckung beschränkten. Schließlich war völlig unberücksichtigt geblieben, daß der Epidemie eine ganz andere Einheit zugrunde liegt, als dem einzelnen Infektionsfalle. Nur der letztere ist dem Laboratoriumsversuch zugänglich. Für die Entstehung und das Erlöschen der Seuchen muß die Massenbeobachtung herangezogen werden. Die kontagionistische Schule hatte anfangs die bisherige überwiegend geschichtlich orientierte Epidemiologie zutreffend als durch die neuen Feststellungen überholt und weiter sogar weniger zutreffend als gegenüber dem Versuch überflüssig hingestellt. Einige ihrer Führer aber griffen doch bald wieder auf sie zurück, jedoch mehr als eine Probe auf das Zutreffen der aus dem Versuch gezogenen Schlüsse, nicht in ihrer Anerkennung als eines die Lücken der Experimentalmethode ergänzenden selbständigen Arbeitsgebietes. Nach der Entwicklung der Bakteriologie konnte die Epidemiologie ein solches aber nur dann bleiben, wenn sie nicht auf der alten Stufe der überwiegenden geschichtlichen Betrachtung stehen blieb, sondern erstens den neuen Tatsachen der Bakteriologie Rechnung trug und zweitens als Massenbeobachtung mehr als bisher die rechnerische Betrachtungsweise heranzog, schon um die dort beliebte enge Annahme ursächlicher Beziehungen bei zeitlichem Zusammentreffen verschiedener Ereignisse methodisch entweder zu bestätigen oder zu widerlegen. Aus diesen Gründen wurde ich zu epidemiologischen und statistischen Studien geführt. Die Seuchengeschichte entnahm ich zuerst aus zweiter Hand den großen Werken von Häser, A. Hirsch, Hecker, Griesinger u. a., ging dann zu den Originalwerken über und bin schließlich eifriger Sammler von alten Seuchenchroniken und epidemiologischen Werken geworden. Vor allem trieb ich methodisch Bevölkerungsstatistik einschließlich der Theorie und verfolgte die Bevölkerungsbewegung an den Quellenwerken. Schließlich beschäftigte ich mich mit der Geschichte der medizinischen Statistik, und es glückte mir allmählich, sämtliche älteren Werke, von Graunt, dem ersten Medizinalstatistiker des 17. Jahrhunderts an, in meinen Besitz zu bringen und im Laufe der Jahre in mehreren vergleichenden Zusammenstellungen den Verlauf der Sterblichkeit durch die letzten Jahrhunderte für besondere Krankheiten darzustellen, eine Arbeit, die neuerdings Kisskalt und seine Schüler an neu aufgefundenem

Städtematerial mit Glück fortgesetzt haben. Ich erlangte so eine große Sicherheit in der Technik der Statistik und in der Beherrschung des Tatsachenmaterials. Ich lernte hierbei auch die Bedeutung der Lebensversicherungsmedizin und ihrer statistischen Unterlagen schätzen, zog sie für meine Arbeiten heran und machte wiederholt auf die Wichtigkeit der dort aufgespeicherten Funde aufmerksam. In meiner Methodik kam es mir immer darauf an, Zustände so aneinander zu reihen, daß sich aus ihnen das Gesetz der Vorgänge ableiten ließ. Die erste sich ergebende Kurve war eine Folge mehrfacher verschiedener Einwirkungen und mußte als Interferenzerscheinung in ihre einzelnen Komponenten aufgelöst werden. Ich habe im Laufe der Jahre eine größere Zahl Arbeiten aus diesem Gebiet veröffentlicht, zum Teil auch kleinere geschichtliche Funde mitgeteilt über die Verbreitung einiger Krankheiten, wie der Geschlechtskrankheiten in früheren Jahrhunderten, den Umfang der Tuberkulosesterblichkeit in den letzten Jahrhunderten (III, 10) u. a. mehr. So ging ich auch der epidemischen Genickstarre nach und wies darauf hin, daß und warum sie vor 1806 unter die typhösen Krankheiten eingereiht wurde (III, 15). In einer Arbeit über die Beziehungen zwischen Epidemieen und Kindersterblichkeit wandte ich die Methode der Absterbeordnung an und stellte fest, daß die Übersterblichkeit einer Generation in den jüngsten Jahren durch eine Untersterblichkeit der späteren Lebensjahre kompensiert wird, während umgekehrt eine Generation, die in den ersten Lebensjahren von Epidemien nicht heimgesucht wird, später nicht durch eine höhere Sterblichkeitsrate, die die „verminderte Auslese" wieder ausgleicht, dezimiert wird. Eine Übersterblichkeit der ersten Kinderjahre ist also reversibel, nicht aber der umgekehrte Vorgang, der dauernder Gewinn bleibt (III, 4). In einer anderen Arbeit über das Problem des Geburtenüberschusses der Knaben versuchte ich die Tatsache rein rechnerisch durch Hinweis darauf aufzuklären, daß sie nur unter Zugrundelegen von Kalenderjahren hervortritt. Geht man aber von Generationen aus, so zeigt sich, daß das weibliche Geschlecht in einem bestimmten rechnerischen Verhältnis sich stärker reproduziert und daß beide Größen, der Knabenüberschuß des Kalenderjahres und die stärkere Vermehrungsgröße des weiblichen Geschlechts bei Zusammenfassen von Generationen reziproke Größen sind (III, 8). Ferner bemühte ich mich, für die endemischen Kinderseuchen die Gesetze ihres periodischen Verlaufs zu ermitteln und zu erklären. Ich verfolgte

5*

ihr Auftreten in der Geschichte durch Jahrhunderte, bestimmte an einem größeren Material das Verhältnis zwischen Ansteckungsgelegenheit und Krankheitsausbruch, bezeichnete den empirisch ermittelten Faktor als Kontagionsindex und leitete aus seiner Größe die Form der säkularen Seuchenkurve ab (III, 5). Ich verglich ferner nach der Wahrscheinlichkeitsrechnung in der Frage der Immunität durch Überstehen einer Krankheit die errechenbare wahrscheinliche Größe, für die ich die Formeln aufstellte, und die aus der Beobachtung sich ergebende Zahl wiederholter Erkrankungen (III, 6). Damals galten nicht nur die Pocken und Masern, sondern auch Typhus, Diphtherie, Cholera, Fleckfieber und Syphilis für Krankheiten, deren Überstehen gegen das Wiedererkranken immunisierte. Ich betonte, daß die Wahrscheinlichkeit des wiederholten Ereignisses das Quadrat des erstmaligen Vorgangs sei, also ein sehr kleiner Bruch, der noch durch Todesfälle, verminderte Exposition, verringerte Altersdisposition weiter absänke; nur bei Masern und Pocken stimmt Beobachtung und Berechnung überein und gestattet die Annahme der Immunität nach Überstehen einmaliger Erkrankung, nicht aber für die andern genannten Infektionen. Die Immunität für Syphilis hat bald darauf Neisser gestürzt, die für Diphtherie wird heute nirgends mehr vertreten. Neuerdings hat Pfaundler ganz allgemein den gleichen Wahrscheinlichkeitsansatz für das ursächliche Zusammentreffen oder für dessen Fehlen bei mehrfacher Erkrankung als Methode der Syntropie eingeführt. Ich gab noch verschiedene Formeln für die Berechnung der Durchseuchung einer Generation und für die Beziehungen zwischen Disposition und Kontagion bei den einzelnen endemischen Krankheiten an. Alle diese Studien faßte ich in zwei Büchern zusammen, einem kleineren „Epidemiologische Studien über Diphtherie und Scharlach" (III, 3) und einem größeren, 27 Bogen starken Buch über „Allgemeine Epidemiologie" (III, 7), das schon Hueppe und Martius erwähnt haben, und in dem ich die Geschichte und Systematik der Seuchen, ihre Bakteriologie und die Immunitätslehre, die Wirkungen der Auslese und Anpassung usw. im Zusammenhang bearbeitete. Hier findet sich auch zuerst jene Formel für die Disposition, die später als Gottstein-Martius-Strümpellsche Formel an mir haften geblieben ist; ich habe sie, wie ich deutlich betonte, nur als Symbol und nicht als Rechnungswert angewendet. Sie drückt aus, daß die Resistenz gegenüber bakteriellen Schädigungen direkt proportional der Stärke der Konstitution und umgekehrt proportional zur Höhe der Virulenz des Erregers sich verhält, im übrigen aber, was bisher nicht beachtet wurde, vom Größenverhältnis beider Faktoren abhängt. Jedenfalls würde ich heute eine Formel der sich bedingenden Wahrscheinlichkeiten mehrerer Größen aufstellen; so wie Brugsch die Formel in seiner „Prognostik" aus zweiter Hand zitiert und als irrtümlich hinstellt, lautet sie im Original überhaupt nicht. Nach dem Erscheinen der „Allgemeinen Epidemiologie" habe ich eine Reihe weiterer epidemiologisch-statistischer Arbeiten veröffentlicht, deren im Schriftenverzeichnis gedacht ist. Nur eine größere Arbeit will ich hier erwähnen, die „Periodizität der Diphtherie" (III, 11), sie beruht auf den Rechnungen von fast 4 Jahren. Ich gab in ihr eine vollständige induktive Analyse der säkularen Kurve einer endemischen Seuche und bewies aus ihr die Möglichkeit der Synthese einer solchen Periodizität allein aus den Faktoren der Voraussetzung.

Auf Grund meiner Erfahrungen am Krankenbett und der statistisch-epidemiologischen Studien kam ich in einen Kampf gegen das Diphtherieheilserum, das seit 1893/94 seinen Siegeszug begann und gegen dessen Wirkung gerade in der Neuzeit einige ernstere Kritiken sich wieder geltend machen. Ich führte diesen Kampf durch mehrere Jahre und gelte heute in ihm als unterlegen (III, 2). Ich erkenne bereitwillig die Zuständigkeit älterer erfahrener Kliniker an, lediglich auf Grund ihrer Beobachtungen am Krankenbett ein Urteil über den Wert der Behandlung abzugeben, die Mehrzahl der jüngeren Ärzte kennt jedoch die schweren Epidemien unserer Jugend nicht. Damals wurde aber ausschließlich der statistische Beweis des Erfolges angetreten und zwar schon durch Dosen, die heute allgemein als vollkommen unwirksam erwiesen sind. Die statistischen Beweise waren zudem voller elementarster Fehler, und soweit sich aus ihnen überhaupt ein Rest von Erfolg herausrechnen ließ, konnte das auch auf den Übergang von einer barbarischen örtlichen Behandlung zu einer schonenderen allgemeinen Methode zurückgeführt werden. Ich bestreite noch heute angesichts der komplizierten epidemiologischen Faktoren die Möglichkeit, ohne größte Sorgfalt und Kritik mit Zahlen den Nutzen erweisen zu wollen. Das letzte Wort wird übrigens erst gesprochen werden, wenn schwere neue Seuchen von Diphtherie auftreten, und das wird niemand wünschen dürfen. Zum Schluß noch ein kleines Satirspiel. Ich hielt 1893 in der

Hufelandischen Gesellschaft einen Vortrag über die Kontagiosität der Diphtherie, meinen ersten „antikontagionistischen" Aufsatz (III, 1). Ich kam zu dem Schluß, daß ein ausschließlich kontagionistischer Standpunkt für Entstehung und Ausbreitung der endemischen Diphtherie ohne die Annahme einer besonderen Disposition nicht zu halten sei. Die Ansteckung sei unerläßlicher mitwirkender Faktor, aber im Vergleich zu Masern und selbst zu Scharlach sei die Empfänglichkeit quantitativ erheblich geringer, und eben diese quantitativen Verhältnisse hatte ich an der Hand der eigenen Beobachtungen rechnerisch belegt. A. Baginsky schrieb damals gegen mich, daß kein Wort des Tadels hart genug sei, um ein derartiges Unterfangen zu kennzeichnen. Heut liegt mir eine Arbeit von Siegert aus den Ergebnissen der inneren Medizin und Kinderheilkunde, Band 24, 1923 vor. Siegert sagt: „Kontagiös im allgemeinen Sinne ist die Diphtherie nicht. Die übertriebene Furcht vor ihrer Ansteckungsgefahr ist durch erziehliche Aufklärung zu bekämpfen. Das Problem der Epidemie ist durch die Erkenntnis des Erregers in keiner Weise gelöst. Die Anschauungen der Kontagiosität bedürfen der durchgreifendsten Änderungen auf Grund der bestehenden Tatsachen." Seit meiner viel eingehender begründeten Mitteilung sind 30 Jahre vergangen, damals wurde ich wegen dieser und ähnlicher Feststellungen, die heute allgemein gültig sind, als gemeingefährlich verfemt und aus der guten Gesellschaft der Rechtgläubigen mit den üblichen Folgen ausgeschlossen. Ich war unabhängig und mir dessen bewußt und nahm daher den Bannfluch nicht so tragisch, wie das zuweilen geschieht. Ich verlangte ja gar nicht nach dem Lob der offiziellen Schule für gesinnungstüchtige Gedankenarmut. Ich konnte mich wehren und habe dies ergiebig und nicht immer sanft auch getan. Mit einigen meiner Gegner, mit denen ich wissenschaftliche Kämpfe ausfocht, blieb ich übrigens dauernd während dieser Kämpfe doch in den besten persönlichen Beziehungen; mit einigen anderen kam ich lange Jahre später in Verbindung, und auch hier ohne Schwierigkeiten.

Der geschilderte Lebensabschnitt brachte mich in persönliche Berührung mit einer Reihe hervorragender Männer, deren einiger ich hier lediglich freundschaftlich gedenken will, ohne ihre wissenschaftliche Bedeutung kennzeichnen zu wollen. Ottomar Rosenbach war Privatdozent in Breslau, als ich dort studierte und während meiner Assistentenzeit Krankenhausleiter. Wir hatten damals noch keine besonderen Berührungspunkte. Die Einzelheiten seines Ausscheidens aus dem Breslauer städtischen Krankenhausdienst kenne ich nur aus zweiter Hand; anscheinend wurde er ein Opfer seiner Überzeugungen während der Hamburger Choleraepidemie 1892. Sein Abgang überraschte sehr, da Rosenbach einer der geschätztesten ärztlichen Berater in Breslau war und auf der Höhe wissenschaftlichen Schaffens stand. Als er nach Berlin als Privatmann übersiedelte, trat ich ihm näher. Er hielt sich von der Öffentlichkeit zurück, war etwas menschenscheu geworden und offenbar bedrückt durch das mangelnde Verständnis der Zeitgenossen für die bahnbrechenden neuen Anschauungen, die von ihm stammten, und die erst viel später von anderen aufgenommen wurden, wie die funktionelle Diagnostik, die energetische Betrachtungsweise usw. Rosenbach war ein sehr ernster außerordentlich anregender, gedankenreicher Unterhalter, dem zu folgen bei der Tiefe seiner Kenntnisse nicht immer leicht war. Er gab sich schlicht und offen und taute erst im engeren Kreise als ein ungewöhnlich gediegener, wahrheitsuchender Mensch auf. Im Laufe der Jahre wurde er immer einsamer und starb nach längerem Kranksein fast ganz allein. Carl Ludwig Schleich lernte ich als sehr jungen Arzt im Standesverein kennen und kam ihm näher, als ich in seiner impulsiven Art einen Zusammenstoß über Standesanschauungen mit einem älteren Mitglied hatte, in dem ich auf seine Seite trat. Wir wurden, so verschieden wir waren, enge Freunde und kamen durch Jahre fast täglich zusammen, sei es, daß ich einen kurzen Sprung in seine Klinik machte oder daß eine Abendstunde, die er dem Schachspiel widmete, in der Unterhaltung aufging. Man muß den mystischen Philosophen Schleich der letzten zwei Jahrzehnte von dem jungen, geistvollen, stets von neuen Ideen zum Bersten erfüllten medizinischen Denker trennen. Jede Beobachtung, und er hatte ein außerordentlich scharfes Auge, gab ihm sofort Anregungen zu den interessantesten Kombinationen, die ihm spielend kamen und die allgemeine Ausblicke in vergangene Entwicklungen und zukünftige Entwicklungsmöglichkeiten enthielten. Am Krankenbett hatte er eine bewunderungswürdige Gabe, die seelische Stimmung des Leidenden zu erfassen und sich in sie zu versenken; namentlich Kindern und Frauen gegenüber entwickelte er eine rührende Güte, die überhaupt einen Kern seines Wesens bildete. In der Unterhaltung blendete seine Belesenheit in geschichtlichen, philosophischen und dichterischen Werken und seine synthetische und künstlerische Auffassung biologischer Probleme. In allgemeinen medizinischen Fragen ging er immer auf die Zeit seines Arbeitens bei Virchow zurück. Er hatte dann eine überraschende Gabe, körperliche Zustandsbefunde in Vorgänge aufzulösen und ganz originelle Darstellungen des Geschehens aufzufinden. Sein derber Humor, seine optimistische Anschauung, sein Verachten alles Trivialen machte den Umgang mit ihm außerordentlich anziehend. Dagegen war für ihn der Arzt ein Priester, kein Wissenschaftler. Später kamen wir durch Beruf und verschiedene Arbeitsrichtungen äußerlich auseinander. Aber die herzlichste Treue und Freundschaft hat er mir und meinem Sohne bis ans Ende seines Lebens bewahrt, trotz der fast diametral verschieden gewordenen Lebensauffassungen und scherzhafter, gelegentlich auch schärferer Auseinandersetzungen über sie.

Mit Liebreich kam ich durch meine Lanolinarbeit in Beziehung. Ich trat ihm von Jahr zu Jahr mehr freundschaftlich nahe und wurde schließlich sein und seiner Familie ärztlicher Berater. Liebreich wurde oft, zum Teil in kleinlichem Klatsch, erstaunlich falsch beurteilt. Er sollte seine wissenschaftlichen Arbeiten hauptsächlich als guter Geschäftsmann zum Zweck wirtschaftlicher Auswertung verfolgen, und ich habe kaum einen anderen Gelehrten gekannt, der sich in neue Probleme so freudig vertiefen und so fest verbeißen konnte, sobald aus ihnen sich die Möglichkeit eines allgemeinen biologisch neuen Gesichtspunktes ergab; er galt für wenig arbeitsfroh und konnte Essen, Geselligkeit, Schlaf vergessen, wenn er beim Experimentieren oder Abfassen von Aufsätzen war. Man sagte ihm Morphinismus nach, und ich konnte ihn bei einem schweren Nierenkolikanfall nicht zur Einnahme eines Opiats bewegen, weil er erklärte, daß er gegen Narkotika intolerant sei. Nur seine überragende Genialität hat ihm niemand je bestritten. Dieser Mann mit dem schön geformten Kopf, dem geistvollen Gesichtsausdruck, den gütigen, ruhigen, tief forschenden Augen, trat jedem ohne Vorurteil gegenüber, förderte und half gern, wo es nottat; nur den kleinen Streber und beschränkte Köpfe ließ er links liegen. Er entwickelte im Gespräch einen sprühenden Geist und erstaunliche allgemeine Kenntnisse auf den verschiedensten Gebieten. Er war eine gesellige Natur, und nach seiner Laboratoriumsarbeit holte er sich die ihm Nahestehenden zu längeren Gesprächen oft noch in spätester Abendstunde, um bald in einem vornehmen Klub, bald in einer von ihm entdeckten Kutscherkneipe voll eigenartiger Volkstypen einige Nachtstunden zu verplaudern; sei es Politik, in der er einen weitsehenden Freisinn vertrat, sei es Wissenschaft, seien es künstlerische Fragen, überall war er voll überlegenen Geistes, Anregungen gebend und gegebene Anregungen sofort weiterspinnend. Zweier Szenen, die ihn kennzeichnen, will ich kurz gedenken. Er erwartete lange mit Spannung die angekündigte Veröffentlichung von Robert Koch über das neue Heilverfahren gegen Tuberkulose, vielleicht mit der Eifersucht des Pharmakologen, der die Auffindung eines neuen Mittels durch den Vertreter eines anderen Fachs nicht gern sah. Am Abend war die Veröffentlichung erschienen, am Mittag des nächsten Tages entwickelte er mir in vollendeter Abrundung den Gesichtspunkt, daß es sich um ein nichtspezifisches Akre handelte, das durch exsudative Entzündungsreize auf krankes Gewebe anders wirke als auf gesunde Zellen und das durch einen pharmakodynamisch ähnlichen Stoff ganz anderer tierischer Herkunft beliebig zu ersetzen sein müsse. Schon damals nannte er das Cantharidin. Wenn er es nachher auch als Heilmittel versuchte und empfahl und durch Jahre mit zähem Eigensinn Heilwirkungen feststellen wollte, so lag das an den Mitteilungen einiger Kliniker über günstige Erfolge; ihn selbst hatte ursprünglich nur die pathogenetische Idee gelockt, die ja erst viel später von anderen vertreten wurde. Die zweite Szene ist die folgende: Er hatte bei seinem Glück im Finden von Originalen auch einmal einen Kreuzotterjäger, eine verwitterte Gestalt, aufgestöbert und ihn bewogen, ihm Material zu Versuchen zu geben. Es war ein aufregender Anblick, als auf den Schiefertafeln des Laboratoriumstisches die freigegebenen Kreuzottern, über denen die Zange des Fängers schwebte, auf weiße Mäuse losgelassen wurden. Liebreich verfolgte die Vorgänge mit der Spannung des Naturforschers, beobachtete die Krämpfe des gebissenen Opfers und leitete sofort von der vom Strychninkrampf abweichenden Strecker-stellung der verendeten Mäuse die teleologische Folgerung ab, daß nur in dieser Form des Todes ein Verschlingen der Beute möglich sei. Uns anderen war diese Beobachtung völlig entgangen. Für seine Freunde, namentlich für mich als seinen Arzt war es sehr traurig zu sehen, wie dieses vielseitige und hervorragende Gehirn in den letzten Jahren des Lebens durch zunehmende schwere Krankheit zu versagen anfing und wie er im geistigen Verfall nach längerem Siechtum endete. Hanse-mann bin ich im Liebreichschen Institut wissenschaftlich näher getreten, aber meine persönlichen Beziehungen waren nie besonders nahe. Dagegen wurde ich mit Robert Langerhans, diesem aufrechten, fleißigen, gewissenhaften Mann, enger befreundet. Auch hier wollte es das Schicksal, daß ich, als ihn ein rasch fortschreitende Lungenschwind-sucht, scheinbar aus voller Gesundheit in wenigen Monaten fortraffte, die traurige Aufgabe hatte, in seiner hoffnungslosen Krankheit ihn zu beraten. Dieser Mann, der viele hunderte von Fällen von Lungenschwind-sucht obduziert, der zu Beginn seiner Krankheit seine reichlichen Tuberkel-bazillen selbst nachgewiesen hatte, ließ bis wenige Tage vor seinem Tode sich leicht über die Schwere seines Zustandes hinwegtäuschen und nahm die Diagnose einer bronchialen Lungenentzündung nach Influenza mit Aussicht auf Wiederherstellung gläubig hin.

Soziale Hygiene

Soziales Empfinden kann man bei jedem Arzt voraussetzen, es kommt aber auf soziales Erkennen an. Jeder Arzt sieht sehr bald ein, daß dort, wo wirtschaftliche oder berufliche Mißstände die Krankheit beherrschen, Medikamente allein nicht helfen. In kaufmännischen Kreisen groß geworden, hatte ich sehr früh Ver-ständnis und Achtung für die Bedeutung der Wirtschaft gewonnen; ich weiß auch, daß viele Ärzte in wirtschaftlichen Fragen weit-gehende Kenntnisse und Scharfblick besitzen, nur ist zu bedauern, daß ihre Arbeit überwiegend in den Dienst der Standesfragen und weniger in den der Zusammenhänge zwischen Wirtschaft und Gesundheit gestellt wird. Die Beschäftigung mit Fragen der Dis-position führt notwendig zum Studium dieser Zusammenhänge. Letzten Endes bedeutet es nur die Rückkehr zu derjenigen hygienischen Richtung, wie sie um das Jahr 1850 Rudolf Virchow und S. Neumann so energisch vertraten, einer Richtung, die durch die Fortschritte der experimentellen Hygiene eine gewisse Zeit in den Hintergrund trat, um auf dem Boden neu gewonnener

Tatsachen und nach Schaffung der sozialen Versicherung um so stärker wieder zur Geltung zu kommen. Der Ausgangspunkt einer jeden sozialen Hygiene ist ein doppelter; der in Entstehung, Dauer und Ausgang verschiedene Verlauf der Krankheit, je nach der sozialen Lage und umgekehrt, was viel weniger beachtet wird, die Tatsache, daß Krankheiten, namentlich längere und Seuchen, zur Hauptursache wirtschaftlichen Verfalls und der Hilfsbedürftigkeit werden. An diesen Ausgangspunkten als gegebener Voraussetzung hat die soziale Hygiene mit ihrer Arbeit erst einzusetzen. Es war nicht wunderbar, daß ziemlich gleichzeitig eine Reihe Mediziner sich in solche Fragen vertieften.

Ich selbst war schon als junger Arzt der Berliner Volkswirtschaftlichen Gesellschaft beigetreten, besuchte deren Sitzungen, die unter Führung von Bamberger und Barth standen, regelmäßig, habe bis in die neueste Zeit auch soziologische Werke durchgearbeitet und stand hierbei auf dem Boden der Freihandelsschule, ein begreiflicher Standpunkt, denn die Lehre vom freien Spiel der Kräfte als der folgerichtigen Lösung wirtschaftlicher Spannungen deckt sich ja mit der Pflügerschen teleologischen Mechanik, und sie wird den Lehren der biologisch gerichteten Volkswirtschaftsschulen, wonach auch Staat und Gesellschaft sich vielfach wie ein lebender Organismus verhalten, am besten gerecht. Bald nach 1900 begannen zuerst sozialmedizinische Zeitschriften zu erscheinen, wie die von Fürst in Hamburg herausgegebene Soziale Medizin und namentlich die ausgezeichnet geführte und ein größeres Material zusammentragende „Medizinische Reform" unter Leitung von Rudolf Lennhoff. Grotjahn begann ein Archiv für soziale Hygiene herauszugeben und wenige Jahre später mit Kaup zusammen das große Handwörterbuch der sozialen Hygiene. Grotjahn und Lennhoff regten im Jahre 1905 die Gründung einer sozialhygienischen sich nicht nur auf Berlin erstreckenden Gesellschaft an, die rasch die Zustimmung weiter Kreise fand und in ihrer Gründungssitzung den schwerfälligen Namen einer Gesellschaft für soziale Medizin, Hygiene und Medizinalstatistik bekam. Beide Gründer waren in hohem Maße befähigt, den Zusammenschluß gleichgerichteter Arbeiter zu bewirken. Lennhoff, klug, klar, unermüdlich tätig, stets zur Förderung anderer bereit, aufrichtig, äußerst gewandt in Wort und Feder, hatte sich durch seine umfassende Personenkenntnis, durch viele Reisen und Besichtigungen ein außerordentlich großes Wissen angeeignet und besaß hervorragende organisatorische Befähigungen, die er u. a. durch die Gründung der Walderholungsstätten bewiesen hatte. Mir ist er bis heute ein besonders lieber Freund. Grotjahn, mit dem ich schon früher in engeren Beziehungen stand, der jetzige Ordinarius für soziale Hygiene in Berlin hatte seine durch ärztliche Praxis eingeengte Schaffenskraft in die Bearbeitung der Grenzgebiete zwischen Volkswirtschaft und Hygiene gestellt, wozu er als langjähriger Schüler von Schmoller besonders befähigt war. Ihn zeichnet eine Gesinnungsreinheit aus, wie man sie nur bei wenigen Menschen findet, Selbstlosigkeit gepaart mit Überzeugungstreue und Idealismus und das Bemühen, nach langem Nachdenken seinen Begriffsbestimmungen und Folgerungen eine besonders wirksame Form zu geben. Beide ließen bei Gründung der Gesellschaft den Vorrang bereitwillig anderen und behielten sich nur die Arbeit vor. In der Person des Bevölkerungsstatistikers M a y e t wurde ein Vorsitzender gefunden, ein Gelehrter, Menschenfreund und Charakter, der diese Gesellschaft mit besonderer Liebe durch lange Jahre leitete und mit seinen Ideen befruchtete. Wir gewöhnten uns allmählich daran, durch den Zusammenschluß mächtig geworden, unsere Arbeiten dort vorzutragen und die jüngere Generation systematisch in unseren Gedankengängen zu erziehen. Bald nach Beginn des Krieges stellten wir unsere Arbeit ein und nach dessen Ende, das mit dem Tode von M a y e t zusammenfiel, vereinten wir uns mit der Berliner Gesellschaft für öffentliche Gesundheitspflege. Das Aufblühen der sozialen Hygiene gab mir Anlaß, ihren Inhalt und ihre Methodik sowie ihren Anspruch auf Selbständigkeit in einigen größeren Aufsätzen systematisch zusammenzustellen. (IV, 3 und 10.) Auch sonst veröffentlichte ich in diesem Zeitraum einige Arbeiten aus diesem Gebiet mit einer gewissen Tendenz. Nach Aufforderung von S c h w a l b e schrieb ich eine Kritik der Gesundheitspolitik der Stadt Berlin, in der ich praktische Vorschläge zur Reorganisation des großstädtischen Krankenhauswesens machte (IV, 2). Diese Arbeit, die eine scharfe Spitze gegen die damalige Berliner Verwaltung hatte, erregte dadurch größeres Aufsehen, als ich erwartete, mir kam es mehr auf meine positiven Vorschläge an, die ich selbst später in meiner Charlottenburger Tätigkeit Gelegenheit hatte, zum erstenmal in die Tat umgesetzt zu sehen. Gleichzeitig warb ich in einer verbreiteten kommunalpolitischen Zeitschrift für die Ziele der sich eben entwickelnden kommunalen Gesundheitsfürsorge und schilderte ihre Bedeutung für die städtische Gesundheitspolitik. Bald darauf erfolgte meine Berufung in den Charlottenburger Magistrat, nicht als Parteimann oder Kommunalpolitiker, der ich nie gewesen war, sondern als Sozialhygieniker.

Kommunalhygiene und Gesundheitsfürsorge

Ich trat in ein Kollegium von einer besonderen Höhe und Intelligenz ein. In seiner Zusammensetzung aus besoldeten und unbesoldeten Stadträten war es zwar äußerlich recht verschieden, aber geeint durch den gemeinsamen Willen, nach gründlicher Vorberatung auf verschiedenen sozialen Gebieten, u. a. auf denen der Gesundheitsfürsorge, durch neue Gedanken und Einrichtungen der Bürgerschaft zu dienen. Der reiche Vorort von Berlin durfte sich Versuche leisten, die zuerst sehr gründlich durchberaten wurden, die wohl, wenn sie einmal fehlschlugen, auch rasch abgebrochen werden konnten, die aber, sobald sie gelangen, auch anderen

Gemeinden auf Grund der gewonnenen und genau kontrollierten Erfahrungen zur Nachahmung dienen durften.

Es befanden sich in Magistrat und Stadtverordnetenversammlung hervorragende Sachverständige, und der Oberbürgermeister Schustehrus, das Gegenteil eines Bureaukraten, eine herzgewinnende Persönlichkeit mit großer Verwaltungspraxis, war schaffensfroh, vorurteilsfrei, weitblickend und für neue gut begründete Gedanken gern zu haben. Die Zusammenarbeit mit meinen Kollegen war eine so erfreuliche, daß ich noch heute auf sie stolz bin. Auf dem Gebiete der Gesundheitspflege, die ursprünglich in der Hand der Armenverwaltung und der Schulverwaltung lag, drang der Grundsatz durch, daß alle Maßnahmen, die im Interesse der Gesamtheit und nicht zum Schutze des in seiner Gesundheit bedrohten Einzellebens durchgeführt werden, nicht Sache der Armenunterstützung, sondern der Wohlfahrtspflege zu sein hätten. Ich wurde nur allmählich zur Mitarbeit zugezogen, durfte mir aber dann mein Arbeitsbereich entsprechend meiner Bereitwilligkeit zur Mitarbeit und meiner wachsenden Schulung Schritt für Schritt aneignen. Erst im zweiten Jahr erhielt ich selbständige Dezernate und konnte in diesem verständnisvollen Kreise sehr schnell und leicht die Notwendigkeit hygienischer Mitarbeit erweisen. Mit dem Aufstieg zum hauptamtlichen besoldeten Stadtrat bekam ich die selbständige Leitung der gesamten Gesundheitspflege, Armenkrankenpflege, Schulgesundheitspflege, wurde medizinischer Beirat im Wohnungsamt und erhielt die Verwaltung der vier städtischen Krankenhäuser und des Siechenhauses. Dazu eroberte ich mir selbst das eben erst sich entwickelnde Dezernat für Volksernährung, das dann während des Krieges eine besondere Bedeutung bekam. Das statistische Amt stand von Beginn meiner Tätigkeit an unter meiner Leitung.

In den 8 Jahren meiner stadtärztlichen Tätigkeit, die in die Zeit vor dem Kriege fallen, wurde eine größere Zahl neuer Einrichtungen geschaffen. Obgleich ich bei der Planung, bei der Ausführung und später bei der Verwaltung besonders beteiligt war, brauche ich auf sie hier nicht näher einzugehen, da es sich um die kollegiale Arbeit von Magistrat und Stadtverordneten handelt, in deren Kreisen ich stets wertvollste Unterstützung, aber auch Anregungen und praktische Ratschläge fand. Alle diese Schöpfungen, in denen Charlottenburg meist den deutschen Städten vorausging, haben den Ruf dieser Stadt als einer bahnbrechenden auf den Gebieten der Wohlfahrtspflege und Gesundheitspflege auch nach der Eingemeindung in Großberlin erhalten. Ich verzichte auf die Verlockung sie hier aufzuzählen; sie sind dem engeren Fachmann bekannt. Meine besondere Tätigkeit, abgesehen von der Verwaltung, lag nach drei Richtungen. Erstens arbeitete ich erfolgreich auf den Zusammenschluß sämtlicher Zweige der Gesundheits- und Krankenfürsorge und auf Vereinfachung der Organisation hin. Die von mir aufgestellten Richtlinien habe ich wiederholt öffentlich mitgeteilt, nachdem sie sich bewährt hatten (IV, 20). Ferner betrachtete ich es als meine Aufgabe, die gemachten Erfahrungen zusammenzufassen, um sie der Öffentlichkeit bekannt zu geben und nutzbar zu machen. Ich habe, zum Teil auf besondere Aufforderung, viele solcher Mitteilungen veröffentlicht über die einzelnen Zweige des Gebiets, über das Krankenhauswesen der Gemeinden, Leichtkrankenhäuser, über die Organisation des Gesundheitswesens usw.; ihre Zahl ist zu groß, um sie auch im Inhaltsverzeichnis einzeln aufzuführen. Zusammenfassend habe ich in dem Werke von Mosse und Tugendreich über „Krankheit und soziale Lage" das ganze kommunale Gesundheitswesen bearbeitet (II, 6) und über einzelne Gebiete Beiträge für das Handwörterbuch der Kommunalwissenschaften geliefert.

Meine Hauptaufgabe sah ich aber in dem Ausbau der Theorie der Wirkung der modernen Gesundheitsfürsorge. Sie war ursprünglich als eine reine Wohlfahrtseinrichtung zur Ergänzung hygienisch-medizinischer Maßnahmen gedacht, entwickelte sich aber sehr bald zu einer rein oder überwiegend hygienischen; als solche war sie ohne jedes Vorbild. Ich bemühte mich zuerst, eine klare Stellung zu dem Verhältnis von Vorbeugen und Heilen zu finden und in Formeln zu bringen. Für alle Zeit wird die Behandlung von Krankheiten das Hauptfeld ärztlicher Tätigkeit bleiben. Es ist aber ein Irrtum zu meinen, daß die Erhaltung des Lebens den Schwerpunkt der Aufgaben des Arztes bildet. Denn selbst in der Krankenversicherung kommen mehr als 97% aller mit Arbeitsunfähigkeit verbundenen Krankheiten großenteils spontan zur Heilung und gerade die 3%, in denen der Tod von vornherein unabwendbar ist, erfordern immer wieder den größten Aufwand ärztlichen Könnens und Wissens. Das Maß für die ärztliche Kunst ist also nicht die Lebensrettung. Im Gegenteil liegt selbst für absolut sichere Heilmethoden der Erfolg innerhalb der wahrscheinlichen Fehlergrenzen durch Zufälle. Bei den Seuchen übertrifft der Faktor der epidemiologischen Schwankungen den Wert auch der zuverlässigsten Behandlungsmethoden meist um ein Vielfaches, so daß Fortschritte der Heilkunde die Vorbeugung nicht ersetzen können. Da aber der Wert des Einzellebens sich nach ganz anderen Maßstäben berechnet, als nach der Zahl der Überlebenden, so bleibt trotzdem die Bedeutung der Einzelbehandlung bestehen. In der Zeit vor der Einführung der sozialen Versicherung war die Krankheit ein subjektiver Begriff; der sich krank Fühlende wählte selbst den Zeitpunkt, in dem er ärztliche Hilfe suchte. Seither ist die Krankheit des Einzelnen Gegenstand des Interesses der Gesamtheit geworden, sobald die Krankheit der Allgemeinheit Kosten auferlegt, mit dem Beruf in Zusammenhang steht, sich auf die Umgebung übertragen kann oder den

Nachwuchs gefährdet. Da bei den meisten Leiden einer dieser vier Gründe vorliegt, so leitet sich hieraus das Recht der Gesellschaft ab, sich für die rechtzeitige Bekämpfung auch im Einzelfall zu interessieren und ihre Pflicht, zu den entstehenden Kosten beizutragen. Daraus folgt keineswegs die Notwendigkeit einer Verstaatlichung des Individualarztes, der am besten im freien Beruf tätig bleibt, wohl aber empfiehlt es sich, dem Fürsorgearzt als dem Beauftragten einer höheren Instanz in den Großstädten eine beamtete Stellung zu geben. Es ist ein weitverbreiteter, aber grundsätzlicher Irrtum, daß man auf dem Umwege über die Behandlung des Einzelfalles selbst beim Vorhandensein eines absolut zuverlässigen spezifischen Heilmittels eine Seuche aus der Welt schaffen kann, indem man sie ungefährlich macht. Diesen Satz versuchte ich nachdrücklich zu erweisen. Ich gedachte einer Bemerkung von Kussmaul in seinen „Erinnerungen", in der er die Krätze als den Typus einer übertragbaren Krankheit zum Beispiel heranzieht, und wählte sie in Erweiterung seines Gedankens (IV, 7). Bei dieser Krankheit sind wie in keinem einzigen anderen Falle alle Bedingungen für die Ausrottung der Volksseuche durch Behandlung des Einzelfalles gegeben, ein fast mit bloßem Auge sichtbares lebendes Kontagium, das nur von Mensch zu Mensch sich überträgt, außerhalb des Lebenden zugrunde geht, deren erste Erscheinungen nach der Ansteckung nicht wie bei Syphilis und Tuberkulose nach Wochen oder Monaten, sondern nach Tagen fühlbar werden, es besteht die Möglichkeit der Heilung in wenigen Tagen ohne Berufsstörung und Kosten durch Mittel, die seit Jahrzehnten erprobt sind; die Heilung geschieht nicht durch Immunisierung des Organismus, sondern durch Vernichtung des Ansteckungsstoffes. Dennoch ist die Zahl der Krätzekranken seit Jahrzehnten annähernd die gleich hohe geblieben, und sie steht nach den Infektionskrankheiten unter den Krankenhausfällen auch heute noch an zweiter Stelle. Der Grund liegt auf der Hand, die Gleichgültigkeit, Unbildung und Not der Erkrankten. Was für die Krätze gilt, trifft in anderer Form noch stärker für die Mehrzahl der verbreitetsten Volkskrankheiten, insbesondere Tuberkulose, Berufskrankheiten, Geschlechtskrankheiten, Trunksucht zu. Um sie als Epidemien wirksam zu bekämpfen, genügen daher nicht die größten Fortschritte der Hygiene und Medizin, weil diejenigen Schichten, unter denen die genannten Leiden am stärksten verbreitet sind, und von denen die größte Gefahr für die Gesellschaft ausgeht, zugleich am wenigsten bereit und befähigt sind, sich ihrer zu erwehren. Deshalb muß zwischen die Vertreter ärztlicher Kunst und Wissenschaft und jene Kreise ein Mittler gestellt werden, der ganze Gruppen der Bevölkerung möglichst vollzählig und dauernd überwacht, untersucht und berät und bei schon festgestellten Anfangserscheinungen sie einer einfachen, der Massenbehandlung zugänglichen vorbeugenden Heilmethode zuführt, um schließlich die Durchführung und die Auswirkung des Heilverfahrens zu überwachen. Dieser Mittler kann im Gegensatz zum Arzt den Kranken an sich ziehen, kann um ihn werben und kann durch Unterstützung und Erleichterung der wirtschaftlichen Lage die gesundheitliche Überwachung für den Beratenen wertvoll machen. Ich habe nie unterlassen zu betonen, daß mir der angelsächsische Standpunkt einer guten Entlohnung der arbeitenden Kreise, die sie befähigt, unter eigener Verantwortung frühzeitig zweckmäßige Heilung aufzusuchen, der wünschenswertere und kulturell höherstehende erscheint. Bei unseren Verhältnissen aber ist die einzige Möglichkeit eines gesundheitlichen Fortschritts die Schaffung einer solchen Mittlerstelle, die für die verschiedenen Gruppen von Krankheiten und Krankheitsbedrohungen eben die gesundheitliche Fürsorge bildet. Sie hat das „zu spät" des angerufenen Arztes zu beseitigen, und dieses „zu spät" gilt schon dann, wenn die Anfangserscheinungen nicht erkannt und versorgt werden. Für die Wirksamkeit dieses Verfahrens konnte ich eine Reihe kleiner Belege beibringen. Der durchschlagende Beweis gelang mir jedoch erst nach der Sommerhitze des Jahres 1911, die wie ein Experiment wirkte. Er ist in einer von mir veranlaßten Arbeit erbracht, die aber, da sie in den Veröffentlichungen des Charlottenburger Statistischen Amts abgedruckt ist, der Öffentlichkeit wenig bekannt wurde (IV, 9). Hier wurde die Tatsache betont, daß in Charlottenburg, wo von allen deutschen Großstädten die Säuglingsfürsorge den größten Prozentsatz der Säuglinge erfaßte, in jenen Wochen abnormer Hitze, in denen in anderen Großstädten die Sterblichkeit der Säuglinge ungewöhnlich hoch anstieg, eine solche Zunahme gegenüber den Vorjahren kaum merklich war und bei den Fürsorgekindern überhaupt nicht eintrat. Nun ist es klar, daß, wenn die Ursache des Sommergipfels der Säuglingssterblichkeit in überhitzten Wohnräumen bei künstlich ernährten Säuglingen zu suchen ist, solchen Einflüssen gegenüber eigentlich die Methoden der Fürsorge versagen müßten. Das Rätsel erklärte

sich sehr einfach: Die Zahl der akuten Erkrankungen des Magen-
Darmkanals war auch unter den Fürsorgekindern außerordentlich
gestiegen, nicht aber die Zahl der tödlichen Ausgänge. Die schweren
Erkrankungen blieben vereinzelt, weil sie schon bei den ersten
Anfängen in zweckmäßige Beratung und Behandlung genommen
wurden. Das gleiche gilt in noch höherem Grade für die Tuberkulose. Letzten Endes ist für alle die bekannten Unterschiede
bei dieser Krankheit nach Beruf, wirtschaftlicher Lage, Ernährung
oder Wohnung die gemeinsame Ursache der gesteigerten Er-
krankungs- und Sterbefälle unter ungünstigen Verhältnissen die
verspätete oder ungenügende Erkennung, Behandlung, Versorgung
und Pflege. Wer an diesen Punkten einsetzt, vermag also die so-
sozialen Unterschiede in Entstehung, Verlauf und Ausgang auszugleichen oder wenigstens abzumildern. Die naive Anschauung
der fachlich nicht vorgebildeten Politiker, die ihre Zahlen aus
zweiter oder dritter Hand schöpfen, und die glauben, daß mit der
Aufdeckung der Ursache schon das Heilmittel gegeben sei, ist
also falsch. Noch dogmatischer ist der Standpunkt, daß, weil die
soziale Not die Zahl der Todesfälle vermehrt, jeder Versuch einer
Besserung durch andere als wirtschaftliche Mittel wirkungslos
bleiben müsse.

Mit der Entwicklung dieser Theorien der Gesundheitsfürsorge kam ich
zur Aufstellung zweier weiterer Forderungen, denn für mich war nunmehr
der Kreis folgerichtig geschlossen. Ich war von der Klinik ausgegangen,
aber von jener Klinik meiner Lehrjahre, deren Objekt die typischen
Krankheitserscheinungen der einzelnen Organe als der sedes morbi in
der vollen Höhe ihrer Ausbildung waren; ich kam dann über die Bewertung der disponierenden und konstitutionellen mitwirkenden Einflüsse zur sozialen Hygiene, deren Aufgabe die Verhütung der durch
gesellschaftliche Zustände begünstigten Bereitschaft für Volkskrankheiten ist und von da zum Ausbau ihres praktischen Teils, der Gesundheitsfürsorge. Und dieses Gebiet führte schließlich zur Klinik zurück,
aber zu jener Klinik unserer Tage, die unter dem Einfluß der funk-
tionellen Diagnostik und Prognostik und der Konstitutionslehre ihre
Hauptaufgaben in der Frühdiagnose und Frühbehandlung der Anfangserscheinungen und in der physiologischen Betrachtungsweise der har-
monischen Zusammenarbeit der einzelnen Funktionen des Gesamtorganismus sucht, die nicht nur die letzten spezifischen Krankheitsursachen gelten läßt, sondern auch den in der Ursachenkette zeitlich
und funktionell entfernten Gründen für die Störungen der Harmonie
und Regulation der Funktionen nachgeht. Für mich mußte der praktische
Sozialhygieniker an erster Stelle Biologe und Mediziner bleiben, aber
er mußte sogar noch besser in pathologischer Anatomie und Physiologie
als der Individualarzt ausgebildet sein; er mußte sich außerdem aber

mit den Zusammenhängen von Wirtschaft, Erziehung und Gesundheit
vertraut gemacht haben und mußte in den Vordergrund seiner Methoden
nicht Verordnungen ohne Begründung, sondern Erziehung und Beratung
stellen. Darum forderte ich für den Fürsorgearzt eine eigene Fachausbildung, die überwiegend praktisch in den Fürsorgestellen erworben
werden und mit theoretischen Vorlesungen über soziale Hygiene, Sozialversicherung, Statistik, Gewerbehygiene verbunden werden sollte. Für
den Selbstunterricht plante ich ein Lehrbuch, für das ich als Mitherausgeber Tugendreich und als Mitarbeiter Männer wie Gastpar, Mug-
dan, Krautwig u. a. gewann, und das 1918 als „Sozialärztliches Prak
tikum" bei Springer in erster und 1920 in zweiter Auflage erschien (IV, 24).
Für den Unterricht arbeitete ich einen genauen Lehrplan aus, der 1917
in der „Öffentlichen Gesundheitspflege" erschien (IV, 17) und regte
die Gründung sozialhygienischer Akademien an. Bald nach meinem
Eintritt in den Staatsdienst wurden auf meine Veranlassung solche
Schulen in Breslau, Charlottenburg und Düsseldorf geschaffen und ihr
Besuch für Kreisarztanwärter obligatorisch gemacht. Sie erfreuen sich
eines stets zunehmenden Besuchs, namentlich auch des Auslandes, und
auch die Gemeinden gehen immer mehr dazu über, eine solche Ausbildung zur Bedingung der Anstellung zu machen. Im Unterricht der
angehenden Mediziner auf der Universität dagegen können nur die
Grundsätze gelehrt und Anregungen gegeben werden. Hier halte ich
die Zusammenfassung von allgemeiner und sozialer Hygiene in Forschung
und Lehre für das Gegebene, und nur an großen Universitäten ist eine
gewisse Trennung möglich und zulässig. Die Ausbildung in der Gesundheitsfürsorge als einem besonderen Fachgebiet muß dagegen der Zeit
nach dem Studium vorbehalten bleiben, am besten nach einigen in der
Praxis zugebrachten Jahren.

Die gesundheitliche Fürsorge bedarf auch heute noch eines weiteren
Ausbaues durch Einführung der periodischen Untersuchung für die
Berufstätigen, in der bisher nur Anfänge vorliegen. Da sie aber in der
allgemeinen Form, wie sie z. B. in der Säuglingsfürsorge besteht, wegen
der Kosten bei den Versicherten nicht durchführbar ist, sollte wenigstens,
wie ich wiederholt anregte, das in der Schulgesundheitsfürsorge erprobte
Verfahren der Überwachungsschüler auf die anbrüchigen Versicherten
übertragen werden.

Gesundheitspolitik

Pettenkofer hat das Wort der „Gesundheitswirtschaft"
häufig angewandt, sie ist aber auch heute noch systematisch erst
in den Anfängen bearbeitet. Das Wort der „Gesundheitspolitik"
ist wahrscheinlich schon lange in Gebrauch. Ich fand es zuerst
1914 in einer kleinen Schrift des Karlsruher Sozialhygienikers
Alfons Fischer über „Gesundheitspolitik und Gesundheitsschädigungen".

Ein Grenzgebiet von Wirtschaft und Politik berührte schon meine

Tätigkeit als städtischer Dezernent für die Nahrungsmittelversorgung und Nahrungsmittelverteilung während des Krieges. In den ersten $1^1/_2$ Jahren hatte ich das ganze Gebiet zu bearbeiten, später nach dessen riesenhaftem Anwachsen nur noch Teile. Meine Erfahrungen über Notspeisungen, Schulspeisungen, Massenspeisungen und Vorschläge für zukünftige Notwendigkeiten in der Nahrungsmittelversorgung der Großstädte habe ich in einem größeren Beitrag zum Weyl-Gärtnerschen Handbuch der Hygiene mitgeteilt (II, 9). Ich lernte damals, daß wir höchstens über Kenntnisse von gesetzmäßigen Beziehungen im normalen Ablauf der wirtschaftlichen Vorgänge verfügen, daß aber für eine Volkswirtschaft der abnormen Vorgänge der Gesellschaft nicht einmal Anfänge der Erkenntnis vorliegen; alle damaligen Maßnahmen vollzogen sich daher mehr nach spekulativen Annahmen, wendeten sich günstigenfalls gegen Symptome, oft genug aber bewirkten sie das Gegenteil des Gewollten; ich bezeichnete mich daher im Magistratssaal als den Dezernenten für sozialpolitische Kurpfuscherei. Ich erkannte immer mehr, daß der Vergleich gesellschaftlicher Vorgänge in normalen und krankhaften Zuständen mit dem lebenden Organismus nicht nur ein Gleichnis ist, ja, daß auch diese Vorgänge, stärker als gewöhnlich geahnt wird, den biologischen Gesetzen unterworfen sind. Und daß weiter sehr häufig wirtschaftlich notwendige Maßnahmen erst durch physiologische Gesichtspunkte ihre Erklärung finden, wie z. B. die verhältnismäßig höhere Entlohnung der körperlich Schwerarbeitenden bei rationierter Ernährung gegenüber dem in der Ruhe geistig Arbeitenden auf Grund des durch die Arbeit erforderten größeren Kalorienbedarfs in der Form besonders teurer Nahrungsmittel.

Meine Tätigkeit als Ministerialdirektor und Leiter des preußischen Medizinalwesens währte nahezu 5 Jahre und fand am 1. April 1924 nach einer Verlängerung von einem Jahr über die erreichte Altersgrenze hinaus ihr Ende. Bald nach meinem Eintritt wurde die Abteilung aus dem Ministerium des Innern dem neu errichteten Ministerium für Volkswohlfahrt eingegliedert, und es galt zuerst einmal die einzelnen Abteilungen zu gemeinsamer Arbeit zusammenzuschließen. Damals knallten noch gelegentlich die Gewehre an der Nachbarecke. Im nächsten Jahr kam der Kapp-Putsch und seine Folgen, der Grenzseuchenschutz brach zusammen; erst die rückströmenden Heere, dann die Rückwanderer und Vertriebenen, später der russisch-polnische Krieg mit dem Übertritt der roten Armee nach Ostpreußen, zuletzt die russische Hungersnot 1921/22 bedrohten uns immer wieder von neuem mit Seuchen. Wohnungsnot, Kohlennot, zunehmende Teuerung bei wachsender Verarmung schädigten die Gesundheit und begannen die Einrichtungen zu ihrem Schutz zum Erliegen zu bringen. Dazu kam die wachsende Not der Ärzte und der anderen Zweige des Heilwesens. In die Zeit meines Wirkens fallen eine Reihe neuer Gesetze, deren Anregung meist vom Parlament ausging, wie Krüppelfürsorgegesetz, Hebammengesetz, Tuberkulosegesetz, Änderungen der Ehrengerichtsbarkeit. Einige kleinere Neuerungen, wie z. B. die Vereinfachung der Desinfektionsvorschriften, die Errichtung der sozialhygienischen Akademien gingen von mir aus,

die Gründung des Landesgesundheitsrates, zu dessen Präsident ich ernannt wurde, vom Staatsministerium. Im Reichsrat regte ich für die
Prüfung der Kriegsteilnehmer einige Erleichterungen an und nahm mich
auch sonst der medizinischen Jugend an. Die Mehrzahl der etwa auf
mich zurückzuführenden Maßnahmen liegt auf dem Gebiet der Verwaltung und interessiert hier nicht. Kein Geringerer als Bier hat mir
das Zeugnis ausgestellt, daß ich in der Verwaltung kein „Bureaukrat" war.

Einige wenige allgemeine Gesichtspunkte zur Gesundheitspolitik will ich kurz berühren. Zuerst die Seuchengefahr. Trotz
der ungünstigen Lage kam es nur zu verhältnismäßig sehr un-
bedeutenden Ausbrüchen auswärtiger Seuchen; die Erkrankungsfälle
betrafen größtenteils nur die Zugewanderten, und die auf die ein-
heimische Umgebung ausgestreuten Funken verursachten nur kleine
und rasch erlöschende Brände. Und doch hatten wir auf die Grenz-
überwachung in früherem Umfang verzichtet und bei der Schulung
der Kreisärzte, die sich auch diesmal wieder hervorragend bewährte, uns darauf beschränkt, alle Maßnahmen ins Binnenland zu
verlegen. Der günstige Ablauf wird als Erfolg der Lehren der
Kochschen Schule und ihrer mit der Bekämpfung des Ansteckungs-
keimes durch Desinfektion und Absonderung sich begnügenden
Maßnahmen angesehen. Zahlreiche Erfahrungen beweisen aber,
daß diese Deutung falsch ist; es bestand eine günstige Konjunktur.
Häufig genug wurden nicht nur die ersten Einschleppungen von
Pocken und Fleckfieber, sondern sogar die ersten von ihnen ausgehenden Ansteckungen selbst bei tödlichem Verlauf nicht erkannt
und gelegentlich viel zu spät, schon nach Ausstreuung des Ansteckungsstoffes der wirkliche Sachverhalt aufgedeckt. Dennoch
kam es nie zu einer eigentlichen Epidemie; ich halte es für möglich,
daß zuweilen Fälle von Fleckfieber als Grippe oder Lungenentzündung zum Tode führten oder zur Genesung kamen, ohne auch
nur Verdacht erweckt zu haben. Einen Teil der Lösung, aber
nur einen Teil, bringt die Erfahrung mit der Bekämpfung der
Läuse. Bei der Heeresentlassung und dem völkerwanderungs-
artigen Rückstrom wurden von den Städten die umfassendsten
öffentlichen Maßnahmen für die Entlausung getroffen, jedoch trotz
aller Aufrufe und trotz Kostenlosigkeit von der Bevölkerung kaum
benutzt; aber unsere Hausfrauen im Arbeiter- und Bauernstande
wurden binnen weniger Monate mit der unbedingt sehr bedrohlichen
Plage aus eigener Kraft fertig. Noch auffälliger und erst in jüngster
Zeit in weiteren Kreisen gewürdigt ist das trotz Wohnungsnot
und Krankenhauskosten geradezu paradoxe Absinken der Er-

6*

krankungen und Sterbefälle an Diphtherie und Scharlach. Ich betonte daher stets, daß wir die Zusammenhänge der Verbreitung, namentlich des spontanen Erlöschens von Seuchen noch nicht genügend beherrschen, daß wir Glück und nicht Verdienst gehabt hätten, und daß es gelegentlich auch ganz anders kommen werde. Die gleiche Überlegung veranlaßte mich umgekehrt bei jedem Anlaß nachdrücklich darauf hinzuweisen, daß die Zunahme der Tuberkulose sich erst in späterer Zeit auswirken werde und müsse, wenn die jetzt in ihrer Entwicklung geschädigte Jugend in das erwerbsfähige Alter übertritt und daß es daher darauf ankommt, mit weiter Sicht vorbeugend zu wirken und zwar durchaus nicht lediglich bei den klinisch und serologisch als schon infiziert befundenen Kindern, sondern ganz allgemein bei allen körperlich zurückgebliebenen. Ich verfocht diesen Satz im Kreise der Mitarbeiter, in Parlamentsausschüssen, im Zentralkomitee zur Bekämpfung der Tuberkulose, dessen neue Richtlinien auf meinen Bericht entstanden sind und im Berliner Verein für öffentliche Gesundheitspflege (V, 11), und wirkte vor allem dafür, daß der größere Teil der für die Tuberkulosebekämpfung zur Verfügung gestellten Staatsmittel der Hebung der jugendlichen Gesundheit zugute kamen.

Die Frage des Zusammenhangs gesundheitlicher, erziehlicher und wirtschaftlicher Fürsorge beschäftigte mich schon in meiner Charlottenburger Zeit, und ich habe in mehreren zum Teil polemischen Aufsätzen mich geäußert. An sich lehrt die Erfahrung immer wieder den engen und untrennbaren Zusammenhang dieser drei Gebiete, und in meinen Vorlesungen habe ich durch zahlreiche Beispiele stets auf den wechselseitigen Einfluß hingewiesen. Die gesundheitlichen Beziehungen sind durchaus nicht immer die primären oder die allein ausschlaggebenden; heute z. B. ist die Gefahr der sittlichen Verwahrlosung besonders groß. Aber die gesundheitlichen Gesichtspunkte werden von den Vertretern der beiden anderen Richtungen ungenügend gewürdigt und in den Hintergrund gedrängt.

Ich bin ernstlich bemüht gewesen, den Gründen für diese trotz aller schönen Worte über gesundheitliche Notwendigkeiten doch bestehende Unterschätzung der gesundheitlichen Gesichtspunkte in der Verwaltung nachzugehen und habe sie in zwei Umständen gefunden. Der eine ist der große Mangel biologischer Kenntnisse gerade bei den führenden Verwaltungsmännern, den schon im 18. Jahrhundert der Göttinger Professor Georg Christoph Lichtenberg in den ersten seiner Aphorismen scharf hervorhob

und den R. Abel im Vorwort seiner „Praktischen Hygiene" 1913
so drastisch gekennzeichnet hat. Der zweite Grund hat mich
durch viele Jahre beschäftigt, die Frage des Begriffs der Gesundheit. Hygiene ist die Lehre von der Erhaltung und Erhöhung
der Gesundheit, aber außer Pettenkofer, der in seinem Handbuch 1884 eine jetzt längst unzureichend gewordene Begriffsbestimmung gibt, gehen die meisten Lehrbücher der Hygiene an
ihr vorüber und sprechen höchstens von Gesundheit im Sinne
des Fehlens von Krankheitserscheinungen. Und doch muß nach
den Feststellungen der modernen Physiologie auch für die Hygiene,
die Wirtschaft und Politik der Begriff der Gesundheit positiv
bestimmt werden. Ich habe das mehrfach, u. a. in dem Aufsatze
in V, 9 ausgeführt. Ich habe dabei die Begriffsbestimmung, der
„relativen" Gesundheit von L. Aschoff, die er in der Berl. klin.
Wochenschr. 1917 Nr. 3 zuerst gab und später näher ausführte,
übernommen und auf die Tragweite für die hygienische Praxis
hingewiesen. Selbst den meisten Klinikern ist diese Einstellung
wesensfremd; sie zählen den einzelnen Krankheitsfall in der Reihe
der übrigen von ihnen beobachteten Krankheiten und vergleichen
mit ihm. Der Kliniker bewertet den Krankheitsfall also nach
100 Erkrankungen, der Hygieniker nach 1000 gesunden Lebenden.
Fehlt schon dem Kliniker die richtige Einstellung beim Vergleich,
so darf man sich nicht wundern, wenn der Nichtarzt die Gesundheit
einfach als denjenigen Zustand betrachtet, in dem der Arzt und
Hygieniker gänzlich entbehrlich und unzuständig bleibt. Da Krankheiten, wie z. B. ein Morbus Basedow oder ein Ikterus auch dem
Laien erkennbar sind, so beansprucht er auch die Entscheidung
für den Zeitpunkt der Zuziehung eines Arztes; wo er Erkrankungen
oder Zusammenhänge mit ihnen nicht erkennt, liegen eben für ihn
wirtschaftliche oder erziehliche Mißstände vor; so ist das Bett-
nässen der Kinder ihm schließlich nur Mangel an Erziehung, und
er sieht bei der schweren Rachitis nur das zerrissene Hemd. Aber
schon mein Chefarzt im Garnisonlazarett fragte mich als einjährigen Arzt, was dem Grenadier von der 9. Kompagnie fehlte,
und als ich ihm den laryngoskopischen Befund schilderte, unterbrach er mich barsch und sagte: „Ach was, der Hemdknopf fehlt
ihm, und darum hat sich der wachthabende Arzt auch zu kümmern".
Die wirtschaftliche Fürsorge kann der Arzt gut mit übernehmen,
nicht aber der wirtschaftliche Pfleger auch die Gesundheitsfürsorge.
Die Krüppelfürsorge war so lange notdürftig Angelegenheit der

Unterstützung, als nur das Armenamt sie besorgte; erst nachdem der Arzt auch an die Spitze der Organisation getreten, wurde sie als Einrichtung der Vorbeugung, Heilung, Erziehung und Berufsfürsorge wirksam.

Ferner habe ich aus der Erfahrung heraus eine ganz bestimmte Stellung zu den Methoden der Politik gewonnen und nach ihr gehandelt. Die Organe, die normalen und die pathologisch veränderten, wachsen von innen heraus, wobei schließlich, namentlich im Pflanzen- und niederen Tierreich, die äußere Form durch die Rückwirkung der Umwelt mitbestimmt wird, wenn hart im Raume sich die Dinge stoßen; ebenso soll man die Stellungnahme zu den einzelnen Fragen überwiegend auf ihre innere Notwendigkeit hin treffen, nicht aber zuerst oder ausschließlich fragen, wie der Zusammenstoß mit der Außenwelt sein wird. Eine Politik, die noch nach den Grundsätzen der für uns Biologen überwundenen Naturphilosophie arbeitet, stellt dann das deduktive Parteiprogramm voran, nach dessen Leitsätzen der Sonderfall zuerst geprüft wird, genau nach den Methoden des Prokrustes. Die Rückwirkungen der Außenwelt kommen schon in dem langen Zeitraum zwischen der erkannten Notwendigkeit eines gesundheitlichen Ziels und dem Kampfe um seine Verwirklichung ausgiebig genug zur Wirkung; es ist unzweckmäßig, sie von Anfang an in den Vordergrund zu stellen. Und aus diesem Grunde soll der Arzt an der Politik teilnehmen, er soll aber in der Gesundheitspolitik Führer sein, und auch als solcher technischer Sachverständiger und Vertreter induktiver Methodik bleiben, er wird dann stets mehr Gehör finden, als wenn er als Nurpolitiker Einer unter Vielen ist.

Daß überhaupt die Politik viel wirksamer würde, wenn sie sich der Methoden der Naturwissenschaften bediente, und sich auf deren Lehren stützte, das habe ich zwar wiederholt energisch betont, aber stets unter Berufung auf die Worte von Rudolf Virchow, der das 1849 schon viel nachdrücklicher als wir gesagt hat. Ich habe sehr oft die prachtvollen Lehren wiederholt, die er damals aufstellte, aber ich habe stets wieder erkannt, daß er zwar Recht hat, daß aber die Erkenntnis davon noch immer nicht durchgedrungen ist. Die kurzen Andeutungen über diese Fragen habe ich ausführlicher in dem kleinen Buch „Neue Gesundheitspflege" behandelt (V, 10).

Schluß

Die Aufforderung des Herausgebers, meine „Ergographie" zu schreiben, habe ich mit Freude aufgenommen und den ersten Ent-

wurf in sehr kurzer Zeit niedergeschrieben; dann aber kamen lange
Wochen des Feilens und immer neuen Streichens und Einengens,
eine Wiederholung des Lebens. Ich strich Grundsätze der Erziehung
und Lebensanschauung, weil sie nicht Fragen betrafen, an deren Bearbeitung ich mich unmittelbar beteiligt hatte, ich strich aus gleichem
Grunde meine Stellung zu wichtigen Problemen, wie Rassenhygiene,
Auslese, Bevölkerungspolitik. Ich verzichtete sehr ungern auf die
Nennung wertvoller Freundschaften, auf die Würdigung der Geschwister, so sehr die Gemeinschaft mit ihnen meinen Lebensgang
beeinflußte; ich gedachte mit keinem Wort der eigenen Familie, trotzdem im unruhigen Haushalt des praktischen Arztes der Weltstadt, der
vom Tageserwerb leben muß, wissenschaftliche und öffentliche Betätigung ohne Verzicht, Sorge und Rücksicht der Gattin nicht möglich
geworden wäre, und obgleich die enge, herzliche Lebensgemeinschaft
mit dem einzigen mir gebliebenen Kinde, meinem aus dem Kriege
heil wiedergekehrten Sohn, der den Beruf des Vaters erwählt hat,
allein die Möglichkeit des Aufrechtbleibens in den letzten schweren,
verantwortungsvollen Jahren gab. Ich brauche aber nicht zu verschweigen, daß ich stets, und heute mehr als je, in liberaler Grund-
anschauung überzeugter Individualist bin und in der Lehre vom
freien Spiel der Kräfte, der zwar augenblicklich mehr als seit lange
verpönten Auffassung, die mich am besten befriedigende Weltanschauung sehe; ich finde eine Stütze in der Entwicklung der
heutigen Physiologie und pathologischen Physiologie, die feststellen, daß im Ausgleich der einzelnen selbständigen Organ-
funktionen durch automatisch sich selbst steuernde Regulierungs-
mechanismen das Optimum der Leistungen des Gesamtorganismus
herbeigeführt wird. Ich bin nicht Vitalist, sondern sehe den Fortschritt der Medizin in der Zurückführung der Lebenserscheinungen
auf die Grundlehren der Physik und Chemie. Eine sehr wichtige
Erweiterung meiner Weltanschauung verdanke ich der Heranziehung der Wahrscheinlichkeitsrechnung zur Erklärung der Probleme der theoretischen Physik. Die Fassung, die W. Nernst
in seiner Rektoratsrede 1921 diesem Fortschritt gab, daß die Natur-
gesetze ihres dogmatischen Charakters zu entkleiden seien, und
daß ihnen nur die Bedeutung statistischer, der Wahrscheinlichkeitsrechnung unterworfener Mittelwerte zukäme, und die Lehren von
Boltzmann, daß immer der wahrscheinliche Zustand sich schließlich
und notwendig von selbst einstellt, bedeuten für mich einen Mittelpunkt im Kreise der Vorstellungen.

Auf die Arbeit meines Lebens trifft das Wort: „Multa, non multum" zu. Nach Gegenwartsruhm habe ich nie gestrebt, im Gegenteil mit Schleich ein gewisses Mißtrauen gegenüber der sofortigen Anerkennung neuer Gedanken durch die Zeitgenossen mit Ausnahme der Lehrtätigkeit gehabt, weil sonst die Leistung ja nicht über das durchschnittliche Verständnis hinausging, somit keinen Fortschritt bedeutete. Der Ehrgeiz des Nachruhms ist noch verfehlter; auch der größte medizinische Forscher wuchs auf der Unterlage der Arbeit anderer, häufig Ungenannter und es kommt vielmehr darauf an, was in einem bestimmten Zeitpunkt richtig ist, als wer in ihm recht hat. Zudem dauert der Nachruhm sehr weniger Mediziner länger als günstigstenfalls ein paar Jahrzehnte. Durch meine Arbeiten werde ich nicht fortleben. Sollte es geschehen, daß außer meinen Nächsten jemand nach meinem Tode noch meiner gedenkt, so wird es gelegentlich eine Mutter oder Großmutter sein, die ihren Kindern oder Enkeln einen Zug von dem „lieben Onkel Doktor" ihrer Jugendjahre erzählt.

Veröffentlichungen
(Auszug)

I. Technisches und Experimentelles

1. Über Entfärbung gefärbter Zellkerne und Mikroorganismen durch Salzlösungen. Fortschr. der Med. 1885. Nr. 19.
2. Die Beeinflussung des Färbungsverhaltens von Mikroorganismen durch Fette. Ebenda. 1886. Nr. 8.
3. Bemerkungen über das Färbungsverhalten der Tuberkelbazillen. Deutsche med. Woch. 1886. Nr. 42. — Das Verhalten der Mikroorganismen gegen Lanolin. Berl. klin. Woch. 1887. Nr. 48.
4. Sublimatlanolin als Antiseptikum. Therap. Monatsh. 1888. Nr. 11.
5. Beitrag zur Lehre von der Septikämie. Deutsche med. Woch. 1890. Nr. 24.
6. Über die Einwirkung der Dämpfe des Formaldehyds auf die Keimfähigkeit von Pflanzensamen. Hyg. Rundsch. 1894. Nr. 17.
7. Zur Konservierung von Nahrungsmitteln durch Formaldehyd. Deutsche med. Woch. 1896.
8. Über eine Reaktion des Glutols. Therap. Monatsh. 1897. Nr. 2.
9. Zur Frage der Vernichtung von Tuberkelbazillen in Speisefetten. Deutsche med. Woch. 1901. Nr. 11.
10. Über Blutkörperchenzählung und Luftdruck. Berl. klin. Woch. 1898. Nr. 10.
11. Über die Zerlegung des Wasserstoffsuperoxyds durch die Zellen mit Bemerkungen über eine makroskopische Reaktion für Bakterien. Virch. Archiv. Bd. 133.

II. Beiträge für Handbücher, zusammenfassende Bücher

1. Die Verwertung der Bakteriologie in der klinischen Diagnostik. Berlin, Fischers med. Buchhandlung, 1887. 75 S.
2. Klimatische Einflüsse als Krankheitsursachen. Ergebnisse der allg. Pathologie von Lubarsch-Ostertag. Bd. 4. 1897.
3. Geschichte der Hygiene im 19. Jahrhundert. Berlin 1901. F. Schneider. 104 S.
4. Disposition der Tuberkulose; Epidemiologie der Tuberkulose; Statistik der Tuberkulose in den 3 Auflagen des Handbuchs der Tuberkulose von Brauer, Schröder, Blumenfeld. — Die Entwicklung der Hygiene im letzten Vierteljahrhundert. Zeitschr. f. Sozialwissenschaft. 1909. Bd. XII.
5. „Morbiditätsstatistik" in „Die Statistik in Deutschland nach ihrem heutigen Stand"; Ehrengabe zum 70. Geburtstag von Georg v. Mayr. München 1911.
6. „Bekämpfung der sozialen Krankheitsursachen durch die Gemeinde und die private Fürsorge". In „Krankheit und soziale Lage" von Mosse u. Tugendreich. München, Lehmann. 1913.
7. Allgemeine und spezielle Epidemiologie im Handwörterbuch der Sozialen Hygiene von Grotjahn-Kaup.
8. Die Organisation des Rettungswesens in Berlin und seinen Vororten. Ergebnisse des Krankenhauswesens. Bd. II. 1913.
9. Volksspeisung, Schulkinderspeisung, Notstandsspeisung, Massenspeisung. Handbuch der Hygiene. Weyl-Gärtner. II. Aufl. Ergänzungsband. 1917. 61 S.
10. Krankenhäuser für Leicht- und Chronischkranke. Das deutsche Krankenhaus. II. Aufl. Fischer, Jena 1922.

III. Seuchengeschichte, Epidemiologie, medizinische Statistik

1. Die Kontagiosität der Diphtherie. Berl. klin. Woch. 1893. Nr. 25.
2. Beiträge zur Statistik der Heilserumtherapie der Diphtherie. Therap. Monatsh. 1895, Mai u. Nov. 1901, Nr. 12. Zeitschr. f. soz. Med. Bd. III. 1907.
3. Epidemiologische Studien über Diphtherie und Scharlach. Berlin. Springer. 1895. 114 S.
4. Über die Beziehungen zwischen Epidemien und Kindersterblichkeit. Hygien. Rundschau. 1896. Nr. 19.
5. Über gesetzmäßige Erscheinungen bei der Ausbreitung einiger epidemischer Krankheiten. Berl. klin. Woch. 1896. Nr. 16—17.
6. Die erworbene Immunität bei den Infektionskrankheiten des Menschen. Berl. Klinik. 1897. H. 111.
7. Allgemeine Epidemiologie. Bibl. f. Sozialwissenschaften. Bd. XII. Leipzig. Wiegand. 1897. 438 S.
8. Beiträge zum Problem des Geburtenüberschusses der Knaben. Zeitschr. f. Hyg. Bd. 26. 1897.
9. Statistische Beiträge zur Verbreitung der Tuberkulose. Münch. med. Woch. 1901. Nr. 41.
10. Zur Geschichte der Lungenschwindsucht. Hyg. Rundschau. 1902. Nr. 6.
11. Die Periodizität der Diphtherie und ihre Ursachen. Epidemiologische Untersuchung. Berlin. Hirschwald. 1903. 40 S.
12. Morbiditätsstatistik. Med. Ref. 1904 und 1905.

13. Statistische Tabellen über den Brustumfang des Phthisiker. Med. Ref. 1905. Nr. 23.
14. Beiträge zur Geschichte der Kindersterblichkeit. Med. Ref. 1906. Nr. 5.
15. Zur Geschichte der epidemischen Cerebrospinalmeningitis. Deutsche med. Woch. 1905. Nr. 23. — Statistik der Todgeburten seit 200 Jahren. Zeitschr. f. soz. Med. 1906. I, 1.
16. Die frühzeitige Feststellung einer Veranlagung zur Tuberkulose, insbesondere zur Lungentuberkulose. IV. Intern. Kongr. f. Versicherungsmedizin. 1906.
17. Aus der Unfallstatistik. Med. Ref. 1909.
18. Epidemiologie der Diphtherie mit besonderer Berücksichtigung der Schule. Vierteljahrsschr. f. gerichtl. Med. u. öff. Gesundheitspflege. 1912.
19. Zur Epidemiologie der Appendizitis. Deutsche med. Woch. 1917. Nr. 12.
20. Bevölkerungslehre. Veröffentl. der Charlottenburger städt. Wohlfahrtschule. 1917.

IV. Soziale Hygiene, Gesundheitspflege

1. Beiträge zur Prognose der Lungenschwindsucht. Therap. Monatsh. 1900. Nr. 8.
2. Erfüllt die Berliner Kommune die notwendigen Forderungen auf dem Gebiete des öffentlichen Gesundheitswesens? Deutsche med. Woch. 1905. 21—22.
3. Die soziale Hygiene, ihre Methoden, Aufgaben und Ziele. Leipzig. Vogel. 1907.
4. Die Regelung des Gesundheitswesens in den deutschen Großstädten. Deutsche med. Woch. 1908.
5. Die Regelung des gemeindeärztlichen Dienstes. Med. Ref. 1910.
6. Die Bedeutung der privaten Versicherung für Medizin und Hygiene. Med. Ref. 1911.
7. Beeinflussung von Volksseuchen durch die Therapie, zugleich ein Beitrag zur Epidemiologie der Krätze. Med. Ref. 1911.
8. Die Kleinkinderfürsorge. Zeitschr. f. Säuglingsschutz. 1912.
9. Die Säuglingssterblichkeit in Charlottenburg im Sommer 1911. Bearbeitet im Statistischen Amt Charlottenburg. 1912.
10. Einführung in das Studium der sozialen Medizin. Fortschr. d. deutschen Klinik. Bd. III. 1913. 187 S.
11. Die Krankenhausversorgung der Bevölkerung in den Großstädten. Ergebnisse des Krankenhauswesens. Bd. II. 1913. Jena. Fischer.
12. Der Gesundheitszustand der Desinfektoren. Deutsche med. Woch. 1913. Nr. 26.
13. Das Auftreten der Diphtherie in den Schulen und die Methoden ihrer Bekämpfung. Deutsche med. Woch. 1914. Nr. 9.
14. Der Schularzt in der Fortbildungsschule. Zeitschr. f. Schulgesundheitspflege. 1914.
15. Diabetes und Krieg. Deutsche med. Woch. 1916. Nr. 43.
16. Schule und Tuberkulose. Zeitschr. f. Tuberkulose. Bd. 27. 1907.
17. Der Unterricht der Ärzte in der sozialen Medizin und sozialen Hygiene. Öffentl. Gesundheitspflege. 1917. Nr. 9.
18. Die gesundheitliche Kleinkinderfürsorge und der Krieg. Leipzig. Teubner. 1917. 35 S.
19. Die Mitarbeit des Arztes an der öffentlichen Gesundheitsfürsorge. Zeitschr. f. ärztl. Fortbild. 1917.
20. Die Zusammenarbeit der Tuberkulosefürsorge mit den anderen Zweigen der Gesundheitsfürsorge. Deutsche Ztrlkomm. z. Bekämpf. d. Tuberkulose. 1918.

21. Zur Statistik der Lungenentzündungen im Säuglingsalter vom Standpunkt der Fürsorge. Zeitschr. f. Säuglingsschutz. 1919. 11—12.
22. Die tödlichen Verunglückungen der Säuglinge und Kleinkinder. Ebenda. 1920.
23. Zur sozialen Hygiene des Krankenhauswesens. Klin. Woch. 1922. Nr. 32.
24. Sozialärztliches Praktikum von Gottstein und Tugendreich. II. Aufl. Springer 1920. 496 S.

V. Gesundheitspolitik

1. Denkschrift betreffend Einführung der Anzeigepflicht bei Erkrankungen an Lungen- und Kehlkopftuberkulose. Im Auftrage des Magistrats Charlottenburg. 1912.
2. Krieg und Gesundheitsfürsorge. Deutsche med. Woch. 1905. Nr. 42.
3. Periodische Untersuchungen anscheinend Gesunder. Med. Klin. 1915. Nr. 42/43.
4. Verstaatlichung des Ärztestandes? Umschau 1917. Nr. 44.
5. Erweiterung der Volksgesundheitspflege. Deutsche med. Woch. 1919. Nr. 11.
6. Zur Krankenhauspolitik der Zukunft. Deutsche med. Woch. 1919. Nr. 7.
7. Gesundheit und Erziehung. Zeitschr. f. soz. Pädagogik. 1920. Nr. 2.
8. Gesundheitsfürsorge und Wohlfahrtsamt. Schrift d. D. Gesellsch. f. soz. Recht. 1920. Nr. 6.
9. Über Regeneration und Kompensation in der Hygiene. Zeitschr. f. angew. Anat. u. Konstitutionslehre. VI. 1920.
10. Die neue Gesundheitspflege. Aus der Sammlung „Die neue Welt". Berlin. Siegismund. 1920. 176 S.
11. Tuberkulose und Hungersnot. Klin. Woch. 1922. Nr. 12.
12. Zukunftsaufgaben der öffentlichen Gesundheitspflege. Klin. Woch. 1922. Nr. 52.

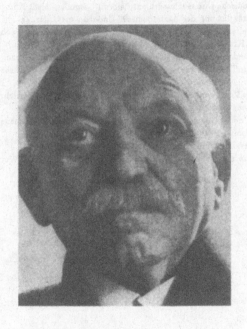

Abb. 5: Adolf GOTTSTEIN im hohen Alter

[/I]

Erlebnisse und Erkenntnisse
Nachlass 1939/1940

~~*(Heiteres. Nachlass — Später zu veröffentlichen — A. G. — Dez. 1939)*~~

Diese Niederschrift soll nach meinem Tode <u>nicht vernichtet</u> werden, sondern zu treuen Händen etwa Hans Cramer oder Achim Schenck, falls möglich anvertraut werden, um bei gelegenen Zeiten an Werner [sc. Gottstein; den Sohn] überliefert zu werden. Dieser mag denn entscheiden, ob es aufbewahrt oder veröffentlicht oder vernichtet wird.

Adolf Gottstein. 11.6.40.

[/II+III]

Erlebnisse und Erkenntnisse

Dr. med. Adolf Gottstein in Berlin Charlottenburg

Inhalt

[/1]

Erlebnisse und Erkenntnisse

Von Professor Dr. med. Adolf Gottstein,
Ministerialdirektor a.D.
in Berlin Charlottenburg

Einführung

In einem langen Berufsleben, das durch den Zufall und oft im Gegensatz zu eigenen Absichten und Neigungen sehr vielseitig geworden war, hatte ich reichlich Gelegenheit, Erfahrungen zu machen. Erfahrungen entstehen aus Beobachtungen und solchen Erlebnissen, an denen man nicht achtlos vorübergeht. Zur Auswertung von Beobachtungen gelangt man erst dann, wenn man durch schulmässiges Lernen das zugehörende Wissen der Vergangenheit sich angeeignet hat. Erlebnisse verteilt das Schicksal ungleich, sie werden aufgesucht oder sind zufällig, oft ungewollt; die Möglichkeit, aus ihnen Erfahrungen zu sammeln, verpasst man meist. Der Augenblick ist selten günstig, der Anlass sich zu wundern wird durch Anlage, Zeit und Umwelt mitbestimmt. Wenn im Laufe der Jahrzehnte sich die Erfahrungen auf verschiedenen Gebieten ansammeln, so ist man versucht, sie in Verbindung zu bringen und nach Zusammenhängen zu ordnen; das führt zu Betrachtungen oder Überlegungen; fremde Sprachen nennen es Reflexionen; das drückt gut aus, dass solche Überlegungen meist nicht nach einem vorgefassten Plan angestellt, sondern zwangsmässig durch das Gewicht der Beobachtungen ausgelöst werden und auf andere Gedankengänge ausstrahlen. Häufig bedarf es noch eindrucksvoller Begleiterscheinungen, damit ein Erlebnis in der Erinnerung haftet und nachwirkt. Das ist besonders der Fall, wenn ein Erlebnis von erheiternden Wirkungen begleitet wird oder solche auslöst. Es führt dann in der automatischen Tätigkeit der nicht auf ein bestimmtes Ziel [/2] gerichteten Überlegungen zu Betrachtungen der Zusammenhänge nach verschiedenen Seiten, und diese überdauern die lustige Stimmung. Erheiternde Eindrücke lösen einen wahrnehmbaren Bewegungsreflex, das Lachen aus. Dadurch verrät sich auch dem Beobachter durch Auge oder Ohr die besondere Art der Wirkung. Das Lachen als eine blosse motorische Reflexbewegung kann schon durch Kitzeln einer empfindlichen Hautstelle hervorgerufen werden. Stets aber, wenn dieser Reflex über die Zentralorgane der geistigen Tätigkeit geht und von diesen auf Auge und Ohr eines Beobachters weiter übertragen wird, ruft er Nachdenken und Durchdenken bei dem Betroffenen und dem Beobachter hervor. Das auf diesen Bahnen entstehende und kenntlich werdende Lachen kann durch Scherz, Witz und Humor, durch freiwillige und unfreiwillige Komik, durch Schadenfreude oder Bosheit, durch Spott, Ironie oder Satire hervorgerufen werden.

Wo das Lachen in der bestimmten Absicht erzeugt wird, die Wahrheit zu erkennen oder zu bekennen, wird es zum Mittel der Erziehung. Horaz riet vor zweitausend Jahren in der ersten seiner Satiren den Kämpfern für Wahrheit und Recht, gleich ihm "lachend das Wahre zu sagen". Seitdem wurde sein Vers geflügeltes Wort. Grimmelshausen wählte ihn als Einführungssatz für den "Simplizissimus". Auch Regan, die Tochter von Lear sagte ähnlich: "Aus Spöttern werden oft Propheten". Aber das Lachen verstummt, wo die Tragik das Übergewicht gewinnt, und muss dem Ernst weichen.

Bei der Wiedergabe meiner Erinnerungen nehmen daher in den ersten Abschnitten diejenigen einen gewissen Rahmen ein, die eine erheiternde Wirkung auslösten. Ja gerade sie wurden ergiebig herangezogen. Denn wenn die [/3] Lächerlichkeit vernichten kann, so darf das Verlachen als wirksames Mittel benutzt werden, um falsches Tun zu bekämpfen und falschem Wollen vorzubeugen. Im Übrigen soll ja vom Erhabenen zum Lächerlichen nur ein Schritt sein. Es gibt noch eine Art des Lachens, von der Minna v. Barnhelm zu Tellheim spricht, "das schreckliche Lachen des Menschenhasses". Dann wirkt es nicht als Heilmittel, sondern als Gift und ist hier durch kein Beispiel vertreten.

Die Niederschrift meiner Erlebnisse und Erkenntnisse geschah aber nicht in der Absicht, nur zu belustigen oder zu unterhalten, sondern in der Erfüllung der Aufgabe des Arztes, Krankheiten zu heilen oder zu verhüten, auch wenn wie hier meist von krankhaften Vorgängen im bildlich übertragenen Sinn die Rede ist. Den Arzt stellt sein Beruf als unbeteiligten Beobachter hinter die Front der Lebenskämpfe. Seine Tätigkeit beginnt erst, wenn die Beteiligten als Hilfsbedürftige ausscheiden. Der Sieger ist durchaus nicht immer der Bessere. Aber der Arzt wird nicht gerufen, um Werturteile abzugeben, sondern um zu helfen. Erst nach geleisteter Hilfe muss er sich auch mit Schuldfragen beschäftigen. Für den Arzt stehen zunächst die krankhaften Erscheinungen im Vordergrund. Seine Aufgabe ist jedoch die Erhaltung oder Wiederherstellung [/3a] der Gesundheit. Gesundheit ist die Harmonie der Leistungen aller Teile eines Gesamtorganismus. Um diese Harmonie zu verstehen und ihre Erhaltung zu sichern, bedarf es zuerst der genauen Kenntnis ihrer Störungen. In einem körperlich und seelisch gesunden Organismus werden die Leistungen seiner Teile meist nicht von wahrnehmbaren Empfindungen begleitet.

Die Wiedergabe meiner Beobachtungen erfolgte mit derjenigen Objektivität, die der Arzt einzuhalten sich bemüht, wenn er Krankengeschichten veröffentlicht. Damit verfolgt er einen doppelten Zweck. Er unterbreitet seine Erkenntnisse der Nachprüfung. Darüber hinaus will er sie auch anderen Helfern zur Verfügung stellen. Das Buch ist kein System einer

Krankheitslehre im übertragenen Sinn, sondern eine Sammlung lehrreicher Einzelfälle.

Die Niederschrift hielt sich an die Zeitenfolge der Erlebnisse. Der kleinere Teil von ihnen fiel in die Zeit des Lernens und Werdens und trägt die Zeichen harmloserer Heiterkeit. Der grössere Teil ereignete sich in den Jahren von 1900 - 1930. Sein Inhalt bietet damit auch einen kleinen Beitrag zur Geschichte jener schicksalsschweren Zeit, gesehen mit dem Auge eines Beobachters, der stets Arzt blieb. Als solcher muss er immer Naturwissenschaftler sein, wenn er die Ursachen unharmonischer Erscheinungen ergründen und ihre Folgen bekämpfen will. Ihm ist es eine selbstverständliche Pflicht, bei allen seinen Schlüssen und Vorschlägen jeder parteipolitischen Befangenheit fern zu bleiben, und die Tugenden wie die Mängel als Folgen von Anlage, Erziehung und Umwelt hinzustellen.

[/3b] Bei der Wiedergabe von Lebenserinnerungen ist strenges Festhalten an der Wahrheit ernste Pflicht. Denn die Beschäftigung mit der eigenen Person häuft die Gefahren der Selbsttäuschung. Wer einem wissenschaftlichen Beruf angehört, soll noch gewissenhafter als jeder andere sein, denn alle naturwissenschaftlichen Forschungszweige, die von Beobachtungen ausgehen, lassen falsche Bilder erkennen, in denen unsere Sinneswerkzeuge jene Beobachtungen dem Denkorgan übermitteln, und suchen sich durch Messungsverfahren vor diesen Gefahren zu schützen. Aber der Forscher soll als Lehrer und Übermittler neuer Erkenntnisse auch Bekenner dessen, was er für das Richtige hält, sein. Das strenge Festhalten an der Wahrheit bleibt unerlässliche Voraussetzung.

Aber <u>Werturteile</u> abzugeben darf dem Naturwissenschaftler, sobald er Erinnerungen und Erfahrungen wiedergibt, nicht verwehrt sein. Ein bekannter und verdienter Philosoph und Erzieher der unmittelbaren Gegenwart [hat] den Typus des Forschers aufgestellt[sc. evtl. Max Weber], der nur prüfe, was wahr oder falsch, nicht was gut oder böse, nützlich oder schädlich, schön oder hässlich sei. So streng sind in der Wirklichkeit die Typen natürlich nicht geschieden. Auch der Forscher als Sucher neuer Wahrheiten will, dass seine Arbeit der Zukunft Nutzen bringe; als Zugehöriger zu den Zweigen sogenannter angewandter Wissenschaften hat er gerade auch zu prüfen, welche Vorgänge nützlich oder schädlich, wieweit die ersten gefördert, die zweiten zu verhindern sind. Die Gegensätze sind auch gar nicht ausschliessend, wie in jener Begriffsbestimmung des Forschergeistes. Auch für die Umgrenzung nützlicher oder schädlicher Wirkungen lassen sich objektive, allgemein geltende Masstäbe, in Zahl und Mass ausdrückbar aufstellen; nur wird häufiger noch ein einschränkender Zusatz für eine bestimmte Zeit oder einen bestimmten Raum gemacht werden müssen, als dies oft genug auch schon für den Geltungsbereich einer Wahrheit erforderlich ist.

Unter der Voraussetzung der Richtigkeit des Tatbestandes habe ich daher auf Werturteile nicht verzichtet. Aber dies auf solche Zusammenhänge beschränkt, die ein Werturteil nur beim Vorhandensein besonderer fachlicher Kenntnisse und Erfahrungen ermöglichen und deshalb eine Begründung verlangen. In allen Fällen habe ich die Schlussziehung dem Leser überlassen, der ja auch über meine gesamte Leistung ein Werturteil zu fällen sich nicht nehmen lassen wird.

[/3c] Den Schluss der Erinnerungen bilden Betrachtungen zur gegenwärtigen Lage von fachwissenschaftlicher Färbung. Das vierte Jahrzehnt dieses Jahrhunderts brachte mir Erlebnisse, die nicht mehr mit Humor und Satire, sondern nur noch mit tiefem Ernst aufgenommen werden konnten. Es war Gewissenszwang, sie nicht zu übergehen. Aber gerade deshalb habe ich mich auch hier bemüht, objektiver Beobachter zu bleiben und die Grenzen nicht zu überschreiten, innerhalb deren ich durch meinen Beruf zuständig blieb, ein eigenes Urteil abzugeben und zu begründen.

[/4]

Schulzeit

Da für mich die Jahre der Schule, die Zeiten des Wachsens und Lernens ohne Sorgen, Schwierigkeiten und Umweltshemmungen verliefen, enthielten sie weniges, das haften geblieben wäre oder eine Mitteilung verdiente. Im Ablauf der späteren Jahrzehnte wurde der Eindruck des Wertvollen, das ich der Schule verdankte, die Erkenntnis des Einflusses einiger besonders begabter Erzieher immer nachhaltiger, die Erinnerung an alltägliche Schulwitze immer blasser. Allenfalls lohnen ein paar Erinnerungen.

[/4a] Im Sommer 1870 fuhr mein Vater wieder einmal zur Brunnenkur nach Bad Ems und nahm mich als Begleiter mit. Für den 12jährigen Jungen war das die erste grössere Reise mit ganz neuen und darum nachhaltigen Eindrücken. Zur gleichen Zeit war der greise König Wilhelm I. wie alljährlich Kurgast. Auch er trank in der gleichen Morgenstunde seinen Brunnen und machte zwischen zwei Bechern den vorgeschriebenen Spaziergang auf dem engen Promenadenraum zwischen den Kurhäusern und der Lahn mitten unter den anderen Wandelnden. Seine ständigen Begleiter wurden allen bald bekannt, und die häufigen Besucher oder die in feierlichem Gewande bei ihm sich Meldenden fanden kaum besondere Beachtung. Eines Morgens erschien ein Herr in grosser ausländischer Uniform zu längerem Gespräch im Stehen, wir waren natürlich ausser Hörweite, aber in naher Sicht. Es war die Übergabe einer unannehmbaren Forderung durch den französischen Gesandten Bernadetti, der unmittelbare Anlass zum schnellen Kriegsausbruch. Ich war Zeuge eines weltgeschichtlichen Ereignisses geworden, aber die Anwesenden erfuhren die Zusammenhänge nicht früher als jeder andere. Ich war doch später noch lan-

ge verwundert über den Gegensatz der Dimensionen von Eindruck und Folgen, und der Schluss haftete lange, dass ähnliches auch für die eigenen Schicksale gelten würde, und dass man über die selbst erlebten Zusammenhänge von Ursache und Wirkung häufig erst klar würde, wenn es zu spät ist.

[/4b] Den Satz, dass kein Mensch seine eigene Epoche übersähe, habe ich später in vielen Selbstbeschreibungen des eigenen Lebensganges namentlich von Entdeckern oder Wissenschaftlern gelesen; das fast stets mit einem Ton, der die eigene Unzulänglichkeit bedauernd durchblicken liess, betonte Bekenntnis klang bald lauter, bald leiser an, wurde bald mehr als Mangel der eigenen Person, bald als allgemeine Einstellung bewertet. Die Wahrnehmung als Folge einer häufigen Urteilstäuschung in der Auslegung der schwer vermeidbaren Folgen von Sinnestäuschungen darf auch als Mass für Selbstbeobachtung, wie für die kritische Befähigung zum Urteil über eigene Beobachtungen oder diejenigen anderer herangezogen {zu} werden. Erst mit fortschreitendem Alter, nach häufigem Zwang, sein Urteil durch vergleichende Schulung in der Deutung von Sinneseindrücken zu ändern, wird man der Fehler Herr, gar mancher zum herben Zweifler am ersten Eindruck oder am Urteil anderer, auch derjenigen von Forschern oder von Geistesarbeitern, zu deren Aufgaben Voraussagen gehören. Gerade für den Jugendlichen ist die frühzeitige Erkenntnis dieser grossen Quelle starker Täuschungen in der eigenen Person oder bei bewunderten Vorbildern recht wertvoll. Diesen Zusammenhängen liessen sich viele weitere Zusammenhänge abgewinnen. Hier soll nur auf die frühe Erkenntnis einer Lücke und ihrer Bedeutung für die Einstellung des noch im geistigen Wachstum stehenden Anfängers zur Umwelt hingewiesen sein. Leider zwingt die spätere allgemeine Schulbildung als Vorbereitung für die spätere Berufstätigkeit, in dem unvermeidlichen, auf eine Durchschnittsbegabung eingestellten Massenunterricht, viele wertvolle Anlagen, auch wenn ihre Knospen allgemein angelegt und wachstumsfähig sind, verkümmern zu lassen, und erst sehr viel später erinnert man sich daran, dass man irgendwann oder irgendwie in lockerem Zusammenhange mit ihrem Vorhandensein ihrer für eine kurze Frist bewusst geworden war.

[/4c] Die hier angedeutete Wirkung der Schule hatte ich vor längerer Zeit schon einmal geschildert. Ich stützte mich dabei sowohl auf persönliche Schulerinnerungen, wie auf spätere Beobachtungen, die ich als Familienarzt oft genug bei den Besuchern höherer Schulen gemacht hatte. Allen guten Erziehern ist das ja auch bekannt genug. Und die Einrichtung der Schule bedingt dies mehr als die Person des einzelnen Lehrers, der doch gewiss das Recht und die Pflicht hat, seine Persönlichkeit mit ihrem Sondereinschlage für sein Berufsziel einzusetzen. Aber die Besprechung meiner Stellungnahme 1924 trug mir eine scharfe Entgegnung eines gleichaltrigen hervorragenden Berufsgenossen ein, eines begeisterten Anhängers des alten klassischen Gymnasiums meiner Zeit. Er wollte aus mei-

*nen Kampfäusserungen nur den nachhaltenden Groll eines naturwissen-
schaftlich gerichteten Schülers sehen, den nur sein Versagen in den alt-
klassischen Sprachen zur Feindschaft gegen die Schule als Trägerin klassi-
scher Bildung verführt haben konnte. Das war eine falsche Unterstellung;
ich verdanke, ohne Verdienst, der ererbten Anlage eine leichte Aufnahme-
fähigkeit; wie mein Abgangszeugnis beweist, war ich meist auch der Beste
in den alten Sprachen zu einer Zeit, wo man noch lateinische Aufsätze machen musste. Dank meines guten Gedächtnisses war ich hier den meisten
meiner Altersgenossen noch lange im Festhalten des Erlernten weit voraus.
Ich musste meinem Gegner natürlich antworten, aber der Gegenstand war
mir nicht wichtig genug, um eine Zänkerei in einer Fachzeitschrift zu beginnen. Ich bat ihn brieflich, an der Hand der übergebenen Unterlagen die
Berichtigung selbst vorzunehmen, den Dank würde ich ihm in lateinischen
Hexametern aussprechen. Er nahm zurück und rettete so meinen Anspruch;
er erhielt meine lateinischen Dankverse und ich seine freundliche Antwort
wenigstens in lateinischer Prosa. So war ich von dem schweren Makel befreit, ich wäre ein schlechter Schüler in Latein oder Griechisch gewesen.
Ihm selbst hätte ein ähnlicher Vorwurf nie gedroht. Die Erinnerung an seine überdurchschnittliche Persönlichkeit hat ihn überlebt. Eine seiner besten Leistungen war um 1885 die Entdeckung eines eigenartigen patho-
genen Mikroorganismus, dessen Kennzeichnung immer wieder bestätigt
wurde; er gab ihm einen schliesslich gewählten Namen aus der griechischen Mythologie, den der Mikroorganismus heute noch trägt.*

*[/4d] Durch lange Jahre des Unterrichts in der höheren Schule wurden
die Lehren der Religion, Geschichte, Grammatik, Literatur mit demselben
Vertrauen auf ihre unbedingte Richtigkeit aufgenommen wie die des Rech-
nens, der Erdkunde und Naturbeschreibung. Nach sehr langsam wirkenden
unbestimmten und meist unterbewussten Eindrücken entstand plötzlich die
zunächst noch unscharfe Erkenntnis, dass man das im Unterricht Gebotene
in zwei Teile zerlegen müsse, nach objektiv erweisbaren allgemeingültigen
Tatsachen, und nach einem Inhalt, der durch die Auffassung des Lehrers
oder des Schulprogramms in verschiedenen Formen dargestellt werden
könne und von Werturteilen bestimmt würde. Ferner fühlte der Schüler
heraus, dass die Auswahl der Vortragsgegenstände und des Lesestoffs oft
genug mehr nach ihrer Wirkung als Erziehungsmittel für ganz bestimmte
Grundsätze, als nach dem ihrer sachlichen Bedeutung geschehe.*

*Für eine klarere Fassung als die hier gewählte war man damals noch
zu jung. An den ersten Zweifeln, ob auch alle vorgetragenen Lehren wirklich zutrafen, waren übrigens oft die Widersprüche der Vertreter der verschiedenen Fächer bei ihrem Unterricht Schuld. Ob diese ersten schüch-
ternen Zweifel schon auf das stärkere Hervortreten der ungleichen Begabungen beschleunigend wirkte, die jedenfalls etwa von der Sekunda an bemerkbar wurden, vermag ich in der Rückschau auf eine mehr als sechs
Jahrzehnte zurückliegende Altersstufe nicht mehr zu sagen. Nur das weiss*

ich aus der Beobachtung von guten Mitschülern, die sich im späteren Le-
ben als wertvolle Menschen erwiesen, dass sie sich die Wahrung ihrer
Sonderneigungen ausserhalb des Schulunterrichts erkämpfen mussten. Gar
mancher wurde schlechter Schüler oder versagte in bevorzugten Hauptfä-
chern. Andere mussten den geforderten Gewinn der "allgemeinen Bildung"
mit der Verkümmerung angeborener Anlagen und der durch sie später er-
reichbaren Sonderbefähigungen erkaufen. Das Abschleifen ihrer Kanten
hatte eine ähnliche Wirkung wie die Meeresflut auf die am Strand liegen-
den glatten Kiesel. Goethe lässt seinen Werther beklagen: "Wir Gebildeten
zu nichts Verbildeten". Bei dieser Gruppe hätte wohl das, was die Schule
bewirkt hatte, ohne sie das spätere Leben nachgeholt.

[4 ff.]
Schon in der Untersekunda begann der Gegensatz [zwischen] der auf
ein gebundenes Programm eingestellten Lehrerschaft und der halbreifen,
zu neuen Gedanken hinstrebenden Jugend. Die beginnende ablehnende
Haltung wirkte sich besonders beim deutschen Hausaufsatz aus. Die Frist
für die Niederschrift währte mehrere Wochen. Man war entweder ehrgeizig, seine eigene Auffassung nach langer selbstquälerischer Gedankenarbeit zu Geltung zu bringen. Oder man schrieb widerwillig und flüchtig an
der Anleitung klebend das Verlangte am letzten Spätnachmittag in vorge-
schriebener Länge nieder. Das zweite leistete ich mir bei einem der vielbe-
liebten Vergleiche eines homerischen Helden mit einem solchen in einem
Schillerschen Drama. Das trug mir eine Stunde Karzer ein, eine ebenso
seltene wie für einen Schüler der oberen Klassen drückende Strafe. Sie
sollte in einem leeren Klassenzimmer in der Mittagspause abgebüsst werden. Aber sechs oder sieben meiner Klassengenossen teilten trotz eigener
Gefahr freiwillig meine Einzelhaft, um den [/5] Schmerz verwinden zu helfen. Einer von ihnen, ein witziger Parodist und Verseschmied, führte die
Szenen des Aufsatzes unter Mitwirkung der anderen in freien Einfällen
dramatisch vor, und der Strafvollzug verlief in Fröhlichkeit. Der Urheber
dieses kameradschaftlichen Beistandes wurde später ein angesehener Er-
forscher der Geschichte seines ernsten Sonderfachs.

In der nächsthöheren Klasse wurde der Zusammenstoss der Gegensätze
stärker. Derselbe Lehrer des Deutschen [sc. H. Zimpel], ein kenntnisreicher
Philologe, vornehmer Charakter, der grösseren Aufgaben gewachsen war,
wechselte zuweilen seine Stimmungen, er konnte begeisternd fesseln, aber
auch durch bissige Ironie verletzen. Er gab uns als Hausaufgabe den Aufsatz: "Der elegische Charakter des Herbstes". Ich, ein noch nicht sechzehn
Jahre alter Junge mit gutem Magen und Schlaf, hatte eine elegische Stimmung noch nie gekannt; ich wusste nur durch Wanderungen in Feld und
Flur beim Sammeln naturwissenschaftlicher Gegenstände von den Veränderungen an Himmel, Pflanzen und Tieren in den Jahreszeiten. Der Versuch, diese Kenntnisse mit einer seelischen Stimmung, die ich nie empfun-
den hatte, zu verbinden, muss sehr komisch ausgefallen sein. Der Lehrer

las den ganzen Aufsatz mit seinen bissigen, aber guten Randbemerkungen der Klasse vor und verschaffte ihr eine Viertelstunde der Schadenfreude. Meine Schilderung sentimentaler Krähen wird sicher recht lächerlich gewesen sein. Ich wollte sofort die Schule auf die Gefahr des Verlustes meiner Berufswahl verlassen. Meine Mutter brachte mich zur Vernunft, und derselbe Lehrer als Hauptleiter versetzte mich wenige Wochen später mit Überspringen eines Halbjahres in die erste Klasse. [/6] In der Oberprima gab er den griechischen Unterricht; seine Behandlung von Homer, Thukydides und Sophokles war so hervorragend, dass ich nur ihm die Einführung in griechischen Geist verdanke. Es war eine Gabe für das ganze Leben, und als ich im Ruhestand mich ernster mit den Lehren der Praesokratiker beschäftigte, dachte ich seiner dankbar.

In dieser obersten Klasse wurde der Gegensatz zwischen dem, was zur Reifeprüfung im einseitig humanistischen Gymnasium meiner Zeit gebraucht wurde, und demjenigen Wissen, nach dem uns verlangte, so stark, dass er Betätigung verlangte. Das Lesen allgemeinverständlicher naturwissenschaftlicher Werke von Helmholtz, Liebig, Tyndall, Lyell, das Sammeln von Mineralien usw. genügte mir nicht mehr; ich brauchte Vorgänge statt Zustände, das Werden statt des Fertigen. Ich schritt zu selbständigen chemischen Übungen anhand der dafür sehr geeigneten Schule der Chemie von Stöckhardt. Chemischen Schulunterricht hatten wir nicht, und derjenige der Physik hielt sich an ein kleines Lehrbuch, die wenigen gezeigten Versuche glichen denen des sonst so prächtigen Konrektors Aepinus in Reuters "Dörchläuchting". Trotzdem sind aus diesem Gymnasium unter meinen ungefähren Zeitgenossen zwei noch heute genannte Professoren der Physik und ein Chemiker, ein Nobelpreisträger [sc. Fritz Haber], hervorgegangen. Mein Vater begünstigte mein Interesse an der Chemie, und mein Taschengeld reichte für die Beschaffung der einfachen Apparate und Stoffe zur Ausführung der genau geschilderten Versuche. Allein ich kam nur bis zur Herstellung des Schwefelwasserstoffes, den ich in Mengen entwickelte. Nach diesem Angriff auf die Bewohner eines ganzen grossen Hauses verbot selbst mein Vater die Fortsetzung. Das war recht gut. Denn da ich meine Stoffe vom gewöhnlichen Drogenhändler bezog, hätten die Eisenfeilspäne auch einmal stärker mit Arsen verunreinigt sein können.

Bei der schriftlichen Reifeprüfung wurden wir zwölf Prüflinge in dem geräumigen, fensterreichen Festsaal durch grosse Zwischenräume streng getrennt und von den Fachlehrern überwacht. Der Lehrer des Französischen [sc. G. Körber] verdient eine besondere Würdigung. [/7] Er war schon ältlich, ein prächtiges Original, an der Universität schlecht bezahlter, aber hoch bewerteter ausserordentlicher Professor für Botanik der Moose und Flechten; im Nebenamt humorvoller lyrischer Dichter, und wenn er wieder einmal einen Band Gedichte veröffentlichte, konnten ihm auch die Spottlustigen unter uns nicht viel anhaben. In beiden Hälften der Tertia, leider nur in diesen, erteilte er ausgezeichneten Unterricht in den beschrei-

benden Naturwissenschaften; er schaffte, was er konnte, als Anschauungs-
stoff herbei und liess das Gesehene nachzeichnen. Den französischen Unterricht in allen oberen Klassen gab er unlustig und wurde, da er nicht Ordnung zu halten wusste, oft gestört; er übernahm ihn wohl nur wegen seiner
grossen Kinderzahl. Er sprach das Französische breit schlesisch aus. Bei
der Reifeprüfung unter seiner strengen Überwachung kam er an meinen
Platz, als ich gerade an der dritten Zeile der Reinschrift war. Er sagte, dass
ich einen groben Fehler hätte, und als ich nach der Zeile fragte, meinte er:
"Ich darf Ihnen nichts sagen, Ihr Nachbar hat es richtig." Dann ging er zum
entferntesten Fenster, sah einige Minuten auf den Hof, kam zu mir zurück
und meinte: "Jetzt haben Sie es auch richtig." Ohne ihn wäre ich nicht von
der mündlichen Prüfung befreit worden.

Auch der Mathematiker [sc. L. Kambly], ein durch seine Kenntnisse
und seine überall gebrauchten Lehrbücher berühmter Mann, war eine Persönlichkeit, sehr geachtet, aber über 70 Jahre, fast taub und etwas ver-
schrullt. Unbegabtere verstand er einzupauken, aber nicht zu belehren. Auf
dem damaligen humanistischen Gymnasium wurde die Mathematik nur als
Mittel zur Schulung logischen Denkens betrieben, und das allein war schon
wertvoll; in den Geist der Mathematik einzudringen [/8] genügte es nicht.
Ein lieber Mitschüler, später durch Jahrzehnte ordentlicher Professor der
Physik an einer grossen Universität, und ich waren die einzigen, die auf
dem für uns beide viel zu begrenzten Gebiet etwas leisteten und in eigener
Fortbildung darüber hinauszukommen suchten. Wir halfen den anderen bei
schriftlichen und mündlichen Aufgaben durch Vorsagen. Sie verschonten
uns dafür in den Festzeitungen voll scharfen Spottes. Wir erschienen auf
den Bildern als Gruppe, zusammengesetzt aus geometrischen Figuren; bei
ihm übertraf die Höhe um das Mehrfache die Grundlinie, bei mir war es
umgekehrt. Das war sehr harmlos. Wenn der Mathematikprofessor in der
Oberprima bei der Rückgabe der Klassenübungsarbeiten zu meinem Heft
kam, sagte er stets weinerlich: "Sie haben alle Aufgaben richtig, aber die
Achten". Und die Klasse brüllte diesen Satz schon vor ihm. Gebessert hat
er mich nicht, die verkrüppelte Zahl schreibt sich schneller.

Bei der Reifeprüfung wurden 4 schriftliche Aufgaben mit 5 Stunden
Frist gestellt, dazu für Geübte eine Sonderaufgabe, die über das im Schul-
plan Verlangte hinausging, aber auch im gewöhnlichen Schema lag. Nach
3 Stunden überreichte ich unserem die Aufsicht führenden Mathematikleh-
rer die Reinschrift aller fünf Aufgaben. Gerade in der letzten Rechnungs-
zeile hatte ich die Vorzeichen verwechselt und erhielt statt einer ganzen
Zahl einen Bruch mit vielen Dezimalen. Er nahm das Heft mit der ernst
gemeinten Bemerkung an: "Da muss ich mich verrechnet haben." Ein un-
vorsichtiges Wort, das mich als Lernenden zum Besserwisser machte, bis
ich es unter der Wucht eigener Blössen langsam überwand. Seither suchte
ich ähnliche Flüchtigkeiten zu vermeiden, doch oft genug vergeblich.

Universität 1875-1881

Wollte ich über den medizinischen Unterricht vor 60 Jahren und den Inhalt des damaligen Wissens im Vergleich zur Gegenwart planmässig schreiben, so würde, falls ich dieser Aufgabe heute noch gewachsen wäre, vieles Lehrreiche herauskommen. Es seien nur die Namen Darwin, [/9] Virchow, Lister, Billroth, Helmholtz, Pettenkofer und Ludwig genannt. Bald darauf kamen Pasteur und Koch. In der Studienzeit habe ich viele fröhliche Stunden erlebt, namentlich als Zwanzigjähriger in dem in Strassburg verbrachten ersten klinischen Jahre. Aber ich habe so manchen Studentenulk, über den man damals herzlich lachte, längst vergessen. Nur das eine steht heute vor mir, durch die Jahre der Reife und die Anschauungen beim Rückblick noch bestimmter geworden, dass die Art des Frohsinns in jenem Lebensabschnitt erzwungen, ein Spielen mit rohen Formen oder mit Renommistereien war, aber keine echte Lustigkeit. Der jähe Übergang von den letzten Jahren des Gymnasiums mit seiner damaligen Färbung zum Schöngeistigen und seiner Richtung zum Abstrakten gegenüber einem Studium, das eigenes Sehen in der Beschäftigung mit dem Anschaulichen verlangte, war gross. Aber diese Umstellung war ohne seelische Veränderung überwindbar. Viel schwerer wog für einen noch nicht achtzehnjährigen Menschen ohne Lebenserfahrungen der Gegensatz zwischen dem gepflegten, kinderreichen Familienleben und der Tätigkeit im Sezierraum sofort zu Beginn des Studiums. Dazu entbehrte dieser Raum aller vorsorglichen Einrichtungen der Neuzeit. Er war in einem ehemaligen, schon baufälligen Kloster untergebracht. Ein halbes Dutzend kleiner Waschschüsseln auf roher Holzbank aufgestellt mit wenigen Handtüchern, ein paar Stücke schlechter Seife und kaltes Wasser in Krügen dienten zur Reinigung, der Waschraum war zugleich zum Aufhängen der Kleider und Schürzen bestimmt. Auch der Hörsaal besass, trotzdem man während der Vorlesung Präparate herumreichen und anfassen musste, keine Waschgelegenheit. Noch unzulänglicher und widerwärtiger waren die Einrichtungen [/10] im Präparierraum, in dem 60 bis 80 jüngere Studenten bei einem übereifrigen, unzulänglichen, stets scheltenden Lehrer wochentäglich in zwei Wintern vier und mehr Stunden ernst zu arbeiten hatten. Wer solche Zustände selbst erlebt und kurz darauf in die Anfänge der Antisepsis und Asepsis eingeführt wurde, kann verstehen, wie die von Semmelweis bekämpften Missverhältnisse zustande kamen, wenn der Student vom Präparierraum in den Gebärsaal ging. Das ganze erste Vierteljahr kämpfte ich mit dem Gedanken des Berufswechsels, einem Gedanken, dem alljährlich ein ansehnlicher Bruchteil folgte. Dann erlag ich der Flucht in die äussere Rohheit in Reden und Gebaren gleich vielen anderen, die als Vorbilder dienten, und bemühte mich den Zynismus, den ich mir aufzwang, auch zu besitzen. Nur im Kreise von Altersgenossen anderer Fakultäten sah ich, dass es dort nicht studentischer Ton war, beim Becher schöne deutsche Volks- und Burschenlieder durch rohe Parodien zu verunstalten oder aber das nächtliche

Ersteigen städtischer Standbilder witzig zu finden. Freilich soll man dabei die Mahnung nicht vergessen, die Gottfried Keller in den Leuten von Seldwyla allen selbstgerechten kleinen Geistern erteilt, dass solche Gerechte zwar keine Laternen einwerfen, aber auch keine anzünden und so von ihnen kein Licht ausginge. Dank dem Elternhaus und der Vorliebe für mikroskopische Gewebelehre mit ihren sinnvollen, durch die Herstellungsweise ästhetisch schönen, ihre Zweckmässigkeit beweisenden Gebilden blieb es bei mir und der Mehrzahl nur äussere Maske, die sofort abfiel, als die klinischen Semester uns mit Menschenleid in Berührung brachten. Und damit verblasste die Erinnerung an Studentenscherze, die von dem gekennzeichneten Geiste beeinflusst waren.

Nur bei den Studentenfesten und den Feiern der Fakultät, namentlich solchen zur Ehrung beliebter Lehrer anlässlich ihres Aufstiegs oder bei Abschiedsfeiern nach Berufungen herrschte ein schöner Gemeinschaftsgeist. Und da die Schlesier gern im Nebenamt reimen, wurden die Feste von Aufführungen, Festzeitungen und Reden begleitet, die stets würdig, oft geistvoll und zuweilen von hoher Stimmung erfüllt waren. Die früher gesammelten Festzeitungen habe ich längst verschenkt, den Inhalt vergessen, [/11] die Feiernden und Gefeierten sind mit wenigen Ausnahmen im Jenseits. Nur zweier Beispiele erinnere ich mich. Die beiden Dozenten der Chirurgie, Maass und Richter, wurden zu gleicher Zeit zu Professoren ernannt. Der erste war stets Student geblieben und half in allen Nöten, der zweite stand uns als Militärarzt fern. Die Hörer wollten nur Maass feiern, die Fakultät machte ihr Erscheinen von der Ausdehnung des Festes auf beide Beförderte abhängig. Die Studenten blieben bei ihrem Beschluss, und von den Mitgliedern der Fakultät erschien nur Richter beim Kommers. Die Festzeitung begann mit der Überschrift: "Und wer sich mit Maass vergnüget, der wird von keinem gerechten Richter verurteilt werden." Die Leitung der nicht mehr offiziellen Kneiperei übernahm Maass. Als er wenige Semester später als Ordinarius nach Würzburg berufen wurde, begann der Rektor der Universität, ein Altphilologe, seine Ansprache auf dem Festkommers mit den Worten eines der Weisen Griechenlands: "Maass zu halten ist schwer." Es waren nur Namenswitze, aber treffende. Jedenfalls herrschte bei diesen Gelagen nicht, wie sonst, der Geist von Auerbachs Keller, oder gar die Lust zu Anspielungen wie in der Walpurgisnacht.

[/11a] Über die zweckmässige Einführung in denjenigen Wissensstoff, dessen Beherrschung für unseren späteren Beruf unerlässlich war, habe ich erst sehr viel später ein Urteil gewonnen. Die Einteilung war nur auf die damalige Gegenwart zugeschnitten und konnte auch die zukünftige Entwicklung gar nicht voraussehen. Für die sämtlichen Fächer der Vorbildung waren nur vier Semester eingeräumt, und von der zur Verfügung stehenden Zeit beanspruchte das anatomische Institut den grössten Teil der ersten drei, und dann begann die Vorbereitung zur ersten Prüfung. Die seelische Wirkung des Sezierbodens nach den neun Jahren humanistischen

Gymnasiums wurde schon gekennzeichnet. Sie forderte zur Abwehr heraus. Die deutsche Sprache hat das Wort vom __Vertreiben der Zeit__ gebildet; wir mussten die __Eindrücke__ vertreiben, und das kostete den Rest der Zeit, der vom Sezierboden frei blieb.

So entstanden Lücken unserer vorklinischen Ausbildung, die später nie wieder ausgefüllt werden konnten, am wenigsten in dem klinischen Abschnitt, der neue willkommenere Aufgaben stellte, aber nicht nur an Verstehen und Wissen, sondern auch an Können, und das muss geübt werden. Zwar hörten wir im ersten Abschnitt das Wichtigste aus der Physik und Chemie für die Mediziner in dem ausgezeichneten und fesselnden physiologischen Unterricht. Auch die Vorlesungen der Fachvertreter beider Fächer mit Demonstrationen, die sich durch je zwei Semester erstreckten, wurden regelmässig besucht, aber es fehlte die Zeit, ihren Inhalt in ordnender Durcharbeit zum festen Besitz zu machen. Nach der Endprüfung ist fast jeder Mediziner fähig, die Fortschritte auf seinem engeren Berufsgebiet verstehend zu verfolgen. In der Physik und Chemie mit ihren umgestaltenden Fortschritten der letzten Jahrzehnte steht die Mehrzahl der älteren Mediziner mit wenigen Ausnahmen hinter dem grosstädtischen Volksschüler an technischem Wissen und Verstehen zurück. Wir gleichen den Verwaltungsjuristen und Gesetzgebern, die sich beruflich mit gesundheitlichen Fragen befassen müssen und keine biologischen Grundkenntnisse besitzen. Ich ging mit der festen Absicht zur Universität, auch Botanik und Zoologie zu treiben, mich wenigstens in die Grundbegriffe der höheren Mathematik einführen zu lassen und, wenn möglich, eine Vorlesung über Logik zu hören. Nur die Vorlesung über die Physiologie der Pflanzen während eines kurzen Sommersemesters blieb übrig. Sie war sehr gut vertreten. Sie wurde [/11b] von dem damals schon berühmten Botaniker Ferdinand Cohn abgehalten, dem ersten Systematiker der pflanzlichen Mikroorganismen. Er war ein hervorragender Redner und erläuterte seine Vorträge durch gutgewählte Vorführungen. Die Mediziner besuchten aber meist nur die erste und letzte Vorlesung, die letzte wegen der für die Prüfung notwendigen Anwesenheitsbestätigung, die erste, weil da ein gelungener Scherz vorkam. Cohn begann jedesmal die erste Vorlesung mit der Anführung der Grundstoffe der Pflanzenzelle. Er nannte der Reihe nach als solche den Kohlenstoff, Sauerstoff, Wasserstoff und Stickstoff, kennzeichnete kurz ihre Eigenschaften und schrieb ihre chemischen Bezeichnungen an die Tafel. Wenn dann an dieser die Zeichen C O H N standen und die Zuhörer lachten, schaute er wie überrascht von der Heiterkeit auf die Versammlung. Seine stets anregenden Vorlesungen machten auf mich einen nachhaltigen Eindruck. Aber der Sommer war heiss, die Zeiten von 7-12 oder 13 Uhr durch Vorlesungen und Kurse voll besetzt, die akademische Freiviertelstunde reichte knapp, um vom Medizinerviertel zum botanischen Institut zu kommen. Ich zog es bald vor, wie meine Kollegen die Zeit zu einer Frühstückspause zu benutzen. Es wurde mir ein Trost, als 1901 eine Biographie des kurz vorher verstorbenen Ferdinand Cohn erschien, in seinen Tagebuch-

aufzeichnungen zu lesen, dass auch er als Student aus ähnlichen Gründen recht oft wichtige Vorlesungen "geschwänzt" hatte.

Die beklagten Lücken meines Wissens und Könnens waren vermeidbar. Ich und alle in gleicher Lage hätten nur das Studium um zwei Semester zu verlängern brauchen, die vor dem eigentlichen medizinischen Studium oder auch nach bestandener Vorprüfung der ausschliesslichen Beschäftigung mit Chemie und Physik in praktischen Kursen dienen konnten, die genannten anderen Fächer sind dabei leicht unterzubringen. Aber das medizinische Studium kostet viel Zeit und Geld; ich war meinem Vater sehr dankbar, dass er mir für das klinische Studium 6 Semester bewilligte, denn deren vier reichten schon damals nicht mehr aus und auch die sechs hätten, ohne die folgende Assistentenzeit, zur Niederlassung nicht genügt. Wenn es mich später trieb, auf Grenzgebieten mich selbständig zu betätigen, so war ich stets Autodidakt, auch in der Wahl der Methoden; da ich oft keine Vorgänger hatte, musste ich sie mir selbst schaffen.

[/11c] Die hier vorgetragenen Äusserungen über die unzureichende Ausnutzung der Gelegenheiten zur Ausbildung berühren Fragen, die erst in den letzten 1 - 1 1/2 Jahrzehnten eifriger erörtert wurden, so die Frage, ob die ärztliche Betätigung mehr eine solche der Kunst oder der Wissenschaft sei, und die Frage der Veranlagung, die E. Liek in die Gegensätzlichkeit "Arzt oder Mediziner" fasste. Die Unterscheidung erstreckt sich auf Aufgaben und Personen. Nur meine Beobachtungen über die letzteren seien hier erwähnt. Unter den Zugehörigen eines jeden Berufs, der eine längere besondere fachliche Vorbildung oder Ausbildung verlangt, finden sich zwei Haupttypen mit Übergängen vom einen zum anderen. Der erste Typus begnügt sich nicht mit dem "was" und "wie", sondern er muss aus innerem Zwang nach dem "warum" fragen. Dieser Trieb ist dann oft so stark, dass ihn weder das erzieherische "Frag nicht so viel", noch die alle persönlichen Abweichungen vom Durchschnitt zur Verkümmerung verurteilende Schule unterdrücken konnte. Dieser Zwang zur Erfragung der Ursachen ist selten ein allgemeiner, sondern nimmt besonders gerichtete, oft einseitige Formen an; er verfolgt den Träger während anderer Beschäftigung und im Halbschlaf und lässt ihn nicht los, bis er seine Lösung gefunden hat.

Daraus folgt durchaus noch nicht das Ziel, Forscher und Lehrer zu werden. Die Einstellung setzt sich auch in der beruflichen Betätigung und noch viel häufiger, weil der Beruf meist das gar nicht zulässt, bei den Beschäftigungen in der Freizeit durch.

[/11d] Der Drang nach Erfolgen spielt bei dieser Einstellung zunächst überhaupt nicht mit, auch wo er vorhanden ist. Zu dieser Gruppe gehören sowohl Erfinder wie Entdecker auf allen Gebieten. Jede technische neue Erfindung zieht die besten Kräfte der Entdecker an. Beide haben in ihrer Anlage vieles Gemeinsame; aber der Erfinder geht meist voran und eröff-

net dem Entdecker die Pforten. Der umgekehrte Weg ist der seltenere. Zuweilen nutzt der Erfinder selbst seine Schöpfung zu Entdeckungen aus, oder der Forscher konstruiert wie Hertz seine Apparate oder erfindet wie Helmholtz den Augenspiegel.

Als Antony van Leeuwenhoek seine schärferen Linsen geschliffen hatte, fand er selbst vieles Neue in der Kleinlebewelt und deutete es zutreffend. Dass ein Künstler vom Range von Leonardo da Vinci zugleich grosser Erfinder und Entdecker mathematischer und physikalischer Gesetze wurde, steht wohl einzig da.

Aber das Urteil der Welt hängt vom Erfolge ab. Ein bekannter Psychiater der Gegenwart machte folgende Einteilung. Hätten die Erfinder und Entdecker Erfolg, so zählten sie zu den Grossen; bei Misserfolgen übergäbe man sie dem Psychiater. Der Mehrzahl der erfolgreichen Männer geht es weder um Ruhm noch um irdische Güter, die doch meist anderen zufallen; ihr übermächtiger Antrieb ist nur das Suchen nach Erkenntnis; ob sie Erfolg haben oder nicht, ist nicht einmal in ihre Hand gegeben. So sehr auch die Vorarbeit anderer oder ein zufälliger glücklicher Fund ihre Wege erleichtert haben mag, so hat doch ihre besondere Anlage, im Alltäglichen Neues zu sehen und das Neue richtig zu bewerten, sie zum Ziel geführt. Aber ob sie sich durchsetzen oder ob man an ihnen vorbeigeht, das entscheidet die Zeit, der sie entweder voraus sind oder die für ihre Leistung reif ist.

Im ersten Fall werden sie oft verkannt, im zweiten treten sie an die Spitze grosser Umgestaltungen. Den Bahnbrechern folgt dann die grosse Schar der für analytisches Arbeiten Begabten, welche gerade das neue Gebiet anzieht; sie sind nicht blosse Ausnutzer der Konjunktur und sind für die Kleinarbeit unentbehrlich. Man kann den Einfluss der günstigen Zeit leicht feststellen, wenn man in den Abschnitten grossen Aufschwungs das Alter der Entdecker erfragt. Als nach dem Wiedererstehen wissenschaftlichen Geistes Vesalius im 16. Jahrhundert die Anatomie auf neue Grundlagen stellte, folgten ihm durch wichtige wissenschaftliche Entdeckungen zahlreiche Männer aus den Niederlanden, Skandinavien, Deutschland, Italien. Noch heute tragen in der Anatomie die neuen Funde die Namen ihrer Entdecker, die Mehrzahl von ihnen standen im Alter von wenig mehr als zwanzig Jahren, als sie ihre Feststellungen machten, eine grössere Zahl von ihnen waren geschulte Maler. Die gleiche Erscheinung zur Verjüngung wiederholte sich nach der Erschliessung der Zellenlehre, nach der Begründung der Bakteriologie, nach der Entdeckung der Röntgenstrahlen und dem Ausbau der Vitamine. Als der junge Henle von einem Bewunderer nach dem Grund seiner Erfolge befragt wurde, sagte er bescheiden, dass eben jeder Blick in das Mikroskop ihm neue Funde in der Gewebelehre brächte: Aber er sah nicht nur Neues, sondern auch die Zusammenhänge.

Umgekehrt wenn ein solches Gebiet anfängt erschöpft zu sein, so wird es auch dem eifrigsten analytischen Forscher schwer, schon in jugendlichem Alter seinen Trieb nach Erkenntnis belohnt zu sehen. Dann lösen ihn die mehr für die Synthese begabten Geister ab, deren Zeit jetzt [/11e] gekommen ist, oder die wenigen, die beide Geistesrichtungen zu beherrschen im Stande sind. Im Ganzen ist die Zahl der Männer, die vom Forschertrieb besessen sind, gering gegenüber der Zahl der Nutzniesser, aber ein paar von ihnen reichen aus, um einem Zeitabschnitt die Richtung zu geben.

Die zahlreichen in den letzten zwei Jahrzehnten erschienenen Selbstbeschreibungen des Werdeganges schöpferischer Persönlichkeiten bringen Beispiele zur Erkenntnis ihrer besonderen Eigenschaften. Ein buntes Bild recht verschiedener Einstellungen zur Umwelt ergibt sich. Viele bevorzugen die Einsamkeit, andere brauchen Ablenkung durch Geselligkeit. Die einen sind verschlossen und wortkarg, andere überschäumend in Mitteilsamkeit. Nicht wenige bedürfen der Reizmittel, andere lehnen sich gegen die Einschränkung ihres Wirkungskreises durch inneren Zwang oder die Beschwerden des Alters auf. Häufig erfolgen glaubwürdige Äusserungen gegenüber den Bewunderern ihrer Leistungen, dass sie den Erfolg ihrer Leistungen nicht als Verdienst ansehen; die Gelegenheit sei günstig gewesen, die Voraussetzungen vorhanden, das Weitere ergab sich, wie es kommen musste. Ihr Trieb war zu unerbittlich, um Hindernissen zu weichen, so bedurfte es keiner bewussten Beschleunigung durch den Willen; die gefundene Lösung genügt zur Befriedigung. Nicht selten werden die durch Ermüdung oder Stillstand bei der Verfolgung der Hauptaufgabe entstehenden Unterbrechungen nicht durch Ausspannung im gewöhnlichen Sinne angefüllt. Wie selbstverständlich erfolgt die Vertiefung in eine neue Aufgabe freiwillig gewählter Arbeit auf ganz anderem Gebiet. Und das genügt zur Erholung und Sammlung neuer Spannkraft nach Wiederaufnahme des Hauptgebiets. So sehr sie sich wochenlang in mechanische Arbeit oder in ödes Rechnen vertiefen können, wenn es der Zweck erfordert, so bereitwillig überlassen sie Organisation und Ausführungsgeschäfte anderen, sobald für sie die Aufgabe gelöst ist. So verschieden diese Männer in der Wahl und Meisterung ihres Stoffes sein mögen, so sehr der Eine durch strenge Kritik und Zweifelsucht gelenkt, ein Anderer durch schöpferische Phantasie, Schwungkraft oder wie der Physiker Planck sagt, durch "das innere Auge des idealen Sehers" beflügelt wird, so sehr haben sie alle, mehr oder weniger stark, zwei Eigenschaften gemeinsam. Das erste, schon genannte, ist der nie zu unterdrückende Trieb zur Erkenntnis der Zusammenhänge von Erscheinungen, bis zum Worte des vom Tode bedrohten Archimedes: "Verwirre mir meine Kreise nicht." Das Zweite ist das unerbittliche Festhalten an [/11f] der Wahrheit, die stete Sorge an der unbedingten Zuverlässigkeit ihrer Mitteilungen, die Angst vor Selbstbetrug. Schon die Furcht, eine einzige Zahl oder Berechnung könne nicht ganz genau richtig sein, bringt schlaflose Nächte oder Tage immer neuen Nachprüfens, bis jeder

Zweifel gehoben ist, ohne Rücksicht auf den schmerzlich empfundenen Zeitverlust. Die reine Freude an der Lösung entsteht nicht durch die Grösse, sondern durch die Zuverlässigkeit des Ergebnisses. Denn erst diese sichert weitere Fortschritte, in der eigenen Hand oder der eines anderen Bearbeiters. Damit können ruhig die Eitelkeiten und die Rechthaberei des Gelehrten verbunden sein, wie sie Goethe geisselt.

Ihnen gegenüber findet die grosse Menge der Angehörigen eines Berufs mit besonderer Fachvorbildung ihre Genugtuung schon darin, fleissig das erlernte Wissen und Können ihres Gebiets in treuer und gewissenhafter Übernahme der Weisungen ihrer Lehrer während ihres ganzen Lebens auszuüben, nötigenfalls unter Anwendung ihrer erworbenen Gewandtheit, die sie zum Rang des Künstlers zu erheben vermag. Sie alle sind ganz unentbehrlich, sie sind diejenigen, die nach dem Worte eines grossen Denkers aus dem Mittelalter "das Wahre in das Gute umsetzen" sollen.

Die Entdeckungen der Narkose, Antisepsis und Asepsis, Desinfektion, Operationstechnik wären nutzlos, wenn nicht die grosse Zahl technisch gut ausgebildeter und streng geschulter Chirurgen mit ihren Assistenten, Schwestern, Operationsdienern das Gelernte und Zugelernte buchstäblich ausführten und nur das sicher feststehende Neue dem als zuverlässig bewährten alten Besitz zuführten. Wenn bei uns ein beträchtlicher Teil der leitenden Ärzte mit der Kunst die Fähigkeit des Forschens vereint, so ist das natürlich ein erfreulicher Gewinn. Aber ganz unentbehrlich ist der auf den Meister eingeschworene Stamm, der dessen Weisungen zuverlässig ausführt. Auch im wirtschaftlichen Grossbetrieb sind die zahlreichen Rechnungsbuchhalter neben dem führenden Planer grosser Unternehmungen ganz unentbehrlich.

Das Gute, in das das Wahre umgesetzt wird, ist selbstverständliche Vorbedingung. Die Praesokratiker hielten den Hang zum Guten für eine dem Menschen eingeborene Eigenschaft, die in Verlust geraten könne, aber vorher vorhanden war. Man darf sie also als vorhanden annehmen, während man bei der Berufsauslese die für seine Ausübung unentbehrliche Intelligenz fordern muss. "Fähigkeiten werden vorausgesetzt, sie sollen zu Fertigkeiten werden", heisst es in den "Wahlverwandtschaften".

Daher ist der [/11g] andere Grenzfall in der fehlenden Reihe der Begabungen nicht sehr willkommen, der geprüfte Schüler, der in der Ausübung des Erlernten bis in das hohe Alter auf die Worte seines Lehrers schwört und wenn er sich fortbildet, jedes gedruckte Wort glaubt. Das ist bequem und nicht so selten.

Im übrigen finden sich in allen höheren Berufsarten Männer, die zu den ersten beiden Gruppen gehören, aber in vertauschten Lagern. Auch sie sind häufig wertvoll. In ihrem Hauptberuf sind sie pflichttreue Vertreter der zweiten Gruppe als Kräfte, welche nur die Vorschriften Anderer gewissenhaft ausüben. Aber in der Zeit ihrer Freiheit folgen sie ihrem nicht einzudämmenden Trieb in selbständiger Arbeit auf ganz anderen Gebieten als Forscher, Denker, Künstler oder Dichter; sie bevorzugen hierbei Grenzgebiete und haben häufig die Zusammenhänge zwischen ihnen gefunden. Nicht die Dilettierenden sind gemeint, auch nicht die zahlreichen Ärzte oder Chemiker, die in der Musik oder Malerei als Ausübende Überdurchschnittliches, aber nichts Selbständiges leisteten. Aber man darf an die vielen Priester erinnern, die als Botaniker oder Astronomen, an die Ärzte, die als Physiker, Geschichtsforscher, Philosophen, ernste Dichter hervorragten und doch im Berufe blieben. Männer wie Helmholtz, Wundt gehörten im ersten wie im gewechselten Beruf der Gruppe selbständiger Forscher an.

Wenn von dieser Abschweifung die Rückkehr zur Frage der ärztlichen Ausbildung erfolgt, so gehört das Wissen von der ungenügenden Schulung der Ärzte, vor allem bei mir selbst, meiner späteren Erkenntnis an, nur der Anlass zu Zweifeln an meiner Ausbildung fiel schon in die zweite Hälfte der Studienzeit. Ich hatte in ihr stets das unbefriedigende Gefühl, dass durch eigene Schuld meine Vorbereitung den Möglichkeiten und Erwartungen nicht ausreichend entsprach. Ich betrachtete daher das Ergebnis der Prüfungen nicht als einen Ausweis für die zureichende Leistungsfähigkeit, und das Ende des Studiums nur als den Beginn neuer Lernaufgaben. Das kam rein äusserlich auch dadurch zum Ausdruck, dass ich in den ersten Jahren der Berufsausübung, namentlich in der Assistentenzeit, das Opfer gutmütigen Spotts der befreundeten Altersgenossen wurde, deren Mehrzahl befriedigt und ihres amtlich bescheinigten Wertes bewusst sofort in die allgemeine Praxis oder in die Ausbildung für eines der vielen Sonderfächer übergingen, und dort bald viel früher erfolgreich vorwärts kamen als ich.

[/11h] Von allen meinen annähernd gleichaltrigen Studiengenossen, denen die erfolgreichen Prüfungen ein ausreichender Beweis ihrer beendeten Berufsausbildung war, wurden viele gute Ärzte, einige zeichneten sich als Chirurgen oder Techniker im Sonderfach oder Krankenhausleiter aus. Aber nicht ein einziger von ihnen trat als selbständiger Forscher oder Denker hervor. Von den anderen, die später zur Geltung oder zu wohl verdienter Berühmtheit kamen und deren Zahl an sich stets eine verhältnismässig geringe bleiben wird, hat sich nicht ein einziger mit der schulmässigen Ausbildung einschliesslich der Assistentenzeit begnügt. Sie gingen meist ihre selbstgewählte Bahn, ihren Antrieben folgend und nicht einer Weisung, ihre Laufbahn war oft voller Hindernisse, die sie nie schreckten. Zur gegebenen und durch eisernen Willen gestärkten Anlage musste stets noch eine umfassendere Ausbildung kommen, welche die Grenzen des eigenen Gebietes an Inhalt und Methodik überschritt, die Grundlagen erweiterte und, wo es nottat, ohne Schulmeister und auf selbst gebahnten neuen Wegen.

[/11i] Unter meinen Altersgenossen, wenn ich diese Zeitbestimmung auf etwa je ein halbes Jahrzehnt vor oder nach meiner Geburt ausdehne, waren viele Männer, aus deren Lebensarbeit ich die hier gegebene Kennzeichnung ihres Wesens und ihrer Art, Probleme aufzustellen und zu verfolgen, entnommen habe. Ich nenne nur einige wenige. Paul Ehrlich bin ich persönlich nur ganz flüchtig begegnet; seine Eigenart ist bekannt. Die Persönlichkeit von Behring und R. Pfeiffer lernte ich kennen, als ich 1885 im Institut von Robert Koch eine Untersuchung anstellte und oft von Behring gute Ratschläge erhielt; mit Ottomar Rosenbach, Albert Neisser, der Biologin Rhoda Erdmann, dem international verdienten Gewerbehygieniker L. Teleky, C. L. Schleich, A. Grotjahn war ich lange gut bekannt oder befreundet. Mit August Bier kam ich erst im späteren Berufsleben in vielfache Verbindung. Auch der etwas jüngere E. Martini, der glücklich und scharfsinnig die Insektenkunde mit der Epidemiologie vereinte und der viel jüngere Medizinalstatistiker Karl Freudenberg, wie der Rassenhygieniker Alfred Ploetz, dem ich im letzten Jahrzehnt des vorigen Jahrhunderts näher trat, gehören dieser Gruppe an.

Die Aufzählung liesse sich leicht vervielfachen, wenn ich alle Altersgenossen, die Bedeutendes leisteten und mit denen ich gelegentlich oder häufiger zusammengeführt wurde, nennen wollte; die obigen Persönlichkeiten reichen zur Stütze meiner Darstellungen aus.

[/11k] Noch ein gemeinsamer Zug dieser Männer in der Wahl ihrer Arbeitsgebiete und der Art ihrer Arbeitsmethoden ist kennzeichnend. Sie werden von Innen heraus durch ihre Anlagen und Neigungen geführt und halten daran während ihres ganzen Arbeitslebens fest. Gerade das wirkt stark bei ihren späteren Erfolgen mit und macht sie zu Vorbildern. Sie stehen hierbei in starkem Gegensatz zu der Arbeitsweise der Mehrzahl anderer Forscher meiner Zeit. In ihren Anfängen, als Zugehörige zu einer Schule von Meistern, lassen sie sich von diesen ihren Arbeitsgegenstand und ihre Arbeitsweise bestimmen; später als selbständige Forscher, als aufmerksame Beobachter und verständnisvolle Kenner der Entwicklungsrichtung ihrer Zeit wählen sie das, was diese ihre Zeit fordert und nicht das, wozu sie ihre Anlage treibt. Fortschritte der Erkenntnis sind, auch wenn unser Verstand die nächstliegenden ungelösten Probleme schon erkennen lässt, nur unter bestimmten Voraussetzungen möglich; diese aber sind entweder im gegebenen Zeitpunkt nicht erfüllt oder unbekannt. Daher ist ein Fortschritt der Erkenntnis oft an den Eintritt eines Zeitpunktes gebunden, der die Vorbedingungen erfüllt. Und daher sind viele Fortschritte mit der Arbeit auf Grenzgebieten verbunden. Das eigenwillige Genie schafft sich häufig selbst die fehlenden Voraussetzungen. Der gute mit dem Strom schwimmende Forscher, der das Problem sieht, greift es auch ohne erfüllte Vorbedingungen an, lässt sich durch die im Augenblick gar nicht zu überbrückenden Abgründe auf dem Wege zum Ziel nicht zurückhalten,

und seine grosse Arbeitskraft müht sich ab, ohne weiter zu führen. Er hat das Wissen seiner Zeit weniger gefördert als derjenige, der der Grenzen bewusst sie nicht zu überschreiten versucht und die Versuche über sie hinauszugehen als verfehlt erweist. Das Verbeissen in solche, zur Zeit für die Allgemeinheit unlösbaren Probleme kennzeichnet manchen längeren Zeitabschnitt, der mit Arbeiten angefüllt, aber an Ergebnissen leer war. Um nur eines dieser Probleme aus meinem engeren Gebiet anzuführen, sei das Absinken der Tuberkulosesterblichkeit seit etwa 1880 genannt. Je nach dem Stand unseres Wissens wechselten die Deutungsversuche und ihre Geltung, noch heute steht die ausreichende Erklärung aus. Nur die Beschreibung der einzelnen Phasen und der Teilerscheinungen und die Ablehnung der vorliegenden Erklärungen, die stets nur einen Gesichtspunkt gelten liessen, ist berechtigt. Aber es ist nicht ausgeschlossen, dass durch die neuen Entdeckungen eines Sondergängers von den gekennzeichneten Eigenschaften auf einmal dieses Problem geklärt wird.

[/11l] Trotz der überragenden Leistung jener schöpferischen Kräfte für den allen zugute kommenden Fortschritt erscheint es durchaus nicht erwünscht, dass schon im Unterricht auf die Züchtung dieser Gruppe hingewirkt wird. Gerade sie setzt sich durch, weil ihr Trieb sie zwingt. Da sie sich eigene Wege bahnen, kann ihnen der Lehrer nur dann etwas bieten, wenn er gleicher Einstellung ist.

Sie sind auf die Zeitabschnitte schon aus den angedeuteten Gründen der Abhängigkeit von einer günstigen Zeit ungleich verteilt. Aber ganz unentbehrlich ist die stille, gleichstarke und möglichst gediegen vertretene Gruppe der gut durchgebildeten und gerade dadurch mit gesunder Kritik gegen blosse Tagesströmungen ausgerüsteten ausübenden Kräfte.

Wer hier das einschlägige Wissen und Können gut geordnet im Augenblick des Handelns stets bereit hat, ohne sich durch selbst aufgestellte Probleme ablenken zu lassen, ist auch solchen Mitarbeitern überlegen, die ihm an Intelligenz und Scharfsinn übertreffen, sonst aber ihre eigenen Wege gehen müssen. Ihre sichere Art, den Vorgängen ihres vertrauten Arbeitsgebietes gegenüber zu treten, lässt sie auch ohne vorweg genommene Absicht, Neues zu finden, reife Erfahrungen sammeln, die sie ordnen und als Unterrichtsgut weiter verbreiten. Nach einem Bilde des Chemikers Haber legen sie die breiten, zugänglichen Wege zum Ziele sicher an, nachdem die Pioniere durch vorher unwegsames Gestrüpp die Richtung angegeben haben.

[/11m] Zur Kennzeichnung der Einstellung des Lehrers zum Schüler während meines Studiums sind einige persönliche Erinnerungen angebracht. Sie können als Beiträge zu einer allgemeinen in Deutschland durch die Jahrzehnte immer wieder erörterten Frage über die besonderen, von denen anderer Kulturländer abweichenden Formen des naturwissenschaft-

lichen Unterrichts verwertet werden. Entsprechend der hier bevorzugten Wiedergabe eigener Beobachtungen und Erinnerungen sind sie lückenhaft, sie sind in ihrer Beschränkung auf einzelne Persönlichkeiten nach den haften gebliebenen Eindrücken durch das jeweilige Alter des Lehrers beeinflusst und sollen den Vergleich mit den Darstellungen von Fachvertretern der Medizingeschichte nicht wagen, die an gründlichen Quellenstudien die Lebensgeschichte bedeutender Lehrer und Forscher darstellen. Aber über die Absicht hinaus, nur Stoff in der Färbung selbst erlebter kleinerer Einzelheiten zu bringen, sollen sie doch zuletzt sich zu dem allgemeinen Problem von der Verbindung von Lehrer und Forscher in einer Person äussern. Und das Gesamtergebnis führt dahin, dass diese Verbindung mehr bedeutet als einen blossen Zufall. Diese Verbindung ist nicht nur die Folge der durch die Entwicklung unseres deutschen naturwissenschaftlichen und medizinischen Unterrichts zu Stande gekommenen Vereinigung beider an sich doch ungleichen Aufgaben in einer Person, die schon bei der Berufung ins Gewicht fällt. Man muss dabei wohl noch weiter entscheiden, ob diese in Deutschland seit je bestehende Zusammenfassung mehr im Interesse der Schüler erfolgte, oder ob sie einem inneren starken Trieb der Träger des Unterrichts entsprang, beide Aufgaben in ihrer Person vereinigt zu sehen und ob dieser Trieb sich aus objektiven Zusammenhängen erklären lässt.

[/11n] Die gründliche Lösung mag Berufeneren überlassen bleiben; das Folgende beschränkt sich auf Erinnerungen; aber gerade sie weisen nach meinem Überblick auf starke innere Zusammenhänge und hinterliessen mir die Überzeugung, dass diese eine kaum entbehrliche Steigerung der Wirkung des Unterrichts gerade auch für den Schüler bedeuteten.

Meine Eindrücke setzen sich zusammen aus dem eigenen genossenen Unterricht, aus dem Anteil an der Fortbildung in Ärztekursen, aus regelmässig besuchten medizinischen Fachgesellschaften und auf wissenschaftlichen Sondertagungen; unbeschadet ihrer grossen sonstigen Bedeutung sind akademische Festvorträge, Rektoratsreden und ähnliches gerade für diese Frage weniger geeignet. Und natürlich ist es nicht von Belang, dass im Einzelfall auch einmal der Lehrer den Forscher überwiegt und umgekehrt, aus Neigung oder aus Befähigung. Und mittelmässige Lehrer oder Forscher können im Laufe der Zeit erst solche geworden sein. Da ich später bei der Wahl von leitenden Krankenhausärzten oder Leitern von Unterrichtsinstituten beteiligt war, lernte ich kennen, wie schwierig oft die Auswahl und wie viele Nebenpunkte bei der Entscheidung mit zu berücksichtigen waren.

Während meiner Studienjahre überwog durchweg die Zahl derjenigen Lehrer, welche untrennbar die Neigung, durch eigene Forschung die Erkenntnisse zu vermehren, mit dem Bestreben, unter Opfern von Zeit und Mühen den Unterricht wirksam zu gestalten, verbanden. Sie brachten uns eng mit den Stätten ihrer eigenen Arbeit, mit dem Geiste des Forschens in

Verbindung. Gerade dieser Einblick in das Werdende, neben der, durch dieses Bestreben beim Vortragenden selbst dadurch geförderten, Pflicht des Lehrers, uns zunächst das Errungene einzuprägen, war gegenüber dem Schulunterricht ein grosser Forschritt von entscheidender Bedeutung für die dauernd bleibende Einstellung. Das uns übermittelte Wissen erschien wandelbar, durfte, einmal aufgenommen, nicht unveränderter Bestand des Lebens bleiben, sondern musste den zu erwartenden besseren Gestaltungen weichen können. Aber der Lehrer, der selbst schuf und gestaltete, [/11o] erschien uns als der Mann, der auf höherer Warte stand, wie in den oberen Schulklassen auch schon der eine oder andere der jüngeren Lehrer.

Schon in den ersten Semestern bejahten wir den inneren Zusammenhang von Lehre und Forschung und bewerteten nach seiner Stärke die Persönlichkeit. Bei aller Neigung der Jugend zu ernstgemeinter, aber oft voreiliger Kritik, kam uns nie ein Zweifel, was wichtiger sei, Unterricht oder eigenes Erkennen in steter Fortarbeit; auch wir, auch in späterem engeren Wirkungskreis waren berufen und verpflichtet, beide Wege zu gehen. Und wo die Persönlichkeit des Lehrers nicht ausreichte, beiden Pflichten in voller Höhe zu genügen, hielten wir den ungewandteren oder unfrischeren Lehrer für den geringeren und leichter zu ersetzenden Mangel. Und selbst trotz dieser Neigung zur Kritik in Einzelheiten standen wir dem selbst schöpferischen Lehrer mit Verehrung gegenüber. Das wurde allerdings damals durch die nähere Berührung im Unterricht begünstigt, als der klinische Unterricht bei den damaligen kleineren Verhältnissen fast stets auf dem Krankensaal oder im geringer besetzten Laboratorium oder Arbeitssaal stattfand und zwanglose Aussprachen begünstigte. Es kann auch gar kein Zufall sein, wenn für uns gerade unter den als wissenschaftlichen Forschern bedeutendsten unserer Lehrer die besten, am stärksten anregenden und wirksamsten Lehrer waren, sowohl solche, die auf die Ausgestaltung des mit Demonstrationen und Versuchen reich ergänzten Unterrichts Wert legten, wie solche, die durch ihren Gedankenreichtum, die Festigkeit ihres Standpunkts auch da, wo sie auf Zweifel hinwiesen, durch die offenbare Liebe am Unterweisen auch unsere Aufmerksamkeit festhielten. Mittelmässige Forscher und Denker wurden für uns bald auch minderwertige Lehrer und Erzieher von erschüttertem Vertrauen. Nach dem, was ich von viel Jüngeren höre, gilt dies auch heute genau wie vor 50 - 60 Jahren, und wenn ich später als Vortragende Bergmann, Bier, Sauerbruch, Lubarsch, Friedrich v. Müller, Aschoff, Flügge und andere hörte, so dachte ich auch an Heidenhain, Ludwig, Kussmaul, Goltz, Cohnheim, Thiersch.

[/11p] Nur dreier ganz grosser Persönlichkeiten möchte ich bei dieser Frage des Zusammenhangs von Forschung und Unterricht ganz kurz gedenken.

Waldeyer kam als ganz junger Lehrer der pathologischen Anatomie nach meiner Vaterstadt Breslau, als ich noch Gymnasiast war; schon vor-

her hatte er grosse wissenschaftliche Verdienste, welche die Geschichte der Medizin der letzten 100 Jahre verzeichnet.

Er war der Lehrer von drei Generationen von Ärzten meiner Familie. Der Breslauer Laryngologe und Otologie[-] Professor J. Gottstein, mein Verwandter und väterlicher Freund, verfasste unter Waldeyer seine Habilitationsschrift zur Histologie des inneren Ohrs. Ich selbst hörte in Strassburg noch nach dem Physikum eine seiner Vorlesungen und sah bei ihm erst, wie man die Anatomie eindrucksvoll und gewinnbringend lehren kann. Später hörte mein Sohn seine Vorlesungen in Berlin; in treuer Anhänglichkeit besuchte er ihn noch wiederholt, und machte sich Aufzeichnungen von seinen Äusserungen, in denen er scharf und unpersönlich die Zeichen seines körperlichen Verfalls studierte, auf seinem letzten Krankenlager. Seinen berühmten Vortrag im Berliner Verein für innere Medizin über die Ergebnisse der neuen Untersuchungen von Ramon y Cajal hörte ich, und erhielt wie alle Zuhörer einen unvergesslichen Eindruck. Die meisterhafte Darstellung liess eine fleissige Vorbereitung voller Hingabe an das Ziel voraussetzen. Virchow, der Lehrer unserer Lehrer, dessen Bedeutung für unsere Ausbildung nicht gekennzeichnet zu werden braucht, dessen Jugendaufsätze zur ärztlichen Politik und zur öffentlichen Gesundheitspflege ich auf das Genaueste kannte, war nie mein Lehrer geworden. Als junger Arzt hörte ich ihn einige Male als Wahlredner, seine schlichte, strenge, sachliche, recht trockene Redeweise, die jeden rednerischen Überschwang vermied, war für werbende Zwecke oder Stimmungsmache ungeeignet. Als Vorsitzender der medizinischen Gesellschaft war er der massgebende Führer der Ärztewelt von unerschütterlichem Ansehen geblieben, trotzdem sein Sarkasmus manchen abstiess. Er hielt dort oft eigene Vorträge, in sorgfältiger Verfolgung der gesundheitlichen Vorgänge; bei den klinischen und pathologischen anatomischen Vorträgen anderer beteiligte er sich häufig an der Erörterung und überragte dort durch seinen scharfen Verstand, seine bis in die Einzelheiten gehenden staunenswerten Kenntnisse, seinen Überblick und sein geschichtliches Wissen. Den grössten Eindruck aber machte stets der Gegensatz zwischen der trockenen, farblosen mündlichen Ausführung und der Wirkung beim Nachlesen. Der Inhalt, beim blossen Anhören nicht recht wirksam, gewann erst beim Nachlesen. Er war auch in schwierigen Fragen musterhaft und lückenlos aufgebaut und in vorbildlicher Aufeinanderfolge der Gedanken in klarster Ausführung dargestellt und in so klarem Stil abgefasst, dass er haftete.

[/11q] Robert Koch hatte, kurz bevor ich 1889 in seinem Institut arbeiten durfte, schon auf der Höhe seines Ruhms, den Lehrstuhl der gesamten Hygiene übernommen; sein Geist herrschte über den Laboratorien, an denen seine Schüler und Assistenten mitten unter uns übrigen zahlreichen Institutsbesuchern ihre Arbeitsplätze hatten. Es waren darunter die ausgewählten Jünger des neuen, von Koch geschaffenen Forschungsgebietes aus allen Kulturländern, welche hier die neuen Methoden studierten und schon

auf besondere Aufgaben anwenden durften. Sie brachten das bei Koch Gelernte in ihre Heimat zurück, und eine beträchtliche Zahl von ihnen trat dort an die Spitze der neu geschaffenen Anstalten und wurden namhafte Forscher oder Organisatoren. Sie hatten einen reichen Schatz fertigen Wissens und Könnens heimbringen dürfen, und waren sich dessen bewusst, dass sie diesen der schöpferischen Kraft einer einzigen Persönlichkeit verdankten. Koch, dessen Geist auch die Laboratorien beherrschte, so selten er in dessen [sc. deren] Räumen selbst erschien, liess auf uns die Macht seiner Persönlichkeit wirken, wenn abgeschlossene Arbeiten ihm zur Prüfung vorlagen und er so nach der sorgfältigen Durchsicht mit uns sprach. Als ich in dieser Lage war, redete er mit mir nur, wie der ältere Kollege zum jüngeren, liess nie seine Überlegenheit fühlen. Aber er übersah alle Zusammenhänge und sein Auge drang tief, das Bewusstsein der eigenen Bedeutungslosigkeit wirkte nicht demütigend, aber fühlbar.

Aber dieser selbe Mann war auch der angestellte Lehrer der Studierenden für die {studierenden} Anfänger der Hygiene. Ich besuchte während des Winters mehrere Male die Hauptvorlesung, die er an den Winterabenden abhielt, die er abzuhalten amtlich verpflichtet war. Er trug gerade über die verschiedenen Verfahren der Raumheizung vor und erläuterte das Ausgeführte an zahlreichen Modellen. Er sprach gleichgültig, eintönig, ja stockend. Wir blieben bald fort; uns war er Pegasus im Joch. Dann blieben wohl auch viele Hörer fort, und wenige Monate darauf verschwand er selbst, von der Fron des Anfängerunterrichtes befreit und nur noch Leiter seines Forschungsinstituts im einfachen Gebäude des jetzt längst verschwundenen "Triangels" neben der Charité. Wer seine Vorträge und die Wiedergabe seiner grösseren Arbeiten kannte, kennt auch die klare, stilreine, vorbildliche Darstellungskraft. Und wer seine Arbeit über die Tuberkulose im 2. Band der Veröffentlichungen aus dem Reichsgesundheitsamt von 1882 einmal gelesen hat, greift stets wieder zu ihr und erfreut sich in ungeminderter Schätzung an der Fassung des Inhalts. Es gibt wenige Werke des medizinischen Schrifttums des letzten Jahrzehnts von so hervorragender Grösse an Inhalt und Form.

[11 ff.] In den Lebenserinnerungen älterer Akademiker spielen <u>Prüfungswitze</u> eine grosse Rolle. Darunter sind viele gute, wohl auch gut erfundene, die zugleich die Person des Prüfers kennzeichnen. Zufällig erlebte ich nur einen einzigen, den ich noch nirgends las. Von dem gelehrten Historiker Haeser, der die Einführung in das medizinische Studium vortrug, einem schönen Greis mit würdevoller Haltung und schwungvoller Rednergabe, erzählte man viele Vorlesungsschnurren, deren ich nicht eine einzige [/12] selbst hörte. Einst kam er aus dem Zimmer, in dem die Vorprüfung stattfand, gemeinsam mit dem beweglichen, witzigen, viel kleineren Physiologen Heidenhain in das Vorzimmer, in dem wir Studenten auf das Schicksal unserer älteren Freunde warteten. Schwermütig klagte Haeser, dass der eine der Prüflinge nicht eine einzige Frage beantwortet habe. La-

chend erwiderte Heidenhain, dass bei ihm wenigstens eine Antwort richtig
gewesen sei, er habe gefragt, wieviel Uhr es sei. Später gehörte die drei-
bändige Geschichte der Medizin von Haeser zu den Büchern, die ich besonders häufig las, vor allem den dritten Band, der die Geschichte der Seuchen behandelt.

In der eigenen Vorprüfung störte mich die Neigung des Anatomen [sc.
C. Hasse], Vexierfragen zu stellen. Diejenigen des Physiologen Ludwig
waren geistvoll und sollten die Schlagfertigkeit der Prüflinge erweisen; die
seinen waren blöde und würden, wenn ich sie mitteilen wollte, ebenso
stumpfsinnig wirken wie der Fragende. In der Botanik, in welcher der greise, weltberühmte Systematiker Goeppert sehr geringe Anforderungen an
den Mediziner stellte, genügte ich zur Not in der Physiologie, aber nicht in
der Systematik, in der das Wenige meines Wissens aus den Sammlungen
meiner Schulzeit stammte. Bei den frischen Pflanzen verfehlte ich die Bestimmungen von vielen; bei den Abbildungen ging es zur Not. Zuletzt gab
er mir das Bild einer Weintraube, die ich als Vitis vinifera bezeichnete.
"Na, weil Sie nicht Vinum gesagt haben, sind Sie durch."

In meinen sechs klinischen Semestern auf drei Universitäten war ich
eifriger Hörer guter Lehrer, lernte am meisten von dem edlen Menschen
und grossen Arzt Kussmaul, genoss daneben frohe, im Gedächtnis [/13] als
reine Genüsse haftende Stunden. Ich war zwar fleissig, genoss aber auch
die Freistunden. Aus der klinischen Zeit sind zwei Prüfungserlebnisse, aus
denen Erfahrungen wurden, der Mitteilung wert. Systematische Anatomie
lag mir nie recht, im Präparieren war ich nicht geschickt, aber ich hatte
mich vorbereitet. Die Prüfung verlief glatt und ohne jedes Versagen; es
blieb noch das Nervenpräparat. Dort war es üblich, dass es vom Oberwärter
der Anatomie für je 10 Mark hergestellt wurde. Einige wenige, zu denen
ich gehörte, waren so sicher oder so gewissenhaft, nicht mitzutun und ver-
darben dem Wärter das Geschäft. Ich zog den grossen Bewegungsnerv des
Gesichts, zerschnitt beim Präparieren erst kleinere Äste, dann aus Versehen
den Hauptstamm beim Austritt aus dem Knochen. Jetzt verweigerte der
Oberwärter die Hilfe, angeblich weil ihm die Präparate zugezählt seien.
Schliesslich half er mir für 20 Mark.

An diesen Vorgang erinnerte mich viel später ein ähnlicher. Zehn Jahre
später machte ich meine zweite militärärztliche Übung, die eine praktische
Fortbildung vorsah. Ich erbat die Ableistung an der Universität meiner
Heimat. Hier waren neben Operationen an der Leiche anatomische Übungen vorgesehen, wobei wir wieder Nerven präparieren mussten, und zwar
in der Uniform. Im Saal hatte sich wenig geändert, nur die Reinlichkeit war
etwas [/14] besser. Der Professor war der gleiche geblieben, er ersetzte die
Unzulänglichkeit seiner Rednergabe durch Schreien, er war zu Hinweisen
auf die klinische Bedeutung seiner Vorträge geneigt, die uns jetzt nur sein
geringes klinisches Wissen verrieten. Nach wie vor sprach er alle mit

"man" oder "wir" an. Zu mir sagte er mit einem Blick auf mein Nervenpräparat: "Wir haben wohl bei der Kavallerie gedient?" "Warum, Herr Geheimrat?" "Weil wir alles durchsäbeln." Heute erklären viele Hochschullehrer, dass die damalige Überbewertung des zeitraubenden Präparierens feinster anatomischer Verästelungen verfehlt war. Mein zweites Erlebnis war das folgende.

Die Prüfung in der Chirurgie lag erfolgreich hinter mir. Es standen nur noch die zwei Operationen an der Leiche aus, je eine Schlagaderunterbindung und eine grössere Operation an Knochen oder Gelenken. Der hervorragende Chirurg, Mensch und Lehrer Thiersch, durch Berufspflichten überlastet, schob die Prüfung hinaus, bis schon zwei Gruppen von je vier ihn drängten. Er ging schlechter Laune und müde von der eben beendeten klinischen Vorlesung mit uns zum Sektionsraum. Technisch wenig gewandt, aber sorgsam vorbereitet, zog ich durch das Los die leichteste aller Unterbindungen, diejenige der Speichenschlagader, die man schon unter der Haut sieht. Nach wenigen Minuten war ich fertig, ich hatte ja bei Heidenhain die Halsadern lebender Hunde als Helfer bei seinen Versuchen oft genug unterbunden. Auf 1 Meter Entfernung meinte Thiersch: "Viel zu schmal, suchen Sie weiter." Nach längerem Suchen erklärte ich, ich fände nichts anderes. "Sie sind durchgefallen." Ich trat abseits. Fast am Schluss der Prüfung der anderen wandte sich Thiersch an mich: "Vielleicht war es eine hohe Teilung." Langer Schnitt von ihm bis über den Ellenbogen: [/15] "Hohe Teilung. Machen Sie den Lisfrank." Das war eine kniffliche Fussamputation. Er stellte sich neben mich, sah genau zu und gab mir noch eine zweite, leichtere Gelenkoperation. "Sie sind durch." Er war sehr milde, denn den Hinweis auf die Möglichkeit einer hohen Teilung, eines allerdings seltenen bösen Zufalls, hätte ich selbst machen sollen. Nur gross denkende Persönlichkeiten nehmen in einer solchen Lage die einmal getroffene Entscheidung zurück.

Militärdienstzeit

Nachdem ich das Vierteljahr, das zwischen der Beendigung der ärztlichen Prüfung und dem 1. April lag, als Volontärarzt an einem städtischen Krankenhaus zugebracht hatte, dessen Assistent ich später wurde, erfüllte ich meine Militärpflicht und wurde zwei Eliteregimentern meiner Vaterstadt zugeteilt. Das Halbjahr mit der Waffe leistete ich bei dem Grenadierregiment, dasjenige als einjähriger Arzt und ein Jahr später die erste Übung als Unterarzt bei einem berühmten Reiterregiment vor der Stadt ab. Ich kam von der Universität zwar reich mit Wissen ausgerüstet und als approbierter Arzt und Doktor der Medizin gekennzeichnet zur Truppe. Aber da ich fünf Jahre nur in einem sich abschliessenden Kreise jüngerer Menschen gelebt hatte, die sich für etwas Besseres hielten, so war meine Umweltkenntnis viel geringer als die der meisten Altersgenossen, mit denen ich jetzt zusammengeschlossen wurde. Das Militärjahr hat mir für mein Leben sehr viel gegeben. Dass ich in Reihe und Glied mit jüngeren Gefährten durchweg geringerer Bildung, niederer Lebenshaltung und ganz anderer Auffassungen gemeinsames Schicksal hatte, war mir willkommen; das unerbittlich strenge Gleichmass gefiel mir. Die Vorgesetzten stellten hohe [/16] Anforderungen, waren oft hart, nie ungerecht. Den Anstrengungen war ich gewachsen oder wuchs in sie hinein. Ich hatte im ersten Halbjahr nur zu gehorchen, im zweiten nach Anweisung, aber unter eigener Verantwortung zu befehlen. Ich durfte vieles erleben, was komische Beifärbung hatte, aber nie die Bedeutung des Gewinns von Lebenserfahrungen verlor, auch wenn es erst viel später zur Geltung kam. Der Abschnitt heiterer Erfahrungen in der Militärzeit ist recht umfangreich. Sie seien nach der Zeitenfolge wiedergegeben.

Gleich nach der Einkleidung als Rekruten wurden wir 30 bis 40 Einjährige, unter ihnen ich als einziger Mediziner, im Ordonnanzanzug zur Impfung kommandiert. Der ausführende einjährige Arzt nahm unsere Meldung dienstlich an, liess rühren und befahl dann: "Einjähriger G. vortreten, ins Nebenzimmer." Dort sagte er zu mir als altem Freund: "Du, G., wie macht man das? Ich habe noch nie gesehen, wie man impft, und wurde erst heute kommandiert."

Auf dem Kasernenhof übten ausser uns Rekruten gelegentlich auch Kompanien des Regiments. Die Vorgesetzten brüllten, dass es widerhallte. Besonders tat sich ein Hauptmann mit urwüchsigen Schimpfworten und Flüchen hervor; er war dafür berühmt und seine neuerfundenen Wortbildungen wurden weitergetragen. In der Gesellschaft der Garnison war er ein feinempfindender lyrischer Dichter. *Später bin ich im Beruf häufig Menschen begegnet, die sich anscheinend nur wohlfühlten, wenn sie wie Lerchen sich singend zum reinen Aether aufschwingen durften. In Wirklichkeit hatten sie mitgeholfen, die Lerchen zu verscheuchen, sie atmeten nur im Staub und gelegentlich auch im Schmutz der Grosstädte.*

Unser Rekrutenerzieher war ein nicht mehr ganz junger Leutnant, er war wohl wegen seiner Kränklichkeit zu diesem leichten, aber einförmigen Dienst abgeordnet worden, den auch ältere [/17] Unteroffiziere ohne Aufsicht hätten durchführen können. Er gab meist nur den Befehl zum Beginn und Schluss der Übungen, sonst mischte er sich kaum ein, er stand am Gitter des Hofes und langweilte sich. Er war ein welkender Spross eines alten, kräftigen und verdienten schlesischen Adelsgeschlechtes, das durch lange Zeit bis in die unmittelbare Gegenwart dem deutschen Volk führende Landwirte, hervorragende Verwaltungsbeamte, Kriegshelden und berühmte Gelehrte gestellt hat. Er war in der Obersekunda ein halbes Jahr mein Banknachbar gewesen, wir standen damals recht gut, besonders weil ich ihn vor der Stunde einpaukte und in der Stunde ihm vorsagte. Jetzt hatte er mir gegenüber Minderwertigkeitsgefühle, die er durch Machtkitzel ausglich. Jeden Morgen sprach er mich an und verdrehte Namen und Beruf, jeden Übungstag schloss er den Aufruf der zum Nachexerzieren Befohlenen mit dem Wort: "Und natürlich der einjährige G." Das war wenig erfreulich, denn auch der Unteroffizier, der seine Freizeit verlor, nahm das als unverdiente Strafe und wurde hart. Einer von ihnen, der am häufigsten herangezogen wurde, wurde sogar bösartig. Einige Jahre später bei einer Riesengebirgswanderung fand ich ihn als Grenzzollbeamten auf der Streife, wir sassen vergnügt beim Frühstück und der Zigarre und dachten der Vergangenheit ohne Groll. Dem Offizier aber vergass ich sein Verhalten nie; zu aller Freude wurde er bald abgelöst.

Am Schluss der Ausbildung nahm der Feldwebel eine Vorprüfung der Einjährigen im Unterricht selbst vor. Er stellte eine leichte geographische Frage, die wohl jeder [/18] Gemeindeschüler beantwortet hätte. Der Erstgefragte verfehlte die Frage, darauf blieb auch jeder folgende die Antwort schuldig. Als auch ich als Letzter nichts wusste, meinte der Feldwebel milde: "Ei! ei!", aber ihm selbst war anscheinend der Name im Augenblick entfallen. In die Kompanie eingereiht, als die Schiessübungen, der Schwimmunterricht und die Felddienstübungen begannen, hatte ich es leicht und angenehm. Meine zweite Wache war im Schloss beim Garnisonkommandierenden, erheischte also besondere Aufmersamkeit. Es war eine starke Wache mit mehreren Unteroffizieren, ihren besonderen Wachraum teilten in den Freistunden die Einjährigen. Zufällig war die Ordonnanz des Offizierkasinos von unserem Regiment gestellt und wollte sich bei den Unteroffizieren durch einige Flaschen Moselweins beliebt machen, die natürlich "requiriert" waren. Für mich war das Anlass zu ernstem Konflikt. Es war leicht, jeden Tropfen abzulehnen, da ich im Wachtdienst die Folgen des Alkohols zu fürchten hätte. Aber beim Erscheinen einer Offiziersrunde hätte das nichts genützt, und man hätte mir die unterlassene Meldung vorhalten können. Ein blöder Zufall konnte meine ganze berufliche Laufbahn zerstören. *Dieser Gedanke hat mich sehr lange gequält, so unbedeutend der Vorgang war.*

Beim Schwimmunterricht in der Oder, der meist um 5 Uhr früh begann, wurde an einem kalten Junimorgen auf dem Floss vor der Ankleidezelle ein Grenadier nackt, nass und ohnmächtig gefunden. Ich wurde hinzugerufen, einiges Reiben und warmer Kaffee stellten den kräftigen Mann schnell her; ich fuhr ihn nach der Kaserne und schon nachmittags tat er vollen Dienst. [/19] Bei der Ablösung des Schwimmdienstes durch die Kompanien anderer Regimenter kam die Sache zur Kenntnis und Meldung. Der ohnmächtig Gewordene war wohl etwas oft "getaucht" worden und der aufsichtführende Sergeant nicht eingeschritten, also ein Fall von Misshandlung. Die Sache kam vom Corps zur Berichterstattung an das Regiment. Ich wurde als Zeuge im Ordonnanzanzug zum Regimentsadjutanten befohlen, der mir an Bildung und Alter gleich war. Er legte mir die Frage vor, ob ein Mann ohnmächtig werden könne, wenn er entgegen den Befehlen noch längere Zeit sich nackt und nass im Freien aufhielte. In dienstlicher Untergebenenhaltung erwiderte ich, dass ich als Einjähriger und als Zeuge zum Verhör befohlen sei, nicht aber als ärztlicher Sachverständiger. Trotz Wiederholung blieb ich bei der Ablehnung. Dann wurde ich scharf angefasst und auf die Folgen der Verweigerung eines dienstlichen Befehls hingewiesen. Ich wich, aber mein Vorbehalt "unter Voraussetzung noch vorhandenen Bewusstseins" war in dem mir vorgelegten Protokoll nicht enthalten. Ich sah dieses Ergebnis lange als eine Rechtsbeugung an. Erst später an der Hand eigener Erfahrungen lernte ich, dass nicht bei jedem Bagatellfall ein grosser Apparat mit unendlicher Schreiberei aufgeboten werden soll. Das Opfer wurde später nie behelligt, die beiden schuldigen Unteroffiziere bekamen ihr Teil durch die Kompanie, und das genügte, um ähnlichen Vorfällen vorzubeugen.

Im Juli an einem ungewöhnlich schwülen, ein Gewitter ankündigenden Tage gab es eine grössere Felddienstübung, die sich bis zum Nachmittag hinzog. Die erschöpfte Truppe trat zum [/20] Rückmarsch zusammen, ich mit vielen anderen kaum noch der Besinnung mächtig. Der Hauptmann zu Pferde vor uns befahl Entladen. Ich verfehlte den Griff, und meine Platzpatrone ging in die Luft; zum Glück hatte ich den Lauf drillgemäss nach oben gerichtet. Der Hauptmann befahl wie vorgeschrieben: Drei Tage Arrest, Schuldiger vortreten. Auf dem Rückmarsch durch die Strassen hatten wir mehrere Ohnmächtige. Der mir gutgesinnte Feldwebel beruhigte mich wegen der Folgen. Am Mittag des nächsten Tages meldete ich mich im Militärgefängnis zum Antritt des Arrests, die öffentliche Abführung im schlechtesten Anzug ohne Seitengewehr hatte man mir erlassen. Der Putzgehilfe trug mir meine Sachen und Brot nach; ich nahm eine Wurst, eine Sammlung von Rechnungsaufgaben und die "Krankheiten des peripheren Nervensystems" von Erb mit. So bezog ich die enge Zelle, und wenn ich auf die Pritsche stieg, konnte ich durch das kleine, vergitterte Fenster sehen, wie die sommerlich gekleideten Breslauer über die Oderbrücke nach der nahen Gewerbeausstellung wanderten. Am nächsten Morgen merkte ich, dass die mein Schicksal teilenden Unteroffiziere sich gegen einen kleinen Betrag durch die Reinigungssoldaten ein warmes Frühstück verschafften und sich die Zellen säubern liessen. Ich verlangte das gleiche, doch wurde mir das Frühstück verweigert. Als ich wieder eingeschlossen war, öffnete sich die Tür, der Gefängnisverwalter, ein früherer Feldwebel, erschien selbst mit seinem besten Familiengeschirr und einer grossen [/21] Kanne Kaffee mit Milch und Butterbroten. Zum zweiten Frühstück kam er mit dick belegten Broten und zwei Flaschen Bier, zugleich gab er den Ort an, wo ich die leeren Flaschen ohne Gefahr der Entdeckung durch den beaufsichtigenden Offizier verbergen solle. Zu Mittag kam ein schlesisches Sonntagsgericht mit zwei neuen Flaschen Bier und abends war es ähnlich. Mein Feldwebel hatte das veranlasst, es hätte aber für drei Arrestanten gereicht. Am letzten Tag las ich weder im Erb noch löste ich Gleichungen, aber auch gegen das Bier wehrte ich mich. Ich las nur noch eine Kolberger Regimentsgeschichte, die mir der Aufseher lieh. Die Strafe wurde nicht eingetragen, sonst hätte ich das zweite Halbjahr nicht als Arzt dienen können.

Die Manöverzeit begann, der Hauptmann sah ihr mit Sorgen entgegen. Er hatte schon mehrere zur zweiten Klasse versetzte Untergebene. Er war nicht schuld. Er war streng, aber gerecht und schlicht und teilte alle Mühen mit der Truppe. Wohl aber waren unter den Ausgehobenen der Provinzen Oberschlesien und Posen manche Minderwertige. Ein neuer Fall von Verstössen gegen die Ordnung im Manöver musste seiner Laufbahn schaden. Jetzt gab er der Truppe Verhaltensmassnahmen etwa folgender Art: "Wer sich wegen Bauchschmerzen krank meldet, hat unreife Pflaumen gefressen. Unreife Pflaumen habe ich Euch verboten. Wer sich deshalb krank meldet, übertritt einen Befehl und wird bestraft." Entsprechendes galt für wunde Füsse. Aber er ging weiter: "Wenn wieder einer von Euch maust oder sich prügelt oder sich besäuft, habt Ihr selbst Euren Kameraden schlecht erzogen. Wenn mir im Manöver so ein Fall gemeldet wird, seid Ihr mitschuldig, Ihr bekommt dann nach dem Manöver [/22] keinen Urlaub, und im Manöver müsst Ihr am Sonntag Wache stehen, wenn die anderen Kompanien tanzen gehen."

Am zweiten Manövertag plänkelten wir über das Schlachtfeld von Leuthen, am Nachmittag bezogen wir in einem nahen Dorfe Quartier. Wir waren mit abgetragenen Waffenröcken und Feldmützen ausmarschiert, die besseren Sachen zur Schlussparade wurden uns nachgefahren. Wir Einjährigen kamen in Einzelzimmer zu Bauern, die Mannschaft ins Massenquartier in eine Scheune zum Gutspächter. Mein Waffenrock war durchgeschwitzt, ich legte ihn zum Trocknen auf die Wiese und mich zu kurzem Schlaf. Als ich den Rock aufnahm, hatten die Feldmäuse Löcher hineingefressen. Der Kompanieschneider hatte nur Flicken aus ungebrauchtem, blau leuchtendem Stoff, der von dem verwitterten Grund meines Waffenrocks grell abstach. Es war Sedantag und abends Löhnung. Der Gutspächter gab der Mannschaft zur Tagesfeier reichlichen Schnaps. In der besoffenen Nacht erinnerte sich ein kleiner, armseliger Pole daran, dass er wegen wiederholter, vor der Einstellung begangener Walddiebstähle eben verurteilt war und zahlen oder nach dem Manöver absitzen musste. In der Dunkelheit lagen die besoffenen Kameraden mit ihrer Löhnung. Er versuchte, die vollen Brustbeutel zu plündern, wurde ertappt, die Mannschaft gedachte der Worte des Hauptmanns und verdrosch ihn mit den Säbelscheiden. Am frühen Morgen trat die Kompanie marschmässig ausgerüstet und gefechtsbereit vor dem Dorfe zusammen. Der Feldwebel wusste natürlich schon alles, wahrscheinlich auch der Hauptmann. Er hielt hoch zu Ross vor seiner strammen Mannschaft, liess rühren und wollte eben den Säbel zum [/23] Abmarsch heben. Da brach der Pole mit lautem Fall zusammen und lag wie leblos da. Noch behielt der Hauptmann die Ruhe und fragte nach dem nächsten Arzt, der aber 7 Kilometer weit im Bataillonsstab war. Der Feldwebel verwies auf mich. Der Hauptmann befahl: "Einjähriger G., machen Sie künstliche Atmung." Das könne ich nur, wenn ich Tornister, Gurt und Waffen ablegen dürfe. Jetzt wurde ich Fachmann. "Bitte Herr Doktor." Die Kompanie marschierte ab, er hielt fassungslos vor mir. Er müsse fort, ich solle den Verletzten lebend oder tot ins nächste Ruhequartier bringen, alles Nötige, vor allem den Wagen, auf seine Kosten requirieren und ihm bei seinem Einrücken nach dem Manöver sofort Bericht erstatten. Eben als er fort war, fing der von mir gebettete und von seiner Rüstung befreite Pole an, vorsichtig nach mir zu schielen und war bald bei voller Besinnung, wenn auch noch schwach. Ich entkleidete ihn. Nur sein Rücken war mit den Säbelscheiden bearbeitet, aber so gründlich, dass die Haut vom Schulterblatt bis zu den Beckenknochen eine blutunterlaufene Fläche war. Ich führte ihn zum nahen Dorfvorsteher, der uns ein warmes Frühstück gab, das belebte den Kranken rasch. Dann fuhren wir im requirierten Bauernwagen, der Kranke von mir gestützt, in der Richtung nach dem noch 15 Kilometer entfernten nächsten Rastort. Etwa in der Mitte lag ein grösseres Gut, dessen Besitzer ein Freund unserer Familie war. Dort erhielt ich Eis, Binden, Salben, aber noch einen zweiten, richtigen Lunch. Am Ziel war der Verletzte nach längerem [/24] Schlaf so wohl wie irgend möglich; den meinen störte der sich nähernde Gefechtslärm. Gegen 15 Uhr rückte die Truppe ein, schon vor dem Dorf beruhigte den Hauptmann meine Meldung. Eine Stunde später kam der Feldwebel in seinem Auftrag. Ich sollte mit dem Behandlungsbedürftigen das Zimmer teilen, ihn ohne Aufsehen bis zur Dienstfähigkeit weiter behandeln, Fluchtversuche vereiteln und ihn zu einem Geständnis seines Vergehens bei Zusicherung milder Behandlung bringen. Punkt 1 und 2 nahm ich gern an; für Aufsicht müsse die Kompanie sorgen, da der Arzt keine Polizeiarbeit leiste. Auch mit dem Geständnis wolle ich nichts zu tun haben, das wäre seine Sache. Zuletzt verlangte ich Tagesurlaub für den nahen Sonntag zum Besuch des befreundeten Gutsbesitzers. Am frühen Morgen wanderte ich zu Fuss im Mäuserock und

schäbiger Feldmütze dorthin. Die Frau des Hauses und ihre drei jungen
Töchter, die mich freundschaftlich begrüssen wollten, wunderten sich über
mein Sonntagsgewand und neckten mich später oft damit, dass ich statt sie
anzusprechen, zuerst vor den dort einquartierten Offizieren einer anderen
Kompanie meines Regiments stramm stand und meine Meldung herunter-
schnurrte. Der Tag verlief mit der Jugend sehr behaglich, die Mahlzeiten
waren steif, die Offiziere vertieften sich in die Gesellschaftsfragen ihres
engeren Kreises. Am späten Abend fuhr ich im Zweispänner des Gutsherrn
zurück. Die mittlere der drei Töchter wurde später meine Schwägerin, die
jüngste die Gattin des Chemikers Fritz Haber [sc. Clara Immerwahr].

Als Haber Jahrzehnte später nach Berlin berufen war, verboten unser
beider Berufspflichten mehr als gelegentliche Begegnungen. Die zwei [/25]
folgenden Mitteilungen kennzeichnen seine Persönlichkeit. An einem Re-
gentag des Spätsommers 1922 in Oberstdorf vereinbarten wir eine Nach-
mittagsstunde im Kafé; ich wollte einen alten Freund, beschäftigten ärztlichen Praktiker, und meinen jungen Sohn, der im Beginn seiner Laufbahn
als Assistenzarzt stand, mitbringen. Unter drei Medizinern erfragte Haber
eine Aufklärung über einige Äusserungen physiologisch-chemischer Färbung, die der ihn behandelnde Kliniker getan, die er aber nicht verstanden
hätte. Der "Herr Geheimrat" sprach autoritativ: "Das ist so" und orakelte,
mein Sohn erklärte nach dem Satze: "Was sie gestern gelernt, das wollen
sie heute schon lehren" und wurde sehr theoretisch, ich schwieg lieber. Haber erwiderte bescheiden, seine Zweifel hätten sich nur verstärkt, und er
betonte Widersprüche zwischen Beobachtung und Belehrung. Die zweite
Erklärung der beiden Auguren klang schon recht gewunden, und nach der
schlagenden, wieder nur fragenden Erwiderung sassen sie unrettbar in ihren eigenen Netzen. Nach jenem Kafégespräch nahm Haber meinen Sohn
zu längerem Abendspaziergang mit, hier gab er ihm ernst vortreffliche
Lehren über wissenschaftliches Arbeiten. Ein ähnlich neckisches Spiel
hörte ich wenig später. Ein ernster Forscher trug seine Untersuchungen
vor; sie lagen auf der Grenze zu dem engeren Arbeitsgebiete von Haber,
das der Vortragende anscheinend nicht ganz beherrschte. Haber machte
keine Einwände, sondern stellte nur Fragen, die nächsten knüpften an die
gegebenen Erwiderungen an. Zuletzt scheiterte der Vortragende an seinen
eigenen Antworten. Wenige Wochen nach Oberstdorf traf ich Haber auf
der an wissenschaftlicher Ausbeute reichen Naturforscherversammlung in
Leipzig, [/26] der ersten seit Kriegsende. Zwei grosse Chemiker trugen ihre
neuen, vielbeachteten Theorien vor, und zwar zur selben Stunde in zwei
gegenüberliegenden Sälen, die durch einen Warteraum getrennt waren. Der
Andrang war sehr gross, und die Säle schon eine halbe Stunde vorher gefüllt. Wir baten um Gelegenheit, beide Vorträge hören zu können. Der einführende Professor trat auf das Rednerpult und erklärte, dass es ihm gelungen sei, die Redner zur Wiederholung ihrer Reden in unmittelbarem Anschluss an ihre ersten zu bewegen. Die Anwesenden wurden gebeten, nach
Schluss die Säle zu wechseln. Das war bei der Fülle unmöglich, Einsprüche

wurden laut, und es entstand grosse Unruhe. Wie im Liede von der See-
stadt Leipzig wurde der Einführende ein Greis, der sich nicht zu helfen
weiss. Da sprang Haber leichtfüssig in den Saal, setzte sich lässig auf die
Lehne einer Bank und berichtete, die beiden Vortragenden hätten zuge-
stimmt, selbst die Säle zu tauschen. Eine lächerlich einfache Lösung, auf
die vor Eifer niemand verfallen war und die ebenso stürmisch begrüsst, wie
kurz vorher stürmisch protestiert wurde. Aber später machte mich der heitere Vorfall traurig. Jeder einzelne war ein heller Kopf; als grössere Masse
reagierten sie ihre Ratlosigkeit durch Lärmen ab. *Jeder, sieht man ihn einzeln, ist leidlich klug und verständig; sind sie in corpore, "gleich wird
Euch ein Dummkopf daraus", heisst es bei Schiller.* - In der Zeit des Auf-
räumens der Trümmer nach dem Weltkriege und der Versuche des Wieder-
aufbaus 1920-1924 hat Haber der von mir geleiteten Ministerialabteilung
durch gute Ratschläge hervorragende Dienste geleistet. Seine grossen Reden gegen falschen Abbau sind gesammelt erschienen. Sie sind voll Frei-
mut und klangvoller Worte. Die Rede vom 10. XII. 1921 in der Berliner
Akademie der Wissenschaften über "Das Zeitalter der Chemie, seine Aufgaben und Leistungen" schliesst mit den Worten: "Erfolgreiche [/27] Forschung ist erhöhter Nutzinhalt der menschlichen Arbeitskunde, ist Wohlstand in der Wirtschaft und Behagen unter den Menschen. Vergesst nicht,
wenn Ihr auf dem Markte des Lebens die mächtigen Worte sprecht, dass
Ihr die Welt nur verwaltet, in der die Naturwissenschaft regiert."

Nach dem Schluss des Manövers wurde ich zum Einjährigen Unterarzt
befördert und dem Leibkürassierregiment zugeteilt. Da aber Mangel an aktiven Ärzten war, leistete ich von dem Halbjahr vier Monate im Garnisons-
lazarett ab, was für mich viel lehrreicher war als der Dienst in der Kaserne,
der ausser einer Sprechstunde, der Erstellung von Berichten und Arrestan-
tenuntersuchung nur Bereitschaftsdienst war. Das Garnisonlazarett war ein
altes Krankenhaus, hatte eine innere, chirurgische und eine kombinierte
Station, die, merkwürdig genug, wenn auch in verschiedenen Sälen, Au-
genkranke und Ohrenkranke mit Haut- und Geschlechtskranken zusammenfasste. Jede Station hatte einen leitenden Arzt aus den Aktiven, einen
Assistenzarzt, Oberlazarettgehilfen und mehrere Lazarettgehilfen vom
Rang der Gemeinen. Über allen stand ein Oberstabsarzt als Chefarzt, der
zugleich für Hygiene, Ernährung und Verwaltung verantwortlich war. Im
Hauptamt war er Regimentsarzt eines Infanterieregiments. In seiner Freizeit war der Junggeselle für dringende Fälle sicher in einem berühmten
Bierlokal zu finden, in dem die studierende Jugend und alte Akademiker
aller Fakultäten ihre Stammtische hatten.

[/28] Zuerst war ich auf der inneren Station. Da ich schon Volontär gewesen war, blieb ich nicht ganz Neuling. Der leitende Arzt war ein älterer
Oberstabsarzt von feiner, allgemeiner und musikalischer Bildung, dem ich
gesellschaftlich schon begegnet war, als Arzt aber nicht mehr auf der Höhe. Ich fand als einzigen ernsten Fall einen Grenadier, der mir als an Unter-

leibstyphus erkrankt übergeben war. Diese Krankheit war damals alltäglich. Die Diagnose schien mir nicht richtig. Ich fand zwar im Augenhintergrund keine Tuberkel, begründete aber bei dem Abteilungsbesuch des nächsten Tages meine Diagnose einer allgemeinen miliaren Tuberkulose. Sie war wirklich naheliegend und ihre Zurückweisung nicht rühmlich. *Bei dem heutigen Stand ärztlicher Untersuchungsmethoden ist eine Verwechslung beider Krankheiten überhaupt nicht mehr möglich.* Die sehr bald notwendig gewordene Sektion gab mir recht. Das Sektionsprotokoll musste, da es vom Büro des Corpsgeneralarztes überprüft wurde, nach der Form gerichtlicher Sektionen sehr sorgfältig abgefasst werden. Gewebsschnitte zu machen und zu färben war keine Möglichkeit. Vermutlich wäre auch die Benutzung des Mikroskops nicht bewilligt worden, es hätte irgend eine Beschädigung erleiden können und das hätte Schreiberei verursacht; da blieb es besser wohlverpackt im Magazin. Ich schrieb den mikroskopischen Befund aus dem Buch von Rindfleisch ab, belegte ihn durch Nachahmung der dortigen Zeichnung und beschrieb frei nach meinem Lehrer Weigert den Gang der Infektion vom ersten Herd durch den Brustlymphgang in die Organe. Später teilte mir der leitende Arzt mit, dass das Büro des Corpsgeneralarztes den Bericht lobend anerkannt hätte. Das war nicht stets der Fall. Jeden Monatsersten musste demselben Büro das Krankenbuch des Vormonats eingereicht werden. Der büromässig geschulte Oberlazarettgehilfe übte die Kritik in buchstäblicher [/29] Anwendung der Dienstanweisung über die Krankheitsbezeichnungen und fand immer Fehler; die häufig wechselnden diensttuenden Assistenzärzte, der grösseren geschäftlichen Übung des älteren Subalternen vertrauend, unterzeichneten. Auf die Bemerkung: "Bei No V akute Mandelentzündung, fehlt die Angabe, ob rechts oder links", antworteten wir, das Leiden sei stets doppelseitig. Andere Gegenbemerkungen waren anfechtbarer, aber man fand sich aus Besorgnis weiterer Blössen ab.

Nach der Vorschrift musste der wachthabende Arzt jeden Morgen in aller Frühe die Güte des angelieferten Fleisches begutachten und den Befund durch Namenszeichnung bestätigen. Davon verstand ich nichts, versuchte es erst, dann unterzeichnete ich wie meine Vorgänger für mehrere Tage zu einer Stunde, die meinen Morgenschlaf nicht störte, während das Fleisch schon im Kessel schmorte. Auch die Untersuchung ganzer Truppenteile auf verborgene ansteckende Krankheiten war sehr lästig, aber zwecklos. Die dem Dienste entzogene Zeit war zu kurz, die Betroffenen viel zu gewitzigt und wussten die äusseren Zeichen zu verdecken, wenn es ging; schlimmstenfalls gelang es, sich zu drücken. Feststellungen erfolgten nur im Revier bei überraschenden Untersuchungen oder wenn die Betroffenen sich selbst melden mussten, weil es nicht länger ging. Einmal rief mich der aktive, viel ältere Oberassistenzarzt, mehr Offizier als Arzt, in der Garnison der schöne N. genannt, als Berater in die Hautstation. Dort lag ein hoch fiebernder Grenadier mit einem grossfleckigen, tiefroten Ausschlag, der über den ganzen Körper verbreitet war und auch die Augen stark beteiligte. Ich hatte während meiner sechs klinischen Semester Fleckfieber, Rückfallfieber, Pocken, Lepra gesehen, aber einen derartigen auffälligen Anblick hatte [/30] ich das erste Mal. Und auf die Frage, ob das nicht etwa Masern sein könnten, musste ich gestehen, dass mir noch nie ein Masernfall zu Gesicht gekommen sei. So war 1875 bis 1880 der Unterricht in der Kinderheilkunde.

Der Chefarzt sah jeden Makel und schnauzte dann mächtig in Pommerschem Platt. Einmal warf er mir einen kleinen grauen Fleck in der kupfernen Badewanne vor. Ich gab den Tadel an meinen Lazarettgehilfen weiter, der als aktiver Unteroffizier sich mir überlegen fühlte. Er hatte den Standpunkt, dass die Wanne als Anlass zum Ärger überhaupt nicht genutzt werden solle. Die Badeangelegenheiten lagen damals in Breslau überall im Argen. Die wenigsten Wohnungen hatten Badezimmer, tragbare hölzerne Wannen genügten. Die öffentlichen Badeanstalten waren in privater Hand und rückständig. In meiner letzten Gymnasialzeit hatte ein kühner Unternehmer eine sogenannte Portativbadeeinrichtung geschaffen. Auf einem von zwei mageren Gäulen gezogenen Karren stand eine Wanne mit Wasser, das durch ein Kohlenfeuer erwärmt wurde. Zwei handfeste Träger brachten die Wanne in die Wohnung und holten sie nach Gebrauch wieder ab. Die Bestellung geschah durch Karte. Da aber die Einrichtung nur von Gymnasiasten benutzt und von ihnen durch Bestellung einem missliebigen Lehrer ins Haus geschickt wurde, ging die Sache bald ein.

Einmal stellte mich der Chefarzt auf dem Korridor, eilig wie stets, um den Frühschoppen nicht zu versäumen. "Was fehlt dem Grenadier N. von der 9. Kompanie meines Regiments auf Zimmer 11?" Ich antwortete in vorschriftsmässiger Haltung schnell: "Akute Kehlkopfentzündung, beide Stimmbänder stark gerötet usw." Er unterbrach [/31] barsch: "Ach wat, der obere Hemdknopf fehlt und darum hat sich der Einjährige Arzt zu kümmern." Ich habe das lange als Kasernenblüte weitererzählt, bis ich als Familienarzt und später als beamteter Arzt einsah, dass ich eine weise Lehre erhalten hatte. Sehr lange danach gab dieses Erlebnis Anlass zu viel wichtigeren Auffassungen. In den Beginn meiner Tätigkeit als Stadtrat für Medizin und Hygiene fiel der Ausbau der gemeindlichen Gesundheitsfürsorge, und damit begann ein ernster Kampf um die Gleichberechtigung des neuen Gebietes mit den wohlausgebildeten, älteren der Wirtschaftsfürsorge und Erziehungsfürsorge. In langem und nicht immer leichtem Ringen, nicht um die Vorherrschaft, sondern um Verständnis und Zusammenarbeit wurde die Einigung erzielt, die aber immer wieder im einzelnen gekräftigt werden musste. Die Verständigung war nötig. Denn damals wurde erkannt, dass die Vorbeugung der Hilfsbedürftigkeit wichtiger als die Hilfe nach ihrem Eintritt [ist]. Vor allem wurde anerkannt, dass zur Feststellung der allein für die Behandlung aussichtsreichen Frühformen der Arzt unentbehrlich ist. Denn diese Frühformen sind für Kranke und Laien erscheinungslos. Also muss schon im Ausschuss der Arzt Sitz und Stimme haben und darf nicht ausgeschaltet sein, bis Armenamt und Schulausschuss seine Zuziehung notwendig finden.

Die Fehlgriffe bei Unterbleiben der rechtzeitigen Mitwirkung habe ich später reiche Gelegenheit gehabt zu erkennen und bei der Abstellung mitzuwirken. *In der Zeit der Blockade und der schweren Bedrohung der Jugend erlebten wir es in den entscheidenden Beratungen, dass die zuständige Vertreterin der Wohlfahrtspflege nur das zerrissene Hemd sah und für die von ihm bedeckte schwere Rachitis kein Verständnis aufbrachte. Schliesslich gehört mehr dazu, das Zweite in Ordnung zu bringen als das Erste.* Wo daher bei Wohlfahrtseinrichtungen mit überwiegend ärztlich fürsorgerischer Färbung, [/32] wie Tuberkulose- und Säuglingsfürsorge oder Schularztwesen, die Oberleitung in eine einzige Hand gelegt werden muss, kann der Arzt leichter die wirtschaftliche Fürsorge mit durchführen, gegebenenfalls unter dem Beistand einer hier geschulten Hilfskraft, als dass die Wohlfahrtsfürsorge den ärztlich hygienischenTeil übernimmt. Man denke auch an den Aufschwung der Krüppelfürsorge, seit der Arzt an die Spitze trat. Und darum muss auch der Arzt darauf achten, ob "der obere Hemdknopf fehlt".

Nach viermonatlichem Dienst als wachthabender Arzt schied ich aus dem Garnisonlazarett mit einem Missklang aus. Ende Januar, spät abends wurde mir Unruhe und Lärm aus der abseits gelegenen Abteilung für Geschlechtskranke gemeldet. Es war eine unglückselige Gesellschaft. Kräftige, arbeitsgewohnte junge Menschen von guter und schlechter Gesinnung in Massen zusammengedrängt, von schrecklicher Langeweile geplagt, mit dem Schandfleck selbstverschuldeter Dienstunfähigkeit behaftet und vor der Gefahr stehend, bei längerer Krankheit nachdienen zu müssen. Ich fand eine lärmende, betrunkene, zu Widerstand geneigte Gesellschaft. Die Gefahr, gerade für die Beteiligten, ihr ganzes Leben zu vernichten, war gross. Zum Glück war der Rädelsführer ein früherer Kompaniegenosse, ein gutmütiger, aber sehr leichtsinniger Geselle. Er war häufig im Arrest. Ich kam erst im Manöver mit ihm in Berührung, war freundlich zu ihm, und er mir dankbar und anhänglich. Aber jetzt im zweiten Dienstjahr im langweiligen Kasernendienst des Winters war er weiter verkommen und durch die häufigen Strafen schon recht verdorben. Bei seiner persönlichen Anhänglichkeit gelang es mir, mit seiner Hilfe die Ruhe wiederherzustellen. Nachher kam heraus, dass der Posten den Schnaps beschafft und er inzwischen [/33] im Hospitalanzug im Dunkel der Winternacht die Wache vor dem Schilderhaus vertreten hatte. Dass der Chefarzt die ganze unangenehme Sache vertuschte, war seine Sache; aber im kleinen Kreise des Lazaretts schob er die Lockerung der Disziplin dem Einjährigen Arzt zu. Als wenige Wochen früher aus einer nahen Kaserne spät abends ein Soldat mit einer spritzenden Wunde infolge einer Schlägerei eingeliefert worden und ich der einzige Arzt im Lazarett war, erbat ich durch Eilboten die Hilfe des Chefarztes als Leiters der chirurgischen Station; der Bote traf ihn in der Stammkneipe, die er nicht verliess, und ich musste allein fertig werden. Jener Rädelsführer kam später durch weitere Schuld auf die Festung.

Die folgenden zwei Monate und die ein Jahr später folgende erste Reserveübung beim Reiterregiment liessen mich neue Erfahrungen sammeln. Ich hatte den Revierdienst, also die Entscheidung, ob Lazarettbehandlung erforderlich, andernfalls die Kranken in der Verbandstube zu behandeln und zu beschäftigen. Überwacht wurde ich kaum, aber auch nicht belehrt. Der Regimentsarzt war wegen schwerer Krankheit beurlaubt, sein Vertreter, Bataillonsarzt eines Infanterieregiments, liess sich leider selten blicken, er war ein Mann von ausgezeichnetem Wissen und Verfasser guter klinischer Aufsätze. Ohne seine Hilfe war ich gegenüber den Offizieren des vornehmen Regiments vollkommen hilflos. Gleich nach meinem Antritt sollten die Rekruten dem Oberst im Fussexerzieren vorgeführt werden. Darunter war ein gutmütiger, kräftiger Bauernsohn, der wohl von Jugend an mit Pferden umzugehen verstand, von dem es aber hiess, dass er jedes Fussexerzieren umwarf. Er wurde mir wegen Muskelschmerzen ohne jede Weisung ins Revier geschickt. Da ich nichts [/34] fand, schrieb ich ihn gesund und schickte ihn zur Truppe. Jetzt erschien der Rekrutenoffizier persönlich und befahl mir, den Kürassier bis nach der Vorstellung zu behalten, ich könnte ihn ja mit Kartoffelschälen beschäftigen. Ich berief mich auf meine Dienstanweisung, er auf Gewohnheitsrecht und Macht. Schliesslich überwies ich den Rekruten zur Beobachtung ins Lazarett, als Grund gab ich Muskelschmerzen ohne Befund an. Dort galt er als Simulant, bekam letzte Speiseform, wurde mit starken Induktionsströmen behandelt und bat nach wenigen Tagen um Entlassung; inzwischen war die Vorstellung vorüber, aber der Rekrut war das unschuldige Opfer meiner mangelnden Erfahrung. - Während der Reserveübung behielt ich Wohnung und Dienst im städtischen Krankenhaus bei, dessen Assistent ich inzwischen geworden war; es lag nur eine Viertelstunde Fussweg von der Kaserne entfernt. Ich hatte keine festgesetzte Dienstzeit ausser der Reviersprechstunde, sollte wie als einjähriger Arzt die Nacht in der Kaserne zubringen, aber den Beginn der Nacht durfte ich selbst bestimmen und legte ihn auf 6 Uhr früh, wie übrigens die Mehrzahl der jüngeren Offiziere, da die Kaserne weit vor der Innenstadt lag. Eines frühen Morgens begegnete mir der Rittmeister einer Schwadron, ein kluger und diensttüchtiger Mann, der später Flügeladjutant des Kaisers wurde. Er hielt mich an: "Sie behandeln den Sergeant X. meiner Schwadron?" "An Kniegelenksschwellung." "Warum in seinem Zimmer in der Kaserne? Warum schicken Sie ihn nicht ins Lazarett?" "Er bat mich wegen der Folgen bei Verlängerung der Kapitulation, seine Kameraden unterstützten die Bitte und ich wollte es versuchen." "Junger Mann, ich lese in den Augen seiner Kameraden, ein alter Soldat weiss Vieles. Der Sergeant hat Gonorrhoe." Es klang sehr gemütlich. Ich stürzte in die Stube, der Rittmeister hatte recht, es war gonorrhoische [/35] Kniegelenksschwellung.

Beim Abschied aus der Kaserne musste ich noch die Wasserflasche in meinem Dienstzimmer, das ich nur selten betreten hatte, bezahlen. Mein Vorgänger hatte sie zerschlagen, ich aber hatte die Unversehrtheit der übernommenen Einrichtung schriftlich bestätigt. Wenige Wochen später erfolgte meine Beförderung zum Assistenzarzt der Reserve mit Offiziersrang.

Assistenzarztzeit

Wenn ich mir die Aufgabe gestellt hätte, über edlen Bürgersinn zu schreiben, über unverschuldetes oder verschuldetes Menschenleid, das in Demut und Würde ertragen wird oder gegen das man sich auflehnt, über selbstlose Pflichterfüllung im Pflegedienst, über Fortschritte ärztlichen Wissens und Könnens, und über tiefempfundene Lücken, so würde dieser Abschnitt der grösste werden. Es würden aber auch düstere Bilder nicht fehlen. Die Weihnachtsabende und andere Feiern, an denen ich viel später als Vertreter der Stadtgemeinde im Alters- und Siechenheim oder auf der Prostituiertenabteilung teilzunehmen hatte, waren stets erschütternd. Der Chor der Gefangenen im Fidelio gibt meine Stimmung bei den Feiern im Siechenhaus in Tönen wieder.

Meine Assistentenzeit in einem neuen, kleinen städtischen Krankenhaus als dessen erstmaliger und einziger Assistent unter einem noch jungen, gut ausgebildeten, anregenden Leiter gehört zu den schönsten meines Lebens. Ich war aber mindestens so lange im Obduktionsraum und im Laboratorium wie auf dem Krankensaal. Ich sass viel am Mikroskop und färbte Gewebsschnitte. Bald nach meinem Eintritt hatte Robert Koch die Entdeckung des Tuberkelbazillus [/36] mitgeteilt, und ich hatte unter Carl Weigert, dem Meister der Gewebsfärbung und Vorläufer seines Vetters Ehrlich, die Doktorarbeit gemacht und das Färben gelernt. [/36a] Meine Untersuchungen, soweit sie über die Aufklärung der Todesursachen durch das Mikroskop hinausgingen, dienten damals noch nicht dem Ehrgeiz, Neues finden zu wollen. Ich erkannte sehr bald, dass für Anfänger bei einem neuen Fund nur zwei Möglichkeiten bestanden. Entweder war die Feststellung richtig, dann war sie wahrscheinlich schon bekannt und mitgeteilt. Oder der Befund war tatsächlich neu und noch nirgends veröffentlicht. Dann galt es, scharf nachzuprüfen, ob alles stimmte und nicht irgend ein Punkt zu Täuschungen Anlass gab. Noch stärker fand ich das bestätigt, als ich anfing, mich in die Medizinalstatistik einzuarbeiten und geraume Zeit später darin zu unterrichten. Wenn Neulinge oder Aussenseiter dem Schriftleiter eine Arbeit über ganz neue Entdeckungen auf einem von geschulten Untersuchern viel bearbeiteten Gebiete einreichen, ist grosse Vorsicht geboten.

[36 ff.] Leider dauerte die Assistentenzeit kaum zwei Jahre, da ich mich früh verlobte. Ich hatte noch sehr viel zu lernen, und lange nachher plagten mich Zweifel über verkannte Erkrankungen. Nicht ich allein war schuld. Die Blinddarmentzündung wurde noch nicht operiert, die Strahlenpilzerkrankung war noch nicht bekannt, und erst später wurde mir klar, dass eine auffällige Erkrankung an fortschreitenden, mit dem Tode endenden Eiterungen eine solche gewesen sein müsse.

Nur über einige wenige Fälle mit heiterem Beiklang vermag ich zu berichten. Die Behandlung der Zuckerkrankheit lag damals im Argen. Wir hatten in der Klinik genau die überall gebräuchliche Cantanische Kur erlernt, die eine schablonenhafte Behandlung gestattete; ihre wissenschaftlichen Unterlagen waren unzuverlässig, die diätetische Behandlung überaus quälend, Erfolge blieben aus. Ich las in der freien Zeit regelmässig die bedeutendsten Archive und Wochenschriften der grossen Länder Europas. Einmal veröffentlichte ein angesehener französischer Kliniker in einer führenden Wochenschrift eine kritische Studie über die Behandlung der Zuckerkrankheit und schilderte einen angeblich selbstbehandelten Fall. Ein Pariser Rentner erkrankte unter leichten allgemeinen Erscheinungen, die Untersuchung ergab Zuckerausscheidung, die Cantanische Kur wurde eingeleitet. Trotzdem wurde der Kranke elend, bedurfte der Schwesternpflege und der Verlegung in ein besonderes Zimmer. Sofort verschwand der Zucker. Das Rätsel hätte sich dadurch gelöst, dass das Ehepaar nach französischer Sitte gemeinsames Bett und gemeinsames Nachtgeschirr gehabt hätte. Die bei gutem [/37] Befinden gebliebene Frau hätte den Zucker, der hinsiechende Kranke die Behandlung gehabt. Was ich gelesen hatte, mochte ein gut erzählter Witz gewesen sein, er wirkte. Bald darauf las ich im Haeser das Selbstbekenntnis des Kriegschirurgen Ambroise Paré aus dem 15. Jahrhundert. Damals musste zur Heilung die frische Schusswunde mit siedendem Öl begossen werden. Als ihm dies auf einem Schlachtfeld eines abends ausgegangen war, sorgte er sich in schlafloser Nacht um das Schicksal seiner Kranken und fand sie am frühen Morgen besser als sonst. Dann las ich bei Haeser von Fehlern bei der Behandlung von Seuchenkranken. Besonders als nach 1500 der englische Schweiss mörderisch durch Norddeutschland zog, hätten einige aus England heimgekehrte Handwerksgesellen die gebräuchliche Behandlung, das "Schmorenlassen" der Kranken bekämpft und so zum Absinken der Sterblichkeit beigetragen. *Übrigens helfen beim Absinken einer Epidemie viele Heilmethoden.* Das hat mich sehr früh und nachhaltig gegenüber neuen gepriesenen Heilverfahren zurückhaltend, ja sogar zweifelnd gemacht, namentlich gegenüber vielen damaligen Modebehandlungen zur Behandlung der Tuberkulose und künstlichen Ernährung von Säuglingen.

Dem Krankenhaus war eine Seuchenabteilung von 50 Betten angegliedert, nur als Rückhalt für grössere Epidemien. Da diese fehlten, wurde sie mit ruhigen Geisteskranken aus der überfüllten städtischen Irrenstation, die zugleich dem Universitätsunterricht diente, belegt. Ihr bejahrter Leiter, der Professor der Psychiatrie, war eine feine, sehr beliebte Persönlichkeit, von dem es hiess, dass er durch den Zusammenbruch seiner Privatirrenanstalt in misslicher Wirtschaftslage wäre. Er besuchte uns oft, um dem nicht immer schnell zu überzeugenden Richter Gutachten in Entmündigungsfragen [/38] zu erstatten. Im vorliegenden Falle glaubte er leichte Arbeit zu haben. Es handelte sich um eine weit gediehene Erkrankung an fortschreitender Hirnlähmung. Der Kranke sprach ungefragt von seinem Weltkaisertum und verschenkte Millionen. Diesmal kam der Psychiater sehr kleinlaut vom Vorführungstermin und gestand, dass es ihm kaum gelungen sei, den Richter zu überzeugen; Grössenwahnerscheinungen hätte er aus dem Kranken überhaupt nicht herauslocken können, trotzdem er ihn auf sein grosses Vermögen angesprochen hätte. Bei meinem Nachmittagsbesuch erzählte der Kranke ungefragt und pfiffig, am Vormittag hätte ein alter armer Mann ihn anbetteln wollen, er hätte das sofort durchschaut und trotz seiner Schätze sich als mittellos hingestellt.

Wir hatten im Sommer stets viele Fälle von Unterleibstyphus. Ein zehnjähriges Mädchen, das uns grosse Sorge gemacht hatte, war der Liebling der Ärzte, Pflegerinnen und Mitkranken. Bei einem Besuch der Angehörigen war wohl verbotene Kost eingeschleppt worden, jedenfalls trat ein Rückfall ein, während der Leiter auf Urlaub war. Ich ordnete nach der Genesung noch strenge Kost an und setzte das mehrere Wochen fort. Das Kind wurde blass und blasser, unlustig und nahm nicht zu. Das hatte ich über und ordnete für den nächsten Tag Pökelfleisch mit Erbsen und Sauerkohl an. Von den Folgen des Vitaminmangels wusste man nichts, ich hatte das Gefühl, das jedem Laien nahelag, dass die trostlos einförmige Kost jede Essensfreude töten müsse. Das Kind erholte sich sehr schnell.

Der Gerichtsarzt Dr. Long war urwüchsig in der Sprechweise, ein ausgezeichneter Mikroskopiker und Künstler in der Herstellung [/39] gefärbter Präparate. Robert Koch arbeitete in seiner kurzen Breslauer Zeit mit ihm. Long, der oft amtlich bei uns zu tun hatte, unterwies mich im Gebrauch der von ihm erfundenen Form des Schlittenmikrotoms zur mechanischen Herstellung dünner Schnitte sowie im Gebrauch der stark vergrössernden Ölimmersionslinse; er bezog den Stoff für seine Färbungen aus meinem Sektionsgut. Einmal sezierte ich im Hochsommer, wieder während der Ferienruhe des Leiters, eine Frau, die wenige Tage vorher in hoffnungslosem Zustand mit der Diagnose allgemeiner Blutvergiftung eingeliefert worden war. Ich fand die sicheren Zeichen gewaltsam unterbrochener früher Schwangerschaft. Ich erbat durch einen Brief den Rat von Long. Er kam selbst und sagte mir nach seiner Art: "Papa G., Ihr habt den Körper zerschnitten und die Todesursache festgestellt. Jetzt meldet Ihr es dem Staatsanwalt, dann habe ich nach fünf Tagen den Auftrag von diesem, die zerschnittene Leiche bei dieser Hitze nochmals zu untersuchen, ich finde dasselbe und habe viel Schreiberei. Unterdes bleibt die arme Frau weiter tot und der schuldige Täter wird nie gefunden. Also, Papa G., jetzt melden Sie beim Staatsanwalt." Ich meldete nicht und hatte eine neue Lehre zu den früheren. *Der Rat von Long entsprach durchaus den geltenden Auffassungen über die Pflicht des Arztes zur Wahrung des Berufsgeheimnisses. Wenn das Opfer eines Verbrechens gestorben ist und voraussichtlich der Täter nicht entdeckt wird, fällt die Befugnis zur Meldung fort.*

Kaum ein Jahrzehnt später hatte ich nochmals eine Begegnung mit Long. Er war als Gerichtsarzt nach Berlin versetzt worden, wo ich seit einigen Jahren als Arzt niedergelassen war. Zu einer ernsten Klage wegen eines angeblichen Schwerverbrechens hatte mir der Arzt einer kleinen brandenburgischen Stadt eine Drüsenabsonderung zwischen zwei Objektträgern zerquetscht zur mikroskopischen Untersuchung zugeschickt, die wegen seiner unzweckmässigen Vorbehandlung [/40] ergebnislos verlaufen musste. Auf dem Bahnhof in Berlin vor der Fahrt zur Schwurgerichtssitzung, zu der Long und ich als Sachverständige geladen waren, traf ich ihn wieder. Am Abend vor der Verhandlung war der kleine Gasthof mit Geschworenen und Zeugen angefüllt. Long und ich mussten ein gemeinsames Schlafzimmer beziehen. Im Speisesaal des Abends brachte Long die Gäste durch Jugendgeschichten, Berufswitze, Flunkereien viele Stunden zum Lachen bis Mitternacht. Im Schlafzimmer erzählte er ununterbrochen weiter. Am nächsten Morgen erwachte ich unter seinen Erzählungen, und es gehört zu den ungelösten Rätseln meines Lebens, ob er noch oder schon wieder sprach. Der aus gemeiner Gehässigkeit zu Unrecht schwer Beschuldigte wurde, ohne dass es unseres Gutachtens bedurfte, nach stundenlanger Verhandlung glänzend freigesprochen.

[/40a] Als ich das Krankenhaus verliess, folgte ich nicht dem eigenen Wunsch, sondern der Notwendigkeit selbständigen Erwerbs. Die Entwicklung des Krankenhauswesens konnte niemand voraussehen. Ich hoffte später den Anschluss wiederzufinden und ahnte nicht, dass dies in ganz anderer Form geschehen würde. Als ich ausschied, war das gemeindliche Krankenhauswesen in seinen ersten Anfängen. Um seinen Aufbau und Ausbau hatte sich damals Rudolf Virchow sehr grosse Verdienste erworben. Aber er setzte nicht nur den Grundgedanken siegreich durch. Er verwendete auch die zweckmässigen Formen des Baus durch Übernahme des Barackenbaus aus dem Kriege von 1870, aus dem später der Pavillonbau entstand. Nach seinen Worten kam es darauf an, kleinere Einheiten zu schaffen, um zu verhüten, dass die Anstalt gefährlicher für die Aufgenommenen würde als die Krankheit, die zur Aufnahme geführt hatte. Er hob auch die Krankenpflege. Aber für ihn war das Krankenhaus eine Anstalt zur Versorgung Pflegebedürftiger, ausserdem die Stätte des Unterrichts für den Nachwuchs und der Forschung, wobei allerdings die beiden letzten Aufgaben den Unterrichtsanstalten im engeren Sinne vorbehalten bleiben sollten. Der Gedanke, dass die Krankenanstalten auch der Heilung oder

der Lebensrettung dienen sollten, trat für Virchow noch stark in den Hintergrund.

Auch die Aufgabe der öffentlichen Krankenhäuser im Dienst der Bekämpfung der übertragbaren Krankheiten stand zur Zeit meines Ausscheidens aus dem Krankenhausdienst erst in den Anfängen. Diese Feststellung wird angesichts der Tatsache auffallen, dass ja die älteren Krankenhäuser der Städte mit langer Geschichte ihre Entstehung aus den alten Seuchenhäusern der Jahrhunderte herleiten konnten. Aber das Krankenhaus im Dienste der Seuchenbekämpfung wurde doch erst durch Bakteriologie und Asepsis wirksam.

Zur Stätte der Heilung wurde es durch die Umgestaltung der Chirurgie und ihre Ausdehnung auf die Erkrankungen der inneren Organe. Die späteren therapeutischen und diagnostischen Fortschritte der inneren Medizin, die Einführung des Röntgenverfahrens für [/40b] Diagnose und Behandlung führten dazu, dass oft eine längere Beobachtung der Entscheidung über die einzuschlagende Behandlung vorausgehen musste, und diese konnte wegen des Anwachsens des für alle genannten Aufgaben unablässlichen Apparats nur noch in der Anstalt und nicht mehr im Hause durchgeführt werden. Dazu kam die Forderung längerer Beobachtung zu Gutachterzwecken angesichts der besonderen Bedeutung der sozialen Versicherung, und schliesslich die Angliederung von Fachabteilungen an das allgemeine Krankenhaus. Somit musste die Behandlung sehr zahlreicher Erkrankungen in die öffentliche Anstalt verlegt werden, günstigenfalls nur für bestimmte Zeitabschnitte einer längeren Krankheit. Angesichts dieser Notwendigkeit und des besseren Verständnisses für die seelischen Ansprüche Erkrankter verschwand die Abneigung der Bevölkerung gegen die Überführung in die Anstalt. Aber die Ausgaben der Gemeinden wuchsen nicht mehr prozentual mit der notwendig gewordenen, starken Erhöhung der Bettenzahl, sondern die Kosten für das Bett als messende Einheit stiegen für Bau und Einrichtungen weit darüber hinaus, und auch die Zahl der angehenden Ärzte, Pfleger, Beamten und Arbeiter wuchs progressiv. Schliesslich nahmen auch die Ärzte das Wort gegen die Verminderung ihres Wirkungskreises um Umfang und Inhalt durch Abwanderung der Kranken in die Anstalten. Diese Entwicklung war folgerichtig und von grosser Bedeutung für das Volkswohl. Aber der Haushaltssatz für die Krankenhäuser in den Gemeinden erreichte bald den des Armenwesens und der Schulen und drohte sie zu überflügeln. In meiner späteren amtlichen Tätigkeit fiel mir nicht nur die Verwaltung mehrerer grosser städtischer Krankenanstalten zu, sondern auch die Planung und Durchführung von Neubauten und damit die rechtzeitige Anforderung neuer grosser Mittel. Ich durfte jedoch auch noch den Möglichkeiten der Einschränkungen "uferloser Pläne", vor denen Rubner gewarnt hatte, nachgehen, und meine Vorschläge waren erfolgreich, wenn sie auch durch neue Entwicklungsnotwendigkeiten immer bald wieder wett gemacht wurden. Und noch im Ruhestande konnte ich als Schriftleiter der führenden deutschen Fachzeitschrift und als Mitglied des Deutschen Gutachterausschusses für das Krankenhauswesen an dieser Einrichtung fortarbeiten. So erfüllte sich meine Hoffnung, auch nach dem Ausscheiden aus dem Krankenhausdienst am Krankenhaus weiter tätig sein zu können, in anderer Form doch noch und beanspruchte einen beträchtlichen Teil meiner beruflichen Zeit. Eingehend habe ich alle diese Fragen, einschliesslich einer kurzen Geschichte, den gegenwärtigen Zustand und die Entwicklungsrichtungen, im Hdb. der Sozialen Hygiene Bd. VI 1927 dargestellt. Und im Jahre 1930 gab ich im Verlag von J. Springer in Berlin eine sechsbändige Handbücherei f. d. Gesamte Krankenhauswesen heraus, in dem die einzelnen Abschnitte von besonderen Fachmännern bearbeitet wurden.

Privatärztliche Tätigkeit

[/40c] Für jeden, der nach einer gut oder weniger gut ausgenutzten Lehrzeit mit einer gewissen Sicherheit im ärztlichen Handeln und mit Zuversicht in die freie Berufsausübung eintritt, bedeutet das doch einen jähen Übergang in ein ganz neues Aufgabengebiet.

Die wichtigste Änderung in meinem Leben war die, dass es fortan meine ausschliessliche Aufgabe werden sollte zu heilen, und hinter dieser alle anderen Betätigungen in den Hintergrund zu drängen. Das ist die praktische Auswirkung eines Gegensatzes zwischen erworbener innerer Einstellung und beruflicher Forderung, die im letzten halben Jahrhundert immer wieder die Besten unserer Lehrer und Forscher zu Bekenntnissen gezwungen hat. Es handelt sich um die Frage, ob in der Medizin die Gesetze der Kausalität oder diejenigen der Teleologie oder der finalen Kausalität für die Handlungsweise richtunggebend sein sollen. Die aus diesem Gegensatz weiter so oft hervorgerufenen Betrachtungen, ob nicht schon aus den Entwicklungsbedingungen zwangsmässig am Ende eine Zweckmässigkeit entsteht, sollen hierbei nicht erörtert werden. Es ist oft eine Gewissensfrage, aus der mancher, der sie erörterte, sich mit Zugeständnissen und halben Lösungen herauszuziehen versuchte. Angesichts des grossen Schrifttums und der sich in kurzen Zeiträumen stets wiederholenden Erörterungen soll diese Frage hier nur an einer Oberfläche von sehr geringer Tiefe gestreift werden. Für die klassischen reinen Naturwissenschaften besteht sie nicht. Sie arbeiten mit kausalen Formeln; diese sind reversibel und treffen in jedem Falle zu, ob man vom Ende auf den Anfang oder umgekehrt schliesst. Die streng kausale Einstellung in der Medizin hat unter der Wiener Schule zum Nihilismus in der Behandlung geführt. Virchows Auffassung war eine erstaunlich unbefangene. Auf der Naturforscherversammlung 1858 führte er aus: "Das Gesetz der Kausalität gilt auch für die organische Natur". Er lehnte nosologische Systeme ab und erkannte, falls überhaupt Systeme gelten sollten, als selbstverständlich nur aetiologische an. Aber das Ziel aller pathologischen Untersuchungen sollte stets auf die Heilbarkeit gerichtet sein. Erst nach der Ausdehnung der Heilmöglichkeiten durch die Forschritte der Chirurgie, Pharmakologie, Bakteriologie, Röntgenologie wurde die Frage schärfer geformt und namentlich von den führenden Pathologen und Chirurgen erörtert. Sie nahm auch in den letzten Jahrzehnten die geänderte Fassung an, ob die Medizin mehr als eine Kunst, bei der die intuitive Persönlichkeit im Vordergrund stände, oder als Wissenschaft ausgeübt werden solle. Die Frage bringt wohl jeden Arzt in ernsten Gewissenszwang, wenn er aus der Ausbildung in der [/40c2] Klinik als Assistent mit eigener Verantwortung in die allgemeine Praxis tritt. Das widerfuhr bald auch mir und erfüllte mich mit Sorgen, die ich nicht leicht nahm.

Nur wenige kurze Bemerkungen sollen angeführt werden. Zwei Forderungen traten an mich unvereinbar heran. Diese Gegensätze waren während des Unterrichts nicht hervorgetreten. In der Physiologie und Pathologie, auch in der speziellen Krankheitslehre herrschte als selbstverständlich die streng kausale Lehre. In den praktischen Kursen lernten wir diagnostische und therapeutische Fertigkeiten und Rezeptierkunde, und übernahmen ihren Inhalt ohne viel zu fragen in die Prüfung. In den ersten Jahren lernten wir bald einsehen, dass zwischen den theoretischen Lehren und dem empirischen Wissensinhalt über die zweckmässigsten Behandlungsmethoden, mit wenigen Ausnahmen, uns jede Brücke fehlte. Wir mussten eben am Krankenbett Empirie und Theorie auseinander halten, für die zweite eine unglückliche Liebe bewahren und der ersten uns ohne weitere Erklärungsversuche hingeben. Wir begrüssten deshalb die Entwicklung der Bakteriologie, der Antisepsis und der Röntgenologie, weil gerade durch sie, wenigstens für die Infektionskrankheiten, die chirurgischen wie die inneren, eine feste Verbindung zwischen Aetiologie, Kausalität und Behandlungsmöglichkeit geschaffen schien. Durch andere Fortschritte der Forschung wurde später auch auf vielen weiteren Gebieten eine Angleichung angebahnt, so dass der heute in den Beruf eintretende Nachwuchs weniger innere Kämpfe durchzumachen hat. Wie die Vielgeschäftigkeit dieser Jugend im Verordnen von Heilmitteln beweist, scheint sie auch weniger Anlass zu Zweifeln zu finden, obgleich auch heute noch mancher Pharmakologe betont, dass die Verbindungen von Wirkung und Ursache oft noch recht unsicher sind. Diejenige Erkenntnis aber, die mich von Gewissensbedenken frei machte, entstand bei mir viel später aus Erfahrung und statistischer Nachprüfung.

Die Aufgabe der Lebensrettung entsteht nur bei einem verhältnismässig geringen Bruchteil von Erkrankungen für den allgemeinen Arzt. Die Durchführung fällt hier dem Facharzt und dem Krankenhaus zu. Wie schon Hippokrates sagte, müssen die äusseren Bedingungen günstig sein, und das entscheidet oft nur der Zufall. Bei den meisten der dem allgemeinen Arzt zugehenden Erkrankungsfälle, wohl mehr als 90%, handelt es sich über-

haupt nicht um Leben oder Tod, sie enden in Genesung, aber mit und ohne Nachkrankheiten oder Defekten, mit oder ohne Folgen für spätere Lebensabschnitte. Über diese entscheidet dann oft die Erfahrung und Sorgfalt des behandelnden Arztes; die Doktorfrage, ob dabei teleologisches Denken mitspielt, fällt fort. Bei Abdominaltyphus z.B. der Kinder entscheidet den Ausgang in volle Genesung nicht das Rezept, sondern die vom Arzt der Pflegerin angegebene Vorbeugung. Nur etwa 3% aller Fälle in der Behandlung des allgemeinen Arztes enden unter den Umständen tödlich, überwiegend chronische; der Anteil der akuten tödlich endenden Fälle liegt innerhalb der Schwankungen des Zufalls. Gerade bei diesen 3% zeigt sich das Können des Arztes; die erforderliche Wirkung wird durch Wissen, Können und seelische Einfühlung bewirkt. Die Anforderungen sind gross, aber gewähren Genugtuung. Man kann also, ohne sich in Gewissensfragen über das wie und warum zu versenken, ein Arzt im Sinne von Hippokrates sein oder werden. Ferner bestimmt zwar der Kranke den Zeitpunkt, in dem er den Arzt aufsucht. Aber dieser entscheidet über die Notwendigkeit einer Behandlung und den Zeitpunkt des Einsatzes. Dazu braucht er Kenntnisse, die er der reinen Wissenschaft verdankt.

[/40c3] Bei der Ausübung der Praxis sind nur die Verhältnisse in der Grosstadt, und in der rasch wachsenden und die Bedingungen häufig wechselnden Weltstadt bekannt; die kleine Stadt und die Tätigkeit auf dem Lande bringt wieder andere Schwierigkeiten. In der Grosstadt bedeutet die Niederlassung eines neuen Arztes niemals die Erfüllung eines dringend empfundenen Bedürfnisses, keiner hat auf sie [sc. ihn] gewartet. Er aber muss jetzt unter eigener Verantwortung handeln und schnelle Entscheidungen treffen. Das Urteil über sein Können liegt nicht mehr in den Händen von erfahrenen Sachverständigen, sondern er hängt von denen ab, die seine Hilfe in Anspruch nehmen; ihr Urteil wird nicht von der Güte der Leistung, sondern von dem oft zufallbedingten Erfolg und vielen Äusserlichkeiten bestimmt, denen man, oft widerwillig, Zugeständnisse machen soll. Damit muss man sich abfinden. Ferner tritt der Arzt nicht wie ein Beamter in eine freigewordene Stelle, sondern plötzlich als neues Mitglied in die Reihen der länger Tätigen ein, und diese haben den Vorsprung des Angepasstseins an die Forderungen und Ansprüche der Ratsuchenden. Die Eingliederung erfordert Zeit und manchmal Verzichte. Sie wurde mir in jener Zeit dadurch sehr erleichtert, dass der gute Geist der älteren Kollegen in den Standesvereinen den Neuling nicht nur zu erziehen, sondern auch zu fördern und damit für ihre hohe Berufsauffassung zu gewinnen sich bemühte. Das galt besonders auch für die Anpassung des aus dem Krankenhaus gekommenen Neulings auf dem Gebiete der medikamentösen Behandlung zum Angleich der Verfahren der Klinik an die Forderungen der Familienpraxis, namentlich aus den Kreisen der Minderbemittelten und der Zugehörigen zur Sozialversicherung.

[/40d] Streng mathematisch ist jeder Augenblick ein Übergang. Aber der Zeitpunkt meiner Niederlassung war auf dem Gebiete der Krankenbehandlung durch Heilmittel doch ein solcher mit tieferer Umgestaltung. Der Abschnitt des Nihilismus der Wiener Schule war schon vor Beginn meiner Ausbildung überwunden; während des Studiums schloss sich an die eben erfolgte Einführung der Salicylsäure umgekehrt die starke Bewegung für Verwendung neuer chemischer Verbindungen, die im Laboratorium hergestellt und in der Klinik erprobt wurden. Diese Bewegung hatte noch alle Anfangsfehler, und die Ziele der Bekämpfung waren meist erst wichtige Teilerscheinungen der Erkrankungen, wie Fieber, Schlaflosigkeit, Schmerz. Die Gefahr der Vielgeschäftigkeit und des schematischen Vorgehens bestand, und schliesslich fingen die Kranken an, dasjenige gerade modern gewordene oder als solches geltende Mittel selbst zu verlangen, das auch der Nachbarin geholfen haben sollte. Wir, die wir um 1885 in die Praxis selbständiger Tätigkeit eintraten, mussten uns durch die ersten Abschnitte hochgespannter und oft trügerischer Erwartungen durcharbeiten. Wir hatten schon ein Vorbild in der Chirurgie. In unsere ersten klinischen Semester fiel die Einführung der antiseptischen Wundbehandlung mit ihrem Karbolspray und dem orthodoxen, vielgeschichteten, keimabfangenden, panzerartigen Verband von riesigem Umfang. In jedem neuen Semester fiel ein Stück, Dank der rastlosen Arbeit am Krankenbett und im Laboratorium, aber so mancher Chirurg hatte diesen Anteil an der Einführung der Antisepsis durch Chemikalien mit starker Lebensverkürzung zu büssen. Dann kam die Asepsis, deren erfolgreiche Gedanken auf das Verhalten des inneren Klinikers und Kinderarztes ausstrahlten.

Seit den ersten Jahren der Bakteriologie war immer das Ziel, das den Grössten und den Ehrgeizigsten vorschwebte, die Entdeckung eines chemischen Mittels zur kausalen Heilung der Infektionskrankheiten, etwa nach Art der Heilung der Krätze, von der schon Kussmaul sagte, dass ihre Erscheinungen als Vorbilder für die Lösung von Problemen der Infektion und ihrer Bekämpfung besonders geeignet seien. Es galt die Vernichtung des in das lebende Gewebe eingedrungenen Keims.

[/40e] Ich habe in meinem Berufsleben die ganze Entwicklung der kausalen Chemotherapie der Infektionskrankheiten, von der Salicylsäure bis zur heutigen Einführung der Sulfonamide erlebt. Dazwischen schalteten sich das Tuberkulin und Salvarsan, die Antitoxine, die Serumtherapie und Vitamine als indirekte Mittel. Die Rückschau ergibt eine Linie steten Aufstiegs trotz vieler theoretischer Irrwege, welche die Forschung selbst meisterte, trotz vieler heute längst verschollener oder durch Verbesserungen überholter Verfahren. Denn in jedem Zeitabschnitte wurden die guten und bleibend gewordenen Funde fast überwuchert von wertlosen, aber für kurze Zeit im Vordergrund stehenden Einführungen. Aber dagegen gab es Selbstschutz; die Witzspalten der Laien- und Fachblätter spöttelten über die neuen "Ine" und "Ole" und erklärten den Philologen, der neue Namen

erfand, für wichtiger als den Chemiker, der neue Mittel suchte. Aber auch von den heute abgetanen Mitteln waren viele als Zwischenstufen wichtig. Keiner spricht heute noch vom Jodoform, dessen Geruch uns junge Ärzte aus jeder Gemeinschaft, auch der der eigenen Familie auszuschliessen drohte. Und doch war um 1885 der Nachweis von Behring, dem damals noch unbekannten, einsam arbeitenden jungen Militärarzt, vor seiner Entdeckung der Antitoxine ein grosser grundsätzlicher Fortschritt, dass die Wirkung des Jodoforms nicht auf der Vernichtung der Keime im Körper beruhe, sondern auf einem viel verwickelteren Wege uber die Mitwirkung des Organismus zustande käme. Das bedeutete damals eine grosse Umwälzung und die Eröffnung neuer Bahnen. Doch diese Rückschau gehört in die Handbücher. Ähnliches geschah in der <u>Chirurgie</u> und operativen Geburtshilfe. Beim Beginn meiner Praxis führte die Möglichkeit des operativen Angehens von Erkrankungen der Glieder zu operativen Eingriffen an Knochen und Gelenken bei der Tuberkulose, die heute verlassen und durch Strahlenbehandlung oder konservative Methoden ersetzt sind. Aber es begann auch der mehrjährige Kampf der Internisten und Chirurgen um die Behandlung der Wurmfortsatzentzündungen und bald darauf der Erkrankungen der Gallenblase. Die Gründe beider Gruppen aus den Verhandlungsberichten und Lehrbüchern jener Zeit nachzulesen ist auch heute noch von Wert, obgleich die Entscheidungen zu Gunsten der Chirurgie längst getroffen sind und sich bewährt haben.

Gerade bei diesen Auseinandersetzungen, die schliesslich nur durch das Schwergewicht der sachlichen Gründe entschieden werden können, spielt noch ein <u>subjektiver</u> Punkt mit, [/40f] das verschiedene <u>Temperament</u> der Ärzte, das sich durch die Art, wie sie ihre Entschlüsse fassen, verrät. Und gerade die Beobachtungen an den Nachwirkungen dieser Unterschiede gibt zu allgemeineren, über den engeren Beruf hinausgehenden Betrachtungen Anlass.

Nach meinen Beobachtungen, die vom ersten Jahre privatärztlicher Tätigkeit an sich aufdrängten und weiter sich immer mehr verdichteten, kann man drei Grundtypen mit vielen Übergängen und gelegentlichen Überschneidungen aufstellen. Sie werden in den Beruf meist eingebracht, haben an sich mit ihm nichts zu tun, können aber durch dessen besondere Aufgabe Verstärkungen erfahren; jedenfalls wirken sie aber auf seine Ausübung stark ein. Der <u>erste</u> Typus, durch Selbsterkenntnis und Erfahrung einer späteren Abmilderung zugänglich, ist der des <u>ängstlichen</u> Arztes; daraus entsteht häufig Scheu vor jeder Verantwortung und die Neigung ihr auszuweichen, ein Verhalten, dessen sich kein Arzt schuldig machen darf. Ich lernte diesen Typus schon als Schuljunge kennen, als unser lieber Hausarzt am Feldzug 1870/71 teilnahm und einen Dauervertreter schickte. Ich habe nicht ganz selten von ihm durch kleine Übertreibungen die Schulbefreiung mit besserer Sonderkost und der Gelegenheit ausgiebigen "Schmökerns" herausgeschlagen, bis meine Eltern, nicht er, bald den Un-

fug erkannten und abstellten. Als entschuldbarer Übergangszustand findet sich dieser Typus bei Anfängern und Ungeübten. Ein solcher Arzt sieht bei jeder beginnenden Mandelentzündung die Gefahr der bösartigen Diphtherie, bei jeder Hautrötung auf Brust oder Rücken den beginnenden Scharlach, bei jedem Leibschmerz den drohenden Durchbruch des Wurmfortsatzes, bei jedem Husten eine Spitzentuberkulose, und er zittert vor den Folgen. Aber er ängstigt nicht nur sich, sondern auch die Angehörigen und wälzt die Verantwortung von sich auf den Kranken und seine Angehörigen ab. Zuweilen will er sogar sie die Entscheidung treffen lassen. Bei jedem Leiden wählt er den bequemeren Weg, möglichst viel zu verbieten, statt wie es die Pflicht jedes Arztes ist, mit dem Gestatten bis zu den Grenzen des Zulässigen zu gehen. Er schlägt bei jedem nicht ganz klaren Fall die Lehrbücher nach und sieht durch die dort gefundenen Hinweise auf ernstere Möglichkeiten seine Gespensterfurcht gesteigert. Gefährlich wird er, wenn er sein Minderwertigkeitsgefühle durch Geltungsbedürfnis zu überwinden sucht, statt einfach durch Beratung mit einem erfahreneren Kollegen. Dann kommt es zu den übertriebenen intravenösen Einspritzungen von entbehrlichen medikamentösen Lösungen und bei jeder, auch leichten Infektionskrankheit zu Einspritzungen von [/40g] Bakterienkulturen und Heilsera. Die nachfolgenden Erscheinungen sind zuweilen ernster als die Grundkrankheit. Ich stütze mich bei dieser Darstellung auf eigene Beobachtungen und tadle nur die verantwortungslose Verallgemeinerung, aus Furcht vor einer möglichen ernsteren Wendung durch die Vertreter des gekennzeichneten Typus. Die Ärzte jedes Zeitabschnitts pflegen gern sich über die Rückständigkeit ihrer unmittelbaren Vorgänger aufzuhalten; diejenigen der Gegenwart können dies umso leichter tun, als gerade die Forscherarbeit ihrer unmittelbaren Vorgänger ihnen Hilfsmittel in die Hand gegeben hat, die den praktisch tätigen Zeitgenossen jener Zeit noch nicht zu Gebote standen. Aber das Recht der Kritik darf den Angehörigen der älteren Periode dann zustehen, wo die Gegenwart ihre stärkeren Waffen falsch anwendet. Jene ängstlichen Ärzte merken bald, dass sie mit ihrer Einstellung oft sogar gut abschneiden. Denn der nach überstandener Gefahr aufatmende Angehörige des Kranken ist leicht geneigt den Arzt zu preisen, der sie vorausschauend beschwor. Aber nur sehr selten findet sich ein bewusster Ausnutzer der Angst. Das nutzt ihm auch nicht viel, er wird früher oder später durchschaut. Wenn die Überängstlichkeit ein durch mangelhafte Erfahrung und noch fehlende Sicherheit erzeugter Anfangsfehler ist, verliert sie sich mit der Zeit. Liegt sie im Temperament, so wäre der Betroffene besser nicht Arzt am Krankenbett geworden. Jeder Arzt aber muss durch die Berufsgenossen dahin erzogen werden, dass er stets die volle Verantwortung übernehmen und alle Sorgen still in sich verschliessen soll, so lange es irgend geht, statt sie abzuwälzen, selbst auf die Gefahr späterer, unverdienter Vorwürfe nach dem schlechten Ausgang. Bei der Wahrung des Berufsgeheimnisses geschieht das Geforderte ohne Widerspruch doch schon seit je unter der selbstverständlichen Voraussetzung, dass trotz des Verschweigens einer belastenden Tatsache aus der gesund-

heitlichen Vergangenheit eine Gefährdung der Gesundheit Beteiligter ausgeschlossen wird. Das zu erreichen bleibt eben die Aufgabe ärztlicher Gewandtheit. Sie ist besonders bei den von vorneherein unheilbaren Fällen nötig. Das von dem Überängstlichen Gesagte gilt entsprechend für seinen leichtfertigen Gegenpart, den immer Sorglosen, besonders wenn er sich bei Fehlschlägen durch Berufung auf die Schonung von Kranken und Angehörigen reinzuwaschen versucht. Auch er zeigt gemindertes Verantwortungsbewusstsein. Auch hier ist Unwissenheit oder Flüchtigkeit im Spiel. Durch Schaden muss der Behaftete lernen, sich umzustellen.

[/40h] Der zweite Typus ist der des Draufgängers, vielmehr des Übereifrigen, und seines Gegenstücks, des Zauderers. Auch er findet sich in allen Berufen. Unter den Ärzten ist er häufiger als der erste und schädlicher. Er findet sich auch bei gut Ausgebildeten; es handelt sich weniger um eine Anlage, als um deren Fehlen, das Fehlen der Besinnlichkeit oder Überlegung, um Hemmungslosigkeit. Die Überlegung arbeitet langsam, der nicht gehemmte Wille zur Tat oft blitzschnell wie ein Reflex über kurze Bahnen; die Erkenntnis des Notwendigen hinkt nach. Trifft der Willensdrang mit Unkenntnis zusammen, so wird sie zum Verhängnis. Ich habe das oft bei Lebensgefahr beobachten können, bei drohendem Ertrinkungstod, bei Bränden, Strassenunfällen. Zum Rettungswerk gehört nicht nur der Drang zu helfen, sondern auch Sachkenntnis, und es genügt das Befolgen der Anordnungen des sachverständigen Leiters; das Rettungswesen ist ja genügend ausgebaut. Es wird auch in Kursen für Erste Hilfe gelehrt, leider zuweilen missverstanden. Ein Jurist und selbstbewusster hoher Verwaltungsbeamter rief mich nachts zu seiner Hausgehilfin; ein Krampfaderknoten an der Wade war geplatzt; er hatte, wie im Samariterkurs gelernt, den Gummischlauch angelegt und war sehr stolz darauf. Aber da er venöse und arterielle Blutung nicht unterschied, schnürte er zentralwärts vom Sitz der Blutung ab. Die Abnahme des Schlauchs und ein leichter Druckverband genügten zur Stillung. Ein Gegenstück von Hemmungslosigkeit ist das Draufgängertum bei Massenunfällen, wenn die Selbsthilfe zum Opfern Anderer führt, den bekannten Katastrophen bei Theaterbränden und Schiffbrüchen. Beim Arzt wirkt sich diese Hemmungslosigkeit in anderen, nicht immer ganz harmlosen Formen aus. Er ist begeisterter Vorkämpfer für neue, unerprobte Heilmethoden, streitbarer Gegner zurückhaltender Einwände und gleich bereit, mit der Staatsgewalt zu drohen, wenn man nicht sofort mitmacht. Den Satz des Hippokrates: "Das Erste ist es, nicht schaden", kennt er nicht; er selbst ist immer sofort entschlossen und sofort tatbereit. Er sieht Wirkungen und Erfolge, die keiner je bestätigen konnte. Er schwört auf jede frisch gedruckte auffällige Mitteilung. Für den Zauderer gilt das Entsprechende mit negativen Vorzeichen.

[/40i] Der dritte Typus, glücklicherweise der am häufigsten vertretene und erlernbare, ist der des sicheren Mannes, der sich Kenntnisse und Fertigkeiten erworben, sie durch Erfahrungen erweitert und sich von ihnen

bestimmen lässt, der gründlich untersucht und vor der Entscheidung prüft, der im Hintergrund bleibt, der an seiner Pflicht, zu helfen oder zu lindern, festhält, der gegen sich und andere wahr ist. Wenn im Vorstehenden gesagt wurde, dass er die Sorge von dem Kranken auf sich nehmen müsse, so widerspricht das der Pflicht zur Wahrheit noch nicht durchaus. Mir ist bekannt, dass die ernste, jüngere Ärztewelt der Gegenwart den Begriff der Wahrhaftigkeit strenger auslegt als wir es taten. Aber ich habe immer wieder erlebt, dass die Frau oder Mutter in der Pflege zusammenbricht, wenn man ihr zu früh jede Hoffnung nimmt, und ich glaube hier eine vorsichtige Täuschung vertreten zu können.

Die Betrachtungen über das Verhalten des hemmungslosen Draufgängers führen zu allgemeineren Überlegungen über den Mut *und sein Gegenstück, die* Feigheit. *Gerade den Arzt, der selbst vielen Berufsgefahren ausgesetzt ist, beschäftigt diese Frage stetig, er ist reich an Erfahrungen, die er durch Selbstbeobachtung und Betrachtung des Verhaltens von Fachgenossen und Pflegebefohlenen gewinnt. Er tritt in den Beruf erfüllt von den Darstellungen in der Schule mit ihren Beispielen des Heldentums im Männerkampf, wie sie uns das klassische Altertum tief eingeprägt hat, er verschlang sicher auch als Knabe Indianergeschichten und Ritterromane mit Tournieren. Eine Bestimmung des Mutbegriffs mag in einem Schulaufsatz ein[em] Vergleich von Schillers Kampf mit dem Drachen mit dem Taucher überlassen bleiben. Das eigene Erleben berechtigt zu eigenem Urteil. Es führt dazu, dass die Frage des Beweises von persönlichem Mut durch die Entwicklung von zwei Jahrtausenden doch viel verwickelter geworden ist, um nur durch den Hinweis auf Vorbilder der antiken Helden erschöpfend gelöst zu werden. Und zur Beantwortung der Kennzeichen der Feigheit ist gerade der Arzt berufen, Beiträge zu liefern. [/40i2] Zur Feigheit werden häufig im Alltagsleben auch Zustände von Angst, Furcht und Schreckhaftigkeit, ja sogar von Schüchternheit gerechnet. Sehr oft fallen sie in die Tätigkeit des Arztes, besonders des Nervenarztes. Sie können auf der Anlage beruhen, häufiger sind sie erworben, durch Erziehungsfehler hervorgerufen oder gesteigert; dazu gehören im späteren Kindesalter auch solche eines harten Lehrers oder Erziehers, der Anlagen, die ihm unerwünscht scheinen, durch Gewalt unterdrücken und ihn für längere Zeit einschüchtern [sc. kann]. Solche Zustände können auch durch Krankheiten oder schreckhafte Erlebnisse hervorgerufen werden. Sie können je nach ihrem Entstehen zeitlich beschränkt sein oder dauernd haften. Sie sind häufig der Behandlung zugänglich, aber auch dem eigenen Willen, der sich bemüht, sie zu bekämpfen. Sie sind unerwünscht, aber man sollte sie nicht als Fehler des Charakters ansehen. [40i ff.] Auch die Hingabe an den Schmerz und an Leiden gilt oft als Feigheit. Hier hat uns schon die Schule durch den Lessingschen Laokoon darüber belehrt, dass dieses Urteil nicht immer zuzutreffen braucht. Aber der Arzt ergänzt [/40k] seine persönlichen Erfahrungen besser durch die neueren Schriften über den Schmerz, seine Ursachen und Äusserungen, die Notwendigkeiten, entweder ihn auszuschalten oder seinen unliebsamen Nebenwirkungen Grenzen zu setzen. Die Aufgabe, die natürlichen, in die Augen fallenden Reflexe des Selbstschutzes bei drohender Gefahr oder auch nur drohendem Schmerz, oder die "Phobien" zu unterdrücken, ist für ihn eine Frage der Erziehung zur Selbstbeherrschung, nicht eine solche des Beweises von Mut oder Feigheit.*

Die Pflicht, Mut zu zeigen, tritt heute sehr viel häufiger ein, darum sind ihre Anlässe ungleich. Ob der durch blinden Gehorsam bei den Zugehörigen zu einer grösseren, gefährdeten Gemeinschaft erreichte Einsatz des eigenen Lebens dem freiwilligen Heldentum gleichzusetzen ist, mögen Andere entscheiden. Jedenfalls ist dieser Einsatz notwendig und kann durch Erziehung oder Drill gesichert werden. Die eigene Erfahrung lehrt ebenso wie der Rückblick auf die Geschichte, dass die Betätigung mutvoller Handlungsweise mit vorheriger zweckmässiger Übung der Kräfte und der Fertigkeit zur Überwindung von Widerständen verbunden war. Dagegen ist das Angehen von Gefahren, denen man aus mangelnder Vorbereitung waffenlos und darum wehrlos gegenübertritt, heute zum Scheitern verurteilt und darum Draufgängertum, nicht Mut. Auch die alten Helden wurden von Kindheit an sorgfältig auf ihren Waffen eingeübt. Heute gibt es ausserhalb des Lebenskampfes zahlreiche Berufsgefahren, die den Einsatz des eigenen Lebens oft täglich verlangen. Ihre Abwehr muss als Berufsschulung von Beteiligten gelernt werden und dauernder Besitz geworden sein. Viele werden durch dieses Wissen abgestumpft gegen die Gefahren, denen sie automatisch gegenüber treten; hier ist es erwünschter, sie etwas weniger zu unterschätzen, also weniger mit ihnen zu spielen.

Der rein körperlich betätigte Mut wird im heutigen Berufsleben durch die vom Intellekt gelenkten und von ihm zur Abwehr mit den Mitteln der Technik bewaffneten Geschicklichkeit und Entschlussfähigkeit ersetzt. Das ist um so mehr nötig, als die Zahl der lebensgefährlichen Berufe im Anstieg ist. Die Forderung der Betätigung von Mut umfasst einen grösseren Kreis, die Aussicht Ruhm zu erwerben ist geringer geworden, aber die seelische Leistung der Opferbereitschaft blieb die gleich hohe, auch wenn die Formen gewandelt sind und sich erlernbarer Hilfen bedienen.

[/40l] Der Arzt, der Krankenpfleger oder auch der Desinfektor sind besonders von der Ansteckungsgefahr bedroht. Die Medizingeschichte, auch die neuere, ist reich an Beispielen heldenhaften Muts. Guy de Chauliac, der grosse Chirurg des 14. Jahrhunderts, lehnte es ab, beim Ausbruch des schwarzen Todes in Südfrankreich gleich vielen Berufsgenossen zu fliehen; er gab als Grund an:"propter diffugere infamiam", er wurde selbst von der Krankheit befallen und überstand sie. Den schlichten Desinfektor, der Fleckfieberkranke entlaust und dabei sein Leben verliert, nennt Niemand. Wohl jeder Arzt kann selbsterlebte Fälle solchen stillen Heldentums anführen. Vor der Einführung der Gummihandschuhe gehörte Pflichtgefühl dazu, bei einer fast verbluteten Frau die Gewebsfetzen, die Ursachen der

Blutung, aus einer tiefen Körperhöhle mit dem nur eingefetteten Finger auszuräumen, wenn die Haut um den Eingang zur Körperhöhle mit nässenden, ansteckenden Geschwüren bedeckt war; die Ansteckung bedrohte nicht nur ihn und seine Existenz, sondern auch seine Familie. Jede Infektion der rechten Hand mit frischem Eiter konnte da Tod, lange Krankheit oder Verstümmelung der Hand, des wichtigsten Werkzeuges des Arztes herbeiführen. Zur Zeit meines Berufsbeginns hatten die versicherten Ärzte eine sehr hohe Frühsterblichkeit, die allein durch die gesteigerte Ansteckungsgefahr hervorgerufen war.

Wer aber nicht zur Pflege ansteckender Krankheiten beruflich verpflichtet ist, soll einfach fortbleiben, er gefährdet nur andere, und es ist gleichgültig, ob er sich vor der Ansteckung fürchtet oder nicht.

[/40m] Darum darf dem, der sich zurückhält, wenn eine Sondergefahr droht, die zu beseitigen ihm die Kenntnisse und Möglichkeiten fehlen, nicht der Makel der Feigheit anhaften. Entscheidend ist hier nicht die Furchtlosigkeit vor persönlicher Gefahr, sondern die Fachkenntnis. Aber der Geschulte und Berufspflichtige muss gegen jede Betriebsstörung vorgehen, gleichgültig, ob sie ihm selbst bedroht oder nicht. Der Ungeschulte, wenn er eingefordert und mit Weisungen versehen wird und dann als notwendiger Helfer nur wegen persönlicher Gefahr sich dem entzieht, soll als Feigling gelten.

Ferner verlangt die Gegenwart auch Mut im Kampf mit geistigen Waffen, nicht nur mit solchen, die Muskelstärke beanspruchen und blutige Wunden schlagen. Und die Männer, die mit Wort oder Schrift kämpften und dafür ihr Leben oder ihre Stellung und Erhaltungsmöglichkeit wagten, sind uns heute auch heldenhafte Vorbilder geworden. Stevenson [? bzw. Stephenson] gehört zu ihnen, doch auch Leonidas und seine Mitkämpfer, die ihr Leben dem Gedanken der Freiheit des Vaterlandes, nicht dem Waffenruhm opferten; der berühmte griechische Vers zu seiner und seiner Schar Ehre rühmt nur ihre Treue gegenüber den Gesetzen der Heimat. Und auch heute haftet dem, der aus Selbsterhaltungstrieb oder seiner Stelle wegen dem geistigen Kampf ausweicht oder seine Überzeugung opfert, der Fleck der Feigheit stärker an, als dem waffenklirrenden Tournierritter. Auch der Vorgesetzte ist feig, der, wenn eine Sache schief geht, die Verantwortung für die Schuld auf den ihm unterstellten Mitarbeiter abwälzt. Doch gerade dieser Punkt, so sehr er auch für den Arzt zutrifft, ist zu sehr fester Allgemeinbesitz, um eingehender behandelt zu werden.

Schliesslich trennt der Ethiker und namentlich der Arzt zwischen aktivem und passivem Mut, zwischen Heldentum im Kämpfen und Dulden. Die seelische Leistung des stillen Dulders, zumal wenn er dem Tode ins Auge sieht und noch die Seinen aufrichtet, sind den Ärzten bekannt, und da auch hier die Hingabe an den Schmerz begreiflich ist, oft erhebend.

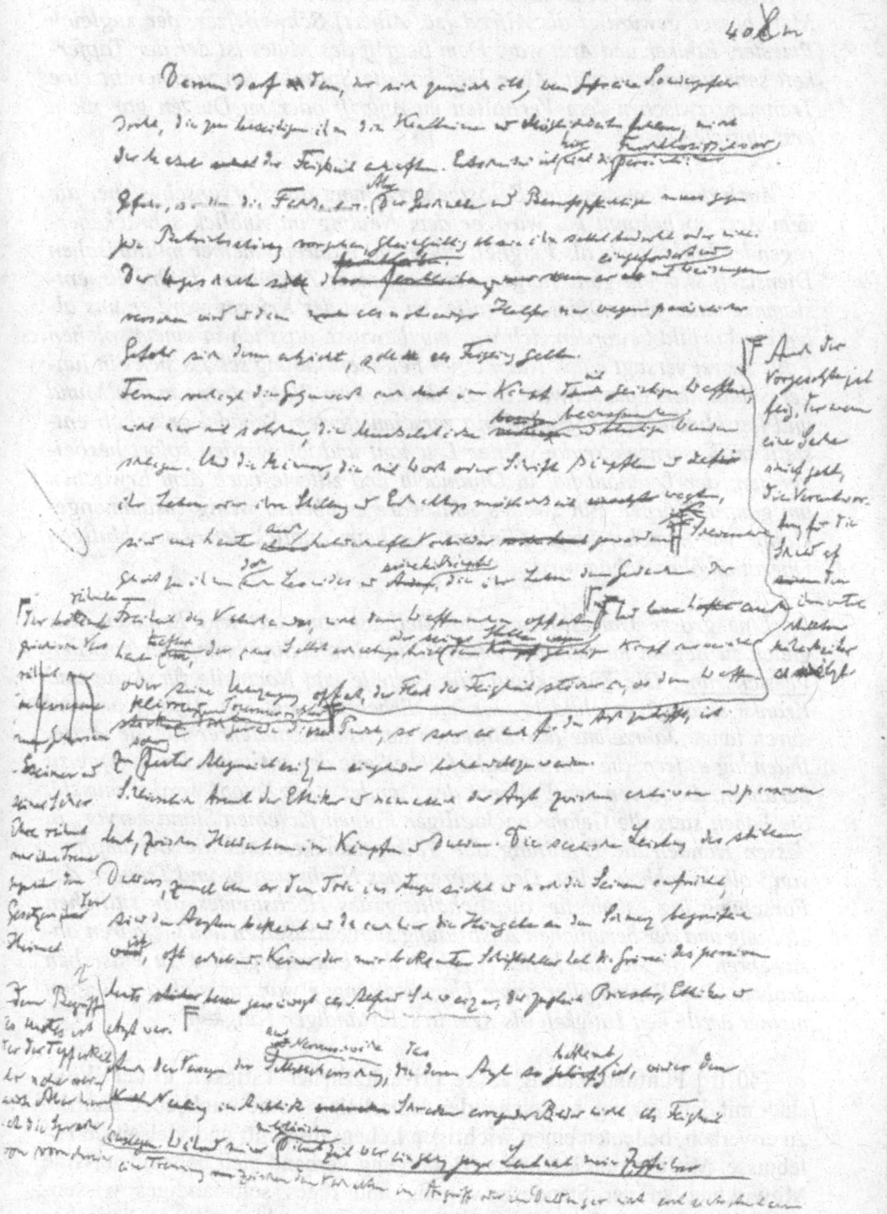

Abb. 6: Faksimile der Manuskriptseite 40m

Keiner der mir bekannten Schriftsteller hat die Grösse des passiven Muts besser gewürdigt als Alfred [sc. Albert] Schwei[t]zer, der zugleich Priester, Ethiker und Arzt war. Dem Begriff des Mutes ist der der Tapferkeit sehr nahe verwandt. Aber hier hat die Sprache von vornherein eine Trennung zwischen dem Verhalten im Angriff oder im Dulden gar nicht erst eintreten lassen.

Auch das Versagen der Selbstbeherrschung aus Nervenschwäche, die dem Arzt so bekannt ist, wird er dem Neuling im Anblick schreckenerregender Bilder nicht als Feigheit auslegen. Während meiner militärischen Dienstzeit war ein ganz junger Leutnant mein Zugführer. [/40n] Er entstammte einer alten Offiziersfamilie; im Ernst des Krieges wäre er uns allen ein Vorbild geworden; ich war mir bewusst, dass ich in einem solchen Falle zuerst versagt hätte. Nach einer Felddienstübung schoss sich ein junger Soldat, dem eine schwere Strafe drohte, eine Platzpatrone in den Mund und lag blutend und röchelnd mit zerschmettertem Schädel grässlich entstellt im Kasernenkorridor. Jener Leutnant und ich wurden sofort herbeigerufen; der Leutnant fiel in Ohnmacht und zitterte nach dem Erwachen am ganzen Körper. Ein zweites Mal wäre er ebenso wenig zusammengeklappt, wie mancher junge Klinizist, der beim Anblick der ersten blutigen Operation ohnmächtig wird.

Eine grosse Umgestaltung der Stellung von Arzt und Kranken war gleich zu Beginn meiner ärztlichen Tätigkeit die Einführung der sozialen Versicherung. Die Entwicklung, die Vorteile und Nachteile für Ärzte und Kranke sind oft geschildert worden. Erhebend war von Anfang an und durch lange Jahrzehnte das Eintreten der Hochschullehrer für die Ärzte. Ihnen lag es fern, die rein wirtschaftliche Seite der entstehenden Kämpfe zu berühren, die ja von den Führern des Standes stark betont werden musste. Sie hoben stets die Gefahr nachteiliger Folgen für einen Stand hervor, in dessen Händen die Erhaltung der Volksgesundheit und die Bekämpfung von Volkskrankheiten lag. Den Lehrern des Nachwuchses und Trägern der Forschung lag es ob, für die Erhaltung des Hochstandes der sittlichen Haltung und der beruflichen Ausbildung sich einzusetzen und Gefahren abzuwehren, wie sie durch den Verlust der Unabhängigkeit zu entstehen drohten. Der Beginn aller jener Umgestaltungen war zugleich der Beginn meiner ärztlichen Tätigkeit als Arzt in selbständiger Tätigkeit.

[40 ff.] Fünfundzwanzig Jahre privatärztlicher Tätigkeit in der Weltstadt mit dem Zwang, ausreichenden Unterhalt für eine wachsende Familie zu erwerben, bedeuten einen wichtigen Lebensabschnitt und vielseitige Erlebnisse. Mit der rein ärztlichen Betätigung verband sich bei mir mässige Mitwirkung an der Standesbewegung und reges selbständiges wissenschaftliches Arbeiten in Universitätslaboratorien oder später statistisches Rechnen am Schreibtisch auf dem Gebiete der Seuchenlehre und der eben entstehenden sozialen Hygiene. Die gewöhnlichen Erlebnisse jedes Arztes, namentlich zu Beginn der ärztlichen Tätigkeit, übergehe ich, ausser denen, die zu Erfahrungen führten oder ein Licht auf Zustände oder Personen jener Zeit werfen.

Ich liess mich auf den Rat befreundeter Kollegen vor dem [/41] Halleschen Tore in Berlin in einem neuerstandenen Stadtteil nieder, dessen Bewohner überwiegend kleine Leute waren. In den ersten zwei Jahren war ich noch Junggeselle, die Frau eines unteren Postbeamten versah gegen freie Wohnung mit Eifer und Würde den Haushalt und die Annahme der Bestellungen. Fernsprecher gab es im Anfang noch nicht. Um mir die Kranken während meiner Abwesenheit zu erhalten, fing sie selbst an zu behandeln und verschmierte namentlich ganze Salbentöpfe. Viel zu tun hatte sie freilich nicht. Um mit der Bevölkerung bekannt zu werden, ging ich oft in kleinere Wahlversammlungen des Bezirks. Ein älterer, sehr ruhiger Arbeiter warf mir im Gespräch vor, dass ich als ein zur Erhaltung der Volksgesundheit Berufener nichts vom Achtstundentag und ähnlichen mit Gesundheitsfragen verbundenen Forderungen der Arbeiter wüsste. In einer grossen Versammlung sprach der auch als Dichter bekannte Rechtsanwalt und Abgeordnete Albert Träger. Er riss in einer Abschiedsrede die Hörer durch Beredsamkeit und Tonfall hin, sie sprangen auf die Tische, bejubelten ihn und forderten stürmisch seine Wiederkehr. Auch ich war ergriffen. Aber schon auf dem Heimweg wurde mir klar, dass er in langer Rede nur den einen Gedanken in immer neuen Wendungen vorgetragen hatte, er ginge jetzt in seine Kanzlei in der Provinz zurück und wäre lieber in Berlin geblieben. Ich ging nicht mehr in ähnliche Versammlungen.

[/41a] Regelmässiger nahm ich an den Beratungen des ärztlichen Standesvereins teil. Unter den älteren Kollegen waren viele, die uns Jüngeren nicht nur als Berater, sondern auch als Vorbilder dienen konnten. Über die Wahrnehmung der wirtschaftlichen Standesinteressen wurde viel gesprochen, es bestanden auch die Gegensätze von Alt und Jung, von Gesättigten und Kämpfern um einen Tischplatz. Aber wenigstens im ersten Jahrzehnt meiner Tätigkeit hatten auch die Streitigkeiten eine Färbung ins Gemütliche und Freundschaftliche. In einer Standesfrage, die viele Meinungsverschiedenheiten auslöste, begann ein alter, sehr origineller Mecklenburger seine Rede mit den Worten, dass er eine ganze Reihe von Gerichten aufzutischen habe. In der Gegenrede erwiderte der hochverehrte Älteste des Vereins, die Speisekarte sei zwar sehr reichhaltig gewesen, sie enthielte aber stets dasselbe Gericht in verschiedener Aufmachung, nämlich Kohl. Das wurde nicht weiter übelgenommen.

In den ersten Jahren meiner Zugehörigkeit zum Standesverein wurde dort viel über den Kampf der Frauen um ihr Recht, Ärztinnen zu werden, verhandelt. Sie mussten im Ausland ihre Kenntnisse erwerben und erhielten nicht die ärztliche Bestallung. Ich konnte nicht verstehen, dass man ihnen dieses Recht der Niederlassung bestritt, noch weniger, dass wir Anhänger der entgegengesetzten Auffassung im Standesverein so sehr in der Minderzahl waren. Wer auch immer gleiche Kenntnisse nachwies, musste auch das gleiche Recht der Ausübung erwerben können. Bestimmte Persönlichkeiten hatte ich noch nicht vor Augen. Nur in der inneren Klinik in Leipzig sass ich ein halbes Jahr neben einer Engländerin, der damals [/41b] dort allein zum Studium zugelassenen Medizinerin. Sie fiel gerade dadurch auf, dass sie alles Auffallende im äusseren Ansehen streng vermied. Sie trug eine Art halb männlichen grauen Mönchskittels, ohne alle Zier und Schmuck, und hielt sich stets abseits.

Erst einige Jahre nach der Niederlassung lernte ich junge deutsche Medizinerinnen kennen, die ihr Studium und ihre Prüfungen in der Schweiz abgelegt hatten. Ich war Gast im Hause eines jungen ärztlichen Forschers, dessen Erstlingswerk aus einem Grenzgebiet von Biologie und Gesellschaftslehre einen berechtigten, nachhaltigen Erfolg hatte. Er war mit einer Ärztin verheiratet. Die Gesellschaft bestand zu etwa drei Vierteln aus Vorkämpferinnen für die Gleichberechtigung des Frauenstudiums, darunter mehreren Ausländerinnen. Die zwei in der Schweiz approbierten deutschen Medizinerinnen waren zugleich erwählte und bewährte Führerinnen. Sie ragten in Gedanken und Kenntnissen weit über den Durchschnitt hervor; sie waren zu fein, um bei diesem Anlass für ihr Ziel zu werben. *Es war im Anfang eine Auslese bester Köpfe. Ich sass bei Tisch zwischen beiden.* Die Unterhaltung bewegte sich um neuere Fragen unserer gemeinsamen Wissenschaft. Sie waren lebhaft und anregend. Aber es wurde nachgerade anstrengend für mich, nach zwei Seiten zu hören, zu fragen und zu erwidern. Ich war wirklich recht froh, als die süsse Speise ihnen eine kleine Ruhepause ihrer Gespräche aufzwang. *Diese Beobachtung könnte gelegentlich zur Entspannung ernsterer Gegensätze nützend herangezogen werden.* Aber seit diesem Abend wurde ich nicht nur aus Gerechtigkeitssinn, sondern aus eigener Anschauung Anhänger ihrer Forderung, die ja wenig später erfüllt wurde. Die eine der beiden Kolleginnen starb jung, die andere wurde eine angesehene und erfolgreiche Forscherin.

[41 ff.] Einer meiner ersten Kranken war ein abgezehrter, elender Mann von etwa 50 Jahren. Verzweifelte Unheilbare suchen jeden neu niedergelassenen Arzt auf. Die harte Geschwulst am Magenpförtner war fast durch die schlaffen Bauchdecken sichtbar, genau fühlbar, die Klagen und Erscheinungen entsprachen dem [/42] Befund: an der Diagnose der fortgeschrittenen bösartigen Geschwulst bestand für mich kein Zweifel. Ich gab Trostworte und, wie in solchen Fällen im Krankenhaus, Kondurangorinde zum selbstbereiteten Tee. Es war aber nur einer der seltenen Fälle eines gutartigen, umwallten Magengeschwürs, das sich verhältnismässig schnell von selbst besserte. Ich bekam sofort grösseren Zulauf wegen des Wundertees. Natürlich konnte ich nicht mehr als andere bei unheilbaren Leiden, und das Wartezimmer wurde bald wieder leer.

Einst bestellte ich einen Säugling zur Impfung. Neun Tage nach der Bestellung setzte wie nach jeder Impfung Fieber ein, das Kind wurde schwer krank und ging in der dritten Woche an tuberkulöser Hirnhautentzündung zugrunde. Dass die Impfung auch einmal einen tuberkulösen Herd beweglich machen und zur allgemeinen Aussaat führen kann, ist bekannt. Begreiflich ist auch, dass ein solcher Ausgang der Impfung mir zur Last gelegt worden wäre. Aber wegen eines plötzlichen Gewitters war das Kind vom Impftermin fortgeblieben, es erkrankte und starb ungeimpft. Der Fall war nicht heiter, aber im Kampf gegen Impfgegner und gegen eigene Gutgläubigkeit lehrreich.

Alle jungen Ärzte erfahren das Gleiche. Wenn bekannt wird, dass ein Arzt jedem Nachtruf folgt, ohne nach der Bezahlung zu fragen, steigt die Zahl überflüssiger Anrufe zur Nacht steil an. Wenn ohne Not mehrere Besuche am gleichen Tage verlangt werden, " es koste was es wolle", so besteht die Absicht, nie eine Rechnung zu begleichen. Wenn ein neuer Kranker in heftigen Schmerzen ohne jeden Befund daliegt, wird an einem der nächsten Tage ein ärztliches Zeugnis verlangt, das die Unmöglichkeit bescheinigt, einen gerichtlichen Termin wahrzunehmen. *Wenn im Frühjahr die Frauen Klagen ohne Befund vortragen, soll eine Sommerreise erkämpft werden, später in der besser gestellten Praxis im Februar die Fahrt nach der Riviera.* Als ich einmal nachts vier Treppen hoch zu fremden Leuten gerufen wurde und niemand [/43] krank war, sagte der betrunkene Mann zu seiner Frau: "Du wolltest am Tage nicht zum Doktor schicken, Dir zur Strafe habe ich ihn nachts geholt." Wir lachten nur darüber.

Auch Kinderscherze sind alltäglich. Aber uns fallen sie meist als Witze deshalb auf, weil das Kind streng konkret denkt und mit übertragenen Bezeichnungen und Abstraktionen nichts anzufangen weiss. Ich verlangte bei einem kranken Kind den Haarschnitt. Es bat weinend angesichts meiner Glatze: "Aber nicht beim Friseur vom Onkel Doktor, der schneidet zu viel weg." Ein junges Kind sah den abnehmenden Mond und sagte: "Mutti, Ball kaput." Ein Schüler der untersten Klasse bat einmal, zum Sonntagskindergottesdienst mitgenommen zu werden. Die Lehrerin trug vor, dass Gott die Liebe in der Menschen Herz und Seele gepflanzt habe. "Also was hat uns Gott gegeben?" Eifrige Meldung: "Das Herz." Und was noch? "Die Lunge und den Magen", antwortete der Arztsohn. *Er wurde als noch zu jung fortgeschickt.* Im Religionsunterricht viel später bestritt er dem Lehrer gegenüber die Möglichkeit von Wundern, denn sonst müsste man solche auch heute erleben. Es war keine frühreife Zweifelsucht, sondern einfaches Festhalten am Anschaulichen. [/43a] Das ist die Logik des Kindes, auch im Munde Erwachsener. Denn vor den Entdeckungen von Röntgen und Hertz hätte man die Möglichkeiten des Sehens durch dicke Schichten und des Hörens über weiteste Entfernungen durch die Luft mit denselben Gründen bestreiten können. *Kinder wachsen in die gesamte Umwelt hinein und bewerten alle ihnen neuen Erfahrungen gleich, ohne Verständnis für den*

Zeitpunkt der Entdeckung einer neuen Technik. Flugzeug und Rundfunk sind ihnen als vorhandene Dinge so selbstverständlich wie den um 1850 Geborenen die Dampfeisenbahn. Der wie ein Wunder wirkende Eindruck von Flugzeug und Rundfunk entstand nur für erwachsene Zeitgenossen. Aber die Fortschritte der Neuzeit haben uns in unseren Ansprüchen verwöhnt. Noch Goethe meinte: "Wüsste nicht, was sie Bessres erfinden könnten, als wenn die Lichter ohne Putzen brennten."

Wir Erwachsene lachen über die Zeichenkunst der Kinder auf der ebenen Fläche des Papiers, und man macht sie auf den Karikaturen der Witzblätter nach. Kinder geben alles so wieder, wie sie es sehen und kennen die abstrahierende Perspektive nicht. Wohl aber können sie Körper mit plastischen Stoffen richtig darstellen, können modellieren, weil sie die Eindrücke des Auges durch den Tastsinn ergänzt haben und deshalb von den Grössenverhältnissen im Raum eine richtige Vorstellung besitzen. Sie können hier gelegentlich Besseres leisten als Erwachsene.

[/43b] Die Art, die Umwelt rein konkret anzusehen, erlischt allmählich, etwa im Alter bei den Besuchern der Mittelklassen. Das scheint mit der natürlichen Entwicklung zusammenzuhängen und mehr einen Fortschritt zu einer höheren Stufe der Erkenntnis zu bedeuten, als eine grundsätzliche Umstellung. Ein völliges Erlöschen des konkreten Sehens ist unter allen Umständen ein Verlust, an dessen Eintritt eine treibhausartige Erziehung in Haus und Schule nicht ganz unschuldig ist. Für die Übergangsperiode ist eine Erscheinung recht kennzeichnend und lehrreich, die Spottnamen, mit denen die Schüler ihre Lehrer kennzeichnen. Sie beziehen sich fast stets auf eine rein anschauliche Eigenheit in seinem äusserlichen Sein und Tun. Sie brauchten bei der starken Variabilität der menschlichen Persönlichkeit weder besonders auffällig noch komisch zu sein. Sie wird es erst durch den Gegensatz, den der Verspottete im Beruf beim Vergleich seiner äusseren Erscheinung mit den abstrakten Lehren, die er vorträgt, hervorruft. Diese Spottsucht des Übergangsalters beruht oft auf sehr feinen und unbewusst scharfsinnigen Beobachtungen und wirkt sehr belustigend.

Auch im späteren Berufsleben findet sich die Neigung der nachgeordneten Mitarbeiter, den Vorgesetzten treffende Beinamen zu geben, aber hier überwiegt die abstrakte Gedankenverbindung. Aus meiner Zeit im Ministerium erinnere ich mich nur zweier zufällig zu meiner Kenntnis gelangter Beispiele. Ein hochadliger alter Junggeselle, sehr lang und hager, übrigens wegen seiner Haltung sehr geschätzt, war stets sehr gemessen und zurückhaltend, er ging vornübergebeugt, erschien stets im Gehrocke, dessen lange Schösse hinter ihm abstanden und hiess der Storch. Ein zweiter hatte sich um das Vorrecht gedrängt, bei Besichtigungen gesundheitlicher Anstalten durch weibliche Mitglieder des Hofes Blumen zu überreichen. Nach 1919 betonte er seine Genugtuung, endlich seine freisinnige

Überzeugung bekennen zu dürfen, die ihm niemand glaubte, und die sich nach 1933 auch wieder verlor. Er hatte den Beinamen: "Der Blumenmax".

[/44] *Erst als nach langen Jahren des Ringens um den Unterhalt mir die bemittelte Gesellschaft zugänglich wurde, hatte ich grössere bemerkenswerte Erlebnisse.*

Ich wurde Hausarzt der Familie des grossen Pharmakologen, in dessen Institut ich durch Jahre gearbeitet hatte. Er war nicht nur ein hervorragender Wissenschaftler, sondern ein geistvoller, vielseitiger, überragender Mensch, dessen Freundschaft ich viel verdanke. Bei meinem ersten Besuch fand ich die liebenswürdige, etwas anfällige Gattin bettlägerig mit leichten katarrhalischen Erscheinungen. Ich ordnete Fortsetzung der Bettruhe bis zum nächsten Besuch, Schonung der Stimme und Tee an. Nach Beendigung des Besuchs bat mich der Gatte in sein Zimmer und er, der Lehrer der Arzneimittellehre, sagte schmunzelnd zu mir: "Meiner Frau müssen Sie ein Rezept verschreiben, sie glaubt daran." *Er selbst war sehr schwer zur Einnahme von Medikamenten zu bewegen.*

[/45] Der berühmte Professor der physikalischen Chemie Dr. L. [sc. Landolt] war ein robuster Schweizer, etwa Mitte der Sechziger, er litt häufig an heftigen Anfällen von Gelenkgicht. Er verlangte nach seiner Kraftnatur doppelte Dosen des stark wirkenden Heilmittels, und ich verschrieb es doppelt verdünnt. An der Hand von Lehrbüchern wies er mir natürlich den Täuschungsversuch nach. Er war starker Raucher, später litt er an Gallensteinanfällen. Er wollte einst noch eine zweite Herbstkur in Karlsbad vornehmen und über die Zweckmässigkeit im Einvernehmen mit mir die Ansicht seines Freundes, des grossen Klinikers G. einholen. Ich war einverstanden und holte am nächsten Tage den Bescheid. L. schloss seinen Bericht mit den lächelnd gesprochenen Worten: "Übrigens hat mir G. gestattet, wie immer weiter zu rauchen." Er selbst gab die Erklärung: "Als ich gestern Ihnen meinen Besuch bei G. ankündigte, wusste ich, dass Sie auf Betreiben meiner Frau sofort G. schriftlich bitten würden, mir das Rauchen zu verbieten. Ich ging zu meiner Bezugsquelle, liess mir die leichteste, kleinste und schmalste Sorte geben und füllte meine Tasche. Auf die Frage von G., wie ich es mit dem Rauchen hielte, zeigte ich stillschweigend meine Tasche, und er war einverstanden. Herr Doktor, wollen Sie auch eine von der Sorte?" Dann fuhr er fort, wir Ärzte seien merkwürdig ungenau bei Anordnungen über das Rauchen. Wenn ich ihm nur drei Zigarren täglich gestattete, würde er die schwerste, dickste und längste Sorte kaufen. Ohne Angabe von Grösse und Gewicht sei die Mengenbestimmung wertlos. *Wohl die Mehrzahl der Ärzte hat das berücksichtigt, nur ist es nicht das Wesentliche.*

Als L. vor einem Umzug stand, befiel ihn ein schwerer Gichtanfall in beiden Schultern und machte ihn hilfsbedürftig. Im Einvernehmen mit der liebevollen Gattin empahl ich ihm ein gutes Sanatorium, [/46] aber L. weigerte sich energisch und verlangte ein Hotel. Er blieb bei seinem Widerstand am nächsten Tage, erst als ich am dritten erneut einsetzte, fragte er, ob man im Sanatorium rauchen dürfe, und da ich das bejahte, war er sofort gewonnen. Als dann später eine Gallenblasenoperation erforderlich wurde, war er bei der Mitteilung der Notwendigkeit, aber auch des sehr ungewissen Ausgangs ein Held, wie mir wenige begegneten; er verlangte nur kurzen Aufschub, um seine kostbaren Instrumente sicher aufzubewahren und überwand auch die ersten qualvollen Tage tapfer. Er lebte noch lange Jahre.

Mein Schwiegervater war Gymnasialdirektor in der Provinz, als Mann von 65 Jahren des Schulbetriebs müde. Er wollte in Berlin vor längerem Urlaub den Rat seines Studienfreundes, des angesehenen Nervenarztes M. [sc. evtl. Albert Moll], einholen. Auch hier beschwor ich M. persönlich, dem Ratsuchenden das Rauchen ganz zu verbieten, die Herabsetzung auf drei Stück täglich sei stets fehlgeschlagen. Er stimmte zu. Die Untersuchung verlief gut. Das Ergebnis war das erwartete der Erholungsbedürftigkeit mit Aussicht auf vollen Erfolg. Nach weiteren Anordnungen blieb M. trotz meines Zuwinkens bei der Erlaubnis dreier Zigarren. Dann hielt er einen Vortrag über passende Sorten. Er bevorzugte eine auf seinen Rat hergestellte Mischung einer ersten Firma, und empfahl dringend, sie allein zu wählen, gab dem Ratsuchenden, dem Sohn und Schwiegersohn eine Probe und rauchte selbst mit. Wir blieben noch einige Zeit im qualmigen Zimmer, und die Alten tauschten Erinnerungen. Beim Weggang erging sich mein Schwiegervater unter begeisterten Worten in Lobeserhebungen auf den grossen Arzt und Seelenkenner, der als Student in der Verbindung nur ein guter Skatspieler gewesen sei und dem man weniger zugetraut hätte. [/47] Dann wurde er im Reden grimmig, die halbgerauchte Zigarre flog in weitem Bogen in das Wasser des nahen Schiffährtskanals mit den Worten; "Ehe ich diesen Dreck rauche, höre ich lieber ganz auf." Das tat er auch für drei bis vier Wochen.

Einmal kam in meine Sprechstunde ein mir gleichaltriger Kollege, dessen ich mich stets gern angenommen hatte. Er war zuerst in Hinterpommern auf dem Lande niedergelassen, war kenntnisreich, gewissenhaft, von frohem Temperament. Die landärztliche Tätigkeit in schlechten Gespannen auf holprigen Wegen durch 1 1/2 Jahrzehnte hatte ihn mitgenommen, er versuchte es mit der Grosstadt. Jetzt erbat er meinen Rat. Er sei zu einem masernkranken Kinde gerufen worden, könne aber an Auge, Ohr, Lunge, Knochen nichts finden. Ich antwortete, das Kind habe Masern. "Na ja, aber ich finde doch nichts in den Organen." Ich betonte deutlicher, das Kind habe eben Masern, und nun meinte er erstaunt, ob man denn in Berlin bloss deshalb zum Doktor schicke. Ich liess mich beim Sommerurlaub gern von dem gewissenhaften Mann vertreten. Aber für überfeinerte Naturen war er nicht. Eine ältere Dame, die nach einem einfachen Knöchelbruch die ersten

Gehversuche machte, liess er wie einen Rekruten turnen, hob sie, wenn sie sich fallen liess, nicht auf und meinte, sie torkle ja wie ein oller Schnapsbruder. Nach meiner Rückkehr erklärte sie mir, diesen Doktor dürfe ich ihr nie wieder schicken, aber auch er wollte nie wieder dorthin, wo er all seine Sünden abgebüsst hätte.

Selbst leichte Krankheiten sind im Haushalt des Arztes schwere Behinderungen, ernste ein Verhängnis. Uns traf das Schicksal hart; die Narben werden nie schmerzlos. Aber es gab auch harmlosere Fälle. Mein Sohn litt in den ersten Schuljahren häufig [/48] an akuten Mandelentzündungen. Sie wurden hauptsächlich mit Bettruhe behandelt, in der Genesung musste ich lustige Geschichten und Märchen erzählen. Einmal fiel die Erkrankung in eine kurze Abwesenheit. Mein schon genannter sorgsamer Vertreter machte Packungen, gab Medikamente, liess durch den ganzen Tag gurgeln. Angesichts dieser Sorgfalt verlor mein Sohn das Vertrauen zur Kunst des Vaters und gab dem Ausdruck. Erst beim nächsten Anfall merkte er, dass meine Behandlung die Heilung ebenso sicher und schnell, aber für ihn mit viel geringerer Belästigung herbeiführte. Mir selbst waren bei meinen häufigen, aber meist leichten Erkrankungen alle gutgemeinten, aber vielgeschäftigen Tuereien im höchsten Grade lästig, und ich konnte gegen das mich einspinnende Netz der Fürsorge nach alter Tanten Art sehr scharf anrennen. Bei einer Stimmlosigkeit im Februar, wo nächst der Frau meine Schwester, Kusinen, Damen der Bekanntschaft mit Pastillen, Inhalationsapparaten, Brunnenflaschen, warmen Tränken und Einreibungen antraten, entfloh ich den Helferinnen nach Badenweiler, wo ich als einziger Gast schweigen konnte und nach einer Woche genas. Einmal erkrankte ich an Grippe mit recht hohem Fieber. Die linke Ohrspeicheldrüse schwoll an und, wie meist bei mir, war das Mittelohr beteiligt. In der Fieberbenommenheit der Nacht durchlebte ich den weiteren Verlauf, Vereiterung der Speicheldrüse, Senkung in den Mittelfellraum, Entzündung des Herzbeutels. In aller Frühe sank das Fieber, die Schwellungen gingen zurück und die Träume schwanden, ich wusste mich ausser Gefahr. Ich suchte durch besondere Freundlichkeit meiner Frau zu danken und sie zu beruhigen. Sie rief ohne mein Wissen gleich drei befreundete Ärzte [/49] und begründete ihre Angst damit, meine Liebenswürdigkeit im Kranksein werde ihr unheimlich. Der erste Freund nahm nüchtern den Fall wie er lag und verordnete nicht erst viel. Der zweite verstärkte die Angst meiner Frau und sprach von "gesteigertem Wohlbehagen bei Blutvergiftung". Der Chirurg Schleich suchte mich durch faule Witze zu trösten, dachte aber an Möglichkeiten, die in sein Fach schlugen, um ihnen zuvorzukommen. Ich sagte voraus, dass man mich 48 Stunden später am Schreibtisch rauchend finden würde und behielt Recht.

Das Verkennen der Lage durch allzu enge Einstellung auf das eigene Fach bei Erkrankungen im Hause des Arztes fand ich häufig unter pathologischen Anatomen. Ich war Hausarzt in den Familien zweier Schüler von

Virchow und Leitern städtischer pathologischer Institute. Bei grösseren Erkrankungen innerer Organe dachten sie kaum an andere Ausgänge als die durch Tod nach schweren Verwicklungen. Man musste sie stets daran erinnern, dass die Mehrzahl solcher Erkrankungen glatt und ohne Rückstände in Genesung endete, und sie versichern, dass nicht jeder Anfall von Magenschmerz Vorläufer eines noch nicht nachweisbaren Magenkrebses sei. *Eine ähnliche Einstellung auf die Erfahrungen des eigenen Fachs liegt vielleicht bei Psychiatern vor; doch hatte ich nie Gelegenheit, hier selbst Beobachtungen zu machen. Das Umgekehrte tritt allmählich beim vielbeschäftigten Arzt der besser gestellten Gesellschaft ein. Ein guter Teil seiner Arbeitszeit wird durch Anhören eingebildeter oder übertriebener Klagen über vieldeutige Beschwerden beansprucht. Er unterlässt oder verschiebt die rechtzeitige gründliche Untersuchung. So setzt er sich leider oft der Gefahr aus, harmlose Anfangserscheinungen ernsterer Erkrankungen zu übersehen.*

Als die Röntgenaufnahme innerer Organe noch in den Anfängen stand, und die Bilder technisch noch unvollkommen und wenig bekannt waren, gelang es trotz vieler Worte nicht, den Vertreter eines theoretischen medizinischen Fachs davon zu überzeugen, dass die zwei grossen runden Schatten auf dem Brustbild wirklich nicht Beweise einer bösartigen Geschwulst, sondern nur die Wiedergabe seiner metallenen Kleiderknöpfe seien. Das waren sie in der Tat. Aber die blassen Schatten der Erweiterung seiner Brustschlagader, der er später erlag, sahen nur mein Berater und ich, ohne ihn darüber aufzuklären.

[/50a] Während aller Zeitabschnitte meiner ärztlichen Tätigkeit wurde meine Aufmerksamkeit immer grösser für die durch die wechselnden Lebensverhältnisse hervorgerufenen, seelischen Nebenwirkungen der Krankheit auf den Betroffenen, namentlich wenn die längeren, mit begründeten Befürchtungen über den Ausgang verbundenen Krankheiten das Familienoberhaupt betrafen, den Mann, der sein Werk gefährdet sieht oder die Seinen in Sorgen verlassen zu müssen fürchtet, während die Gattin die unfertigen Kinder schutzlos aufwachsen lassen zu meinen glaubt. Kein durch die Fülle der geschauten körperlichen Leiden noch nicht ganz stumpf gewordener Arzt kann sich dem entziehen. Goethe, der als Student in Leipzig und Strassburg durch den von ihm gern aufgesuchten Verkehr mit Ärzten einen scharfen Blick auch auf diese Zusammenhänge richtete, behandelte im Zusammenhang mit den Beobachtungen der wechselnden Stimmungen des an einer schmerzhaften Augenkrankheit leidenden Herder auch diese Seite. Er sagt in "Aus meinem Leben" II.10: "Man beobachtet nicht genug die moralische Wirkung krankhafter Zustände und beurteilt daher manche Charaktere sehr ungerecht, weil man alle Menschen für gesund nimmt und von ihnen verlangt, dass sie sich auch in solcher Masse betragen sollen." Der reiche Patriziersohn sah mehr die seelischen Wirkungen des Krankseins. Der praktische Arzt kennt über sie hinaus die schwere Belastung durch

wirtschaftliche Sorgen, die meist unvermeidlichen Folgen längerer Leiden im Alter des Schaffens. Jeder Arzt wird in diese Sorgen hineingezogen und steht oft vor der Aufgabe, diese Lage und ihre Folgen in seine Aufgaben, Leiden zu bekämpfen einzubeziehen. Kein Fall gleicht dem anderen, viele sind menschlich von grossem Interesse. Ein solcher sei angeführt. Ein Mann, wenig älter als 50 Jahre erkrankte erst an einer Blutkrankheit. Er hatte mit guter Begabung, ernstem Willen und Fleiss sowie unter Überwindung grosser wirtschaftlicher Schwierigkeiten die Ausbildung als Ingenieur erkämpft, und nach jahrelanger Tätigkeit in untergeordneten Stellungen das Vertrauen seiner Auftraggeber so fest erworben, dass ihm die Leitung der Berliner Zweigabteilung eines ausländischen Unternehmens mit der vertraglichen Zusicherung übertragen wurde, dass ihm nach Ablauf eines längeren Zeitraums der alleinige Besitz mit allen Rechten zufallen sollte. Er hatte erst nach langer Wartezeit seine Braut heimführen können. Als die tödliche Krankheit begann, stand noch ein Jahr bis zum Gültigwerden des Vertrages aus; er lebte in glücklichster Familiengemeinschaft, seine beiden halberwachsenen Töchter standen in der Ausbildung. [/50b] Seine und seiner ärztlichen Berater hauptsächliche Sorge war es, ihn den Zeitpunkt des rechtsgültig werdenden Vertrags erleben zu lassen. Es wurde ein Wettkampf mit dem Tode um dieses Ziel. Der berühmte Kliniker, der zuletzt als Berater von mir zugezogen war, hat durch seinen beruhigenden Einfluss, durch unermüdliches Bemühen, mit allen Hilfsmitteln der Kunst den raschen Fortschritt eines damals unheilbaren Leidens aufzuhalten und die Widerstandskräfte zu heben, ausgezeichnet gewirkt. Vor allem gab seine warme, wohlklingende Stimme und seine gut gewählten, beruhigenden Worte dem Kranken immer wieder die Kraft durchzuhalten. Er überlebte den entscheidenden Tag um wenige Wochen, in denen er wusste, dass er Frau und Kinder als rechtmässige Besitzer der Firma hinterliess.

Heute ist die medizinische Wissenschaft im Besitz von Behandlungsmethoden, um wenigstens längere Stillstände dieses und ähnlicher Leiden zu erreichen; um 1900 war sie davon noch recht weit entfernt. Aus dieser Tatsache mit ihrem Hinweis auf die Erfolge späterer Zeiten ergeben sich die folgenden Nebenbemerkungen. Der Beginn meiner ärztlichen Tätigkeit fiel in einen Abschnitt grosser Unzulänglichkeiten im Vergleich zu heute und zum damaligen Hochstand theoretischer Forschung. Am Ende meines Lebens überblicke ich die seither erzielten grossen Fortschritte wirksamer Heilungsmöglichkeiten. Ihre Ursprünge können auf die Errungenschaften jener theoretischen Forschung zurückgeführt werden, und zwar sowohl auf Methoden und Geist, wie auf tatsächliche Feststellungen. Gerade sie ermöglichten {es} auch dem Kreis späterer Forscher eine Fortarbeit, die nunmehr auf praktische Aufgaben der Heilung erstreckt werden konnte. Nur etwa die Pockenschutzimpfung, die allgemeine Narkose oder die Einführung des Augen- und Kehlkopfspiegels fielen in eine frühere Zeit.

An jenen späteren Fortschritten, die unmittelbar auf Erweiterungen der Heilungsmöglichkeiten hinzielen konnten, wie sie während des Zeitabschnittes meiner ärztlichen Tätigkeit neu erreicht wurden, sind alle Kulturländer beteiligt. Ja es scheint fast, dass jüngere Kulturvölker, die die Ergebnisse der theoretischen Forschung fertig übernehmen und die ihre Arbeit gleich mit jenem zweiten Abschnitt beginnen konnten, einen Vorsprung hätten. Sie setzten ein, indem sie z.B. die Technik der Bakteriologie und Serologie, wie später der Röntgenologie sowie ihrer Anwendung auf praktische klinische Aufgaben als abgeschlossenes Werk an ihren Sitzen studierten und dann in ihre Heimat überbrachten, um mit grossen Mitteln das Werk weiterzuführen. Jedenfalls verteilen sich die Verdienste um die grossen Entdeckungen der letzten Jahrzehnte auf alle Länder. Genannt seien die Erforschung der Antitoxine, die Einführung des Insulins, die Darstellung der Hormone und Vitamine, die Leberbehandlung der Blutkrankheiten, die örtliche Schmerzlosigkeit, die Chemotherapie der Infektionskrankheiten, die Ausdehnung der Schutzimpfungen, die Strahlenbehandlung einschliesslich der Rachitis. Die Erstentdeckungen verteilen sich auf viele Nationen, der Weiterausbau fiel allen zu. Gleiches gilt für theoretische Methoden wie die Gewebszüchtung und für unentbehrlich gewordene diagnostische Verfahren. Sie sind Gemeingut und die Forschung ist international.

[/50c] Will man Unterschiede nach Völkern auffinden, so wird es an solchen nicht fehlen. Aber es handelt sich dann um Begleiterscheinungen, die oft im Volkscharakter liegen, wie solche des Temperaments. Manche Völker sind leichter geneigt, sich für wirkliche oder vermeintliche Fortschritte hell zu begeistern, andere zurückhaltender bis zur Kühle und Zweifelsucht. Eifersüchteleien und Gelehrtenehrgeiz finden sich bei allen Völkern.

Angesichts der Tatsache, dass am Fortschritt der letzten Jahrzehnte alle Kulturvölker beteiligt sind, ist der von der Deutschen Staatsleitung angeordnete Ausschluss einer Gruppe von Forschern, die seit mehreren Geschlechtern gleichberechtigte Staatsbürger waren, nur deshalb, weil sie ihrer Herkunft nach nicht der gleichen Rasse angehören, abwegig. Man muss diese Einstellung ablehnen, nicht weil die Massnahme zuletzt schädlich und für die Betroffenen hart, sondern weil sie ungerecht und unberechtigt ist. Diese Forscher sind nach Sprache, Bildung und Denkart Deutsche, und bleiben es auch als Entrechtete oder Vertriebene. An ihrer Durchführung wirkt das Vorgehen bedenklich, wenn im Schrifttum nicht einmal mehr die Namen von Ehrlich, Minkowski, A. Neisser, Wassermann u.a. genannt werden dürfen oder von Naturwissenschaftlern diejenigen von Hertz, Haber und Einstein oder anderen. Nur lächerlich ist es, wenn im Tarif der Krankenkassen mit Angabe der Gebühren für diagnostische Reaktionen die Preise für die A.Z. Reaktion zur Diagnose der Schwanger-

schaft aufgeführt werden, weil die Namen der Entdecker Aschheim und Zondek nicht gebraucht werden dürfen.

[/50] Im Fortgang eigener grösserer Erfahrung habe ich mich dann gern mit allgemeineren Gesichtspunkten ärztlicher Berufstätigkeit befasst. Dazu gehören die hygienische Erziehung der Jugend, die Belehrung in der privaten Gesundheitspflege, die Wiederherstellung der eine feste Verbindung zwischen Arzt und Kranken bildenden hausärztlichen Tätigkeit auch in der Grosstadt, die Übernahme einfacher längerer Behandlung einzelner Organe durch den allgemeinen Arzt, statt der Überlassung an den Facharzt. Das Nähere habe ich an anderer Stelle ausgeführt.

Besonders beschäftigte [ich] mich mit der Frage der Konsultationen, der gemeinsamen Beratung mit hervorragenden Fachärzten. Ich hatte während eines Vierteljahrhunderts reiche Gelegenheit, mit den bedeutendsten Vertretern unseres Berufs gemeinsam am Krankenbett zu stehen. Meine Kranken und ich wurden für solchen Beistand von Beratern dankbar verpflichtet. Dass der Meister technischen Könnens an die Stelle des beratenden Arztes dort zu treten hat, wo dessen unzureichende technische Schulung gar nicht in der Lage ist zu helfen, wurde nie bezweifelt. Auch das wird häufig nötig, dass die grössere Erfahrung in schwierigen Fällen das unzureichende Wissen des Erstberatenden wirksam ergänzt. Gar mancher Fehlgriff wird dadurch verhütet oder ungefährlich gemacht. Auch die Mitberatung in unheilbaren [/51] oder ernsten, klaren Fällen ist aus Rücksicht auf die seelische Verfassung des Kranken und seiner Angehörigen nicht zu entbehren. Und hier ist der Mann von Ansehen zuweilen durch seine Gabe, sich in andere hineinzufühlen, oder auch nur durch warme Sprache oft erfolgreicher als der scharfsinnige Diagnostiker. In solchen Fällen, die noch in späterer Zukunft den Hinterbliebenen die Beruhigung geben, nichts unterlassen zu haben, ist es besser, wenn Beratungen zu freigiebig als zu zurückhaltend gepflogen werden. Aber demgegenüber darf nicht verschwiegen werden, dass diese unentbehrliche Einrichtung auch zu Misständen führen kann, wenn sie das Verantwortungsgefühl des behandelnden Arztes lähmt, das Interesse des beliebten Beraters schwächt, oder wenn die auf Erfahrungen beruhenden äusseren Formen der Beratung nicht eingehalten werden; sie sind ja nicht der Beratenden, sondern der Kranken wegen eingeführt. In solchen Fällen können komische Wirkungen eintreten. Sie brauchen nicht verschwiegen zu werden, denn sie sind seltene Ausnahmen, und der Erzähler darf annehmen, dass er selbst sich schlimmerer Verstösse schuldig gemacht haben wird. Den gewählten Beispielen möge das einer vorbildlichen Beratung vorangeschickt werden. Nur das zweite beruht nicht auf eigenem Erleben, ist aber verbürgt.

Ein 25jähriger liebenswürdiger Referendar, einziges Kind sorgsamer, begüterter Eltern, erkrankte an einem jener seltenen, schwer zu deutenden, langsam fortschreitenden Leiden, deren äussere Merkmale periodische Fieberanfälle von längerer Dauer sind, ohne vorläufige Organbefunde. Nach monatelanger Beobachtung des zunehmenden Verfalls kamen ich und der ausgezeichnete Badearzt in dem Kurorte, in dem der Kranke einige Wochen vergeblich weilte, zu einer bestimmten, nicht einfachen Diagnose; die Aussichten waren seit lange hoffnungslos. Nach der Rückkehr wurde der Rat eines der ersten Kliniker eingeholt. Ich wies in der Vorbesprechung darauf hin, die Beurteilung sei [/52] schwierig, ich wolle von ihm lernen und bäte ihn, mich wie einen gebildeten Laien zu befragen. Selbst berichten möchte ich nicht. Röntgenbilder, Kurven, Blutbefunde usw. lägen zur Verfügung vor. Nach der Befragung und Untersuchung des Kranken hielt er mir einen längeren klaren, scharfsinnigen Vortrag und kam durch Ausschluss aller anderen Möglichkeiten nach wenigen Viertelstunden zu dem gleichen Ergebnis, wie wir nach Monaten. Helfen konnte auch er nicht.

Ein Kinderarzt, der sich seine angesehene Stellung selbst erkämpft hatte, tüchtig, aber sehr impulsiv und oft taktlos, trat ins Krankenzimmer, warf von der Tür aus einen Blick auf den verkrampft im Kinderwagen liegenden Säugling und rief: "Geschwulst in der Gehirnbrücke!" "Bei wem, Herr Professor?" war die Gegenfrage des derben Arztes. Es waren vorübergehende funktionelle Hirnerscheinungen bei sonst sehr guter Aussicht.

Ein hervorragender innerer Kliniker von umfassender allgemeiner Bildung, als Mensch, Denker und Wissenschaftler vorbildlich, dabei von der Milde des Kenners der Geschichte, war mein Berater bei der letzten Konsultation meines Lebens, da ich bald darauf die ärztliche Tätigkeit aufgab. Die Kranke, eine Fünfzigerin, hatte zwei fast erwachsene Kinder, litt an ernsten Herzbeschwerden und einem lästigen knötchenförmigen Ausschlag der Unterschenkel. Ich stellte den Professor vor, der kaum, als er den offenen Flügel mit Noten von J. S. Bach sah, sich sofort in ein längeres Gespräch über Musik verwickelte. Die Zeit verstrich. Die Einführung unter vier Augen durch mich musste fortfallen, die Untersuchung war oberflächlich, und der Professor interessierte sich mehr für den Ausschlag als für das Herz. Bei der Aussprache hinter [/53] verschlossenen Türen sagte er einige Allgemeinheiten über Hauterkrankungen nach Stoffwechselstörungen, was man vor einigen Jahrhunderten Blutschärfen nannte, und empfahl die geläufige einschlägige Diät. Ich kam das erste Mal zum Wort und fragte, wie er sich stellen würde, wenn ich ihm mitteilte, dass die Kranke im Vorjahr wegen einer konstitutionellen Augenkrankheit behandelt worden sei, und auch die Kinder die Veränderungen der erblich übertragbaren Grundkrankheit aufwiesen. Er änderte seine Vorschläge, aber die neuen waren längst ausgeführt. Die Frau starb wenige Wochen später plötzlich an ihrem Herzleiden. Dem feinen Gelehrten trat ich später enger nah und verdanke ihm manche anregende Belehrung. Ich bewahre ihm ein Andenken voller Verehrung. An diesem Missgriff war nur seine Musikliebe schuld.

Sein Vorgänger [sc. Aschoff sen.] war in den letzten Lebensjahren, in denen seine Leistungen stark nachliessen, der verwöhnte Liebling der reichen Berliner Gesellschaftskreise. Da er bei den kleinsten, durch Kost und Lebensweise erzeugten Leiden von moderner Färbung die eingebildeten oder wirklichen Beschwerden möglichst ohne Verzichte beseitigen sollte, war er zu Mätzchen in der Behandlung geneigt, die in den Ärztekreisen bespöttelt wurden. Die junge Frau eines Offiziers, der in einfachen Verhältnissen [lebte], erkrankte an einer leichten Gallenblasenentzündung. Ihr Vater war Gesandter im fernen Osten. Sie war längst ohne Konsultationen genesen, als auf ihren Bericht der Wunsch des Vaters eintraf, einen Berater zuzuziehen. Der oben gekennzeichnete Geheimrat liess sich erzählen, untersuchte würdig, aber kurz die Lebergegend. Dann beriet er mit mir. Die erste Frage galt dem mir unbekannten Mädchennamen [/54] der Frau, dann durchblätterte er die vor uns liegenden Bände mit Familienbildern ohne Erfolg. Darauf verordnete er Reis nach besonderer, ungewöhnlicher Zubereitung vor allem auch der äusseren Form, verlangte Buchführung über Art, Menge und Gewicht der jeweils täglich genossenen Kost einschliesslich Zeitangaben und ähnliches und verschrieb noch ein Fläschchen banaler, bitterer Tropfen aus alten Zeiten. Zuletzt kündigte er seinen erneuten Besuch nach 14 Tagen an. Jetzt war seine erste Frage nach der Gräfin X., einer Schwester der Behandelten. Die Untersuchung beanspruchte wieder wenige Minuten. Im abgeschlossenen Raum galt seine Bemerkung der Freude, dass er den Familiennamen doch festgestellt habe. Ich entgegnete etwas scharf, es sei mir viel wichtiger, von ihm zu hören, ob es sich vor drei Monaten um Gallenblasenentzündung oder Gallensteine gehandelt hätte. Er schlug mir liebenswürdig auf die Schulter und meinte wörtlich: "Kollege, dass weiss ich natürlich ebensowenig wie Sie. Aber lassen wir es bei den Gallensteinen. Denn wenn die Anfälle wiederkommen, haben wir es vorausgesagt, wenn sie nicht wiederkommen, haben wir sie geheilt." Dann wieder vor der Kranken Ankündigung des nächsten Besuches in zwei Wochen. Ich schrieb ihm, dass ich in dieses Haus nur gerufen käme. Da es bei der Genesenen aus diesem Anlass kaum der Fall sein würde, müsse er allein hingehen. Aber auch er stellte seine Besuche ein.

[/54a] Dieser Kliniker war in seinen Jugendjahren ein bahnbrechender Forscher, auf der Höhe seines Schaffens ein hervorragender Kliniker, Begründer einer grossen Schule, sorgfältiger Lehrer und als Organisator für die Hebung der Volksgesundheit tätig. Als er in hohem Alter starb, war die Anteilnahme aller Bevölkerungskreise gross, seine Verdienste wurden voll gewürdigt. Aber auch gutmütiger Humor schwieg nicht. So verbreitete sich schnell der folgende Scherz. Ein echter Berliner Droschkenkutscher fuhr einen Fremden zum Bahnhof, begegnete dem Leichenzug des grossen Arztes und beantwortete die Frage des Fahrgastes. "Das war ein Professor von der Charité, der hat mehr verstanden als viele andere. Mir hat er das Leben gerettet. Ich lag auf seiner Station, die jungen Doktors klopften und horchten an mir rum, aber sie wussten nicht, was mir fehlte, und mit mir

wurde es immer schlimmer. Da kam der Professor auf den Saal, er sah mich lange so durchdringend an, dass ich es nie vergessen werde. Dann gab er seine Weisung den jungen Ärzten mit dem einzigen Wort: "Moribund", und von da an wurde es mit mir besser."

Die volkstümliche Eigenart des <u>alten Berliner Droschkenkutschers</u> gibt Anlass zu den folgenden Bemerkungen. Der beschäftigte Arzt, besonders auf dem Lande und in der Weltstadt, wird stark von den Verkehrsmöglichkeiten abhängig und kann sich nicht an diejenigen binden, die der Gesamtheit zur Verfügung stehen, sondern muss sich solche sichern, die er allein benutzen kann. Erst in die letzten Jahre meiner ärztlichen Tätigkeit fielen die Anfänge des Kraftwagenverkehrs. Das Pferdegespann überwog noch, und zwar in der Weltstadt meist in der Form des Mietwagens mit festem Abkommen für die Besuchszeit. Man bedurfte unbedingt zuverlässiger und pünktlicher Kutscher, die sich auf [/54b] die besonderen Ansprüche des beschäftigten Arztes einzustellen verstanden, die seine Gewohnheiten kennen lernten, mit ihm einen grossen Teil der Tagesleistungen teilten, und mit denen sich allmählich ein gutes persönliches Verhältnis und gegenseitige Rücksichten herausbildeten. In alten Ärzteerinnerungen sind diese Beziehungen oft liebevoll geschildert worden. Auch der Chirurg Bier erzählte gern, wenn er seine zahlreichen heiteren Erlebnisse fesselnd wiedergab, von seinem Kutscher aus der Bonner Zeit. Dieser musste sich einer kleineren Operation unterziehen. Da wohl auch hier das Sprichwort zutraf, dass der Fürst vor seinem Kammerdiener nichts galt, fragte er auf der Fahrt seinen Arzt, ob er wohl auch recht schnell operieren würde, und Bier antwortete: "Genau so schnell, wie Sie mich immer fahren." Ich erlebte etwas ähnliches, das mir besser als viele Worte einen Einblick in die entsagungsvolle Lage dieses Berufs gab. Mein langjähriger Kutscher, der die Ansprüche meiner Kranken an ihren Arzt genau so gut kannte, wie ich als der Arzt seiner Familie seine Sorgen, war ein Muster von Pflichttreue und Zuverlässigkeit, das Vorbild eines Familienhauptes, hatte aber nur kurze Stunden des Morgens und Abends für die Angehörigen frei. Seine Frau stand an einer Brustfellentzündung in meiner Behandlung, und die Angst um ihre Genesung beschäftigte ihn dauernd, ebenso wie sie in gesunden Tagen nur für ihn sorgend beschäftigt war. Ich konnte ihn über den Ausgang beruhigen, er traute mir nicht ganz und sagte: "Herr Doktor, machen Sie sie nur gesund; denn was man hat, weiss man, aber was man wieder bekommt, weiss man nicht." Er war der liebevollste [/54c] Gatte, aber sein Beruf und seiner ganzen Familie Schicksal hing, wie das so vieler Arbeiter, von der Gesundheit und dem guten Wirken der Frau ab.

Selbst mit den Pferden seines Kutschers kam der Arzt in ein näheres Verhältnis. Der Münchener Frauenarzt und liebevolle, feinempfindende Schilderer ärztlicher Erlebnisse Nassauer hat das Verhältnis des Landarztes zu seinem Wagenpferd und seine Abhängigkeit von dessen gutem Willen und besserem Wissen um die Wegeschwierigkeiten reizend dargestellt.

*Auch eines der Pferde, das mich regelmässig zu meinen Zielen führte,
kannte bald die Besonderheiten der Fahrten mit mir. Ich gewann seine
Gunst, aber auch das Tier beanspruchte Rücksicht auf eigene Ansprüche.
Es hatte bald heraus, dass immer einige Besuche regelmässig täglich stattfanden und längere Zeit erforderten, die Fahrten zu Schwerkranken. Sobald wir uns ihrer Strasse näherten, beschleunigte es seine Gangart und
eilte ohne Lenkung der vertraut gewordenen Haustür zu. Es wusste eben,
dass ihm hier eine längere Rastzeit bevorstand, die zu einer Fütterungs-
pause ausgenutzt werden konnte.*

*Mit den vorübergehenden Jahrfünften steigt bei jedem beschäftigten
Familienarzt bei der Alltagsbegegnung mit zahlreichen verschiedenen Persönlichkeiten der Gegensatz zwischen dem eigenen Wunsch, die gegensei-
tigen geistigen Beziehungen zu gestalten, und den von ihnen beanspruchten
Einstellungen des Beraters. In der Begegnung mit einem gedankenreichen
Schriftsteller, einem hervorragenden Künstler, Gelehrten, einem intelligen-
ten Arbeiter, der über seinen Beruf nachdenkt, gäbe es so viele Ge-
sprächsmöglichkeiten; aber sie interessiert zur Zeit nur ihr Erdenrest, ihre
Darmbeschwerden, ihr Muskelreissen; die geistvolle Plauderin stellt nur
Fragen über die Unterwäsche der Enkelkinder, und der weitschauende führende Grossindustrielle spricht nur von einem lästigen Hautausschlag. Ein
lyrisch begabter Arzt feierte mit seinen Versen den Abschiedsfestabend der
Naturforscherversammlung und schloss: "Wenn uns morgen Rosen blühn',
sind's Erysipele!"*

[54 ff.] Rein menschlich hatte ich keinen Anlass, der ärztlichen Praxis
gram zu werden. Ich hatte Dank erfahren und viele Freunde für das ganze
Leben erworben. Ihre Mehrzahl ist mir in den letzten Jahrzehnten vorange-
gangen. Auch von den Kindern, jetzt selbst lange [/55] Familienhäuptern,
hängt noch eine grössere Zahl an mir, nennt mich Du und Onkel, besucht
mich, oder die über die Welt Zerstreuten beglückwünschen mich zu den
Geburtstagen. Aber ich wurde der Praxis müde. Je mehr sie sich auf die
Bessergestellten erstreckte, desto stärker widersprachen die gestellten Ansprüche eines Bruchteils meiner Auffassung von ärztlichen Berufsaufgaben. Den äusseren Anlass gab der ziemlich gleichzeitige Tod dreier mir
durch lange Jahre besonders liebgewordener Pflegebefohlenen an chronischen, unheilbaren Leiden. Meine Erschütterung war so gross, dass ich
fühlte, nicht lange mehr ähnlichen Angriffen stark genug gegenüber stehen
zu können. Aber der zweite, positivere Anlass war doch wohl meine Beschäftigung mit der sozialen Hygiene, deren fortschreitende Entwicklung
mir ein grösseres Wirkungsfeld versprach.

[/55a] *Im tiefsten Grunde war es aber eine seelische, fest gewurzelte
persönliche Einstellung, die mir die ausschliessliche Betätigung in der
Form des Krankenbehandlers immer stärker erschwerte, die mir die Flucht
aus ihr von Jahr zu Jahr erwünschter erscheinen liess. Auch hier liegt*

nicht eine nachträgliche Deutung trüber Stimmungen der Vergangenheit in der Rückschau auf vergangene Zeiten vor. Ich erinnere mich sehr genau der Grübeleien gerade in den jüngeren Jahren, die mit zunehmendem Alter und stärkerer Bindung an die Gestaltung meines Berufslebens eher abnahmen. Wenn sich, fast zu spät, erst in meinem fünfzigsten Lebensjahr der feste Wunsch eines Wechsels meiner beruflichen Betätigung erfüllte, so war das mehr die Folge eines glücklichen Zufalls, als eigener fester Willensrichtung. Ich hatte mit der Sicherheit der Jugend, welche die Richtung des eigenen Lebens allein bestimmen will, den Beruf des Arztes für mich, als Ergebnis von Wünschen und Notwendigkeiten, erwählt, ohne je ein Vorbild von der Bedeutung des Krankhaften und den Möglichkeiten seiner Bekämpfung gehabt zu haben. Mein Ziel war die Möglichkeit des Eindringens in die Geheimnisse des normalen Lebens, mein Streben die Ausübung eines Berufs, der die eigene Leistung in den Dienst an anderen stellte. Aber ich war zuletzt zu einer Berufswahl gezwungen, die mir ohne Abhängigkeit von anderen ein selbständiges Auskommen nach nicht zu langer Ausbildungszeit ermöglichte. So viel wusste ich an Vorbildern, dass die Wahl des ärztlichen Berufs zahlreichere Möglichkeiten zur Verwirklichung meiner Erwartungen gab als irgend ein anderer. Aber im ersten Jahrzehnt schon wurde mir klar bewusst, dass der eingeschlagene Weg nicht der zutreffende war; er ging immer stärker in eine Richtung, die mich von meinen Erwartungen entfernte. Der Gedanke setzte sich [/55b] bei mir immer mehr fest, dass die Leistungsmöglichkeiten, gemessen an denen vieler anderer positiverer Berufe von geringerem Gewicht waren. Ich habe das oft mit geschätzten Altersgenossen aus anderen Berufen besprochen. So verschieden sie an sich waren, sie waren schöpferischer, sie schufen dauerndere Werte und Güter. Die Gesundheit ist unser höchstes Gut, aber die Bemühungen um den Wiedergewinn einer erschütterten oder um die Erhaltung einer bedrohten Gesundheit sind meist nur Flickarbeit, sind nicht Neuschöpfungen, wie sie den Vertretern anderer Berufe vergönnt sind, wenn sie mit den Leistungen, die zunächst ihnen selbst zu Gut kommen, den Gesamtbesitz, der allen dient, erhöhen. Ich rechnete die Ausübung der Heilkunde bald nicht mehr zu den "produktiven" Berufen, und nur die wissenschaftliche Nebenbeschäftigung in der immer spärlicher werdenden Freizeit gab mir die Geduld zur Fortarbeit. Aber die Ausblicke in die weitere Zukunft erschienen mir immer trüber. Im Gegensatz zu dieser Einstellung schien mir die <u>Hygiene</u> alles das zu erfüllen, was an Hoffnungen und Wünschen, an Gedanken und Arbeiten in den Mussestunden mich erfüllte. Sie war Wissenschaft, an deren Entwicklung man sich forschend betätigen konnte, war Arbeitsfeld für Schaffende und erstreckte ihre Leistungen auf grosse Kreise, die ihrer bedurften, und sie war jung genug, um neue Gedanken aufnehmen zu können. Aber sie war durch zwei gleichzeitig lebende Meister, wie sie sonst einem Volke erst in sehr viel grösseren Zeiträumen geschenkt werden, so reich gefördert worden, dass auch für zahlreiche strebende Kräfte geringeren Ranges die Möglichkeit geschaffen war, nach den

Grundgedanken und Methoden der Meister ihre eigene Kraft für den Wei-
terbau ihres Werks einzusetzen.

[/55bII] Dazu kommt ein wichtiges Zweites. Die ausschliesslich auf die
Ausübung der allgemeinen ärztlichen Praxis beschränkte Aufgabe füllt die
ganze Zeit, Kraftbeanspruchung und Denktätigkeit des als Arzt verpflichte-
ten Mannes aus; eine regelmässige zeitliche Einteilung der Arbeit und der
Ruhe gibt es nicht; man ist stets und nur in dieser Tätigkeit dienstbereit.
"Wer immer schaffend sich bemüht", wer nach langjähriger Tätigkeit nur
in dieser Form nicht die ausreichende Genugtuung seines Strebens nach
wirklichem Schaffen findet, den verlangt es nach der Erlösung, welche der
Chor der Engel als Lohn für das Bemühen dem sterbenden Faust verheisst.
Die Beschäftigung mit der Hygiene verspricht grössere Aufgaben auch dem
nach Fortschritt ringenden Geist, der nicht auf ein engeres, handwerks-
mässiges Tun beschränkt bleiben will, ein Tun, das gerade selbst seinen
Blick für die Notwendigkeit grösserer Ziele erst geschärft hat. Aber die
Ziele der Hygiene sind nicht gegen diejenigen anderer Berufe streng abge-
schlossen; ihre Methoden und Aufgaben berühren sich mit denen anderer
Forschungs- und Leistungsgebiete und reihen den Zugehörigen dieses Ge-
bietes in den Kreis der Männer ein, die [an] dem positiven Aufbau mitar-
beiten. Für den Hygieniker ist die Gesundheit, an deren Erhaltung und Er-
höhung er mitarbeitet, dasjenige hohe Gut, das dem Volk erhalten werden
soll, aber immer nur eines dieser hohen Güter, wie auch Freiheit, Recht
und Bildung zu diesen Gütern gehörten, und der Hygieniker reiht sich den
Vorkämpfern für diese Güter ein, und lernt es, die Zusammenhänge zwi-
schen ihnen zu verstehen und zu vertiefen.

[/55c] Dazu kam zuletzt aber noch ein anderer, sehr ernster, das Ge-
wissen belastender Gedankengang, bei dessen Wiedergabe es sich nicht
nur um Erkenntnisse, sondern eher um Bekenntnisse handelt. Sie dürfen
nicht auf eine persönliche Überempfindlichkeit zurückgeführt werden;
denn die Selbstanklage traf ja zu. Und ich muss annehmen, dass diese see-
lische Belastung auch den grossen Durchschnitt meiner Berufsgenossen
trifft, wohl auch die Mehrzahl aller verantwortlichen Männer in Berufen,
mit deren Auswirkung die Gefährdung anderer sich verbindet. Der ärztli-
che Beruf verstrickt auch den, der ihn ernst nimmt, in die Gefahren schuld-
hafter, falscher Entscheidungen oder bedenklich werdender Unterlassun-
gen. Dazu verführt schon rein äusserlich die Form der Ausübung minde-
stens in der Grosstadt. Der lange Arbeitstag vergeht grossteils im Eilen
von Krankenbett zu Krankenbett; noch erschüttert vom Anblick eines
schwer und hoffnungslos Leidenden teilt man die Freude des glücklich Ge-
nesenden und seiner Angehörigen. Zwischen beiden Besuchen liegt häufig
sehr viel Gleichgültiges, aber wichtig Genommenes und rein formale
Schreiberei. Ein Urteil über den Wert oder Unwert des Hilfesuchenden
scheidet aus, und der Lump hat den gleichen Anspruch auf Zeit, Rat und
Hilfe wie der vorbildlich Edle. Zwischen die stundenlange Fahrt zu den

*Hauskranken schaltet sich die Sprechstunde mit schnellem Wechsel der
Eintretenden ein, die für eine Umstellung der Stimmung überhaupt keine
Zeit lässt. Das stete Gleichmass der so notwendigen Aufmerksamkeit in jedem Einzelfall erlahmt durch Ermüdung der Spannkraft; und doch liegt jeder Fall anders, während der in ähnlicher Lage tätige Beamte, auch der
höhere, mit festen Normbestimmungen und Berufungsfällen arbeiten kann
und verantwortungsvolle Entscheidungen durch eine Frist zum Durchdenken und Nachschlagen hinausschieben kann. Auch das ungleiche Interesse
an der ratsuchenden Person und der Bedeutung ihrer Klagen macht sich
geltend. Alles dies kann schliesslich zu Irrtümern [/55d] oder Flüchtigkeiten führen. Beides kann jedem Berufstätigen widerfahren, und auch hier je
nachdem innerhalb grösserer oder kleinerer "Fehlergrenzen". Aber sie
sind meist harmloser als beim Arzt. Zum Glück löst die Sorge um das
Übersehen der verhängnisvollsten akuten Gefahren schon rein automatisch
den Abwehrreflex aus, wie wohl jedesmal die Mitteilung eines plötzlich
aufgetretenen Schmerzes in der rechten Bauchseite oder ähnliches. Und
die später auftretende Reue wegen begangener Fehler betrifft meist die zu
spät erkannten bösartigen Geschwülste, oder tuberkulöse Erkrankungen
der Lunge, die auch vor der Röntgenmethodik mit den diagnostischen Methoden meiner Zeit schon früher hätten erkannt werden können. Auch bei
der medikamentösen Verordnung kann man in der Wahl der Heilmittel
oder ihrer Mengen im Einzelfall fehl greifen. Das gibt schlaflose Nächte,
bis der nächste Morgen die Entscheidung bringt und dann meist die Beruhigung. Aber oft genug treten in der Erinnerung an frühere Erlebnisse die
Selbstvorwürfe noch nach sehr langer Zeit auf, und sie lasten schwerer als
diejenigen an irgend einen Dummenjungenstreich vor Jahrzehnten, von
denen, wie ich aus Bekenntnissen anderer weiss, kaum jemand frei ist. Die
geschilderten Selbstbelastungen müssen doch mit der besonders verantwortlichen Lage des ärztlichen Berufs zusammenhängen. Denn während
meiner fast ebenso langen Laufbahn als ärztlicher Beamter, die nicht arm
an der Pflicht zu schnellen Entscheidungen von grosser Tragweite war,
kam ich nicht zu selten doch auch in Lagen, von denen ich mir später sagte, dass sie auch besser zu lösen gewesen wären. Aber niemals waren diese
Erinnerungen so quälend wie die gekennzeichneten.*

[55 ff.] Meine damalige Bewertung der an mich gestellten Anforderungen kennzeichnet die folgende, satirisch übertriebene Niederschrift, die ich
jüngst beim Vernichten älterer Papiere fand. Manche ähnliche sind längst
verbrannt. Diese stammt wohl aus der Zeit von 1902-1904. Sie kennzeichnet jedenfalls die Tätigkeit vieler Ärzte der Weltstadt.

<u>Ein Blatt aus dem Tagebuch eines Arztes von Berlin W.</u>

Schon 10 Uhr Abend vorbei. Wenn das so weiter fortgeht, werde ich
bald meine seit fast 20 Jahren festgesetzte Gewohnheit, allabendlich die
beruflichen Erlebnisse schriftlich kurz festzulegen, aufgeben müssen.

Heute habe ich z. B. 6 Stunden in den allerverschiedensten Fahrzeugen nur auf der Strasse verloren. Auch der beschäftigte Arzt geht auf der Strasse unter. Die einzige Erholungszeit des Tages ist die Nachmittagssprechstunde. Noch vor 10 Jahren war das Wartezimmer voll von kleinen Leuten. Meine heutigen Patienten lassen mich zu [/56] sich kommen; nur selten verläuft sich jetzt jemand zu mir, und ich gewinne so eine kurze Ruhepause, in der ich meinen Jungen sehen und seine Fortschritte in der Schule beaufsichtigen kann. Dafür sind die schönen ruhigen Abende hin, an denen ich las, mein Tagebuch führte. Heute z. B. möchte ich gern schliessen, aber ich muss noch das Ende einer Novelle der mir verhassten Schubin im neuesten Heft der Rundschau lesen, denn es kommt dort ein Fall von Morphinismus, kompliziert mit Hetärentum und Alkoholismus, vor, und wenn ich morgen hierüber die Fragen der Frau Geheimrat X. nicht beantworten kann, falle ich in Ungnade.

Auf meinem Schreibtisch liegt der Prospekt der Fortbildungskurse für Ärzte. Viele Themen würden mich sehr interessieren. Mir fehlt freilich die Zeit. Aber die wichtigsten Kurse sind nicht vertreten. Was ich in meiner Praxis viel dringender brauche, steht nicht im Programm. Ich muss über die neueste aufsehenerregende Theateraufführung reden können, muss über Klingers Beethoven eine Ansicht haben, muss in dem einen Winter Wassermanns Renate Fuchs ebenso hoch stellen, wie ohne ironische Miene im nächsten Winter mit denselben Damen im Lob des Jörn Uhl übereinstimmen. Ich bedaure die Nachsicht des botanischen Examinators im Physikum, der mir "genügend" gab und mich so verhinderte, meine botanischen Lücken auszufüllen. Wenn ich an einem Vormittag bei 10 Besuchen dieselben Pflanzen in denselben gerade modernen Gefässen bei meinen Damen finde, die je nach der Jahreszeit der Gärtner, bei dem sie abonniert sind, ihnen ins Haus bringt, so muss ich die Pflanzen beachten und als Studierter einige Auskünfte geben. Wiederum ist es gut, dass ich genötigt bin, dieser Gefahr vorsichtig auszuweichen. Denn wenn ich bewundere, bin ich gewiss, ein Exemplar als Dedikation [/57] zu erhalten, und meine Frau hat mir kurz erklärt, dass sie keinen Raum mehr für neue, unaufgefordert ins Haus gesandte Blattpflanzen hat.

Nun zur Sache. Die Sonettkur bei Frau Kommerzienrat Y. hat sich bewährt; ich kann sie nächstens im Archiv für physikalisch-diätetische Heilmethoden empfehlen. Seit diese Dame vor 2 Jahren der Mode gemäss ihren Leibschnitt glücklich überwunden, hat sie ihre Dankbarkeit für den lebensrettenden Eingriff des Chirurgen nicht durch ungetrübte Gesundheit betätigt, sondern ist eine entsetzliche Hypochonderin geworden; sie würde mich zur Verzweiflung bringen, wenn sie nicht 4 Monate des Jahres verschiedene Sanatorienbesitzer in Raserei versetzte. Jeden Mittwoch habe ich das Glück, ihre Zunge zu bewundern und ihren Blutdruck zu messen. Dann kommt der Folterzettel, eine lange Reihe von Fragen über die Diät; ob sie Maronen als Püree oder in Stücken essen solle, ob die Kalbfleischwürste von Hefter oder van Deuren bekömmlicher seien, ob der Rosenkohl der Länge oder Quere nach geschnitten sein müsse. Meist denke ich, sobald am Schluss der Beratung der Folterzettel auftaucht, an andere Dinge. Seit ich ihr aber neulich riet, ihren Apfelreis mit englischem Senf zu würzen, ist sie misstrauisch geworden und verlangt Aufmerksamkeit. Natürlich könnte ich alle Fragen mit ja beantworten. Denn sie ist kerngesund. Aber der Arzt, der nicht gelegentlich verbietet, gilt als schlapp, wie der Schutzmann, der nicht anzeigt. Mit der Sonettbehandlung komme ich zum Ziel. Wie beim Sonett die Reime, so wechsle ich das Ja und Nein: Ja Nein, Ja Nein etc. Ja Nein Ja, Nein Ja Nein. Seitdem geht es ihr ausgezeichnet und die Naturheilkunde hat einen neuen Triumph zu verzeichnen.

[/58] Gestern wurde ich zu einem Schankwirt gerufen. Bauchwassersucht, Atemnot, elender Puls. Er hatte 14 Tage in einem hiesigen Krankenhaus gelegen, aber nach Hause verlangt. Endlich seit vielen Wochen wieder einmal ein Patient, der nur körperlich krank war. Es waren arme Leute, der Weg weit, aber ich war froh. Endlich einmal wieder ein Patient, den man nicht durch das Hemd durch zu auskultieren brauchte. Heut' früh telefonierten sie mir ab. Ich habe es wohl schon etwas verlernt, mit Leuten zu verkehren, die nichts sind als Kranke.

Heute Nachmittag war die kleine Z. bei mir. Der Vater ist Flickschuster und war vor 10 Jahren mein Patient, als wir beide noch vor dem Halleschen Tor wohnten. Dann zog ich nach dem Westen, er nach dem Südosten. Jahre hatte ich ihn nicht gesehen. Im August, ich war eben von Tirol zurückgekehrt, erkrankte seine Tochter an Blinddarmentzündung. Da wenig zu tun war, übernahm ich aus alter Freundschaft gern die Behandlung. Es war ein Fall ohne jede Verwicklung, und bisher ohne Gefahr der Verallgemeinerung. Das Krankenhaus lehnten die Eltern ab, von einer Operation wollten sie nichts wissen, lieber sollte ihr Kind sterben als geschnitten werden. Für mich hatte der Fall einen eigenen Reiz. Einen schwereren inneren Erkrankungsfall allein behandeln zu dürfen, ohne dass eine bis drei Autoritäten mit herangezogen wurden, neben denen der Hausarzt zur völligen Null verschwand, das Glück war mir seit Jahren nicht mehr widerfahren. Und so scheute ich den Weg zweimal des Tages nicht und hatte die Freude zu sehen, dass die Patientin genas und sich erholte. Als ich heute das blühende Mädchen sah, wusste ich, dass viele Jahre vergehen würden, ehe mir wieder Gelegenheit würde, einen [/59] Fall von Wurmfortsatzentzündung allein zu behandeln.

Und nun zum Schluss die Aufzeichnung der heutigen Begebenheiten.

1. Herr A. Rachenkatarrh durch Rauchen. Gespräch über die Kurse südafrikanischer Goldminenpapiere.
2. Kind B. Mittelohrentzündung. Gespräch über die Lage der Konfektionsindustrie.
3. Frau C. Bronchitis. Über die Bekämpfung der Prostitution.

4. Frau D. Wöchnerin. Über die Löhne der Kinderfrauen.
5. Sohn E. Scharlach. Vortrag über Pestbazillen.
6. Frau F. Neuralgie. Über den Streit Sudermann-Harden, über die Pflege der Kanarienvögel und ob ältere Damen noch tanzen dürfen.
7. Frau G. Herzklappenfehler. Über Heiratsvermittlung.
8. Frau H. Furunkulose. Über die Mängel der modernen Dienstboten.
9. Frau J. Hausgehilfin, hat Mandelentzündung. Über die Sezessionsausstellung.
10. Herr K. Lungenblähung. Über das Spielen in auswärtigen Lotterien.
11. Herr K. Zuckerkrankheit. Gespräch über modernen Blusensitz.
12. Frau M. Kind zahnt. Über Einbruchdiebstähle.
13. Frau N. Gallensteinkolik, Morphiumeinspritzung. Sprach nicht.

Epidemien

In meinem Buch über Epidemiologie aus dem Jahre 1937 habe ich in der Schlussvorlesung die Frage "Dichter und Seuchen" behandelt. Epidemien haben im Gegensatz zu Geisteskrankheiten die Dichter verhältnismässig selten so angeregt, um sie in den Mittelpunkt der Handlung zu stellen. *Und weiter sahen sie die Seuchen nur im Bilde des Wissens ihrer Zeit. Sehr lehrreich ist die verschiedene Darstellung von Shakespeare, der in der Zeit schwerster, unerbittlicher Seuchenausbrüche lebte, von derjenigen der grossen Dichter des achtzehnten Jahrhunderts. Bei Shakespeare waren die Seuchen viel schwerer als später, und er hatte ihre Wirkungen selbst erschaut. Nur die grossen akuten Ausbrüche erweckten Interesse, die dauernd am Mark des Volkes zerstörend wirkenden übertragbaren Krankheiten fesselten die Dichter kaum.*

Ich beschränkte mich in den Beispielen hauptsächlich [/60] auf Shakespeare, Goethe und Schiller. Die Dichter der Gegenwart machen einen etwas häufigeren Gebrauch von der dramatischen Spannung durch Seuchenausbrüche, hier wird gerade durch sie der Konflikt ausgelöst. Bezeichnende Beispiele sind die Novelle von Rudolf G. Binding "Der Opfergang" oder Dr. Arrowsmith von Sinclair Lewis. *Aber nur das Eingreifen in das Einzelschicksal ist Gegenstand dichterischen Gestaltens.* Ausbruch, Verlauf und Ausgang schwerer Seuchen sind kein Anlass zu heiteren Erlebnissen. Aber die Geschlechtskrankheiten und ihre zeitweise Häufung gaben stets Anlass zu Spott. Das Schrifttum ist sehr reich an solchen Satiren, und Spötter wie Voltaire haben viele Beispiele geliefert, deren eines hier wiedergegeben werden soll. Seine Verse an den "Bühnenstar" Frau Duclos lauten: "Belle Duclos! vous charmez toute la nature! Belle Duclos, vous avez les Dieux pour rivaux Et Mars tendrait l'aventure, s'il ne craignait le Dieu Mercure, belle Duclos!" Die Behandlung der Syphilis mit Quecksilber und der Name Merkur für dieses Metall als Heilmittel waren überall bekannt. Wenn Schiller in den Räubern den Banditen Razmann eine neue Plünderung mit den Worten vorschlagen lässt: "Ich kenne einen Doktor, der sich ein Haus von purem Quecksilber gebaut hat", so kam der Witz, durch ärztliche Kunst aus Quecksilber Gold zu machen, schon im 16. Jahrhundert in Paris auf.

[/61] Die zur Selbstverspottung herausfordernden Fehlgriffe in der Behandlung und Bekämpfung der Epidemien verzeichnet die Seuchengeschichte. Goethe hat dem im Osterspaziergang den allbekannten Ausdruck gegeben. Auf dem Missbrauch neuer Behandlungsverfahren für persönlichen Ehrgeiz hat Shaw sein Drama "Der Arzt am Scheidewege" aufgebaut. Die Flucht vor den Seuchen in ein heiteres Leben verwertet Boccaccio. Diese kurzen Hinweise reichen aus, die Gegensätze zu zeigen, welche hier vorkommen können. Der gesteigerte und vergröberte Selbsterhaltungstrieb fordert die Satire, und sobald die Gefahr vorüber ist, auch die Heiterkeit heraus. Auch die bildende Kunst hat sich die komische Wirkung gerade dieses Konflikts nicht entgehen lassen. Das verbreitete Bild des Pestdoktors, dessen Kopf heute an die Gasmaske erinnert, gehört dazu. Die Karikaturen zur Zeit der Einführung der Pockenimpfung oder der Choleraausbrüche sind in dicken Bänden gesammelt.

Ich habe viele Seuchenausbrüche erlebt, als Arzt und später in amtlicher Stellung, die nicht zu den schwereren gehörten, und schon in einem Zeitpunkt, in dem die Fortschritte der Wissenschaft unser Wissen und Können und damit unser Verstehen erheblich gesteigert hatten. Aber die Furcht vor der Ansteckung wurde dadurch nicht vermindert.

Die einheitliche Zusammenfassung aller Eindrücke kann dahin [/62] gehen, dass die drohende Gefahr, von der herrschenden Seuche befallen zu werden, alle die verschiedenen seelischen Äusserungen des natürlichen Selbsterhaltungstriebes als Massenerscheinung ins Ungeheuerliche steigern kann. Dazu kommt der Gegensatz zwischen Schutzbefohlenen und amtlichen Trägern des Schutzes. Die erst noch drohende Gefahr, anfangs wenig beachtet, häufig verlacht, kann sich so auswirken, dass sehr kleine Anfänge recht ausgedehnte Folgen herbeiführen, nur weiss keiner vorher, ob die Möglichkeit zur Wirklichkeit wird. Die verantwortlichen Stellen sind verpflichtet, gegen nur geringe Bedrohungen scharf vorzugehen, volkstümlich aufgefasst, mit Kanonen auf Spatzen zu schiessen. Dass es hier mehr auf die Gefährlichkeit als auf die zahlenmässige Wahrscheinlichkeit einer sich nähernden Seuche ankommt, ist nicht leicht verständlich, besonders nachdem das Gewitter, ohne Schaden zu stiften, sich verzogen hat. Und wo die Einsicht für die Notwendigkeit bestimmter, meist lästiger Bekämpfungsmassnahmen überhaupt noch nicht erweckt war, kam es auch zu Unruhen und Aufruhr, günstigenfalls zu passivem Widerstand. Und oft wird das Gegenteil des Gewollten erreicht. Als man die Bedeutung der Ratten als Träger der Rattenflöhe für die Verbreitung der Beulenpest erkannt hatte, setzte die englische Gesundheitsverwaltung in Hongkong Prei-

se für die Ablieferung toter Ratten aus. Sofort legten die Chinesen Ratten-
zuchten an. Die Seuchenforscher und Berater der Gesetzgebung kennen
und berücksichtigen solche Folgen. *Man darf diesen Widerstand gegen
drückende Belastung als eine Äusserung des dritten Bewegungsgesetzes
von Newton von der Gleichheit von Wirkung und Gegenwirkung ansehen.
Dasselbe gilt von dem im nächsten Abschnitt erwähnten Schmuggel gegen
lästige Zollüberwachung.*

Schon die erste Influenzaepidemie 1889, der ausgedehnte Ausbruch einer fast unbekannt gewordenen Epidemie, die bei den meisten vorher gesunden Menschen zwar lästig und schmerzhaft verlief, [/63] aber bald in
Genesung endete, gab zu vielen Witzen Anlass, der Berliner nannte sie
Faulenzia. Ernster wirkte die Bedrohung Berlins durch die Hamburger
Cholera von 1892. Ein Teil der Bevölkerung erinnerte sich noch an die
Seuchenzüge von 1866 und 1873. Wer eine Choleraepidemie, auch als Un-
beteiligter, erlebt hat, vergisst sie nie. Meine Erinnerungen an die Epidemie
von 1866, die ich als neunjähriger Knabe um mich morden sah, sind nie
verblasst, der um ein Jahr jüngere Chirurg Schleich erzählt in seiner Lebensbeschreibung dasselbe. Wer eine Cholerapidemie noch nicht erlebt
hatte, erfuhr ihre Schrecken aus den Erzählungen von Grosseltern und Eltern, denn keine grössere Familie war von Opfern verschont geblieben. Für
die Beunruhigung der übrigen sorgten die Zeitungen. Gutgemeinte, aber oft
nicht zutreffende Volksaufklärungen steigerten die Angst. Jede kleinste,
wirkliche oder vermeintliche Änderung im Befinden führte zum Alarm. Es
war oft nur komisch. Die von den Fachmännern empfohlenen Schutzmass-
nahmen wurden nicht nur streng befolgt, sie galten vielmehr als nicht ausreichend. Der Spürsinn trieb zu ausgeklügelten Absperrmassnahmen und
grotesken Sicherungen gegen die Übertragung durch Menschen und Dinge
unter Ausnutzung von Physik und Chemie. Die Behandlung der Nahrungsmittel und Gebrauchsgeräte ähnelte der von Geisteskranken mit Ver-
giftungswahn oder der Vorstellung des Elektrisiertwerdens durch die Wän-
de hindurch. Ein mir befreundeter junger Bakteriologe nahm keines Besu-
chers Hand, führte in seiner Küche die Sterilisierungsverfahren des Labora-
toriums ein und unterzog ihnen jeden sonst kalt genossenen Bissen auf die
Gefahr der Ungeniessbarkeit. Geschäftsleute nutzten die Stimmung aus, er-
fanden und vertrieben Über[/64]flüssiges und verlangten von den Ärzten
Empfehlungen. Ähnliche geistige Epidemien von Seuchenfurcht erlebte
ich, wenn auch in viel geringerem Umfang, als 1917 in Berlin eine kleine
Pockenepidemie durch Einschleppung von Holstein ausbrach. Die Gefahr
war viel geringer als 1892, nicht aber die Angst. Die Pockenfurcht machte
uns viel grössere Arbeit als die dankbare Bekämpfung des kleinen Pocken-
herdes. Nicht dass wir Massenimpfstellen schnell errichten mussten, schuf
uns die Last, sondern dass ihnen eine verängstigte, an ausreichendem Erfolg zweifelnde Masse zuströmte, *darunter so mancher frühere Impfgegner.* Aber man soll aus diesen Feststellungen keine weiteren Schlüsse ziehen, als die der Steigerung der Angst bei Empfänglichen und der Erhöhung

der Zahl dieser empfänglich Gewordenen. Denn wir Ärzte kamen ja nur in
Berührung mit der grossen Zahl der Unvernünftigen, nicht mit der grösseren Zahl der kaltblütig Gebliebenen.

Günstig wirkte in den Zeiten der Seuchennot bei den Verantwortlichen
das Freiwerden vom Buchstaben der Gesetze und Verordnungen. An ihre
Stelle trat die Fähigkeit zum Selbstdenken und Selbsthandeln in Lagen, die
nicht vorausgesehen werden können. Namentlich die ausführenden Organe
der Sanitätspolizei waren 1892 verständig, kaltblütig auf unauffälliges Tun
bedacht, sie folgten bei guter Schulung dem gesunden Menschenverstand
und bemühten sich um Beruhigung. Im amtlichen Dienst sah ich unter ihnen nie einen Angstmeier. Aber mancher lernte wohl auch, dass sie nicht
nur Ausführer von Verordnungen seien, sondern auch deren Opfer werden
konnten. In den ersten Tagen drohender Gefahr 1892 wurden die Polizeibe-
amten, Ärzte und ehrenamtlichen Kräfte zu einer Pflichtsitzung einberufen,
um in ihrem Bezirk gesundheitliche Missstände festzustellen und zu beseitigen. Wie immer war das eine gute Gelegenheit für Heissporne. Unter anderem wurde [/65] Krankenhaus- und Absonderungszwang in verschärfter
Form verlangt. Ein junger Polizeioffizier sprang erregt auf. Falls der Auftrag dienstlich an ihn käme, würde er ihn pflichtgemäss ausführen. Sobald
ihm selbst aber sein Kind abgefordert werde, würde er es mit der Pistole
verteidigen. Nun wurden nur noch massvolle Vorschläge beraten.

Sehr nützlich ist immer die Gelegenheit zu eigener Anschauung für alle, die bisher nur mit dem Buchstaben des Gesetzes zu tun hatten. Ich sah
das später noch schärfer als Leiter von Gesundheitsämtern. Die gesetzlich
vorgeschriebene Desinfektion bei übertragbaren Krankheiten nutzt nicht
dem Erkrankten, der zur Genesung kommt oder stirbt oder ins Krankenhaus verlegt wird. Sie dient dem Schutz der von ihm Bedrohten. In der
Kostenfrage muss daher weit entgegengekommen werden, zumal die Desinfektion lästig ist und für Geschäftstreibende mit wirtschaftlichen Nachteilen verbunden sein kann. Die Gesetze tragen dem Rechnung, und fort-
schrittliche Gemeinden gehen freiwillig darüber hinaus. Und dafür sind
manche Stadtverordnete nie zu haben. Sie haben ihrer Geschäftstüchtigkeit
ihr Ansehen zu verdanken, das ihnen im Alter gestattete, ihrem Wohnsitz
mit ihren Erfahrungen ehrenamtlich zu dienen. Ihre soliden Grundsätze sichern das Masshalten bei der Verfügung über Steuereingänge, sie überwachen den Ausgleich von Einnahmen und Ausgaben. Aber kein Jahreshaus-
halt kann Gewinne der Zukunft durch Absenken der Sterblichkeit, namentlich auch der später erwerbsfähigen Jugend, einsetzen. Daher galten die
Ausgaben für die Desinfektion als nicht produktiv und sollten vom Betroffenen getragen werden, und nur bei Mittellosen von der Gemeinde. *Einer
dieser mit Recht hochachtbaren Gegner war schwer zur Bewilligung von
Mitteln für Verbesserung der Methoden zu bringen und forderte stets
scharfe Sicherungen gegen Ausnutzung durch Zahlungsfähige. Er hatte
grossen Anhang.* Einst erfreute er sich des Besuchs seiner auswärtigen En-

kel, [/66] als das Kind des Hauswarts an Scharlach erkrankte. Noch in der
Nacht angerufen, sollte ich sofort für Krankenhauswagen und Desinfekti-
onskolonne sorgen. Ich kam weniger mit Hinweisen auf entgegenstehende
gesetzliche Bestimmungen als mit Aufklärungen über die Geringfügigkeit
der Gefahr, wenn wie stets vorgegangen würde. Er wurde jetzt aus besserem Verstehen entgegenkommender. Andere meinten, dass das Geld für
die Anstalts-Behandlung Tuberkulöser doch nutzlos an Verlorene vertan
werde. Aber sie wurden rasend, wenn ein Mitglied ihrer Familie tuberkulo-
severdächtig war und nicht sofort ein Heilstättenplatz frei stand, es wäre
eben nicht genügend vorgesorgt. Als 1920 das russische Angriffsheer auf
Polen nach seiner Niederlage die Grenzen Ostpreussens überschritt, war es
an Menschen und Tieren verseucht. Die Aufgabe der Reichsregierung war
es, die verwahrlosten Mannschaften aus politischen Gründen so schnell wie
möglich ins Reichsinnere zu überführen. Die übergangenen Preussischen
Kreisärzte meldeten uns telegraphisch schwere Verstösse gegen gesundheitlich notwendige Massnahmen; das Reich hatte keine ausführenden Ge-
sundheitsbehörden. Der von mir sofort angerufene Reichskommissar zur
Beförderung der Internierten, im Gefühl seiner dringlichen politischen
Aufgabe, verschloss sich unseren Vorschlägen. Grosse Schnelligkeit war
geboten, ich schlug Lärm, und der preussische Ministerpräsident [sc. Paul
Hirsch] eilte mit den zuständigen Ministern, mir und meinen Mitarbeitern
als den Fachmännern sofort in die Reichskanzlei, wo ebenfalls schleunig
eine Ministerkonferenz einberufen wurde. Mein an Erfahrungen reicher
Mitarbeiter, der preussische Referent für Seuchenbekämpfung [sc. Otto
Lentz], erstattete den Bericht und schilderte die Gefahr des Fleckfiebers,
aber er sprach mir zu akademisch, und ich flüsterte ihm das Wort "Läuse"
zu. *Diese Erwähnung der Verbreiter des Fleckfiebers [/67] wirkte sofort.*
Der prächtige damalige Reichskanzler Fehrenbach zuckte unruhig mit den
Schultern und mein Ministerpräsident machte Bewegungen, als wollte er
sich jucken. Fehrenbach trat energisch für uns ein, und wenige Stunden
später fand eine Fachbesprechung aller Beteiligten statt, die zu voller Verständigung führte.

Während der Hamburger Choleraepidemie stellte sich der Prager Hy-
gieniker Hueppe der Stadt Hamburg für praktische Arbeit zur Verfügung.
Seine wirtschaftlich geschulte Frau arbeitete in den Notküchen. Nach der
Epidemie veröffentlichten sie beide ihre Beobachtungen. Die Frau trug ihre
Erfahrungen über hygienische Einrichtungen in Massenküchen vor. Der
Gatte erging sich in scharfsinnigen, aber mehr akademischen Einwänden
gegen die Koch'sche Theorie des Entstehens der Epidemie allein durch die
Infektion des Wassers. Ich schickte dem Ehepaar das folgende Distichon:

"Treffliche Arbeit verlieh der Gemahlin die Palme der Kochkunst.
Aber Worte allein machen den Mann nicht zum Koch."

Später wurden wir nähere Freunde und gemeinsame Vorkämpfer gegen einseitige Seuchentheorien.

[/67a] Übrigens kann nicht nur die übertriebene Angst vor der Ansteckung im Privatleben zu ernsten Nachteilen führen. Schwerer Schaden kann auch eintreten, wenn die medizinisch wissenschaftliche Tagesmeinung einen einzigen Faktor in der verwickelten Ursachenkette der Entstehung von Volkskrankheiten allzu stark in den Vordergrund stellt und nur von ihm aus das Übel bekämpfen zu können hofft. Einige Beispiele wurden schon früher erwähnt; andere seien hier genannt. Als nach dem Siegeszug der Bakteriologie auch die zur Volksseuche angestiegene Säuglingssterblichkeit ausschliesslich auf eine Infektion durch keimhaltige Kuhmilch zurückgeführt wurde, erzeugte die intensive Sterilisierung der Kuhmilch den Kinderskorbut. In der ersten Zeit der antiseptischen Wundbehandlung haben die chemischen Antiseptika das Leben mancher Kranken und Ärzte gefährdet. Auch in der Raumdesinfektion und der Absonderung ansteckungsverdächtiger Menschen ist man anfangs weit über das Erforderliche hinaus gegangen. Der Satz, dass das Heilmittel nicht schlimmer als die Krankheit sein dürfe, ist sehr alt, man wird aber wohl bei jeder neuen Lage an ihn erinnern müssen.

[/67b] Nach einer kurzen und verhältnismässig gutartigen Influenza-epidemie des Sommers 1918 brach im November die schwere, sich bis in das erste Vierteljahr von 1919 fortsetzende Winterepidemie des Jahres 1918/19 aus. Auf die drohende Gefahr waren wir durch die Berichte aus anderen Ländern aufmerksam geworden, die ungewöhnliche Schwere überraschte alle. Die Influenza trat ebenso verheerend in anderen, am Kriege nicht beteiligten Ländern auf, ihre schnelle tödliche Wirkung gerade auf Jugendliche verbreitete verständlichen Schrecken. Sie griff so stark um sich, dass in den grossen Krankenhäusern ganze Pavillons für die Influenzakranken geräumt werden mussten. Der Anblick eines solchen Pavillon, in dem überwiegend Jugendliche mit den Zeichen schwerster Lungenentzündung röchelnd lagen, war auch für Abgehärtete erschütternd. Trotz aller Fortschritte der bakteriologischen Seuchenlehre gab es kein Mittel der Verhütung, keines der Heilung; die Epidemie gab uns zu den alten Rätseln der Influenza nur neue, noch heute ungelöste auf.

Die Steigerung der Tuberkulosesterblichkeit, etwa um Ende 1916 klein beginnend, setzte sich unerwartet steil in den nächsten zwei Jahren fort, um dann ebenso steil, und diesmal völlig unerwartet, abzusinken. In der durch den sorgfältig vorbearbeiteten Zahlenstoff genau festgelegten Jahrhundertkurve der Tuberkulosesterblichkeit bildet die plötzlich an- und absteigende Erhebungszacke der Tuberkulosesterblichkeit nach Kalenderjahren eine einmalige Erscheinung ohne Vergleichsstoff aus anderen Zeiten innerhalb ihrer 7 bis 10 Jahrzehnte [/67c] zuverlässiger Tuberkulosestatistik. Der Gipfel dieser steilen Zacke lag allerdings noch erheblich tiefer als der durch Jahre nur sehr langsam absinkende Höhepunkt der Tuberkulosekurve von 1875-1885 in Deutschland und vielen anderen Ländern. Das schnelle und jähe Absinken, die geringe Breite der Erhebung war das Neue. In jenen Jahren grösster wirtschaftlicher Not war geringer Anlass und noch geringere Möglichkeit zu Versuchen mit Bekämpfungsmassnahmen. Man sah in der Zunahme der Sterblichkeit unabwendbare Folgen des gesamten Zusammenbruchs auf allen Gebieten und fand sich fatalistisch ab. Erst viel später wurde der Stoff [so] eingehend zerlegt und statistisch wie klinisch durchgearbeitet, dass die Untersuchung möglich wurde. Wie so oft machten sich manche Bearbeiter anfangs die Feststellung der Ursachen allzu leicht und legten sich auf einzelne Punkte fest; was man von den Beziehungen der Parasiten zum Wirt oder jeweils von den Zusammenhängen zwischen Wirtschaft und Tuberkulose wusste, wurde auf die neue Erscheinung bezogen und daraufhin die Epidemie erklärt. Erst die statistische Einzelforschung, die Zerlegung nach Alter und Organen, die Untersuchung der gleichzeitigen Beteiligung anderer Schädlichkeiten zeigte, dass so einfache Deutungen nicht als befriedigend angesehen [werden] durften. Jetzt erst, nach Verlauf zweier Jahrzehnte, bei einem Tiefstand der Tuberkulosesterblichkeit, wie er mindestens seit einem Jahrhundert in Europa nicht bestand, und schliesslich angesichts der Bereicherung unserer Kenntnisse auf vielen Teilgebieten der Tuberkuloseforschung, würde eine unbefangene Wiederaufnahme der Untersuchung wohl manches fühlbare Ergebnis versprechen.

Mit den epidemiologischen Eigenschaften des <u>Unterleibstyphus</u>, von <u>Masern</u>, <u>Scharlach</u>, <u>Diphtherie</u> und <u>Tuberkulose</u> habe ich mich ein halbes Jahrhundert ständig befasst. Während der Assistentenzeit und später als Arzt galt diese Anteilnahme der ärztlichen Behandlung der mir [/67d] überwiesenen Einzelerkrankungen. Aber Anlage und Neigung zwangen mich dazu, das Erleben des Einzelfalls dem grösseren Geschehen der Massenerkrankung einzuordnen. Als ich die ersten Seuchenstudien begann, waren die genannten Krankheiten ausserordentlich verbreitet und das Ereignis, z. B. von Scharlach als Kind nicht befallen zu werden, galt als die bemerkenswerte Ausnahme, wie dies bei den Masern auch heute noch gilt. In den 50 Jahren meiner beruflichen Tätigkeit nahmen besonders Typhus, Diphtherie, Scharlach und Tuberkulose beständig an Ausdehnung ab. Kaum war die eine Untersuchung zur Not befriedigend beendet, so hatte seit ihrem Beginn schon wieder eine grosse Abnahme eingesetzt; dafür traten ganz allmählich andere, in meiner Jugend kaum bekannte in den Vordergrund. Meine Untersuchungen drehten sich daher hauptsächlich um das Kommen und Gehen der einheimischen Epidemien und die kurzen oder langen Zeitabschnitte ihrer Schwankungen. Dabei muss man aber die Sterblichkeit, gemessen an der Zahl aller Lebenden der hauptsächlich betroffenen Altersklasse, in ihre Bestandteile der Empfänglichkeit und Hinfälligkeit zerlegen, und nicht nur die Wirkungen der Fortschritte von Vorbeugung und Heilung, sondern auch die Einrichtung höherer, davon nicht

*beeinflussbarer Faktoren auseinander halten. Am Unterleibstyphus z.B.,
wo die Krankheit recht selten geworden ist, stirbt heute annähernd die
gleiche Zahl voll Erkrankter, wie zu Beginn meiner Tätigkeit, wo die Erkrankung weit verbreitet war: An der Heilbarkeit hat sich also nichts gebessert. Bei Scharlach und Diphtherie haben sowohl die Empfänglichkeit
wie die Hinfälligkeit abgenommen, und zwar die erstere bei beiden Seuchen stärker als die letztere; die erstere muss daher heute noch auf je
10000 der Bedrohten, die letztere auf je 100 der Erkrankten berechnet
werden. Aber für Diphtherie gilt als Hauptgrund der Abnahme der Sterblichkeit die Einführung der Heilserumbehandlung; für Scharlach besitzen
wir kein ursächliches Heilmittel; vielleicht wird die, der letzten Gegenwart
zu verdankende Heilwirkung neu entdeckter chemischer Stoffe auf die Fol-
geerkrankungen hier von Wirkung sein. Für die Erkrankung an Masern ist
jedes nicht durchmaserte Kind voll empfänglich, und fast 100% erkranken
heute noch an der Vollerkrankung; ein spezifisches Heilmittel ist unbekannt, und dennoch hat auch die Tödlichkeit der Masern ohne einen Fortschritt der Hygiene oder Heilkunde abgenommen.*

*[/67e] Auf die Gefahr, wieder einmal als Schwimmer gegen den Strom
der geltenden Lehren herausgestellt zu werden, muss ich als Kenner der
Geschichte der einheimischen Seuchen durch die Jahrhunderte den folgenden Satz aufstellen. Die Einführung eines allgemein angewendeten Heilmittels gegen eine einzelne Epidemieform muss einer zwiefachen Untersuchung unterworfen werden; sie bedeutet einmal eine positive Neuerung von
Beachtlichkeit, sie enthält aber zweitens eine weitere Tatsache, die negativen Folgen des vollständigen Verzichts auf die früher vor diesem Zeitpunkt
allgemein durchgeführte Behandlungsweise. Erst das Gegenüberstellen
beider Vorgänge gestattet ein Urteil über einen eingetretenen Erfolg. Wie
die Dinge im Einzelfalle liegen, muss die Beobachtung entscheiden. Und
sie muss für die Diphtherie z.B. feststellen, dass heute kein einziger Arzt
sich noch getrauen würde, die kranken Kinder derjenigen örtlichen Behandlung zu unterwerfen, die zu den Zeiten, als ich während des Herr-
schens schwerer Epidemien in den Jahren 1880-1890 die ärztliche Tätigkeit aufnahm, die allgemein übliche war. Das Beispiel der Masern wiederum zeigt, dass ausser unseren besonderen fachlichen Fortschritten, die
nicht verkleinert werden sollen, die Verbreitung der allgemeinen hygienischen Kultur unter der grossen Allgemeinheit einen Anteil an der Absen-
kung der Tödlichkeit hat, der ebenso für alle anderen übertragbaren
Krankheiten einzusetzen ist. Er erstreckt sich aber nicht nur auf die Herabsetzung der Tödlichkeit, sondern auch auf die Herabsetzung der schäd-
lichen Folgen vieler in Genesung übergehender Infektionskrankheiten, für
die Funktion lebenswichtiger Organe, besonders der Sinnesorgane. Die
Fortschritte in der Vorbeugung vermeidbarer Krankheiten sind wirkungs-
voller als die der Herabsetzung der Sterblichkeit Erkrankter, die deshalb
selbstverständlich nicht entbehrlich wird.*

[/68a]

Reisen

Die Stimmung dauernder reiner Heiterkeit lernte ich nur auf den Ur-laubsreisen in das Hochgebirge kennen. Erst mit 43 Jahren konnte ich mir einen längeren Urlaub gönnen. Zum Hochtouristen war es zu spät; wahr-scheinlich hätte es dazu auch früher nicht ausgereicht. Jedenfalls wählte ich nur Gipfel mittlerer Höhe, überstieg im Laufe der Jahre viele, auch vergletscherte Jochpässe und durchwanderte die meisten und sehenswer-testen Täler von Tirol und der Schweiz. Wir buchten die erste *[/68a2]* Hälfte zu Wanderungen mit dem Rucksack. In der zweiten hatten wir feste Sitze, das Jahrzehnt vor dem Kriege fast alljährlich in Sulden im Führer-haus auf der Wiese. In den letzten Jahren waren wir häufig in Pontresina, von wo ich noch mit 75 Jahren die Surlej, ein sehr leichtes Ziel, überstieg, immerhin eine Wanderung von fast 8 Stunden, und wo ich mit 80 Jahren die Bovalhütte besuchen konnte.

[/68b] Der Zeitabschnitt vor der Fahrt wird wundervoll mit Planungen und mit Vorstellungen der in Aussicht stehenden neuen Bilder angefüllt; das Erlebte, nachdem die Erinnerungen an kleine Widerwärtigkeiten oder leere Stunden aus dem Gedächtnis verschwunden sind, hallt lange erfri-schend und erhebend nach. Die Schönheit der Wirkung entsteht nicht nur durch die Ausspannung von der Arbeit und Flucht aus den Plagen des All-tags; auch die Fülle von Eindrücken der Landschaft im Wechsel der Er-scheinungsbilder, die Beobachtung der freilebenden Pflanzen- und Tier-welt, die Begegnung mit feinen Menschen, die ebenfalls für kurze Frist sich unbefangener geben, bedeuten viel; aber auch damit erschöpft sich die Wirkung nicht. Ein dauernder Gewinn ist beim langen Alleinwandern das Klarwerden über Probleme, die durch lange Zeit das Gehirn beschäftigt haben und nun plötzlich der Lösung näher rücken. So manche meiner spä-ter erfolgreich durchgeführten neuen Organisationen hatte ihren Ursprung in einem Gedanken, der unerwartet auf einer Bergwanderung auftauchte; so manche wissenschaftliche Frage, deren Klärung lange nicht möglich gewesen war, bekam eine neue Gestalt unter dem Eindruck und der Beob-achtung der grossen Kraftwirkungen auf die beweglichen Massen, bei der Betrachtung auf einsamer Rast. Zuletzt pflegte ich, wenn ich in langer, fortgesetzter Arbeit über das Zusammenwirken verschiedener ungleicher Kräfte eine grössere Schwierigkeit nicht überwand, die Gedankenarbeit abzubrechen und bis zur Urlaubsreise zu verlegen. Meist gab mir der Er-folg Recht.

Besonders eines dieser Probleme ist von so allgemeiner Färbung und scheint mir so eng mit dem tieferen Erkenntnisdrang der Mehrzahl besinn-licher Menschen verbunden zu sein, dass ich meine Betrachtungen gerade an dieser Stelle wiedergeben möchte. Sie gehen bei mir bis zur Kindheit zu-

rück und haben mich durch das ganze Leben begleitet, ohne je Gegenstand besonderer Untersuchungen im wissenschaftlichen Sinne geworden zu sein. Der Gewinn klarer Vorstellungen in dieser Frage ist eng an einen Orts-wechsel gebunden. Ich darf annehmen, dass die gleiche Frage in gleicher oder ähnlicher Form, stärker oder geringer, ernster oder in geringerem Umfang auch viele Andere, vielleicht auch nur halb unbewusst beschäftigt hat. Denn sie ist die Grundfrage der Einstellung des Menschen in den Raum. Was ich mitteile, [/68c] ist nur die Wiedergabe rein persönlicher Gedankengänge, und die Vermutung wird zutreffen, dass, ausser den durch ihr Sonderfach Berufenen, andere sie in etwas anderem Zusammenhang sahen oder viele weiter gekommen sein mögen als ich.

Der Mensch als lebendes, sich durch Wachstum und Altern veränderndes, arbeitendes und denkendes Wesen ist wie Tier und Pflanze in den dreidimensionalen Raum eingestellt. Aber seine ganze Lebenstätigkeit vollzieht sich auf einer Fläche, die sich nur wenig über 1 Meter oberhalb der Erdoberfläche erhebt, wenn man von der Errungenschaft der neuesten Zeit, dem Fliegen, absieht. Das Hauptsinnesorgan des Menschen, das ihm ein Bild der Aussenwelt übermittelt, das Auge, gibt ihm den Raum auch nur zweidimensional wieder. Er muss erst durch Erkennen und Verstehen, durch eigene Denktätigkeit, schon um sich ohne Gefahr im Raum bewegen und betätigen zu können, das Flächenbild in ein Raumbild zurück verwandeln. Das geschieht als hohe Leistung des angeborenen Intellekts von normaler Höhe schon im sehr frühen Kindesalter mit Unterstützung des Tastsinns und des Standortswechsels, aber stets nur bis zur Kopfhöhe. Diese Notwendigkeit ist so gross, dass sie als selbstverständlich gilt, und dass die Höhe der Leistung nicht mehr auffällt. Aber zu der perspektivischen Darstellung des Raumes als gekrümmter Fläche auf der Netzhaut kommt noch eine zweite Einschränkung, die weniger leicht zu überwinden ist. Die Augenmuskeln, welche die Stellung des Augapfels ändern, sind nach rechts, links und nach unten viel ergiebiger als nach oben; wollen wir nach oben sehen, so müssen wir nicht nur die beteiligten Muskeln stärker beanspruchen, sondern auch das Lid muss stärker als gewöhnlich gehoben werden; schliesslich muss man aber noch den ganzen Kopf durch die Nackenmuskeln nach hinten strecken. Wir beurteilen aber automatisch die Entfernung eines Punktes von unserer Person auch nach der Grösse der Muskelleistung, und da diese bei der Blickrichtung nach oben ungewohnter und beträchtlicher ist, wird dies bei der Schätzung von Entfernungen eine Quelle beständiger Täuschungsmöglichkeiten. Im Raum sehen wir aber nicht wie in Ebene nur nach rechts und links, vorn und hinten, sondern im dreidimensionalen, rechtwinkligen Koordinatensystem in Raumwinkeln, die nach den bekannten Projektionsgesetzen auf der Netzhaut ganz anders wiedergegeben werden wie beim perspektivischen Bild der Ebene; man denke an die Verschiedenheit des kürzesten Weges zwischen zwei Punkten in Ebene und Raum. Bei der Schätzung einer in der Ebene entfernt [/68d] liegenden Höhe wächst der Winkel vom Auge des Beschauers zur Spitze mit der Annäherung; die Muskelbeanspruchung zum Sehen steigt; je mehr wir uns dem trigonometrischen Signal auf einer Bergspitze im Aufstieg nähern, desto höher scheint es über uns emporzuragen. Berufstätige wie Seeleute, Astronomen und Feldmesser überwinden diese Schwierigkeiten spielend durch einfache trigonometrische Messungen, und die Sinnesphysiologen stellen sie sicher besser dar, als es mir als Laien möglich ist. Auch ist das bisher angeführte allen Beteiligten längst geläufig, und für Maler und Architekten gehört die Berücksichtigung dieser Täuschungsmöglichkeiten zu den Berufsaufgaben, die sie durch Lernen beherrschen müssen, nachdem Künstler und Mathematiker die Wissenschaft der Perspektive ausgebaut haben.

Aber darüber hinaus sollen die folgenden Bemerkungen betonen, dass uns allen ein angeborener, elementarer Trieb innewohnt, über das trügerische Erscheinungsbild hinaus eine richtige Vorstellung über unsere wirkliche Lage im Raum und unser Verhältnis zu den anderen in ihm sich bewegenden Körpern zu gewinnen, während wir ruhen oder uns bewegen.

[/68d2] Die erste und früheste Leistung, die uns, ehe wir noch zu ihr fähig sind, durch den Unterricht übermittelt wird, ist natürlich das Wissen, dass die Erde sich um die Sonne bewegt, während das Auge das Gegenteil zeigt. Man muss sich das Verstehen erwerben; dann aber erweckt die neue Vorstellung Analogieschlüsse. In etwas geänderter Fassung ist dieser Hinweis noch überzeugender. Von Beginn des Lernens an, und in den Jahren des Erwachens der Erkenntnis besonders stark, erschüttert das Bewusstwerden von ernsten Urteilstäuschungen durch falsche Meldungen der Sinnesorgane tief das Vertrauen in unser gesamtes Wissen und Verstehen; denn wir schliessen, dass den erkannten Irrtumsquellen zahlreiche andere verborgen bleibende zur Seite stehen. Die erweisbare Möglichkeit, allein durch Verstandestätigkeit im Denkvorgang die richtige Auffassung der wirklichen Lage der Dinge im Raum zu erschliessen, gibt uns das Vertrauen in die Fähigkeit, überhaupt das Richtige zu erkennen, zurück. Ja, wir beurteilen zuletzt die Höhe der Intelligenz eines anderen Menschen nach seiner erworbenen Gabe, im Raum den wirklichen Abstand seines Ichs von den übrigen dort sich bewegenden Dingen zu finden.

[68d ff.] Uns treibt hier nicht nur die Notwendigkeit der Forderungen des Lebens, sondern stärker noch das Verlangen, gegenüber den immer wieder zum Bewusstsein kommenden Möglichkeiten ernster Täuschung, statt eines Trugbildes die Dinge, wie sie sind, erfassen zu können. Der Mensch haftet am Boden wie die Ameise, aber seine Denkfähigkeit ermöglicht es ihm, trotz der Beschaffenheit seines Auges über die Vorstellungsfähigkeit der Tiere hinauszukommen, die wohl bei diesen, mit Ausnahme der Flugfähigen, rein zweidimensional ist. Den Menschen veranlasst sein Erkenntnistrieb, sich nicht mit der Angabe des Astronomen über die Entfernungen der Gestirne zu begnügen, sondern auch ihre auf gesetzmässi-

gen Bahnen sich ändernde Lage zu begreifen. Diese Möglichkeit kann er sich durch plastische Nachbildungen verschaffen; aber er will auch die alltäglichen Täuschungen überwinden, und dazu bedarf es auch im Alltag eines steten Achtgebens, steten Lernens und Durchdenkens. Diese Betätigung ist ausserordentlich reizvoll und anregend, sie erhebt über den Boden und bringt der Erkenntnis allen Geschehens näher. Der Städter, namentlich der Bewohner der Grosstadt, deren Blickfeld schon für die Ebene durch hohe Mauern und enge Strassen eingeengt ist, sieht, dass ihm die Aussicht auf Sterne und Wolken, die Punkte für die Orientierung im Raum, versperrt sind, er sucht sie.

[/68e] Mir als Knaben war die freie Aussicht auf den Zobtenberg, der im unbebauten Süden meiner Vaterstadt als einsamer Bergstock aus der weiten Ebene nur 700 m hoch und kaum 40 Kilometer entfernt herausragte, ein erhabener stets aufgesuchter Eindruck, noch heute, einzig der Raumwirkung wegen unvergessen. Als ich im höheren Jugendalter häufig in den Sommerferien an der Ostsee war, wurde die geänderte Einstellung im Raum, die scheinbar unbegrenzte Wasserfläche, die doch, durch das sich wie eine kugelförmige Glocke auflagernde Himmelsgewölbe, einen Abschluss fand, wichtiger als alle anderen Erlebnisse am Strande. Ich musste immer hinsehen, wenn an den Grenzen der Sichtmöglichkeit zuerst eine Mastspitze oder eine Rauchfahne aus dem Nichts auftauchte und erst bei der Annäherung der Schiffsrumpf erschien; ich glaubte wahrnehmen zu können, dass selbst vom niedrigen Aussichtsturm aus der Horizont grösser wurde. Viel später im Ruhestand habe ich mit grossem Interesse mich bemüht, in das, in der damaligen Schule nicht gelehrte, Gebiet der <u>Geometrie der Lage,</u> mit ihren doch schon seit einigen Jahrhunderten bearbeiteten Lehrsätzen, einzudringen und wenigstens ihre Grundgedanken zu erfassen. Dass aber meine Jugenderinnerungen nicht in der Rückschau nachträglich durch dieses viel spätere Besserverstehen gefärbt wurden, dafür habe ich einen Beweis. In der zweithöchsten Gymnasialklasse sollten wir im Hausaufsatz die Erlebnisse der jüngsten Ferienreise schildern. Den Inhalt meiner Ausführungen bildeten nicht die Badefreuden oder sonstige Lustbarkeiten, sondern ausschliesslich die gemachten Raumbetrachtungen und die wechselnden Wellenbewegungen in ihrer Abhängigkeit von der Richtung und Stärke des Windes. Später, bis in das hohe Alter, übte ich in der Beschäftigungslosigkeit, bei längeren Fahrten mit der Bahn auf Reisen oder bei grösseren Strecken im Vorortsverkehr, das für mich reizvolle Spiel, aus der scheinbaren Bewegungsrichtung mich in die wirkliche als ihre Reziproke zu versetzen. Bei der Fahrt ist ja der Beobachter scheinbar in der Ruhe und seine Umgebung bewegt sich scheinbar umgekehrt; das führt bei Kurven zu Sinnestäuschungen. Wenn zwei feste Punkte, etwa Kirchtürme, in der geraden Fahrtrichtung voraus verschieden weit vom Schienenstrang abstehen, so erscheint die Bewegung des entfernteren zum scheinbar unbewegten Fahrgast hin schneller als die des näheren. Auf den serpentinenreichen Bergbahnen zum Gotthardt oder Brenner oder gar der Albulabahn

stutzen Ungeübte immer darüber, dass sie das eben verlassene Dörfchen bald durch das linke, bald durch das rechte [/68f] Fenster schauen, und die Überwindung der Höhe durch den Kehrentunnel steigert die Verwirrung, die leicht zu überwinden ist. Viel lehrreicher ist das ratlose Verhalten von Kindern, die zum ersten Mal von der Ebene ins Gebirge fahren oder sich in ihm aufhalten. Ihre perspektivischen Schätzungen der Häuser nach Grösse und Entfernung, gewonnen aus ihrer elementaren Erfahrung in der Ebene, versagen plötzlich beim Einbezug der Höhendimension, und sie müssen umlernen. Aber seit ich dies zum ersten Mal bei einem nachdenklichen, sonst gut beobachtenden Knaben hinter München nach der Einfahrt in die Berge beobachtete und die Irrtümer in den Dimensionen der Ruhepunkte nicht auf Flüchtigkeit zurückführen konnte, fand ich durch planmässiges Ausfragen vieler Kinder den Grund. Im Mittelpunkt des Fremdenverkehrs, auf der Hauptstrasse in Zermatt stand ein grosses, plastisches Modell des Matterhorns, und der besichtigende Reisende konnte es sofort mit dem Umriss des den Talschluss bildenden Berges in seiner Gesamtheit vergleichen. Die meisten wunderten sich, dass sie von den tatsächlichen körperlichen Grössenverhältnissen ein durchaus falsches Bild gewonnen hatten; sie hatten die bedeckte Grundfläche nach Länge und Breite unterschätzt, und im Verhältnis zu ihr die Höhenausdehnung überschätzt. Aber man kann sich auch ohne Reise von diesen Täuschungen in der dreidimensionalen Perspektive überzeugen, wenn man in der Ebene von aussichtsreicher erhöhter Stelle die Richtung der Wolkenzüge, namentlich bei herannahendem Gewitter, bestimmen lässt. Besonders schwierig für den Nichtfachmann ist die Bewegungsrichtung von Flugzeugen, wenn sie die Höhe und Richtung wechseln und Bögen ziehen. Eine zutreffende Höhenbestimmung ist ohne Messinstrumente mit Visieren fester Punkte wohl überhaupt nicht möglich. Für jeden, der beruflich mit diesen Fragen sich zu befassen hat, ist die richtige Einstellung selbstverständlicher. Es braucht durchaus nicht ein Astronom zu sein; auch Hilfskräfte wie Seefahrer, Angestellte im Flugdienst, Seeleute gehören dazu. Die Hilflosigkeit der Bewohner der Ebene, die sich nicht damit befasst haben, ist nach meinen Erfahrungen sehr gross.

Natürlich ist auch der individuelle Brechungszustand der Augen von Einfluss auf die Ergebnisse der Raumbetrachtung. Aber er erzeugt die Täuschungsquellen nicht, sondern steigert nur die Wirkungen. Das einzige Mittel, die Fehler auszugleichen, ist Denktätigkeit, bei der es notwendig wird, von der Flächendimension sich in die nächsthöhere zu versetzen, also nach dem Ausdruck der mathematischen Physik die Zahl der Freiheitsgrade um eine Einheit zu vermehren. Wer durch Mängel seiner Sehorgane schon Mühe hat, in dem für ihn eingeschränkten Raum sich frei zu bewegen, besitzt ein geringeres Interesse an seiner Erweiterung. Aber er verarmt nicht durch den Nahblick. Der Verfasser eines verbreiteten, guten Werkes über die Literaturgeschichte vertritt die Auffassung, [/68g] dass die Lyriker den Gegenstand ihrer Dichtungen nach ihrer Sehschärfe wähl-

ten. Kurzsichtige Dichter bevorzugten kleine, nahe Gegenstände wie zarte Pflanzen in der Lieblichkeit ihrer Gebilde, Dichter mit normaler Sehschärfe die Blicke in den weiten Raum und die grösseren Dinge, die ihn ausfüllen. Dem Mediziner fällt es nicht leicht, zu dieser, durch Beispiele aus dem letzten Jahrhundert gestützten, Behauptung Stellung zu nehmen, er selbst überwindet ähnliche Schwierigkeiten durch das Mikroskop, wie der Astronom durch das Fernrohr. Zuständig wäre der Kenner der Dichterseele. Nur fällt die geringe Zahl der Beispiele auf, die dem Zufall Spielraum gegeben haben könnte; ausserdem fehlt die Möglichkeit, die Häufigkeit etwaiger Ausnahmen festzustellen. Bei meinen vielen Reisen in die Berge habe ich auf den Gipfeln, auch solchen des Mittelgebirges, zwei recht geschiedene Typen von Freunden der Aussicht kennen gelernt, die übrigens mit dem Lebensalter auch sich umstellen können. Die Einen bevorzugen mit grosser Bestimmtheit die Fernsicht, die anderen schätzen die Nahsicht höher ein. Bei genauer Bekannten konnte ich mit häufigen Treffern voraussagen, zu welchem Typ sie gehörten, besonders wenn es sich um ausgesprochene Anhänger der Weitsicht handelte. Sie bevorzugten auch bei der Berufstätigkeit die grösseren Gesichtspunkte. Bei den anderen, die sich liebevoll in die Schönheiten des Nahblicks vertiefen, und denen die Zahl der fernen Spitzen, die man etwa erblicken konnte, gleichgültiger war, konnte ein Zusammenhang mit ihrer sonstigen Art, an Probleme heranzugehen, nicht festgestellt werden. Mittelbar aber hat die gekennzeichnete Verschiedenheit mit der Sehschärfe etwas zu tun. Denn schon die Benutzung des Fernrohrs lässt die Freunde der Nahsicht auch entferntere Abschnitte der Berglandschaft in ihre Schau einbeziehen.

[68aII ff.] Jeder Bergwanderer hat seine besonderen Gründe zum Frohsinn und erzählt persönliche scherzhafte Erlebnisse, aber merkwürdigerweise stimmen viele überein. Ich könnte schildern, dass wir einmal, 2 1/2 befreundete Ehepaare und 3 Knaben von Trafoi über die Höhe des Stilfser Jochs fröhlich wanderten, beschwingt durch die prächtigen Scherze des einen von uns, der in Berlin ein pflichttreuer, ernster Chirurg, in den Bergen ein übermütiger, launiger Geselle war, jedes Tiroler Dialekts mächtig. Am Ende dieser Wanderung, recht spät abends im schweizerischen Münstertal nahm der Wirt uns acht hungrige Durchwanderer nicht gerade gerne auf, aber mein Kollege warf die Joppe ab und fragte: "Wollen wir raufen?" Das Ende war Lachen, Versöhnung und freiwillig gespendeter Veltliner. Ich erwähnte kurz eine herrliche Wanderung von Gurgl über das Ramoljoch und Spiegelgletscher nach Vent. Uns folgten zwei junge Damen im grauen Wanderkleid wie Motten, welche in den Spuren meines Führers gingen, ein Gebrauch, der stets gern zugestanden wird. Am ruhigen, sonnenbestrahlten Nachmittag im behaglichen Gasthausgarten verwandelten sich, dank der frisch gewaschenen Blusen aus dem Rucksack, die Damen in bunte Schmetterlinge, sächsische Lehrerinnen, die leider sofort ein Gespräch über modernes Schrifttum und schönere ältere Werke begannen. Ein Wanderer kam spät, er bot Spuren [/69] ernsten Kampfes mit den Bergspitzen.

Er sprach wirksam im Berliner Dialekt von den erlittenen Unbequemlichkeiten auf einer wenig besuchten, beschwerlich zu erreichenden Hütte und fragte nach der Güte des vor mir stehenden Bieres. Als ich meinte, Schultheiss am Moritzplatz sei besser, fragte er: "Woher wissen Sie, dat ick aus Berlin bin?" Solche Geschichten erlebt oder erzählt jeder.

Nur einige wenige Erlebnisse mögen das Wesentliche, die schöne, reine Heiterkeit in den Bergen, ergänzen. Wir hatten die Koffer nach Sulden vorausgeschickt, ich und mein Sohn wollten über Oberengadin, Berninapass und Bormio dorthin. Die Berninabahn war noch im Bau. Auf der Wanderung von Samaden aus überfiel uns kurz vor Silvaplana ein starker Gewitterregen. *Der freundliche Wirt, in dessen behaglichem Gasthaus wir uns mit geliehenen Kleidern aushelfen lassen mussten, gab mir des Nachmittags eine gute Lehre. Der Gänsejunge führte seine Herde aus. Der Wirt erzählte, er sei das ärmste, aber klügste Kind der Gemeinde. Er als Amtsvorsteher hatte erreicht, dass der Junge auf allgemeine Kosten zur Ausbildung als Lehrer nach Zürich geschickt werde. Nicht nur der Knabe, das ganze Dorf hätte davon Nutzen.* Aber das Wanderkleid, viel benutzt, gewann nicht durch das Trocknen am Kachelofen, der Hut hatte manchen Schneesturm überstanden und der Rucksack, einst grün wie Tannennadeln, schillerte in allen Regenbogengarben. Auf dem Rückweg von Maloja des nächsten Tages nahmen wir im Garten eines Gasthauses in St. Moritz das Mahl ein. Bei der Meldung nach der Rückkehr sagte mir der Oberbürgermeister [sc. Kurt Schustehrus], dass ich in St. Moritz in einem Aufzug gesehen worden sei, der einem Charlottenburger Stadtrate nicht angemessen gewesen wäre. Ich antwortete, dass ich mir die Freiheit des Urlaubs wahren müsse. Den Stadtverordneten, dem er die Meldung verdankte, hätte ich in all seiner Pracht gesehen, die ihn des Wandergenusses beraube, nicht aber mich in plebejischem Anzug. Der Oberbürgermeister stiess sein uns bekanntes, lautes, behagliches Lachen aus, gab mir recht und erzählte, dass auch er mit seiner Frau einst in einem eleganten Gasthaus in Grindelwald keine Aufnahme gefunden hätte. Als ich ihn einige Jahre später auf seinem Landsitz oberhalb Berchtesgaden [/70] besuchte, sah seine Kleidung von meiner damaligen nicht sehr verschieden aus.

Noch als Anfänger fuhr ich mit Frau und recht jungem Sohn vom Zillertal nach der Bahnstation am Eingang des Oetztals. Ihr Ziel war Umhausen, das meinige darüber hinaus der Talschluss. Sie gingen früh zur Ruhe, dann kam noch im Zeichen längerer Bergwanderung eine Dame mittleren Alters mit ihren halberwachsenen Kindern und einem Begleiter, der ihr Überkleider und Ausrüstung nachtrug und auch sonst für sie sich bemühte. Ich brach früh zur Wanderung auf, die Meinen sollten einige Stunden später mit der Post fahren. Eine halbe Stunde danach holte mich jener Begleiter vom Vorabend ein, seine Gefährten wollten mit der gleichen Post nachkommen. Ich fragte, da er sich als sehr bewandert herausstellte, um Auskunft über die Jochübergänge und verriet mich als Anfänger. Nun stellte er sich als Berufsführer vor, der als Mann von Ansehen nur längere Touren annähme und deshalb kein Abzeichen trüge. Mit seiner Begleitung habe er mehrere Besteigungen hinter sich und wolle sie in einem Seitental fortsetzen. Er erzählte in Tiroler Mundart fesselnde Erlebnisse aus dem Führerleben, weniger grosse Leistungen, als den Dienst am Geführten. Er brachte Beispiele zur Ethik des Berufs, zum Verhältnis vom Führer und zahlenden Wandergenossen, das oft in Freundschaft endete, aber auch Beispiele von Undank und Hochmut. Er sei nicht verheiratet, weil man doch einmal "abi"-falle und die Witwe in Not hinterliesse. Photographen liebte er nicht, sie kosteten Zeit, sie sollten doppelte Taxen zahlen. Er sprach von seinem Mitwirken an Festen im Winter und dem Ausarbeiten grösserer Touren. Auch humoristische Erzählungen folgten, über menschliches Versagen und [/71] Überwinden durch Tatkraft. Ich hörte angeregt zu, schilderte die Pflichten meines Berufs; auch er verlange kaltes Blut in Stunden der Gefahr; ich stände dem seinen fern, aber auch ihm sei wohl der meine fremd. Das träfe nicht zu, meinte er und zeigte mir eine kleine Verbandtasche mit Körperthermometer. Den müsse er haben, um festzustellen, ob eine Besteigung abgebrochen werden müsse oder fortgesetzt werden könne. Zudem habe er Samariterkurse mitgenommen. Auch mit Schlangenbissen wusste er Bescheid. Wir kamen nach Umhausen, ich lud ihn zum Frühstück ein, er lehnte erst ab, da "er armes Hascherl für den gnädigen Herrn nichts geschafft" habe. Dann hieb er doch ein und trank schnell und viel von dem "Spezial" aus des Wirtes Keller. Nun wurde er übermütig, schnitt auf und machte sich über die dünnen Wadeln zweier ältlicher Lehrerinnen lustig. Ich wehrte ihm, die Meinen kamen mit der Post, und er fuhr mit den Seinen weiter. Ich begann am nächsten Morgen meine Wanderung und kam einige Tage später zurück. Ich fragte nach unseren Gefährten, der Wirt kannte sie und ihren Begleiter. Der aber war ein junger Chirurg aus Graz, und alle seine Erzählungen waren "Frotzeleien" eines Anfängers, aber liebenswürdige. Ich wurde gewitzigt, das ist Berggeschichten gegenüber nötig.

[/71a] Eines Sommers zum Schluss der Ferien fand sich die ganze Familie meiner Frau am Feriensitz ihrer Eltern in einer Pension auf einem bewaldeten Hügel am Eingang des Villnösstals zusammen, um ein Familienfest zu begehen. Die Jugend, alle noch in der ersten Hälfte der Schulzeit, fand auf einer Wiese einen kleinen Weiher in dem sie am hellen Tage baden konnte. Es ging ihnen so wie Goethe in "Wahrheit und Dichtung"[!] von seiner Schweizer Reise mit den beiden Grafen Stollberg berichtet. Zwar nicht "Steinwurf auf Steinwurf", aber Schmähreden der wegen der schamlosen Nacktheit empörten Bevölkerung. Wie Goethe sagte, "auf Lavatern erstreckten sich die unangenehmsten Folgen, dass er junge Leute von dieser Frechheit bei sich freundlich aufgenommen, deren wildes, unbändiges, unchristliches, ja heidnisches Naturell einen solchen Skandal in einer gesitteten, wohlgeregelten Gegend anrichte". Meine Schwiegereltern bekamen zwar nur milde Vorstellungen ihres Wirts, aber das Baden musste unterbleiben.

[71 ff.] Der vorerwähnte Freund vom Stilfser Joch erzählte gern und gut, wie er einmal in seiner Tracht auf dem Wege zur Jahresfeier der Berliner Hütte, den schweren Rucksack neben sich, stumpf um sich schauend auf der Grauwand sass. Zwei junge Berliner Salontiroler erreichten ihn und fragten ihn nach seiner Forderung, wenn er ihnen die Rucksäcke bis zur Hütte trüge. Nach längerem Nachdenken habe er erwidert: "Woans Ihr die Taxen von unten zahlt, alsdann freili." Am Eingang zur nahen Hütte habe ihn der Vorsitzende der Sektion erstaunt gefragt: [/72] "So schwer bepackt, Herr Sanitätsrat?" Aber diese Geschichte kannte ich schon aus meiner Jugend. Ein älterer Gerichtspräsident mit grossem Bezirk, der im Bergsteigergewand das Riesengebirge zu durchstreifen pflegte, sei zu gleichem Dienste mit Erfolg von einem seiner Referendare angesprochen worden.

[/72a] Wohl 1906 ging ich in aller Frühe von Seis auf den Schlern, mit der Absicht, von da des Nachmittags über die Seiseralp nach dem Fossatal und der Dolomitenstrasse abzusteigen. Mein Sohn war inzwischen in grössere Aufgaben hineingewachsen. Aber dem in Seis zu dieser Zeit weilenden König von Sachsen [sc. Friedrich August III. v. Sachsen] und seinen jungen Söhnen rühmte man grössere und ausdauerndere Bergleistungen nach, dazu ihm selbst auch zahlreiche urwüchsige und schlagfertige Bemerkungen, die ihn ja später im Krieg 1914-1918, und während und nach der Revolution volkstümlich gemacht hatten. So wurde uns auf der Hütte, in der wir beim Aufstieg Rast machten, erzählt, dass wenige Tage zuvor früh morgens die beiden Prinzen mit ihrem militärischen Erzieher zum Frühstück erschienen seien und den nachkommenden Vater erwarteten; wegen ihres burschikosen Tons hätten sie manche Rüge des Erziehers erhalten. Da sei der König erschienen, und sein erster Ausruf sei gewesen: "Na da sitzt die Bande schon wieder und frisst". Bei unserem Abstieg durch die sonnenerfüllte Hochebene der Alp mit ihrer eigenartigen Gestaltung und ihren herrlichen Ausblicken wirkte der Zauber der Landschaft, und wir kehrten nachmittags in eine der ortsüblichen, behelfsmässigen Schankhütten ein. Wir hatten es ungewöhnlich gut getroffen; es war der Feriensitz des ältlichen Schulmeisters von Waidbruck, dem schönen Städtchen an der Bahn im Tal, und seine lebhafte, redefrohe Gattin schenkte einen leichten roten Landwein von prächtigem Duft aus dem Bozener Tal aus, der uns lange festhielt. Mehr noch taten dies ihre naturrechten Bemerkungen. Auch sie war kurz zuvor mit den Prinzen zusammen gekommen, hatte unbefangen die schönen Hütchen der Prinzen gelobt und schlagfertig die Belehrung des Erziehers zurückgewiesen, dass man Prinzen nicht mit "Ihr Jungen" ansprechen dürfe. Derbere Worte fand sie gegen den Prinz im nahen Standort der eleganten Frauenwelt am Karersee. Da liefen sie in Samt und Seide herum. "Schamen sie sich nicht vor die Berg? S'iss ja a Schand für die Berg." Ihre vielen guten Bemerkungen passten in die herrliche Landschaft. Wenige Jahre später konnte ich den sächsischen König in ganz anderer Umgebung sehen. Anlässlich der grossen, erfolgreichen Hygieneausstellung in Dresden 1911 fand im Herbst ein internationaler Kongress

für Wohnungshygiene statt, auf dem zahlreiche Länder aller Erdteile durch amtliche Abgesandte von Rang vertreten waren. Der König wohnte der Eröffnungssitzung im Festsaal bei und liess sich durch seinen Adjutanten die bedeutendsten von ihnen vorstellen. Aber er machte sich die lästige Regierungsaufgabe leicht. Der Adjutant nannte Namen, Heimat und Rang, und der König sprach stehend jeden an, aber stets nur mit einem lauten, heiseren "Aha" und dann kam der Nächste.

[/72b] In einem Sommer wollten wir zu Beginn der Fahrt wieder einmal den schönen Rundblick von der Feste Hohensalzburg geniessen. Wir kamen des frühen Nachmittags in Salzburg an und fuhren vom Bahnhof gleich nach dem Mönchsberg. Der Schaffner der Strassenbahn, ein schlanker, junger Steiermärker mit eng anliegender, gut sitzender Dienstkleidung und feschem Käppi war lebhaft, gesprächig und heiter. Wir verglichen ihn mit dem Anblick des Berliner Schaffners, meist aus Masuren. Seine locker und schlappfaltig sitzende Joppe von nichtssagendem Grau, sein schwerer Gang, die meist dienstlich ernst gemessene Haltung, seine Wortkargheit bildeten einen auffälligen Gegensatz zu seinen Ungunsten. In der Fahrt kurz hinter dem Bahnhof gab es einen starken Ruck. Der Schaffner sagte lustig: "Schauns, da ham die Gassenbuben ihr Gaudi dran. Sie klemmen einen Stein zwischen die Schienen und schaun, wie der Wagen ruckt." Daran knüpfte er eine Menge anderer Streiche der Salzburger Jugend. Nach etwa 3 Stunden fuhren wir zum Bahnhof zurück. An derselben Stelle gab es wieder den Ruck. Der Berliner Schaffner, etwa aus Masuren, hätte beim ersten Ruck kein Wort gesagt, er hätte das Haltezeichen gegeben, den Stein entfernt und wäre dann ebenso stumm weitergefahren. Wir baten ihm ab. Die Unterschiede der dienstlichen Haltung sah ich noch oft in Österreich. Das fahrplanwidrige Halten der Züge kleinerer Talbahnen an heissen Tagen auf Haltestellen, an denen Zugpersonal und Fahrgäste aus dem[?] guten Brauch[?] einen Schoppen einnehmen können, darf hingehen. Im Herbst 1929 hielt eine hygienische Vereinigung ihre Tagung in Wien ab. Abends waren festliche Empfänge im Rathaus, an den Nachmittagen grosse Besichtigungen von Sehenswürdigkeiten unter Führung des zuständigen Stadtrats und Beteiligung von Vertretern der Landesregierung. Wir fuhren zuerst nach den eben fertig gewordenen städtischen Arbeiterwohnvierteln in zwei grossen Touristenkraftwagen; die Fahrer erhielten die Weisung, uns nach einer halben Stunde zu erwarten. Es war eine sehr grosse Anlage, der Stolz der städtischen Verwaltung, hatte neue Gemeinschaftseinrichtungen, aber manche baulichen Mängel, und es fehlten viele neuere Einrichtungen anderer Städte. Bei der Rückkehr nach 3/4 Stunden standen die Wagen verschlossen ohne Fahrer da. Das war eine Belustigung für die Gastgeber. Es gab eine "Hatz", im Laufschritt geführt vom Regierungsrat, begleitet von der Strassenjugend. Nach einer Viertelstunde kam der lustige Haufe zurück, der endlich die Kneipe gefunden hatte, aus der er die heiter gestimmten Fahrer zurückbrachte. Bei der Weiterfahrt stieg ein hoher Vertreter einer Nachbarprovinz an der Ringstrasse aus, die

Zeit der Jause war gekommen. Wir anderen besichtigten bis zum späten Abend weiter.

[/72c] In Bregenz lag die Dampferlandestelle unmittelbar am Bahnhof, die Bahngleise zwischen Bahnhof und See, den kleinen Zwischenraum völlig ausfüllend. Eine Unterführung wie an so vielen Bergbahnhöfen war nicht vorhanden. Wir fanden die Schranke geschlossen, die Abfahrzeit des Dampfers war nahe. Das stete Schliessen und Öffnen der Schranke bei Einfahrt und Ausfahrt der Züge war lästig, die Schranken dauernd offen zu lassen gefährlich. Folglich blieben sie stets geschlossen. Die Fahrgäste zum Dampfer gingen eben unter dem Querbalken durch, wenn sie sahen, dass gerade kein Zug nahte. Ein anderes Mal gaben wir in Bregenz den Koffer nach Sulden auf, wohin wir in mehrtägiger Wanderung durch das Prättigau und Unterengadin wollten. Wir hatten ein Formular, so gross wie das einer Lebensversicherungsgesellschaft auszufüllen, trotzdem damals noch keine Reichsgrenzen überschritten wurden. Dafür sassen wir in Sulden eine halbe Woche ohne Wäsche. In der Schweiz kostet die Abfertigung wenige Minuten, und man bekommt seinen Koffer pünktlich auch nach Höhengasthöfen mit dem Maultier.

[72 ff.] Ein anderes, gerne wiedergegebenes Reiseerlebnis betraf nicht mich, sondern meine Familie, darf aber wegen der beteiligten Personen Interesse beanspruchen. Mein Schwiegervater pflegte seine Schulferien anspruchslos in den Bergen mit der Familie zu verleben. Er fiel durch seinen langen Vollbart auf. Dieser glich dem des Turnvaters Jahn, seines Paten, Jugendbildners und väterlichen Freundes. Mehr noch nahm er durch seine Liebenswürdigkeit, seine Frische und die Fähigkeit, die Menschen richtig zu nehmen, ein. Diesmal verbrachte er mit Frau und Sohn schöne Ferien im noch wenig bekannten Bayerischen Wald. Besonders gern plauderte er mit den einheimischen, ständigen Sommergästen des Gasthauses. Sie pflegten abends so viele Masskrüge zu leeren als der Zimmernummer entsprach, und rissen sich bei Bestellung der Zimmer um die hohen einstelligen. Das Ende der Reise sollte eine Wanderung über die zwei grössten Höhen bilden, aber mein Schwiegervater war schlechter Laune, nicht nur wegen häufigen Regens, sondern wegen des mehrmaligen Zusammentreffens mit drei Wanderern etwa nahe den Vierzigern, die sehr übermütig waren und sich absonderten. Einige Monate später machten ihn Freunde darauf aufmerksam, dass der Herausgeber von "Nord und Süd", Paul Lindau, in seiner witzigen Art im letzten Heft eine Fahrt durch den Bayernwald schildere, die er gemeinsam mit Graf Wilhelm Bismarck [/73] und Schweniger, dem Leibarzt des alten Bismarck, gemacht habe. Er schildere auch eine Familie, der sie begegnet seien, und das könne nur die seine gewesen sein. Mein Schwiegervater las nun, der Erzähler und seine Begleiter hätten wiederholt eine Familie zu Dreien getroffen, die hinter ihnen wanderte und in den gleichen Rasthäusern einkehrte. Voran der langbärtige Alte, ein klug aussehender Mann im ländlichen Reisekleid, schweigsam, neben ihm die lodenbekleidete Gattin, hinter ihnen der Sohn, wohl ein Primaner, der sich der ersten Zigarre zu erfreuen schien. Kaum hätten sie selbst zu rasten begonnen, so pflegten die drei Schweigsamen durch die geöffnete Tür zu kommen und sich an perlgrauem Kalbsbraten zu laben. Zu ihrem Erstaunen hätte der Mann das schönste Bildungsdeutsch gesprochen. Aber mochte bei Beginn ihrer Tageswanderung das beste Wetter geherrscht haben, so zogen bald Wolken auf, und die Familie kam dann im Regen an. Sie nannten ihn daher den Wolkensammler und mutmassten, sobald der Himmel sich bezog, dass er in der Nähe sei. Darauf schrieben die Bespöttelten folgende Postkarte an Paul Lindau:

"Von keinem Fremdenbuch im Bayerwald genannt,
. hat Sie der „Klugaussehende" jedoch sofort erkannt.
Er hat Sie totgeschwiegen und nicht rekognosziert,
Sie haben ihn zum Danke als schweigsam karikiert.
Doch weil der Witz so billig, den Sie an ihn verwandt,
So hat nur für fünf Pfennig er seinen Dank gesandt.

Der „zu Ihrem Erstaunen das schönste Bildungsdeutsch
redende
Wolkensammler."

Als ich 1900 die Pariser Weltausstellung besuchte, sah ich auf einem grossen, sonnigen Platz riesige Schiffsgeschütze. Sie glichen [/74] den Skeletten urweltlicher Saurier. In ihrem Schatten standen mehrere zierliche Pavillons, bestimmt zur Erhaltung des Lebens frühgeborener oder lebensschwacher Säuglinge, und waren mit allen umständlichen maschinellen Wärme- und Lüftungseinrichtungen versehen, die man damals anwendete. Diese Zusammenstellung war ein unfreiwilliger Witz. Der Gegensatz der Riesenapparate zur Massenvernichtung wertvollen Lebens und der ausgeklügelten Einrichtungen zur Erhaltung eines zweifelhaften Zukunftswertes musste jedem auffallen. Aber an diesen nächsten Gedanken knüpft sich versöhnend ein weiterer. Beide Menschenschöpfungen wurden erst nötig, als Fernrohr und Mikroskop die Leistungen unserer Augen sowohl ins Grosse und Weite wie ins Kleine und uns nahe Umgebende steigerten. Fernrohr und Mikroskop haben uns viel mehr gespendet als nur die Maschinen zur Vernichtung von Menschen, die dem unbewaffneten Auge entrückt sind, und die Apparate zur Erhaltung zarter Menschen, die von kleinsten Lebewesen gerade wegen ihrer Schwächlichkeit besonders bedroht werden. Aber Fernrohr und Mikroskop lehren uns weiter, dass die grössten und entferntesten wie die kleinsten und nächsten Massenteilchen denselben ewigen Bewegungsgesetzen der Mechanik gehorchen, die dem Wollen der Menschen Schranken setzen und unabänderlich für diese sind.

[/74a] Ein anderes kleines Erlebnis ereignete sich nur zufällig während des Sommerurlaubs, aber es war absichtlich herbeigeführt und hinter-

lässt eine Nutzanwendung. Wir verbrachten den ersten Sommer, der nach dem Kriege wieder eine Reise in die Berge zuliess, in einem Nordtiroler Dorf am Fuss der Zugspitze als Gäste einer dort ansässigen, befreundeten Familie. Ein verregneter Sonntagnachmittag zwang unseren kleinen Kreis in das Wohnzimmer unserer Wirtin. Als die Unterhaltung zu stocken begann, warf ich die Frage auf, warum in unserem Talkessel alle höheren Berge nach Norden steil, nach Westen in allmählicher Senkung zum Tale abfielen. Eine ältere, belesene Dame war sofort mit der Erklärung zur Hand, dass die feuchteren Westwinde die Schuld trügen. Ein kritischer veranlagter Professor erhob Bedenken, entwickelte eigene Gedanken, und die Unterhaltung wurde rege. Die 15 Jahre alte Tochter der Wirtin hatte nachdenklich zugehört. Endlich sagte sie bescheiden zu mir: "Aber Herr Doktor, das ist ja gar nicht so. Der Berg dort fällt steil nach West, der andere nach Süd und der Dritte hat überhaupt keine Steilseite." Meine Absicht war erreicht, ich hatte die neue Bestätigung einer alten Erfahrung. Sobald von beachtlicher Seite eine Behauptung als Ausgangspunkt für ein Problem aufgestellt ist, wird meist der angebliche Tatbestand sofort als zutreffend hingenommen, man tritt in die Erklärungen ein, und diese werden um so schneller abgegeben, je weniger die ersten Deuter die Schwierigkeiten der Fragestellung kennen.

[/74b] Aber das ereignet sich nicht nur bei der Unterhaltung in der Gesellschaft, sondern auch am Verhandlungstisch. Bei organisatorischen Beratungen oder gerichtlichen Entscheidungen müssen die zuständigen Kollegien vom Tatbestand ausgehen, wie ihn der befragte Fachmann festgestellt hat. Sie tun aber gut, bei jedem Zweifel in eine Nachprüfung der Unterlagen einzutreten. Selbst in die grossen Handbücher der Wissenschaft kann die tatsächlich falsche Behauptung einer angesehenen Persönlichkeit Eingang finden und von Auflage zu Auflage wiedererscheinen; sie geht dann als Zitat von dort in wissenschaftliche Arbeiten über und gilt dann als sicher. Ich bin aber in der Lage, meine Behauptung noch durch Belege aus grossen, führenden Handbüchern auf dem Gebiete der Seuchenlehre zu beweisen. Private Hinweise oder Polemiken nützen wenig, der Eindruck des gedruckten Wortes wirkt zu stark; es bedarf meist erst neuer Befunde.

Kurz vor jenem Scherz auf der Sommerreise hatte ich eine grössere Sitzung zu leiten, in der über Massnahmen gegen die Häufung der Erkrankungen an Kindertuberkulose nach dem Kriegsende beraten werden sollte. Der Berichterstatter erörterte den Tatbestand, und die Versammlung trat sofort in die Beratung der von ihm vorgeschlagenen Leitsätze ein; zu der Erörterung der durch die Kriegsfolgen geänderten Voraussetzungen sprach niemand. Erst nach langen Reden über die Aufgaben der Zukunft ergriff der Mann das Wort, der über die grössten Erfahrungen verfügte und ein Meister der Beobachtung war und sich mit seinen Schülern schon geäussert hatte. Er sagte fast wörtlich wie jenes Mädchen: "Aber meine Her-

ren, das ist ja gar nicht so." Der frische Eindruck jenes Erlebnisses, das mir nicht neu war, hatte mich zu jenem Scherz am verregneten Ferientag veranlasst, den jeder leicht mit ähnlichem Ausgang wiederholen kann.

[/74c] Arg aber ist es um Zahlen und Tabellen bestellt. Die Angst vor ihnen ist gross. Die meisten Leser von Handbüchern, Aufsätzen in Fachblättern oder gar von statistischen Mitteilungen in der Tagespresse überspringen sie oder merken sich höchstens die Folgerungen. Nur die durch eigene einschlägige Untersuchungen Beteiligten überprüfen sie, sobald sie sie brauchen; aber auch hier werden die Angaben oft ohne Nachprüfung der Richtigkeit übernommen. Sonst aber finden recht häufig auch recht zweifelhafte Ergebnisse kritiklose Aufnahme. Aus der Tagespresse werden Zahlenangaben, die durch Druckfehler sinnlos geworden sind, weitergetragen, und nur selten einmal tauchen Bedenken auf.

In einigen meiner eigenen grösseren, zusammenfassenden Arbeiten über bevölkerungsstatistische oder seuchenstatistische Fragen sind ärgerliche Fehler, wie Vertauschungen der Überschriften bei Gegenüberstellungen nach Geschlecht, Altersklassen oder Krankheitsgruppen stehen geblieben. Die Irrtümer sind entweder bei der Durchsicht des ersten Abzuges von mir übersehen worden oder nach ihr beim Umbruch entstanden. Sie wurden mir bei keiner Besprechung vorgehalten; nur selten wandte sich ein späterer Bearbeiter der gleichen Frage mit der Bitte um Auskunft schriftlich an mich.

Das waren bisher kleine, eigene Erlebnisse mit etwas peinlichem Beigeschmack. Man kann aber die Betrachtungen erweitern und anhand der Geschichte auf Personen und Ereignisse von Weltgeltung ausdehnen: In vielen Zeitabschnitten, vor allem solchen an der Grenze tiefgehender Umgestaltungen im Schicksal der Völker, treten aus der Masse plötzlich [/74d] Persönlichkeiten an die Spitze, welche durch die Macht ihrer Wirkung auf die Massen sie gewinnen, aus dem Alltag herausreissen und zu fanatischen, jeder Aufforderung blind folgenden Anhängern machen. Dazu gehören auch Religionsstifter. Die Geschichte hat aber viele Beispiele, dass die Erkämpfer der Macht auch Religionsstifter wurden und umgekehrt. Im späten Abschluss des geschichtlichen Urteils wirken sie als Retter oder Verderber. Selbst von ihrer Sendung durchdrungen, übertragen sie diesen Glauben auf die Allgemeinheit. Viele von ihnen haben den einen Zug gemein. Ihre Lehren und Grundanschauungen waren auf einer formalen Folgerichtigkeit der Gedankenreihe aufgebaut, gegen die es Einwände gar nicht gab und der sich die Massen überhaupt nicht verschliessen konnten. Die Logik versagt aber oft in einem kennzeichnenden Punkte. Dieselbe Handlungsweise ist gerecht, bewundernswert und rettend, wenn sie von der Person des Beschwerdeführenden ausgeht, sie ist verächtlich, schädlich und muss bekämpft werden, wenn sie vom Gegner kommt. Nur eines stellt sich meist nach sehr langer Zeit heraus. Die Voraussetzungen, auf denen als Trägern

dieser, die Macht über die Geister ersiegende Gedankenbau errichtet wor-
den war, waren günstigenfalls unerwiesen, häufig falsch und schon in der
Zeit des Machtkampfes widerlegbar. Aber diese Voraussetzungen wurden
von den begeisterten Anhängern ungeprüft als ebenso sicher hingenom-
men, wie die abgeleiteten Folgerungen und Forderungen; Gegner aus die-
sem Anlass endeten als Märtyrer wie die Empörer aus Machtgründen.

Übrigens zeigt sich im Kleinen Ähnliches bei den Querulanten, von de-
nen ich durch meinen Beruf viele Aburten kennen lernte. Das Gefühl, Un-
recht erlitten zu haben, gibt zu sehr starkem und nachhaltigem und un-
nachgiebigem Widerstreit Anlass, das bei schon erschüttertem oder leicht
zu erschütterndem Seelenleben dann zu dauernden Seelenstörungen führen
kann, aber nicht zu führen braucht. Oft bildet ein Gegensatz zwischen per-
sönlichem Rechtsanspruch und dem gleichberechtigten einer anderen Per-
son oder einer höheren Einheit der Gesellschaft den Ausgangspunkt. Auch
der Querulant zeichnet sich oft durch die unerbittliche Logik seiner Be-
weisführung aus. Die Voraussetzungen prüft er nicht und lehnt es ab, sie zu
erörtern. Im erschöpfenden Seelenkampf treten dann logisch zu seinem
Kampf um das Recht Vorstellungen vom Verfolgtwerden und danach sich
ergebend auch Selbstüberschätzungsgedanken. Auch aus dem wissen-
schaftlichen Kampf um Theorien können bei den in ihn Hineingezogenen
leichte Zeichen von Querulantentum entstehen; jedenfalls wirken auf die
vielen Unbeteiligten mehr die Begründungen des Kampfes als eben wieder
die Voraussetzungen, daher behält oft der jeweils letzte Wortführer in ih-
ren Augen Recht.

[/74e] Bei längeren Fahrten zu Erholungszwecken können die Unter-
suchungen des Gepäcks auf verzollbare Dinge für die Vergnügungsreisen-
den an den Überwachungsstellen an der Grenze eine grosse Belästigung
werden. Bekanntlich wurden sie früher sehr verschieden gehandhabt, in
schnelleren Durchgangszügen meist sehr einfach und voller Verständnis,
an anderen Stellen zuweilen recht unbequem. Wenn an einem weniger be-
nutzten Grenzübergang ein sich langweilender Zollbeamter den mühselig
gut gepackten Koffer der Gattin in der Suche nach noch ungebrauchten
Schuhen bis auf die unterste Schicht herauswirft, und die ordentliche
Hausfrau nach dem ergebnislosen Fahnden in der kurzen Frist des Aufent-
haltes alles wieder einpacken muss, so vergisst sie ihm nie die Plage, und
auch dem Gatten nicht den falschen Reiseweg. Immer wieder fragt man
sich, ob der Aufwand an Personal, Zeit und Ärger das karge Ergebnis der
Durchsuchung lohnte, bei ehrlichen Reisenden, die gewissenhaft jede
Kleinigkeit melden, und nur dem Zöllner Mühen machen, oder bei schlauen
Hinterziehern, die, wenn es sich um wirkliche Werte handelt, gerissen ge-
nug sind, um durchzuschlüpfen. Für berufsmässige Schmuggler bedarf es
ja doch umfassender Fahndungen auf weite Sicht. Einst wollte ich meinem
Schwiegervater, der für Monate in den Dolomiten sass, eine Kiste der von
ihm bevorzugten Marmelade mitbringen, die ich sofort in Kufstein zur Ver-

*zollung anbot. Der überlastete Zöllner fragte, ob sie dem eigenen Ge-
brauch diene, und als ich es als Geschenk für einen anderen angab, schrie
er mich an, ich solle ihn endlich nicht weiter behelligen, dann sei es doch
zu eigenem Gebrauch. Immerhin kann man aus diesen Einzelerfahrungen
wieder eine allgemeine Betrachtung ableiten. Jede als drückend empfunde-
ne Überwachungsmassnahme fordert zu Hinterziehungen heraus. Diese
Folge wurde schon im Abschnitt über Epidemiologie hervorgehoben. Der
bekannte Statistiker Georg v. Mayr schildert humorvoll in seinem allgemein verständlichen Werk von 1877 "Über die Gesetzmässigkeit im Gesell-
schaftsleben" den ursprünglichen Widerstand der Bevölkerung gegen die
Volkszählungen. Man betrachtete sie "als indiskrete Eingriffe in persönliche Geheimnisse", als "eine widrige Last", als "den unerfreulichen Aus-
fluss einer unbegreiflichen Neugierde der höheren Regierungskreise", und
sah es "als eine Heldentat an, der Statistik durch wohlfeile Lügen ein
Schnippchen zu schlagen". Eine Zeitlang war es ein Reisesport, harmlose
Dinge wie Schokolade oder Zigarren durchzuschmuggeln. Mit grösserem
Aufwand von Ernst und Pathos verwarf vor etwa 70 Jahren der englische
Historiker Buckle in seinem einst viel gelesenen Werk über die Zivilisation
in England jede Gesetzgebung gegen den Schmuggel, da dieser nur die
Folge einer falschen Politik und nur durch diese erzeugt worden sei. Soweit eine Überorganisation bekämpft wird, ist er im Recht. Er übersieht
aber, dass schon das Bestehen einer Abwehr von Gesetzlosigkeiten ab-
schreckend wirkt und zu diesem Zweck schwer entbehrt werden kann. Die
Beseitigung von Widersinn in der Ausführung ist auch hier leicht und grossenteils gelungen.*

*[/74f] In den späteren Jahren, in denen wir als bejahrtes Ehepaar al-
lein, meist nach Pontresina reisten, benutzte ich meist die Hinfahrt, um
meiner Frau eine ihr bisher versagte, längst ersehnte, bedeutungsvolle
Stätte in behaglichem Zeitmass zu zeigen. Eines Jahres machten wir von
Berlin nach Basel den Umweg über Köln. Die porta westphalica von der
Bahn aus machte einen grossen , der mit genügender Musse von aussen
und unter Führung von innen besichtigte Dom in Köln einen mächtigen,
nachhaltigen Eindruck. Die Fahrt mit dem Rheingoldzug, der von Köln bis
Mainz nicht hielt, enttäuschte gerade durch seine Schnelligkeit die ge-
spannten Erwartungen der Gattin, eine Fahrt, die sie zum ersten Mal, ich
wiederholt und mit dem Schiff schon in jungen Jahren gemacht hatte.
Diesmal war es in wörtlichem Sinn eine Übereilung. Das nächste Ziel war
das im Ärztehaus so oft erwähnte, mir auch schon bekannte Davos. Wir
kehrten mittags in einem behaglichen, mittleren, der Jahreszeit entsprechend kaum halbbesetzten Sporthotel bei einer freundlichen und aufmerk-
samen Wirtin ein, welche das Haus, da der Gatte auswärts tätig war, gut
leitete. Als ich mich nach Tisch als Professor Dr. med. aus Berlin einge-
zeichnet hatte, überschüttete sie uns mit Liebenswürdigkeiten. Wir sollten
sofort unser freundliches Zimmer ohne Preiserhöhung gegen ihren besten
Salon tauschen, und auf den Abendtisch kam ein zusätzlicher Nachtisch*

von besonderer Kochkunst, trotz unseres Einspruchs. Die Plauderei am Abend erklärte uns die Gründe. Zu uns gesellte sich der frühere Seelsorger der Familie und väterliche Erzieher der in Zürich abwesenden beiden Töchter. Er war einer jener feingebildeten, kenntnisreichen und vielgereisten katholischen Priester voller Menschenkenntnis und Güte, deren Gespräche lange nachwirken, etwa 40 Jahre alt. Die älteste Tochter wollte, statt als Haupt später die Gaststätte der Eltern zu führen, Ärztin werden, und auch die jüngere Tochter hatte ähnliche Pläne, die Mutter stand auf der Seite der Töchter, und der priesterliche Freund, schon in höherer Stellung, war gerade deshalb eingetroffen, um die Mutter milde, aber nachdrücklich umzustimmen. Sie gedachte, mich als Helfer der Töchter auszuspielen. Bei meiner Unkenntnis der näheren Verhältnisse war Vorsicht geboten; trotz der schwerwiegenden, aber auf bekannter Linie sich haltenden Gründe des Geistlichen, dessen Persönlichkeit Vertrauen beanspruchte, durfte ich doch etwaige berechtigte Wünsche der mir unbekannten Töchter nicht gefährden; aber ich wusste nicht, ob sie begründet waren. Mir fiel ein nur wenige Jahre zurückliegendes Erlebnis ein, das ich jetzt erzählte. Nach einer dienstlichen [/74g] Besichtigungsfahrt sass ich beim Abendessen mit dem Regierungs-Medizinalrat des Bezirks zusammen. Er berichtete mir, dass seine einzige Tochter Medizin studieren wollte, während er sie zur Hausfrau bestimmt hatte. Sie kamen überein, dass er den Rat seines verehrten Lehrers, des Greifswalder Pathologen als entscheidend einholen sollte. Dieser habe nach gründlichem Bericht geantwortet: "Lassen Sie das Mädel nur ruhig Medizin studieren; die Konkurrenz heiratet alle weg." Ich sagte ferner, die Statistik zeige, dass ein grosser Teil der Mädchen das Studium vor der Vollendung abbräche und eine noch grössere Zahl nach der Prüfung heirate und nie ärztlich tätig werde. Leider habe ich später nicht mehr gehört, was aus der Tochter des Kollegen und jenen Wirtskindern geworden ist. Jedenfalls haben die Begegnung mit jenem Seelsorger und die von ihm ausgehenden Anregungen auf uns nachhaltiger gewirkt, als unsere Nachmittagswanderung durch das im Sommerschlaf liegende, fast menschenleere Davos.

[74 ff.] Sprachkenner interessiert vielleicht noch folgendes Erlebnis. Ich wollte vom Arntal, wo wir im Urgestein 14 Tage geweilt hatten, in die Dolomiten, Langkofel und Sellagruppe. Den langweiligen Teil durch das Ennebergtal durchfuhren wir im Stellwagen. Hier wird noch das Ladinische gesprochen, ähnlich dem Dialekt im Engadin. Mein Fahrtnachbar, ein Einheimischer, blätterte in einem kleinen Lexikon für Deutsch-Ladinisch, das ich mir ausbat. Es hatte Frageform. Die [/75] erste Frage, die ich las, lautete: "Hat der alte Mann Läuse? Ja, der alte Mann hat Läuse." Wir hielten uns nicht, wie geplant, im Gasthaus des Talendes auf, sondern betrachteten nur in der Kirche die Gemälde des im Ort geborenen Malers Rottonara. Danach gingen wir gleich weiter. So konnte mein Sohn am Abend auf der Höhe des Grödner Jochs auf ebener Wiese sein erstes Edelweiss pflükken.

- 75 -

erste Frage, die ich las lautete: "Hat der alte Mann Läuse? Ja, der
alte Mann hat Läuse." Wir hielten uns nicht, wie geplant, im Gasthaus auf, sondern gingen gleich weiter. So konnte mein Sohn am Abend
auf der Höhe des Grödner Jochs auf ebener Wiese sein erstes Edelweiss
pflücken.

Stadtratszeit.

Beherrscht von dem früher gekennzeichneten Wunsch, mit der
ärztlichen Tätigkeit Schluss zu machen, sass ich im November 1906
spät um Abend bei Referaten für ein ärztliches Wochenblatt. Kurz nach
zehn Uhr ging die Glocke, und ich erwartete wieder einmal einen Ruf zu
einer Mandelentzündung, die wohl schon seit zwei Tagen bestanden haben mochte, in weit entfernter Gegend folgen zu müssen. Aber ein Kollege, Mitglied der grössten Stadtverordnetenfraktion Charlottenburgs,
bat um eine Unterredung. Ein Stadtrat sei plötzlich zurückgetreten, ein anderer, das einzige ärztliche Mitglied des Magistrats, schiede durch Fortzug im nächsten Jahre aus. Da die sozialhygienischen Aufgaben der Stadt wüchsen, habe seine Fraktion in ihrer
heutigen Sitzung beschlossen, in Wahrung ihres Vorschlagsrechtes mich
in Aussicht zu nehmen. Ich hatte 48 Stunden Zeit zur Entscheidung.
Um Kommunalpolitik hatte ich mich nie gekümmert, kannte nicht die Namen und Aufgaben der Magistratsmitglieder und hatte vielleicht zu
3 - 4 Stadtverordneten persönliche Beziehungen. Parteipolitik war
ich überhaupt nie hervorgetreten. Ich hatte meine bestimmten Ansichten, baute sie aber auf naturwissenschaftlicher Grundauffassung auf
und lehnte für mich jede Bindung an ein bestimmtes deduktives Parteiprogramm stets ab, die Beurteilung von Fall zu Fall versperrte.
Ich war rasch zur Annahme entschlossen, und fragte meine Frau nach

Abb. 7: Faksimile der Manuskriptseite 75

Stadtratszeit

Beherrscht von dem früher gekennzeichneten Wunsch, mit der privatärztlichen Tätigkeit Schluss zu machen, sass ich im November 1906 spät am Abend bei Referaten für eine ärztliche Wochenschrift. Kurz nach zehn Uhr ging die Glocke, und ich erwartete wieder einmal einen Ruf in weite Entfernung zu einer Mandelentzündung, die wohl schon seit zwei Tagen bestanden haben möchte. Aber ein Kollege, Mitglied des Vorstandes der grössten Stadtverordnetenfraktion Charlottenburgs, bat um eine Unterredung. Ein ehrenamtlicher Stadtrat sei plötzlich zurückgetreten, ein anderer, das einzige ärztliche Mitglied des Magistrats, schiede durch Fortzug im nächsten Jahre aus. Da die sozialhygienischen Aufgaben der Stadt wüchsen, habe seine Fraktion in ihrer heutigen Sitzung beschlossen, in Wahrung ihres Vorschlagsrechtes mich als Stadtrat in Aussicht zu nehmen. Ich hätte 48 Stunden Zeit zur Entscheidung. Um kommunale Politik hatte ich mich nie gekümmert, kannte nicht die Namen und Aufgaben der Magistratsmitglieder und hatte vielleicht zu 3-4 Stadtverordneten zufällige persönliche Beziehungen. Parteipolitik hatte ich überhaupt nie betrieben. Ich hatte meine bestimmten Ansichten, baute sie aber auf naturwissenschaftlicher Grundauffassung auf, und lehnte für mich jede Bindung an ein Parteiprogramm stets ab, weil es nur die sachliche Beurteilung von Fall zu Fall versperrte. *Meine späteren Erfahrungen gaben mir Recht. Im gemeindlichen wie weiter im Staatsdienst fand ich oft Unterstützung gerade bei solchen extremeren Parteien von rechts und links, deren Parteiprogramm ich ablehnend gegenüber stand, und in allen Gesundheitsfragen, auf die ich meine Tätigkeit beschränkte, stets Einvernehmen über die Ziele; über den Weg zu ihnen entschied, zuweilen gegen Widerstände, zuletzt doch die Sachkenntnis.* Ich war rasch zur Annahme entschlossen und fragte meine Frau nach [/76] dem Weggang des Kollegen, ob sie in einigen Wochen Frau Stadtrat sein wolle. Sie erschrak und suchte nach dem Körperthermometer, aber im nächsten Monat wurde ich eingeführt. Die Zeit von 1906 bis zum Kriegsbeginn war die schönste und erfolgreichste meines Lebens. Aber hier gilt die Beschränkung auf Beobachtungen über das Verhalten anderer.

In dem an jedem Donnerstag zu vielstündiger Vollversammlung zusammentretenden Magistrat, der aus beamteten und ehrenamtlichen Mitgliedern bestand, sassen viele kluge und witzige Köpfe, ausserdem gab es Nachsitzungen und ein originelles Jahresfest zwischen Weihnacht und Neujahr mit überkommenen, streng eingehaltenen Gebräuchen. Im Jahre 1800 hatte ein Ratsherr des Städtchens Charlottenburg namens Weyher 200 Taler zur Vergebung der Zinsen an die jeweiligen Ratsherren zu gleichen Teilen hinterlassen. Andere Zuwendungen kamen allmählich dazu. Natürlich war das Kapital längst verbraucht, aber das Fest blieb. Jeder Neugewählte trug eine Summe bei, andere schenkten originelle Ausstattungs-

stücke für die Tafel oder stifteten den Festwein. Das jährlich einmalige
Fest liess nur die amtierenden Magistratsmitglieder zu. Der dem Dienstal-
ter nach Jüngste musste nach alter Sitte zu Beginn der Mahlzeit in Versen
des Stifters gedenken und mit dem Hoch auf den Oberbürgermeister enden.
Alte Gebräuche wurden eingehalten, aber mit Humor gewandelt. Wirkliche
und vermeintliche Dichter brachten Jahresübersichten, wobei die Schwächen eines jeden gutmütig verulkt wurden. Um Mitternacht gab es als besonderen Gang das angebliche derbe Lieblingsessen des Stifters, dann die
Weihnachtsbescherung. Danach wurde gezecht und geplaudert; den
Schluss des Festes habe ich nie erlebt.

Der gute Geist des Kollegiums wurde durch das Weyherfest nur besie-
gelt, er war durch den Willen aller Beteiligten gesichert; [/77] die Natür-
lichkeit, Menschenkenntnis, vornehme Gesinnung und der Humor des
Oberbürgermeisters [sc. Kurt Schustehrus] steigerten ihn. Er duldete keine
Bürokratie, Kleinlichkeit, Vergewaltigung der Überzeugung. Gegensätze
bei ernsten Fragen blieben nicht aus. Ich erinnere mich einer wichtigen
Verhandlung, bei der zwei Ansichten aufeinander prallten. Eine kleine
Mehrheit war dem Standpunkt des Oberbürgermeisters sicher. Gerade darum vertagte er die Abstimmung, um bis zur nächsten Woche die Sache erneut zu prüfen. Bei ernsteren Zusammenstössen verlangte er den Ausgleich
durch Aussprache im engeren Kreis, binnen 24 Stunden ohne Vermittler.
Er meinte, wenn er Anlass hatte, die Richtigkeit eines Vorschlags anzu-
zweifeln, eitel seien wir alle, aber wer sich von seiner Eitelkeit bestimmen
liesse, fiele herein. Bei Wahlen anscheinend gleich geeigneter Bewerber
bevorzugte er den Ortsangehörigen; dessen Fehler kenne man, der andere
erscheine nur besser, weil wir von seinen Fehlern nichts wüssten. *Als ein
etwas empfindlicher Dezernent sich über einen nächsten Mitarbeiter be-
schwerte, meinte er beschwichtigend, dass tüchtige Kräfte meist schwierig
seien.* [/77a] Wenn sachliche Angriffe in der Presse gegen die städtische
Verwaltung erschienen, so stand die Erwiderung oder Richtigstellung dem
städtischen Pressedienst zu, nicht aber einem einzelnen Angegriffenen.
Waren es aber persönliche Anzapfungen, so untersagte einmal der Oberbürgermeister, der diesmal selbst das Ziel war, jede Erwiderung. Man hatte
ihn, als ein grösserer städtischer Neubau geplant war, in etwas gehässiger
Stimmung als 'Oberborgermeister' angesprochen und behandelt; es fiel ihm
sicher nicht leicht, auf eine witzige Entgegnung zu verzichten. Er hielt
Schweigen für wirksamer. [77 ff.] Eine besondere Aufgabe hatte einer der
Würdigsten unter uns; er war der Bewahrer der Sanduhr und musste sie zur
rechten Zeit vor langatmige Redner stellen. Von der Gabe des Oberbürgermeisters, lachend zu leiten, könnte ich viel berichten. Ich beschränke
mich auf ein einziges Beispiel. Zu den unbesoldeten Stadträten gehörte ein
Eingeborener von Charlottenburg, der Gemeinde, die nur durch Zuzug
rasch zur Drittelmillionenstadt gewachsen war. Er war unter Mittelgrösse,
unansehnlich, sehr einfach, von Beruf Kammerjäger, damals etwa 60 Jahre
alt. Seine Art war echt, er war schlagfertig, in den Interessen der Gemeinde

bewandert, guter Ratgeber, warmherzig. Sein ganzer Sinn war Menschenliebe. Mit kleinen Ehrenämtern in der Armenpflege fing er an, sein gesunder Menschenverstand und Eifer liessen ihn bald höher bis zum [/78] Magistratsmitglied aufsteigen, wo er oft in der Armen- und Schuldeputation den Ausschlag gab. Er schuf die Ferienkolonien, leitete sie und setzte für sie eigene Heime durch. Er hätte als kleiner Rentner leben können. Aber er wanderte des Vormittags zu Fuss durch die Strassen mit seinem Köfferchen zur Vertilgung von Mäusen, Wanzen und anderem Ungeziefer. Als er 25 Jahre ehrenamtlich tätig war, beantragte der Oberbürgermeister für ihn den üblichen Orden. Da es haperte, ging er selbst zum Vortrag ins zuständige Ministerium. Dort wurde ihm vorsichtig angedeutet, dass der Orden für den Rentner, nicht aber für den Kammerjäger zu haben sei. Warum bliebe er denn als solcher noch tätig? Der Oberbürgermeister erwiderte lachend, das geschähe, damit der Magistrat sich nicht zu sehr mausig mache. Der Stadtrat starb in hohem Alter, nachdem er schon lange Ehrenbürger der Stadt geworden war.

[/78a] Schon bald nach dem Eintritt in den Magistrat lernte ich die mir neue Aufgabe kennen, durch das Wort die gestellte Aufgabe lösen zu müssen. Wer ein Vierteljahrhundert am Krankenbett Anordnungen zu treffen gewohnt war, hat gerade die knappste Redeweise als das hier wirksamere Verfahren gewürdigt und muss umlernen, als Redner wie als Hörer. Der Arzt rechnet mit dem Vertrauen der seine Weisungen erwartenden Kranken und auf den Gehorsam des Pflegepersonals. Das Wort als Mittel zur Übertragung einer Überzeugung muss aber anders gehandhabt werden, wenn man im stets zusammentretenden Kollegium seine Vorlagen als eingesetzter Vertreter besonderer Aufgaben zu begründen und zu verteidigen hat oder, wenn man als Leiter von Ausschüssen, in deren Hand die Entscheidung gelegt ist und die andere Interessen wahrzunehmen haben, in einer Art von Kampfstellung aufzutreten hat. Wieder anders ist die Haltung im grossen Parlament, wie ich später lernte. Die Reden werden hier der Öffentlichkeit übergeben, Geschriebenes bleibt, und jede Entgleisung wird gefährlich für Person und Sache. In allen diesen Lagen ist die Gabe zum schönen Sprechen, zu fortreissender Beredsamkeit, die sich bei akademischen Veranstaltungen oder feierlichen Anlässen betätigen mag, oft ein Nachteil; sie führt auch den Redner, der sich des Besitzes dieser Fähigkeit bewusst ist, leicht weiter fort, als ihm später lieb ist.

Die Redefähigkeit als Hauptmittel zum Erreichen von Zielen muss an Vorbildern geübt und erlernt werden. Dazu kommt, dass jede Persönlichkeit besondere Gewohnheiten des Sprechens, automatisch stets wieder gebrauchte Satzbildungen und kennzeichnende Mitbewegungen hat, die in häufig zusammentretenden Kollegien den Mittätigen bald bekannt werden und dann mit komischer Nebenwirkung am jeweiligen Redner haften bleiben. Mir sind Fälle bekannt, in denen ständige Redner in führender Stellung an Schallplatten und im Spiegel, wie Berufsschauspieler, ihre Art zu reden sich selbst wahrnehmbar machen, um die Fehler auszumerzen, dass sie so ihre Hauptwaffe und deren Anwendung schärften.

[/78b] Jeder Vertreter einer Aufgabe, die er durch das Wort auch im Kampf mit Gegnern {sich} durchsetzen soll, muss schlagfertig sein, er tut gut, die Widersacher kennen zu lernen, um ihre Gegengründe voraus zu wissen, und sie je nachdem schon in seiner ersten Ausführung vorweg zu widerlegen oder die Entgegnung bereit zu haben. Wie in jedem Kampf wirkt die Entwaffnung vor dem Zusammenprall oft mehr als die Stärke der eigenen Waffen. Aber alles kann man nicht voraussehen, und gerade das logisch zu Erwartende erfolgt nicht immer, sondern der Gegenschlag kommt von ganz anderer Richtung. Bei der Antwort muss man während des einen gesprochenen Satzes schon den nächsten Gedanken formen, man muss dazu Zeit gewinnen und muss daher stets Zwischensätze bereit haben, die nichts sagen und automatisch eingeschaltet werden. Das war der erste Ratschlag, den ich von einem geschulten und abgehärteten Kollegen im Magistrat erhielt und durchgehend später von den meisten Parlamentariern beachtet fand.

Aber der Missbrauch dieses Rates kann zum Laster werden. Es gibt Redner, nicht nur dort, wo die Rede das Hauptmittel wird, sondern mehr noch im Alltagsleben, {wenn die} [sc. deren] Ausführungen zur Hälfte und mehr aus diesen typischen Einschachtelungen von nichtssagenden Redensarten bestehen. Das wird für den rasch den Kern erwartenden Hörer zur Qual. Verschärft wird sie noch dadurch, dass jeder Zeitabschnitt auch von kurzer Dauer Redensarten prägt, die mit der Schnelligkeit einer rasch durch Ansteckung sich verbreitenden Epidemie vom Mund über das Ohr zum nächsten Mund gehen, und dann in den ruhigen Stunden der Nacht marternd wieder auftauchen. Meist sind es banale Satzverlängerungen; oft wird der, der sie einmal übernommen hat, sie nie wieder los, und sie sind so mit ihm verbunden, dass sie im Munde anderer seinen Eigennamen verdrängen, wenn man von ihm reden will, wie z.B. "Herr Meines Erachtens". [/78b2] In meiner letzten Schulzeit sammelte ein witziger älterer Verwandter solche Redensarten von Leuten aus unserem Kreise und trug sie gern vor; bald übernahm er sie in den eigenen Sprachschatz und schliesslich auch wir Hörer. Eine von mir sehr geschätzte langjährige Mitarbeiterin war pessimistisch und hatte oft Anfälle von Weltschmerz über die Schlechtigkeit der Menschen; sie konnte sie nur durch längere Aussprachen zur Entspannung bringen, und ich musste oft als Hörer dienen. Die Übergänge füllte sie stets mit dem empörten Satz aus: "Man findet keine Worte". Und dann klagte sie endlos weiter an.

[78b ff.] Schliesslich werden die Redensarten zur Massenerscheinung und rauben ein gutes Teil der Arbeitszeit. Während meiner ganzen Amtstätigkeit sah ich es daher als eine schöne Aufgabe der Ruhezeit an, als Ergänzung der Stenographie eine <u>Stenologie</u> für Redner auszuarbeiten. Statt

des "wie ich schon mehrfach die Ehre hatte auszuführen" könnte ein NB gesetzt, statt des "und um nunmehr zum Schluss meiner Ausführungen zu gelangen" ein SA, statt des "wenn ich jetzt auf den letzten Satz meines Herrn Vorredners eingehe, so kann ich nur sagen, dass" genügt etwa ein "Sum", und zwar, wenn es ein Fraktionsgenosse war, mit vorherigem Plus, wenn ein Gegner, mit Minus.

Statt des hier wörtlich aus einer Quelle abgeschriebenen Satzes: "Wie erklärt sich also die merkwürdige Erscheinung, dass? ... Meine Antwort lautet:" könnte es einfach etwa heissen: "Bumm". Und dem folgt die kurze Tatsache. Manche parlamentarische Rede [/78c] würde dann in einem Viertel der Zeit gehalten sein, manches Gesellschaftsgespräch an Inhalt gewinnen. In den Unterhaltungen mit meinem Sohn hatten wir beide schon einige Übung in der Stenologie. Aber ich fürchte doch den Misserfolg bei Hervortreten mit diesem Gedanken, und deshalb beschäftigte ich mich im Ruhestand nicht weiter mit der Ausarbeitung eines Systems.

Bei schriftlichen Vorlagen oder bei dem Einreichen von Aufsätzen zur Veröffentlichung kann die oben prüfende Stelle etwaige Zwischenschaltungen, die dort immer entbehrlich sind, einfach streichen. Doch hielt mein erster Oberbürgermeister [sc. Kurt Schustehrus] streng darauf, dass jede sachliche Begründung lückenlos und ohne Überspringen von gedanklichen Zwischengliedern der Beweisführung erfolgen müsse. Bei Berechnungen in den Vorlagen durfte nicht nur Ansatz und Ergebnis mitgeteilt, sondern die ganze, auch elementarste Berechnung musste genau wiedergegeben werden. Er rechnete mit der Flüchtigkeit vieler Stadtverordneter, die sich in überflüssiger Fragerei auswirkte.

[78 ff.] Häufigen Ärger bereiteten mir die Wahlvorschläge. Aber es gab dabei auch komische oder des Spottes werte Erlebnisse. Die Vorprüfung und der Bericht im Ausschuss und im Magistrat standen dem Fachdezernenten bei den kleineren Posten zu. Seine Vorschläge waren von grosser Bedeutung. Auch die Mitglieder der zuständigen Ausschüsse konnten die Vorstellung der Bewerber verlangen, in jedem Falle beanspruchten sie im Vortrag genaue Auskünfte. Der Magistrat hielt sich bei diesen kleineren Stellen fast stets an die Vorschläge des Ausschusses, schon weil Abweichungen auch Anstoss erregten. Die grösste Aussicht hatte der vom Ausschuss dem Magistrat an erster Stelle Vorgeschlagene. Nur bei den wichtigen Stellen behielt der Magistrat sich die Lenkung der Wahl auch im Ausschuss nach sehr gründlicher, eigener Prüfung vor und wahrte sich die Freiheit der [/79] letzten Entscheidung. Die Regelung wäre vorbildlich gewesen ohne das Gönnertum, die leidige Sucht Einzelner, ihre Günstlinge, wohl auch Parteigenossen, zu bevorzugen und die Wahlen zu beeinflussen, statt in aller Interesse nur den Geeignetsten herauszufinden. *Diese Sucht war übrigens in dem kleineren Charlottenburg viel geringer als damals in der Berliner Verwaltung.*

Gleich zu Beginn meiner Tätigkeit sollte ein Stadtarmenarzt gewählt werden. Die Stellen waren als Sprungbrett bei jungen Ärzten zur Praxis und zum Erlangen von Beziehungen gesucht. Wir hatten im Kollegium aus älterer Zeit ein Mitglied als ehrenamtlichen Stadtrat, ein Opfer unfreiwilliger Komik. Auf ihn fielen beim Weyherfest die derbsten Spottverse. Er war als Bankier jung zu Vermögen gekommen, gab allenfalls guten Rat in formalen Finanzfragen, stöberte auch in den Steuerlisten dem Besitz der Kollegen nach und wusste darüber genau Bescheid. Seinen unfreiwilligen Witz kennzeichnet folgendes Erlebnis, dessen Opfer diesmal ich war. Ich traf eines Pfingsten den Kollegen in einer Universitätsstadt Westdeutschlands und stellte den dort studierenden Sohn vor. Nach der Rückkehr sagte der Kollege mir Schmeicheleien. Es habe ihn sehr gefreut, meinen Sohn [sc. Werner K. Gottstein] kennen gelernt zu haben. Er sähe sehr intelligent aus, übrigens habe er mit mir gar keine Ähnlichkeit. Jetzt vor der Wahl traf er mich auf der Strasse. "Hören Sie Kollege, um die Armenarztstelle bewirbt sich der Bräutigam einer Nichte. Bitte sehen Sie zu, dass er auf die Vorschlagsliste kommt." Ich bat ihn, mir den Namen nicht zu nennen. Sei er unter den drei Geeignetsten, so würde ich mich freuen, ihn vorschlagen zu können. Er sah mich lange nachdenklich an, dann sagte er wörtlich: "Kollege, Sie haben recht. Sie denken, <u>Geld</u> können Sie Ihrem Sohn nicht hinterlassen, so wollen sie ihm <u>wenigstens</u> einen anständigen Namen vererben." [/79a]

Gegenüber der Hemmungslosigkeit dieses Mannes war Vorsicht geboten. Nur in einem Sonderfall war er gut zu gebrauchen. Bei mancher neuen Planung war es erwünscht, schon während der vorbereitenden Schritte die Aufmerksamkeit massgebender und sachverständiger Stadtverordneter auf sich zu lenken. Aber es war noch nicht angebracht, sie amtlich in Kenntnis zu setzen. Man ging dann zu jenem Schreckenskind, trug ihm mit der dringenden Bitte strengsten Stillschweigens die Sache vor und erbat von ihm als alt erfahrenem Mann Rat und die eigene Meinung. Man war dann sicher, dass spätestens in einer halben Woche der, auf den es ankam, etwas davon erfuhr, und dann selbst sich weiter vertraulich an der rechten Stelle unterrichtete.

Bei der sehr wichtigen Wahl eines [/80] dirigierenden Arztes am grossen Krankenhaus gab es lange Vorbesprechungen und Bewerbungen wie Besuche bester Kräfte aus ganz Deutschland. Der Magistrat wünschte nach den grossangelegten Auffassungen des Oberbürgermeisters einen Mann, der nicht nur als Leiter der Anstalt gleich seinem Vorgänger auf der Höhe stände, sondern wie dieser auch Berater der Ärzte der Stadt, am Krankenbette der Bürger, und Lehrer des Nachwuchses sein solle. Einige Stadtverordnete und Magistratsmitglieder kämpften auch jetzt für Günstlinge. Aber auf die Vorschlagsliste kam auch nicht einer der Begönnerten, darunter tüchtige Männer, aber dieser Aufgabe nicht voll gewachsen. Die Vorschläge des Ausschusses wurden durch die Zukunft bestätigt, zwei der Genannten wurden später hervorragende Universitätslehrer und Gründer grosser Schulen. Im Magistrat gab es heftige Kämpfe, deren Ziel ich als Berichterstatter und Auskunftgeber wurde. Vor allem wurde bemängelt, dass kein einziger Grossberliner auf der Liste stand. Später, als der Sturm verbraust war, konnte ich darauf hinweisen, dass der Auschuss noch viel parteiischer gewesen sei; nur Bewerber mit zweisilbigen Vornamen seien auf die Liste gesetzt worden. Der Magistrat verwarf alle Vorschläge, prüfte erneut, und sein Ausschuss schlug dann einen einzigen Mann vor, der seine Bewerbung früh zurückgezogen hatte, weil er sich einem Kampf nicht aussetzen wollte, und darum überhaupt nicht auf die Liste gekommen war. Er wurde ohne Erörterung einstimmig gewählt. *Er [sc. F.-C. Bessel-Hagen] erwarb sich den Ruf eines der ersten Kliniker Deutschlands; der Stadt wurde er ein hervorragender Anstaltsleiter.*

[/81] Bei der Besetzung der auf meinen Antrag neugeschaffenen Stelle eines Schulfacharztes traten die Vertreter der stärksten Fraktion für einen leidlich tüchtigen Facharzt ein, aber nur, weil er Vorsitzender eines Bezirksvereins ihrer Partei war, also von Einfluss auf Stadtverordnetenwahlen. Die Magistratsvertreter im Ausschuss waren für einen besser vorgebildeten und in Schularztgeschäften schon bewährten Bewerber, von ihrer Seite fehlte ein Mitglied und so kam er an die zweite, der Kandidat der Stadtverordneten an die erste Stelle der Vorschlagsliste. Ich trug im Magistrat streng sachlich die Namen in der vom Ausschuss beschlossenen Reihenfolge vor; der Magistrat hatte an der Personenwahl geringes Interesse, und so meinte der Oberbürgermeister [sc. Kurt Schustehrus] nur, wen ich für den Geeignetsten hielte. Ich nannte Nr. 2, der Leiter fragte, ob widersprochen wurde, erklärte die Wahl für beendet und rief den nächsten Punkt auf. Die Unterlegenen, vor allem ein Arzt[evtl. J. Moses? B. Chajes?], dessen noch später gedacht werden wird, rächten sich. - Schon lange hatte der dirigierende Arzt der Infektionsabteilung über den veralteten Zustand und die Überfüllung geklagt, der staatliche Aufsichtsbeamte, der Kreisarzt, mit dem ich gut zusammenarbeitete, um baldige freiwillige Abhilfe gebeten, da er sonst eingreifen müsse. Der Plan eines neuen Pavillons für ansteckende Krankheiten war so weit fertig, um den Stadtverordneten vorgelegt zu werden. Auf den Bericht meines Gegners aber wurde jetzt der Bau als entbehrlich abgelehnt. Nach meiner Niederlage fragte mich der Vorsitzende der zweitstärksten Fraktion nach meinen weiteren Absichten. Ich lachte und verwies auf die mit Gewissheit zu erwartenden Schritte des Kreisarztes, der nur mit Rücksicht auf mich nicht schon längst eingegriffen habe. Darob grosse Bestürzung. Man verlangte aber jetzt den Bau eines Doppelpavillons, *weil die frühere Forderung angeblich nur abgelehnt wurde, weil sie nicht ausreichend gewesen wäre.* Der Magistrat stimmte zu, der Plan [/82] wurde vom Stadtbaurat mit ganz neuen, praktischen Absonderungseinrichtungen durchgeführt. Diesmal berichtete ein anderer Stadtverordneter. Der neue Doppelpavillon wurde die ersten Jahre noch nicht ausgenutzt, leistete aber dann im Kriege sehr gute Dienste.

Zum Ersatz der zu klein gewordenen Volksbadeanstalt sollte ein grosser Neubau errichtet werden. Der im Amt noch junge Baurat [sc. H. Seeling] war ein berühmter, gedankenreicher Architekt und besonders als Theaterbauer weit bekannt. Eine Badeanstalt hatte er noch nicht erbaut, auch ich war hier Neuling. Vorbilder in Berlin bestanden nicht, im Badewesen war die Weltstadt, die erst später nachholte, recht rückständig. Wir studierten eifrig, eine Besichtigungsfahrt sollte der Planung vorangehen. Den Reiseweg arbeitete ich aus, er erstreckte sich auf Süd- und Westdeutschland. Vier Vertreter des Magistrats und fünf der Stadtverordneten wurden ausgewählt, an der Spitze als Leiter der zweite Bürgermeister. Der Bau sollte des reichen Vororts und der Lage im besten Stadtteil an der Grenze von Berlin würdig ausgestaltet werden, *aber nicht zu viel kosten*. Es war kurz nach Pfingsten und die Reise ging von Frankfurt a. M. aus über Heidelberg, Karlsruhe, Baden-Baden, Stuttgart nach München, der Stadt, in der die besten Vorbilder zu erwarten waren. In Nord- und Mitteldeutschland war nicht viel zu sehen, Köln und Nürnberg planten erst. Wir nahmen auch jede Gelegenheit mit, anderes Nützliche zu schauen, der Bürgermeister hielt streng darauf, dass an jedem Abend alle Beobachtungen in gemeinsamer Sitzung aufgezeichnet wurden, aber es blieb Zeit auch für die Natur im Pfingstglanz oder für das Heidelberger Schloss. In Stuttgart wurden wir einen halben Tag früher fertig, wir fuhren schon nachmittags nach München, wo wir [/83] abends abstiegen. Von uns waren sechs alte Akademiker, und den Bürgermeister, der zum früheren Aufbruch gedrängt hatte, trieb es sofort in eines der grossen Bräue. Für diese Wahl war ich weniger zuständig, und bessere Kenner entschieden sie. Jedenfalls wählten sie gut, und die Stimmung aller schlug ins Burschikose über. Da am nächsten Tage Magistratssitzung war, wurde ein lustiges Telegramm beschlossen, und ich zum Verfasser bestimmt. Wir telegraphierten am frühen Morgen die am Vorabend im Bräu gebilligten, schlechten Verse:

Unsre Bäderreise
Fordert hohe Preise
und wir können nicht nach Haus zurück,
Sind in grossen Nöten,
Schickt uns mehr Diäten
Unterzeichnet: Matting, Gottstein, Klück.

Der erste war der Bürgermeister, der letzte ein Stadtverordneter. Der Bürodirektor soll das Telegramm sehr bedenklich übergeben und darauf hingewiesen haben, dass Überschreitungen bewilligter Ausgaben nur durch Beschluss der Stadtverordneten zulässig seien. Der Oberbürgermeister lachte und veranstaltete eine Sammlung unter den Kollegen. Am Nachmittag fand der Bürgermeister nach der Rückkehr von unserer Tagesarbeit zwei Telegramme vor. Das erste lautete:

Ja Ihr sollt es haben,
Um Euch dran zu laben,
Wir bewilligen es mit nassem Blick,
Jedem fünfzig Pfennig,
Das ist nicht zu wenig
Und Ihr kommt vernünftig dann zurück.

Das zweite enthielt eine Anweisung auf Mk. 4,50. Sie wurden eingelöst. Am Abend gingen wir in die Weinstube des Rathauskellers und bestellten für die Summe eine Flasche Moselwein, der eine Anzahl weiterer folgte. Wir lachten viel. Vom Schluss weiss ich nur, dass auch der Liftbursche, der uns nach unseren Zimmern fuhr, lachte. Es war 1912.

[/84] Nach der Rückkehr wurde erst ein langer, gründlicher Bericht verfasst, im Ausschuss vorgetragen und beraten. Dann wurde geplant, Entwürfe wurden gemacht, geändert und wieder beraten. Darauf wurde die Magistratsvorlage ausgearbeitet. Inzwischen kam der Krieg, und der Bau wurde nie ausgeführt. Heute stehen auf dem Gelände Privathäuser und grosse, weltstädtische Vergnügungsstätten.

Der Verkehr mit den Stadtverordneten in gemeinsamer Arbeit war ein sehr angenehmer. Vorfälle, wie die bei den Wahlen geschilderten, waren Ausnahmen. Den Beschlüssen in der Vollversammlung gingen lange, gemeinsame Beratungen in den gemischten Ausschüssen voraus; in beiden Lagern sassen gute Sachverständige, die Erfolge waren nie das Werk eines Einzelnen, sondern das Ergebnis gemeinsamer Arbeit. Man begegnete sich häufig, auch Festsitzungen fanden mehrmals im Jahre statt. Freilich wurden die durch die Städteordnung festgesetzten Zuständigkeiten von Magistrat und Stadtverordneten streng und buchstäblich gewahrt.

Das gute persönliche Verhältnis zwischen Magistrat, Fraktionen und Personen hinderte natürlich nicht, dass auf der Rednertribüne Kämpfe ausgefochten werden mussten. Es gab Oppositionsparteien, Klagen aus der Bürgerschaft, Angriffe der Ortspresse oder an sie eingesandte Beschwerden über tatsächliche oder vermeintliche Missstände und Missgriffe. Diese Kämpfe dienten oft der Aufklärung, waren nie persönlich und gehässig und taten der Freundschaft keinen Schaden, aber sie wurden ernst, sachlich, nicht als Scheinfechtereien durchgeführt, wenngleich oft witzig oder satirisch.

Wir hatten als unbesoldeten Stadtrat einen bedeutenden früheren hohen Staatsbeamten. Wir waren stolz [/85] darauf, dass dieser ausgezeichnete

Mann, dessen Namen heute noch eine Strasse führt, uns beriet. Einmal vertrat er in der Vollsitzung den behinderten Dezernenten und hatte gleich eine Frage über irgend eine plötzliche, unliebsame Verkehrsstörung zu beantworten. Die vom Redner der Opposition begründete Frage begann mit den Worten: "Weiss der Magistrat, dass usw." Dieser Stadtrat begann seine Auskunft, indem er seine schon etwas brüchige Stimme steigerte, mit den Worten: "Der Magistrat weiss alles." Und dann kam seine befriedigende Antwort. Auch ich konnte zweimal Anfragen dieser Art scherzend erledigen. Der Sprecher der Opposition geisselte unsere Gesundheitspolitik als unzureichend und von denen anderer Grosstädte überholt. Durch einen besonderen Zufall konnte ich ihm aus der Frankfurter Zeitung des Vortages, die eben vor der Sitzung in meine Hände gekommen war, vorlesen, dass der Vorsitzende derselben Fraktion in einer süddeutschen Hauptstadt, ein Professor der Volkswirtschaft und anerkannter Kommunalpolitiker, vor wenigen Tagen die gleichen Vorwürfe gegen seine Gemeinde erhoben und dabei Charlottenburg als nachahmenswertes Vorbild hingestellt habe. Eines Februartages wurde kurz vor der Sitzung eine ernstere Anfrage der Opposition vervielfältigt verteilt. Dem Gesundheitsdezernenten wurde vorgeworfen, dass er die Volksbadeanstalt am letzten Sonnabend des Januar geschlossen und dadurch der Benutzung durch die Arbeiter entzogen habe. Es wurde Einspruch erhoben und verlangt, dass dieses Ereignis sich nie wiederholen dürfe. Der Vorsitzende der grössten, hinter dem Magistrat stehenden Fraktion trat vor der Sitzung schonend am mich heran, deutete aber an, wie peinlich diese Frage, die in gesundheitliche Notwendigkeiten des Arbeiters eingriffe, seinen Freunden sein müsse, und dass ich hoffentlich [/86] gute Gründe haben werde. Er hatte ganz übersehen, dass der Geburtstag des Kaisers, an dem alle öffentlichen Einrichtungen der Stadt zu schliessen waren, auf diesen Sonnabend gefallen war. Der Begründer der Anfrage ging ja auch nur gegen die Geburtstagsfeier vor, natürlich ohne sie zu nennen, er schilderte grell allein die gesundheitlichen Folgen. Auch ich verwies kurz nur darauf, dass ich in der Befolgung eines Gemeindebeschlusses gehandelt hätte. Zusicherungen über zukünftiges Verhalten hielte ich für verfrüht, da die nächste gleichartige Entscheidung erst in elf Jahren zu erwarten sei. *Sechs Monate später begann der Weltkrieg, nach dem der Kaiser abdankte.*

Meine Haupttätigkeit bestand in der Verwaltung aller Einrichtungen der Stadt für Kranke und gesundheitlich Gefährdete, der Arbeit für ihre Erhaltung und Erweiterung und der Sorge für ihre zweckmässige Zusammenarbeit. Dadurch konnten alle Berichte an einer Stelle vereint und jede Störung sofort zur Kenntnis gebracht werden. Die Zusammenarbeit mit der staatlichen Gesundheitsbehörde war gesichert, und man half sich gegenseitig. Auch die private freiwillige Wohlfahrtspflege, die durch den Gemeinschaftssinn führender Frauen gut ausgebildet war, wurde nie ausgeschaltet, sondern erhalten und gefördert, die Leiterinnen namentlich in der Säuglings- und Jugendfürsorge ehrenamtlich in den städtischen Dienst einbezogen und ihnen das Wahlrecht für Angestellte, auch die Säuglingsärzte, eingeräumt. Eine verdienstvolle Organisatorin [sc. A. Fürstenberg] stand an der Spitze der von ihr errichteten Schule zur Ausbildung der Wohlfahrtspflegerinnen. Sie gründete mit städtischer Unterstützung und Arbeitsbeteiligung Jugendheime, Schulhorte für die schulfreie Zeit, bildete Leiterinnen als Schulhortlerinnen aus, und organisierte im städtischen Auftrag die Speisung der Schulkinder. Sie war unermüdlich tätig, voll von neuen Plänen, die sie [/87] gut begründete; Schwierigkeiten überwand sie zuletzt durch Tränen. Sie unterstand dem Wohlfahrtsamt, aber die Grenzen zum Gesundheitsamt waren flüssig. Nur einmal gab es mit diesem einen Zusammenstoss. Das Gesundheitsamt hatte schon sehr früh in der Schulgesundheitspflege Schwestern angestellt, die auch Familienbesuche machen durften, sonst aber dem Schularzt unterstanden und bei seinen schriftlichen Arbeiten halfen. Da die Schulärzte nicht behandelten und die Ausführung der von ihnen angeordneten Behandlung auf oft beklagte Schwierigkeiten stiess, wurde diese Einrichtung notwendig. Gleichzeitig und unabhängig schuf Stuttgart, wo schon Familienbehandlung durch die Krankenkassen bestand, etwas ähnliches, andere Städte folgten allmählich nach. Die Schulschwestern erfüllten berufsgeübt und schlicht ihre Aufgaben, führten die Kinder zum Arzt, sorgten für Ausführung der Verordnungen, hielten die Verbindungen mit anderen Wohlfahrtseinrichtungen offen und berichteten über etwaige gesundheitliche Misstände in den Familien der Schulkinder. Erst nach Jahren beanspruchte die Vorsteherin der Hortlerinnenschule diese Stellen für ihre Schülerinnen. Es waren dies meist theoretisch sehr gut ausgebildete Damen, häufig aus begüterten Häusern, sie hatten guten Willen, auch dem Schularzt zu helfen, aber ihre pflegerische Ausbildung war nicht ausreichend. Ich unterlag mit meinem Widerstand. Die Hortlerinnen ersetzten die Schwestern. Ich musste ihre Mitarbeit bei der Bekämpfung der Läuseplage in den Mädchenschulen verlangen, denn wenn die Schwester ein Kind auf der Hautkrankenstation hatte entlausen lassen, kam es nach einigen Wochen wieder befallen in die Schule, wenn nicht Mutter und Schwestern zuhause ebenfalls behandelt wurden. Zur Überwachung verlangte ich wie bisher regelmässige Berichte über den Stand der Verlausung in den Mädchenschulklassen. [/88] Es war nach langem Sträuben zugestanden. Aber ich bekam bald nur noch Fehlanzeigen. Sobald die Hortlerinnen mitarbeiten mussten, galt die Läuseplage in den Charlottenburger Mädchenschulen als vollständig und dauernd beseitigt. Ich musste schliesslich für die Teilaufgabe neue untergeordnete und nicht leicht zu findende Kräfte einstellen.

Im Herbst 1913 gab es eine Missernte in Kartoffeln, und da ein Rad ins andere greift, traten Preissteigerungen anderer Nahrungsmittel ein. Laute Klagen erhoben sich gegenüber Mängeln, die verglichen mit denen späterer Jahre sehr gering waren. Ich beanspruchte und bekam die Volksernährung für mein Dezernat. Darum behielt ich sie auch während des Weltkrieges zuerst ganz, später nach seinem Anwachsen in grossen Teilen. Ich besuchte im Winter vor dem Kriege die Seefischmärkte in Altona, Geestemünde, Cuxhafen[!], verschaffte mir Verbindungen und gründete einen städtischen Seefischmarkt, der ausreichend preiswerte Ware lieferte, sich erhielt und darum nicht durch den städtischen Haushalt zu laufen brauchte. Wermuth, der Oberbürgermeister von Berlin, dessen letztes Ziel es immer war, alle Gemeinden um Berlin mit diesem zu einer Einheit zusammenzufassen, organisierte zusammen mit den Vororten Fleischeinkäufe in Polen. Sie waren billig, verhinderten Preistreibereien, wurden aber ohne Lockmittel nicht aufgenommen. Aber uns war der Fleischankauf eine gute Vorschule für die späteren, viel schwereren Aufgaben. Da die städtischen Einrichtungen ungenügend waren, und die uns zugewiesenen Mengen abgesetzt werden mussten, wurden erst die Fleischer der Stadt beteiligt, unter der Bedingung der räumlichen Trennung der Ware verschiedener Herkunft. Aber es war gar nicht zu verhindern, dass die wertvollsten und besser ausgefallenen Stücke zum teureren einheimischen Fleisch wanderten. Später mussten also in der städtischen Freibank [/89] mit Hilfe des dortigen Personals mehrmals in der Woche richtige Fleischmärkte mit klein ausgewogenen Mengen stattfinden. Meine Sekretäre unterstützten mich willig, und ich überwachte das Einspielen. Meine Abteilung beschäftigte sich einen grossen Teil der Woche nur noch mit dem Fleischkleinverkauf. Spätabends wurde ich in der Wohnung an den Fernsprecher gerufen. Man fragte, ob ich der Stadtrat sei, der mit Fleisch handelte. Sie sei Frau Assessor, habe morgen Gäste und wünsche ins Haus 3 Kilogramm Rinderfilet bester Beschaffenheit, andernfalls Rückgabe. Ich erkannte die Stimme meiner witzigen Schwägerin und antwortete entsprechend. Aber ich war froh, dass die Lage sich bald besserte und der städtische Markt einging. So aufgezogen war die Massnahme verfehlt.

Kurz vor Kriegsausbruch war eine Tagung des Vereins für Schulgesundheitspflege in Stuttgart, die ich, da ich dort einen Bericht zu erstatten hatte, besuchen musste. Ich veranlasste den neuen Bürgermeister als Vorsitzenden der Schuldeputation zur Teilnahme. Im Anschluss daran wollten wir die nahe Anstalt für knochenkranke Kinder in Rappenau besuchen, da uns eine grosse Summe als Stiftung für einen ähnlichen Zweck zugefallen war. Wir kehrten im kleinen, netten, im Pfingstgrün liegenden Solbad Rappenau im Neckartal ein. Ich wies mich als Sanitätsrat aus. Der Wirt war von grosser Liebenswürdigkeit, wir bekamen die besten Zimmer mit Aussicht auf den Garten voll alter, blühender Akazien, und sorgsamste Verpflegung. *Es wurde in dieser Umgebung ein herrlicher Sommerabend im Garten.* Ich hatte ein Erlebnis früherer Jahre in Davos benutzt. Ich hatte mit meinem Sohn eine Wanderung durch das Prättigau hinter mir und wollte in Davos nur eine Nacht zubringen, um am nächsten Morgen den Marsch über Flügelapass durchs Unterengagin nach Sulden anzutreten. Der Portier des guten Gasthofs bedauerte, nur ein sehr kleines Zimmer im Höchstgeschoss [/90] frei zu haben. Im Speisesaal trug mich mein Sohn als Stadtrat ein, und ich ersetzte das durch Sanitätsrat. Eine Viertelstunde später meldete der Portier, dass gerade eben zu seiner Freude ein besseres Zimmer freigeworden sei, unsere Sachen seien schon dahin befördert. Ich habe von Titeln nur bei solchen Gelegenheiten Gebrauch gemacht. In vollen Gasthäusern an Orten mit Einrichtungen für Kranke oder Erholungsbedürftige ist das aber sehr nützlich.

Krieg und Kriegsernährungsaufgaben

Nur anfangs, bei gesteigertem Vaterlandsgefühl, wurden wir Opfer von Schüttlern und anderen Schwindlern, die von Kriegserlebnissen sprachen, ohne sie gesehen zu haben. Auch gläubige Gemüter kamen bald dahinter, und wirkliches Leid verlangte schnell unsere Hilfe. Der als unabkömmlich erklärte Leiter der inneren Station unseres grossen Krankenhauses [sc. Ernst Grawitz] und ich erwarteten nach den Erfahrungen früherer Kriege im Spätsommer 1914 schwerere Seuchenausbrüche und sorgten ernstlich vor. Schon nach wenigen Wochen kamen Transporte Ruhrkranker aus Ostpreussen, alle Altersstufen waren vertreten, darunter sehr viele Jugendliche. Sie füllten einen Pavillon und boten meist das Bild schweren Verfalls; wir sahen unsere Befürchtungen übertroffen. Aber schon am übernächsten Tage sass die Mehrzahl vergnügt im Bett, und sie verzehrten, was irgend gestattet war. Nur [/91] der überlange Transport hatte sie erschöpft. Es war eine Anfangserscheinung, welche bald berücksichtigt wurde. Wieder hatten vaterländisch gesinnte, aber auch ehrgeizige Frauenvereinigungen mit hochstehender Schirmherrschaft zahlreiche Hilfslazarette in nicht immer geeigneten Räumen, und meist mit unzureichender ärztlicher Versorgung errichtet. Sie nahmen die Insassen der ersten Verwundetenzüge für sich allein in Anspruch; die geräumten, gut eingerichteten Pavillons des städtischen Krankenhauses standen leer. Als dann schwere und schnelle Eingriffe in den Hilfsanstalten erforderlich wurden, sollte stets der Chirurg des Krankenhauses bei Tag und Nacht einspringen. Bald verzichteten sie bei neuen Transporten auf die schweren Fälle, überliessen sie dem städtischen Krankenhaus, und dieses dafür den Hilfsanstalten die häufigen Besuche der Damen des Hofes und der höheren Gesellschaftskreise.

[/91a] Damals kam in Umwandlung eines Verses aus der Glocke der Reim auf: "Da werden Weiber zu Hygienen und treiben mit Entsetzen Sport". Satiren sind zur Bekämpfung von Übertreibungen sehr nützlich; hier gingen sie fehl. Gewiss, es gab Mitläufer aus Betätigungsdrang, aber ohne genügende Eignung, darunter werden auch Wichtigtuer gewesen sein, die sich vordrängten. Aber beide Geschlechter waren daran beteiligt. In so ernster Lage ist die sich ergänzende und gleichwertige Zusammenarbeit beider Geschlechter notwendig und Laienhilfe nicht zu entbehren. Der begreifliche Wunsch mitzuhelfen kann zweckmässig ausgenutzt, Übereifrige können durch Erziehung und Dienstanweisungen aus störenden Mitläufern in nützliche Helfer verwandelt werden. Aber zeitbedingte Fehler aus Lük-

ken unseres Wissens oder aus Mangel an Hilfsmitteln, die durch Ersatz-massnahmen ausgeglichen werden müssen, belasten die gesamte Or-ganisation und fallen nicht etwaigen Einzelgruppen zur Last. Im Kriege 1870/71 zogen wir Kinder in allen Freistunden aus alter Leinwand eifrig und fleissig die Fäden heraus; sie wurden als "Charpie" in Ballen den La-zaretten überwiesen. Sie wurden wohl kaum vor dem Gebrauch gereinigt, Desinfektion gab es nicht. Jedenfalls waren damals schwere Wundinfektio-nen sehr verbreitet. Nicht nur wir Kinder verstanden es nicht besser.

[91 ff.] In der Nahrungsmittelversorgung konnte jetzt der zielbewusste und energische Berliner Oberbürgermeister Wermuth seinen Plan des Zu-sammenschlusses von Grossberlin unter seiner Führung erfolgreich durch-führen. Nur Berlin war im Besitz grosser Speicher, Schlachthäuser, Markt-hallen und Verkehrsmittel. Doch blieb noch genügend Raum zu selbständi-gem Tun. So erhielten die einzelnen Vororte ihre eigenen Landkreise, die sie zu beliefern und mit denen sie zusammenzuarbeiten hatten. Weiter trieb der Ehrgeiz dazu, dass jeder Bezirk seinen Einwohnern mehr und besonde-res zu leisten bestrebt war, was ein Vorteil für alle blieb, so lange es noch ging. Bei uns wurde der Ernährungsausschuss des Vorjahres zu einer rich-tigen Deputation unter Vorsitz des Oberbürgermeisters [sc. Ernst Scholz] erweitert; dadurch wurde auch die Stadtverordnetenversammlung beteiligt. Mehr als sonst fiel [/92] dem Verwaltungsdezernenten die Gross- und Kleinarbeit wie die Entscheidung zu. Er brauchte die Fachsachverständigen aus vielen Gebieten und stand vor sofortigen Entscheidungen. Die zahlrei-chen und guten Kenner aus dem Kreise der Stadtverordneten mussten auch zu aussergewöhnlichen Zeiten befragt werden können. Die Deputation konnte nur noch zur Anhörung und Beurteilung geschehener Dinge zu-sammengerufen werden, aber die wichtigsten Entscheidungen fielen dann im grossen Ausschuss aller Gemeinden. Er tagte in Berlin so häufig und lange und hatte so vieles zu beraten, zu beschliessen und auszuführen, dass nur die Dezernenten mit ihren Mitarbeitern und neu eingestellten Fach-männern die Arbeit leisten konnten. Die Deputation wurde eine Stätte schöner, allgemeiner Ratschläge und *schwungvoller Reden mit zu spät kommender Kritik.* An der Spitze der Kritiker stand jener Stadtverordnete, dessen ich gelegentlich des Berichtes über die Infektionspavillons gedach-te. Er war ein guter Kenner der privaten und öffentlichen Gesundheitspfle-ge, gewandter Redner, von strengster Ehrenhaftigkeit; früher war er in sei-ner Heimat, der Hauptstadt einer grossen Provinz, geschätzter Arzt, dort lange Stadtverordnetenvorsteher und Führer der Ärzteschaft. Ein schlecht geheilter Oberschenkelbruch im Alter von 60 Jahren zwang ihn zur Aufga-be der ärztlichen Tätigkeit und Übersiedlung nach Berlin. In Charlotten-burg zum Stadtverordneten gewählt, errang er sich schnell im Kollegium die einflussreiche Stellung des Sachverständigen in allen Gesundheitsfra-gen. Auch im Magistrat konnte kaum noch ein gesundheitlicher Plan vor-bereitet werden, ehe der zuständige Dezernent sich seiner Zustimmung und seines Interesses versichert hatte, und das war nicht leicht, da die zögernde

Bedenklichkeit des Alters immer stärker hervortrat. Nur die Krankenhaus-
direktoren konnten sich seiner [/93] Bevormundung entziehen; ihnen
musste angesichts ihrer Verantwortung für das Leben auch vom Magistrat
grössere Freiheit zugestanden werden. Mit der Anstellung eines Stadtrats
für Medizin und Hygiene verringerte sich sein überragender Einfluss. Er
war sehr ehrgeizig, durch die Gewöhnung an Beifall auch eitel, und mir,
dem jüngeren Kollegen gegenüber, von eifersüchtigen Empfindungen geplagt. Die Folge war schulmeisterliche Überwachung und stete Angriffs-
lust. Auf diesem neuen Gebiete voll schwerster Sorgen musste ich freie
Hand haben und Widerstände beseitigen, auch durch Schärfe gegenüber einem geschätzten Gegner. Ich hatte z. B. recht grosse Fleischbestände von
einer bekannten Fabrik, die abbaute, schnell günstig gekauft und trug
pflichtgemäss diesen Erwerb und andere Massnahmen in der Deputation
zur Nachbewilligung vor. Mein Gegner war natürlich erster Redner und
fragte, warum ich gerade so wie vorgetragen entschieden hätte. Ich antwortete, wenn ich von dem Angebot zurückgetreten wäre, so wäre eben die
Frage des Vorredners dahin gegangen, warum ich nicht zugegriffen hätte.
Im übrigen wäre heute die Lage einfach. Ich überlegte auf das Sorgsamste
alle Möglichkeiten und Massnahmen, beriete mich mit Sachverständigen,
und sobald ich dann gewissenhaft ins Klare gekommen sei, was unter den
gegebenen Umständen das Zutreffende sei, täte ich das Gegenteil davon
und hätte Erfolge. Das wurde dann geflügeltes Wort, namentlich im Munde
des jetzigen Oberbürgermeisters [sc. Ernst Scholz], des Nachfolgers meines ersten, der 1913 gestorben war. Das Wort traf leider auch für die
schnelle Entwicklung der Lage zu. Im Magistrat bezeichnete ich mich daher später auch als den Dezernenten für wirtschaftspolitische Kurpfuscherei. Mein Gegner erwiderte mir im Ausschuss scharf, aber ich sagte
nur, seine [/94] Begründung enthielte immer nur einen einzigen Satz, er
und der Stadtrat seien verschiedener Meinung, also hätte der letztere Unrecht, darum verzichtete ich auf Antwort. Da der Herr bald darauf einen
gross angelegten Plan des zweiten Bürgermeisters, der sich später als eine
Rettung erwies, angriff, den Ankauf eines freigewordenen mittelgrossen
Kaufhauses und eines grossen Speichers, erfuhr er eine weitere Niederlage,
die ihn endlich veranlasste, sich zurückzuhalten. Ich folgte leider nicht immer meiner vorgetragenen Regel. Bald wurden wichtige Vorräte beschlag-
nahmt und den Gemeinden zur Verteilung überwiesen. Das geschah z. B.
mit dem Kakao. Die anderen Gemeinden schütteten ihn sofort im Sommer
aus. Ich legte meine Vorräte in den Speicher, um sie bei der zu erwartenden Wintersnot für die Jugend bereit zu halten. Aber zu Wintersanfang erfolgte eine zweite Beschlagnahme, ich musste meine Vorräte abgeben und
schnitt schlechter ab als die anderen Gemeinden.

Bei der zentralen Beratung der obersten Instanzen in Berlin war ich der
einzige Mediziner. Natürlich waren die Ernährungsfachmänner und die als
gute Organisatoren geschulten Verwaltungsbeamten wichtiger. Aber zur
rechten Zeit konnte auch der Arzt auf unberücksichtigt gebliebene Not-

wendigkeiten hinweisen, wie bei der Rationierung der Fette auf den grösseren Bedarf einiger häufiger Erkrankungen. Andernfalls hätten ja die Ärzte das nachträglich verlangt, aber es war besser, dass die Lücke schon an der ersten Stelle ausgefüllt wurde.

[/94a] Als Hygieniker hielt ich mich streng daran, dass die Sorge für die Schaffenden und den gesunden, aber bedrohten Nachwuchs allen anderen voranstehen müsse. Als Arzt durfte und wollte ich die Fürsorge für die Kranken nicht wegfallen lassen. In der Organisation mussten die Gegensätze beider Aufgaben in Wegfall kommen. Die Erfahrungen in der gemeindlichen Gesundheitspflege hatten mir immer wieder gezeigt, dass dieses Ziel erreichbar ist. Später im Ruhestand habe ich in meinen Vorlesungen in der Sozialhygienischen Akademie stets darauf hingewiesen, dass es gerade die Aufgabe der führenden Gesundheitspolitik sein müsse, den Ausgleich scheinbar unvereinbarer Gegensätze zwischen den Ansprüchen der Gesamtheit und den Interessen des Einzelnen zu finden.

[94 ff.] Jeder neuen Organisation musste natürlich ein sorgsamer Plan vorausgehen. Die Berater mussten Schulung, Erfahrung, lebhafte Vorstellungsgabe und Denkfähigkeit besitzen. Aber gegenüber diesen [/95] neuen und schwierigen Aufgaben trat der Unterschied zwischen der Arbeitsweise des Juristen und [des] Mediziners doch oft stark hervor. Der juristisch vorgebildete Organisator war bemüht, schon von Anfang an ein scharfsinnig wohldurchdachtes Gebäude, das dem Ziel angepasst war, vollständig zu errichten, und berücksichtigte dabei die Erweiterungsmöglichkeiten, die sich in die frühere Bauweise einfügten. Aber schon der erste Bau sollte bei Beginn der Arbeit vollkommen bezugsfertig dastehen. *Diese Form des Organisierens erhielt die Bezeichnung der Planwirtschaft.* Wenn sich dann später Mängel zeigten, die nicht vorausgesehen waren, aber stets sich einstellen, so blieb nichts übrig, als die Grundgedanken zu übersteigern. Der Naturwissenschaftler fängt, wie bei einer Versuchsreihe, klein an, stützt sich auf die Feststellungen früherer, ähnlicher Aufgaben als Vorstufe der jetzigen. Er erwartet Fehlerquellen, deren Wirkung leicht abstellbar ist. Aber sobald sich zeigt, dass der erste Plan grundsätzlich verfehlt ist, wird er ganz verworfen und nach Erkenntnis der Gründe des Scheiterns ein neuer Weg beschritten. *Nur in der Schule entscheidet die Zahl der Fehler über die Leistung. Im Leben wird sorgfältige Arbeit vorausgesetzt, aber Beobachtungstäuschungen und Zufallsstörungen sind unvermeidlich. Techniker und Forscher berechnen diese Fehlergrösse nach Formeln und berücksichtigen sie. Viele Entdeckungen sind auf Umwegen zustande gekommen, steile Höhen werden auf Serpentinen überwunden.*

Dazu kommt leicht und darum häufig ein zweiter Nachteil {der Planwirtschaft}. Alle diese so zustande kommenden Organisationen, deren Formen von Anfang an starr sind, erfordern strenge Kontrollen gegen Verstösse, und diese sind sehr lästig und verschlingen Zeit und Geld. Es ist da-

her viel bequemer, die Benutzung der Einrichtungen durch Verbote zu er-
schweren. Wenn fünf bis höchstens zehn Prozent der Beteiligten an die
Vorschriften sich nicht halten, so werden diese Verbote oder alle die Kontrolle erleichternden Einschränkungen auf sämtliche Betroffenen ausgedehnt, die zur Einholung von Ausweisen, zur Listeneintragung usw. gezwungen werden.

[/95a] Die Frage der Listenführung spielt überhaupt bei jeder Planwirtschaft eine grosse Rolle. Es gibt Fachmänner dafür, die sich bei jeder neu-
en Aufgabe sofort darauf stürzen. Je zahlreicher die gestellten Fragen, je
mehr sie in Einzelheiten gehen, desto grösser ihre Genugtuung. Dann werden daraus neue Büroabteilungen. Die Bearbeiter der unteren Instanzen haben zu Schreibarbeiten nicht viel Zeit, sie schieben die Ausfüllung an ihre
Angestellten ab, die sie kurz vor dem Ablieferungstermin schlecht und
recht erledigen. Dann kommen die Listen zurück und in die Archive, bis
einmal Zeit ist, sie aufzuarbeiten. Im Magistrat nahm man an, dass die Herren Listenerfinder nicht ausreichend beschäftigt sind und gab ihnen neue
Aufgaben. Einer von ihnen erhielt den Beinamen "Odysseus, der Listenrei-
che". *An die Stelle überlegter Abwehr von Missbräuchen tritt oft gedanken-
lose Bürokratie. Nur wenige Beispiele eigener Erlebnisse seien angeführt.
In der städtischen Volksbadeanstalt fehlten bei der Nachzeichnung zu Monatsende fünf oder sechs Badehosen, sie waren "geklaut". Der Verwalter,
ein gewissenhafter früherer Feldwebel, schlug mir als dem Dezernenten
vor, in jeder Zelle einen Anschlag anzubringen: "Das Mitnehmen von Badehosen ist strengstens verboten." Dann hätten am nächsten Monatsende
fünfzig Badehosen gefehlt. Gelegentliche strenge Überwachungen zu un-
vermuteten Zeiten grösserer Benutzung und deren Erfolge genügten als Ab-
schreckung, um dem Unfug zu steuern.*

[95 ff.] Aber als zur bequemeren Versorgung in der Wohlfahrtspflege
die Barunterstützung eingeführt wurde und etwa 4% [/96] das Bargeld für
Schnaps verwandten, so sollte sofort allen Unterstützten der Warenzettel
auf Naturallieferung von Kartoffeln, Kohlen usw. aufgenötigt werden.
Weil in der Volksbücherei ein paar Lesewütige täglich Bücher tauschten,
sollten niemandem mehr als zwei Bücher wöchentlich ausgeliehen werden.
Wenn in der Volksbadeanstalt die Handtücher von ein paar Schmutzfinken
zur Stiefelreinigung missbraucht wurden, so sollten fortan die Handtücher
vom Badegast mitgebracht werden. Sobald aber in solchen Fällen die Zahl
der Übertretenden über 10% steil anzusteigen beginnt, nützt überhaupt keine Kontrolle und Sicherungsvorschrift mehr, die Verordnung taugt nichts
oder war überholt.

Die Vorschriften, die in der Nahrungsmittelversorgung im Berliner
Rathaus beschlossen wurden, führten in vielen Fällen zuletzt zur Überorganisation. Die Zusatzversorgung der Kranken, gedanklich so einfach,
gibt ein gutes Beispiel. An erster Stelle dachten die Verfasser immer nur an

die Verhütung von Missbräuchen, nicht an die Erleichterung der Lage des Kranken. Anfangs konnte ich mit einem Mitarbeiter die ganze Sache nebenher erledigen. Sehr rasch wuchs das Missverhältnis zwischen Begehrenden und Erfüllungsmöglichkeiten riesenhaft. Nach wenigen Monaten hatten wir ein grosses Krankenernährungsamt mit eigenem Dezernenten, etwa 30 Beamten, einer Flucht von Zimmern, einer grossen Kartei und sechs Ärzten, welche stundenlang täglich die privatärztlichen Zeugnisse zu überprüfen hatten. Das galt nur für Charlottenburg, die Ausgaben für Grossberlin waren ungeheuer. Später hatten dann die ärztlichen Ehrengerichte und der Ehrengerichtshof sich mit den vielen Anschuldigungen zu beschäftigen.

Zwei weitere Beispiele bestätigen die Bedenken. Nach der Rationierung der meisten Nahrungsmittel erhielten die zugelassenen Händler jedes Bezirks je mehrere Doppelzentner der betreffenden Waren. 3% durften als Schwund abgezogen [/97] werden. Die Waren wurden in der jeweils bewilligten kleinen Menge nach Kartenabschnitten zugewogen, diese Abschnitte mussten auf Bogen geklebt der zuständigen Belieferungsstelle zur Überprüfung und Neuzuteilung eingereicht werden. Wegen Beamtenmangels konnten die Bogen nur geschätzt oder gewogen, nicht gezählt werden. Unter den Abschnitten waren stets Strassenbahnzettel und ähnliches. Auch die 97% der verkaufsfähigen Ware konnten durch Sammeln der Abfälle oder etwas dickeres Packpapier *erhöht und der Überschuss zu Schiebungen verwertet werden.* Wahrscheinlich gab es noch weitere, unentdeckte Verfahren. Wenn nun eine Kriegsteilnehmerfrau das Unglück hatte, dass ihr Säugling an Darmkatarrh erkrankte und sie 100 g Hafermehl brauchte, dann geschah folgendes. Erst musste sie zur überlasteten zuständigen Kommission gehen und sich die unentgeltliche Ausgabe bescheinigen lassen. Auf dem Rathaus erhielt sie dann die Anweisung an den zuständigen Arzt, der die Notwendigkeit bestätigte. Dieser Schein unterlag der Nachprüfung durch die ärztliche Kommission. Erst dann, also nach Tagen, erhielt sie die Anweisung an einen bestimmten Händler, vor dessen Laden sie anstehen durfte. Wer zahlen konnte oder wollte, erhielt die 100 g und beliebig mehr gegen einen kleinen Zuschlag aus den eingesparten Vorräten unter dem Ladentisch in wenigen Minuten. Viele Händler konnten ihre Läden gut verkaufen und wurden Neureiche, freilich nur bis zur Inflation.

Die Stadt hatte vor dem Kriege für ihre Säuglingsfürsorgestellen Stallungen mit guter Säuglingsmilch errichtet und unterstützt. Das Vorzugsfutter kostete viel; einen Tierstall in der Stadt zu erhalten, der nicht in einen Landwirtschaftsbetrieb eingestellt ist, wird teuer. Den Preisunterschied gegenüber der Marktmilch zahlte für die mittellosen Besucher der Säuglingsfürsorgestelle die Stadt an diejenigen Molkereibesitzer, die ihre Kühe der Untersuchung durch den Stadttierarzt [/98] unterwarfen. Aber auch die gesamte Bevölkerung bekam so zu etwas höheren Preisen für ihre Säuglinge Vorzugsmilch. Jetzt nach Kriegsbeginn ertönte der laute Schrei eines uner-

träglichen Schwätzers [sc. evtl. K. Bornstein], der in seinem Gesundheitsblatt und bei jeder Gelegenheit forderte, das keine Tonne Gerste in die
Braupfanne mehr dürfe, sie gehöre für die Kinderernährung. *Die Öffentlichkeit nahm Partei.* Die Brauereien in der Stadt wurden in Fabriken für
Dörrgemüse umgewandelt, das so schlecht war, dass es Drahtverhau genannt wurde. Aber damit fielen die für die Kuhfütterung unentbehrlichen
Treber weg, und alle Vorzugsmolkereien gingen in dieser Zeit der Not sofort ein.

Der Sinn für Ordnung und Fügsamkeit in die Anordnungen der Behörden fing merklich erst vom Ende des zweiten Kriegsjahres an, ins Wanken
zu kommen. Der neue Oberbürgermeister [sc. Ernst Scholz] war nach zwei
schweren, an der Front verbrachten Jahren als unabkömmlich uns zurückgegeben worden. Sein hartes Kriegerherz wurde rasch angesichts der neuen
Eindrücke beunruhigt. Er rief meine Hilfe an, als die Frauen ihn persönlich
um Stillung ihres Hungers angingen, und ich musste ihm bedeuten, dass
regelmässig zweimal in der Woche dieselben Frauen unter derselben wortstarken Führung vom nahen Markt kamen, um statt der Karten für Graupen
oder Haferflocken die beliebteren für Reis oder Hülsenfrüchte zu fordern.
Er rief mich als Arzt um Beistand für eine an belebter Stelle im Rathaus in
Krämpfen liegende Frau. Ich befahl ihr kurz, aufzustehen und zu verschwinden; der Oberbürgermeister wollte kaum glauben, dass sie diese
Szene vor der Sparkasse und anderen vielbesuchten Stellen schon wiederholt aufgeführt hatte. Ich führte einen Amtsgenossen aus dem Rheinland,
der unsere Ernährungsstellen besichtigte, durch die Gänge, und er wunderte [/99] sich, wie gleichgültig wir durch die mit lärmenden Menschen vollgestopften Korridore zogen.

Schlimmer war die zunehmende Erlahmung des Willens, sich selber zu
helfen, wo dies ging, und die wachsende Unlust zum Selbstdenken. Man
lief einfach bei jeder Kleinigkeit zu den Behörden. Uns Leitern hatte der
Regierungspräsident[sc. R. v. d. Schulenburg] die Weisung gegeben, wir
stünden auf vorgeschobenen Posten, Verfügungen von Vorgesetzten für jeden Einzelfall seien unmöglich. Wir hätten Vollmacht und die Pflicht, gegebenenfalls selbständig zu handeln. Das war ein befreiendes Wort und
steigerte die Arbeitsfreudigkeit. Die Lage erinnerte an das Hochgefühl des
auf sich allein angewiesenen Arztes nach schweren, gut abgelaufenen
Stunden. Das Sinken der Denkfähigkeit, der Entschlusskraft und des Verantwortungsgefühls brachte ich später doch mit der Erschöpfung des Gehirns durch die lange Hungerperiode in ursächliche Verbindung.

Als die Not stieg, kam es zur <u>Massenspeisung</u>, deren Aufbau und Betrieb bei mir bis zum Kriegsende hängen blieb. Die Anfänge waren klein,
wir belegten unbenutzbar gewordene private Gaststätten, und auch hier
wieder stellte die private Wohlfahrtsorganisation der Frauen durchaus dankenswert ihre sehr notwendige Hilfe zur Verfügung. Die Absicht einiger

von ihnen, diesen Dienst mit Versuchen zur Erweckung des Schönheits-
sinnes zu verbinden, scheiterte freilich. *Auch als im sogenannten Kohl-
rübenwinter die Kartoffeln durch weisse und bunte Rüben ersetzt wurden,
versuchten die Damen, die Gerichte durch Verzierungen aus Rübenschnit-
zeln in den Landesfarben schmackhafter zu machen. Die notleidende Bevölkerung schätzte aber den Inhalt höher.* Im weiteren Fortgang schuf der
gute Geist des Stadtbauamts die notwendig gewordene Massenküche, die
bis zu 25000 Mittagsportionen herzustellen hatte und die kleineren Ausga-
bestellen mitbelieferte. Von einem nicht vollendeten Gasometer war der
riesige Mauerunterbau fertig und brauchte nur ein leichtes Dach. Der grosse kreisförmige [/100] Mittelbau nahm die langen Reihen der Kessel auf,
kleinere Räume für Büroarbeiten waren vorhanden, die Keller wurden Vor-
ratsräume. Moderne maschinelle Einrichtungen für Massenherstellungen
waren leicht heranzuziehen. Die Küche wurde zur Sehenswürdigkeit. Eines
Morgens wurde uns gemeldet, dass die Kaiserin um die Zeit der Essenaus-
gabe die Anstalt besuchen werde; der Bürgermeister als Oberleiter und ich
als Dezernent warfen uns schnell ins Festgewand und empfingen sie. Mir
wurde vorher vom Bürgermeister vorgehalten, warum ich das mir soeben
verliehene Band eines Kriegsordens, der ganz neu war, nicht angelegt hätte. Ich meinte, ich wüsste nicht, wie man die Bänder zum Orden befestige.
*Meine Antwort traf zu. Damals war das meiste dringlicher. Aber ich habe
es auch bis heute noch nicht gelernt.* Ich bekam eine scherzende Rüge, aber
später wurde ein Hilfstechniker mit dem eisernen Kreuz statt meiner angesprochen. Die hohe Frau war von einer ergreifenden, zart mitfühlenden
Menschlichkeit, gleich als wollte sie selbst an der Linderung des Kriegs-
elends mitarbeiten. Sie schöpfte stehend und unermüdlich mehr als eine
Stunde mit der schweren Kelle aus dem dampfenden, vor ihr stehenden
Kessel und füllte damit die Gefässe der vor ihr antretenden Frauen. Von
Zeit zu Zeit sprach sie milde einige von ihnen an und fand für ernstes Leid
warme, tröstende Worte. Für die schon damals leidende Frau muss die körperliche Leistung schwer genug gewesen sein. Es gab gekochten Reis, eine
gesuchte Speise. Man meldete mir, dass der diensttuende Kammerherr von
der die Kasse führenden Dame eine grössere Menge Karten gekauft hatte
und an die Frauen als Geschenk verteilte. Schon bildete sich auf dem Hof
eine Menschenmenge, und es entstand ein flotter Handel mit Bezugskarten,
der abgestellt werden musste.

Sobald die Massenspeisung unbeliebtes Essen abgab, kamen anfangs
die Frauen in mein Arbeitszimmer mit ihren Töpfen und Krügen [/101] und
verlangten lärmend andere Speisen. Dieses Zeug solle der Magistrat alleine
fressen. Gutes Zureden half nichts, obwohl wir Beamtenfamilien ohne die
Massenspeisung überhaupt nicht ausgekommen wären. Ich liess mich daher nicht auf Zulagen ein, da ich jede zurückgegebene Portion wieder ver-
wenden müsse. Nun zogen sie überführt ab; die Ärmsten, denen ich nicht
helfen konnte, wollten nur doppelte Portionen. Bei grösserer Kinderzahl

mit wachsenden Kindern konnten wir erfreulicherweise dank freiwilliger Spenden helfen.

Einst rief mich der Oberbürgermeister [sc. Ernst Scholz] eiligst und zeigte mir aufgeregt einen bei ihm soeben eingegangenen Brief. Eine Dame des Mittelstandes meldete ihm den plötzlichen Tod ihres bejahrten Gatten. Er sei an einer Vergiftung durch verdorbene Hülsenfrüchte aus der Massenspeisung gestorben; sie machte die Stadt verantwortlich und verlangte Schadenersatz. Ich kannte den Fall schon, ausser ihm gab es weder Todesfälle noch Erkrankungen. Der Kreisarzt hatte auf mein Ersuchen schon Erhebungen angestellt und Tod an langjähriger Schrumpfniere festgestellt. Der an uns gerichtete Brief des Vortages lautete etwas anders. Die Witwe meldete den Tod, behielt sich auch Schadenersatz vor, bestellte aber eine Portion weniger. Ich erinnerte den Oberbürgermeister an einen Vers des von ihm oft zitierten Wilhelm Busch. Die Milchfrau meldet, dass sie den trunksüchtigen Gatten vor der Gartentür am kalten Wintermorgen erfroren aufgefunden habe. Die trostlose Witwe schildert Busch: "O weh, sagt sie in Schmerz versunken, mein armer Mann hat ausgetrunken. Von nun an, liebe Madam Peter, bitt' ich nur um ein viertel Liter." Fälle von Nahrungsmittelvergiftungen, vor denen ich stets Angst hatte, selbst leichteren Grades, kamen glücklicherweise nie vor. Wir stellten für die Kessel einen Monteur ein, einen stillen, [/102] pflichttreuen, tüchtigen Mann in mittleren Jahren, der nach längerem Frontdienst wegen Überanstrengung des Herzens entlassen worden war. Bald kam er morgens mit einem leeren Rucksack und verschwand abends mit einem prall gefüllten. Der Rucksack enthielt Kartoffeln, die er ganz offen entnahm. Bei dem grossen, oft zweifelhaften Hilfspersonal wäre jede Nachgiebigkeit verhängnisvoll geworden. Er musste fristlos entlassen werden; mit seinen Ansprüchen an die Heeresverwaltung und bei dem Mangel an Arbeitskräften kam er nicht in Not. Er begriff gar nicht seine Schuld. Hier lägen Massen von Kartoffeln und zu Hause hungerten seine Kinder. Keine Belehrung überzeugte ihn. Wenig später kam mein Sohn nach langem Fernsein im Osten zu kurzem Urlaub. Vor unserem Hause lag ein Berg von Heizkoks. Er fragte, wer ihn nachts bewache. Als er hörte, dass der Hausverwalter das nicht für nötig hielte, meinte er genau so verwundert wie der Monteur, dass von dem, was nicht bewacht würde, jeder nehmen dürfe. Die Treppenläufer der Häuser mussten allerdings entfernt werden, sie wären wegen des Stoffmangels sonst rasch verschwunden.

Noch schwieriger als die Versorgung der Küchen wurde die <u>Beschaffung der Nahrungsmittel</u>. Viele begannen zu fehlen, und man musste ganz auf sie verzichten. Die Hamsterwanderung in entfernte Dörfer fing an. Leider wurde[n] in einem Winter nicht nur das Brotgetreide, sondern auch die Kartoffeln knapp. Nun wurde jedem Bezirk ein eigener Landkreis zugeteilt, und es wurde Bezirkssache, unter Einhalten der allgemeinen Bedingungen die richtige Lieferung über die Kreisämter mit den Erzeugern so zu

regeln, dass alles klappte. Diese Dezentralisierung war das einzig Zweckmässige. Ein Landrat in einem nicht einmal nahen, guten Landkreis bot
sich uns als Lieferer an [/103] und erbat andere Stoffe, mit denen wir aushelfen konnten; er unterstützte unsere Verhandlungen mit den Landwirten.
Aber unentbehrlicher für mich, der ich ein brauchbarer Gesundheitsbeam-
ter war, aber von Kartoffelkäufen nichts verstand, wurde ein junger, frischer Mitarbeiter aus dem mittleren Beamtenstand, der schon seit Jahren
eingestellt war. Er besass Mutterwitz, Entschlussfähigkeit und Geschick im
Umgang mit Menschen. Gerade die grössere Aufgabe lockte ihn. Ohne ihn
wäre ich hilflos gewesen; die guten Ergebnisse sind ihm allein zu danken.
Er blieb bei diesem Fach noch nach dem Kriege und brachte es später zum
Markthallendirektor in Berlin. In der Kartoffelversorgung schnitt Berlin
trotz sorgsamster Leitung wegen seiner Grösse am schlechtesten ab. Nichts
war damals dringender als die Versorgung der Bevölkerung mit diesem
Nahrungsmittel. Wir mussten nicht selten durch Überlassen einiger Wag-
gons der Berliner Verwaltung aushelfen. Wir waren nie in Verlegenheit
und hatten stets gute Ware. Allerdings fuhr mein Mitarbeiter regelmässig
in unseren Bezirk, sah nach dem Rechten und gewann das Interesse der
Lieferer. Die Eifersucht Berlins erwachte, und man bemängelte, dass wir,
wo durch schnelle Lieferungen etwas grössere Unkosten erwuchsen, die
Landwirte schadlos hielten. Das wurde untersagt, später sogar der Zu-
schuss für die etwas grösseren Beförderungskosten mit Vorspann bei
schlechtem Wetter, *und natürlich war das Wetter oft genug schlecht*. Es
wurde daher einfach jede Zulage verboten. Einst kam mein Mitarbeiter zu
mir mit der Bitte um höhere Tagessätze für ihn. Er müsse einmal wöchentlich in den Landkreis fahren, der Zug heimwärts ginge erst einige Stunden
nach der Beendigung der Geschäfte, die dortigen Vertreter der Verkäufer
leisteten ihm beim Mahl Gesellschaft; nachher spiele man einen billigen
Skat, er habe das Pech, [/104] stets zu verlieren und könne diesen Verlust
nicht mehr aus seiner Tasche tragen. Die Bitte war nicht unberechtigt und
wurde genehmigt. Dank des schlechten Kartenspiels behielten wir unsere
guten Lieferungen. "Mann mit zugeknöpften Taschen, Dir tut niemand was
zulieb'."

Einst wurden die Dezernenten der Vororte Grossberlins von der Regierung einberufen, um auch das Lieferfleisch der Landkreise, wie bei den
Kartoffeln, auf die Bezirke mit Ausnahme von Berlin zu verteilen. Die
Frage war so wichtig, dass ausser den Landräten auch die Regierungspräsidenten der in Frage kommenden Ostprovinzen erschienen. Wir berieten
vom frühen Nachmittag bis Mitternacht, ohne uns zu einigen. Der Leiter
der Versammlung, ein noch recht junger Regierungsrat des zuständigen
Ministeriums, war gewiss ein hervorragender Kenner des Beamtenrechts,
aber ebensowenig Fachmann für Fleisch wie ich; uns aber standen hervorragende Praktiker zur Seite. Er ersetzte seine Lücken durch Energie und
Überheblichkeit und verlangte, dass der Verteilungsplan, an dem er "eine
ganze lange Nacht am Schreibtisch" gearbeitet hätte, unverändert ange-

nommen würde. Die Lieferung geschlachteten Fleisches war nicht nur mit geringeren Verlusten und grösserer Sicherheit durchzuführen, als die verlangte Zustellung lebenden Schlachtviehs; sie war notwendig, weil die meisten Vororte grössere Schlachträume überhaupt nicht besassen. Zudem trat auf unsere Seite der Landrat desjenigen Bezirks, der uns beliefern sollte, und führte aus, dass z. B. in seinem Kreise ein früheres Marineschlachthaus frei wäre, das sofort die Schlachtung übernehmen könne. Da Charlottenburg die grösste der vertretenen Gemeinden war, erklärte ich als beauftragter Sprecher die Vorschläge der Regierung für annehmbar, die Verantwortung könnten wir tragen, da man uns nicht ohne Versorgung lassen würde. Sofort nach [/105] Ende der Sitzung um Mitternacht bat ich jenen Landrat um seinen Besuch in unserem Rathaus in aller Frühe des nächsten Tages, zum Abschluss eines Sonderabkommens über die Lieferung des uns zustehenden Fleisches in geschlachtetem Zustand. Eine halbe Stunde nach Beginn der Verhandlung war das Abkommen zwischen dem Bürgermeister und dem Lieferkreis durch Vertrag abgeschlossen, und die Regierung bestätigte es bald danach. Ich handelte wie ein Arzt, nicht wie ein Verwaltungsbeamter mit Bedenken über Zuständigkeiten. Die Lieferung ging gut, aber der Bürgermeister und ich fuhren in den Kreis, nicht nur um das Schlachthaus zu besichtigen. Der Landrat hatte mit Hilfe von Gefangenen sehr grosse Gemüsepflanzungen angelegt, wir halfen ihm bei Beschaffung von Düngemitteln, z. T. durch die städtische Gasanstalt, und bahnten für die Zukunft Lieferungen von Gemüse an.

Dass trotz dieser Lage der Humor nicht ganz erlosch, zeigt das folgende Gedicht. Ich pflegte meine Grüsse an den Magistrat, wie wir alle sie von unseren Reisen einzusenden pflegten, in Versen, häufig in lateinischen Hexametern abzufassen. Ich war zu einer Beratung über Kriegsgesundheit für die Bevölkerung im Frühjahr 1916 nach Mannheim abgeordnet, verband damit einen ganz kurzen Urlaub übers Wochenende und sass, statt in Arbeit und Sorgen um die Beschaffung von Fett, Fleisch und Kartoffeln, im Garten hinter dem Heidelberger Schloss mit dem Blick auf den Fluss und die mit blühendem Ginster bekleideten Schlossruinen. Meine Karte lautete:

Aurea dum splendet saxis adnixa genista
Montanisque ridet fagis jucundus Apollo
Undas aspicio pigerrimus ipse veloces
Quas fluvius volvit juvenis juveni peramicus [/106]
Praeteritum cogito, quod vel meminisse molestum
Quidquid semper agam, plebs incontenta remonstrat.
Carne cur egeat luget impedimenta Morawski,
Cras si nil aderit magno gemit onere Kube,
Semper de cibis gravamine fert Malinowski.
Quid mihi brassica nunc, ova quid, quid lac caseusque
Hic ego sum felix fruges consumere renatus.

Die deutsche Übersetzung sei nachgetragen:

Eng an den Felsen geschmiegt, scheint goldig glänzend der Ginster,
Über den Fichten des Bergs lacht strahlend die Sonne des Mittags.
Lässig ruhend erschau ich die hüpfenden Wellen im Grunde,
Eilig treibt sie der Fluss, der junge, der Liebling der Jugend.
Des Vergangenen denk ich, doch selbst das Erinnern ist quälend.
Was auch immer geschah, das nie zufriedene Volk murrt.
Soll er uns Fleisch verschaffen, so trifft ins Leere Morawski,
Morgen ist wieder nichts da, klagt sorgenbeschwert unser Kube,
Auch Malinowski stöhnt, die Massenspeisung gefiel nicht. ·
Aber ich kümmre mich heut nicht um Kohl, um Käse noch Eier.
Heut bin ich froh, bin nur zum Genuss von Früchten erkoren.

Die drei Namen sind die der Vorsteher meiner Abteilungen in der
Kriegsernährungsstelle. Ein Altphilologe wird wohl manche Verstösse gegen Satzbau und Verslehre finden. - Die rationierte Nahrungsmittelversorgung durch die Gemeinde ging über Kohlrüben und Mairüben, über immer
schlechter werdende Ersatzstoffe ihrem tiefsten Elend zu. Mit Kriegsende
hörte sie allmählich auf. Aber die Blockade 1919/20 schuf neuen grossen
Jammer. Für die Jugend wurde es durch die Quäkerspeisung und die von
Amerika reichlich gewährte Hilfe gemildert. Die ausländischen Veranstal-
ter waren ihren Auftraggebern Rechenschaft schuldig und verlangten von
uns Richtlinien über die Verteilung. Ein kleiner Ausschuss von Physiologen, Kinderärzten, Hygienikern und Gesundheitsbeamten sollte sie ihnen
liefern. Diese Richtlinien sollten die Auswahl aus rein wirtschaftlichen
Gründen ausschliessen, auch sollten die Massnahmen nur eine Hilfe für
Gesunde, nicht eine Behandlungsmassnahme für Kranke sein. *Diese Forderungen überschnitten sich.*

[/107] Die Kommission legte Körpermessungen zu Grunde, wir entschieden uns für den sogenannten Rohrer-Index. Er war zu ganz anderen
Zwecken aufgestellt, passte hier nicht, und zutreffend fand er grössten Widerstand bei der Führung der Schulärzte. Aber der riesenhafte Stoff wurde
später im Reichsgesundheitsamt bearbeitet und gab dazu ein gutes Bild des
körperlichen Zustands der in den Notjahren herangewachsenen Jugend. In
jedem Bezirk, auch in den kleineren, wurden jetzt Sachverständige herangezogen, sie trafen rein erfahrungsgemäss die Auswahl. So wurden in grösserer Zahl frische Kräfte für die nach dem Kriege dringlicher gewordene
Gesundheitsfürsorge gewonnen und die Einsetzung von Schulärzten auch
in bisher ablehnenden Gemeinden durchgesetzt. Angesichts der sehr nachhaltigen Folgen der Unterernährung trat die Besserung sehr langsam ein.
Als Mitte 1919 von Mitteldeutschland ein Zug Jugendlicher durch die Strassen der Stadt nach dem Stettiner Bahnhof wanderte, um durch Auffüt-

terung in Ostpreussen die Folgen ihrer Knochenweichheit zu beseitigen, konnten wir beim Anblick dieser Jammergestalten die Tränen auf offenem Platz nicht zurückhalten.

Nachkriegszeit, Revolution

[/107a] Den Ereignissen einer Revolution steht der Arzt als medizinisch urteilender Beobachter gegenüber. Er sieht in ihnen krankhafte Vorgänge als Reaktionen auf krankheitserregende Einwirkungen. Im Revolutionsjahr 1848 sprach der junge Virchow den Satz aus, dass Politik nichts sei als Medizin im Grossen. Aber auch das Volk, die Tageszeitungen, und später die Geschichtsschreiber benutzen zur Kennzeichnung der Lage und ihrer Ursachen mit Vorliebe bildliche Vergleiche aus der Krankheitslehre und bevorzugen in der Wahl die ansteckenden Krankheiten. Denn der Gedanke, dass nur noch der Umsturz helfen kann, ist übertragbar wie eine Epidemie.

In ruhigen Zeiten entstehen die Fortschritte der Bildung, Wissenschaft und Wirtschaft dadurch, dass die Fachmänner auf den Leistungen und Lehren der vorangegangenen Geschlechter weiterbauen. Aber sie mussten sich diese erst durch sorgfältige, schulmässige Vorbildung in Wissen und Können zu eigen gemacht haben. Ein Fortschritt ist unmöglich, wenn jede Generation von vorn an beginnen will. In den unheilvollen Zeitabschnitten steigender Not, welche einem Umsturz vorangehen, verbreiten sich in weiten Kreisen ernste Zweifel, ob die Wege, die zu dem wachsenden Unheil geführt hatten, die richtigen gewesen waren. Nach dem Umsturz schlägt der Pendel oft stark nach der entgegengesetzten Seite. Bald treten Wirrköpfe an die Spitze, welche alles Frühere anzweifeln und verwerfen, die aber damit auch den sicheren Besitz aller Grundlagen an Wissen und Verstehen erschüttern, den sich erst einmal ein jeder aneignen und den jeder festhalten muss, wenn er im Leben bestehen will und seine Umgebung nicht gefährden soll. Dann enden unter der Guillotine nicht nur wirkliche und vermeintliche Volksfeinde, sondern auch Lavoisier und mit ihm seine Lehren.

[107 ff.] Die ersten Tage der Revolution in unserer Stadt erschienen noch harmlos wegen vieler kleinbürgerlich gemütlicher Betätigungen einer gutgearteten Bevölkerung. Erst die späteren Wochen brachten manchen Schrecken und Graus, häufig mussten sie aber auch bei Menschen, die nur in den Dienst der Menschlichkeit eingestellt und an Leid und Schmerz gewohnt waren, Empörung hervorrufen. Aber es gab doch auch Anlass zu Humor und Spott.

[/108] Der Magistrat tagte dauernd. Behinderungen seiner Arbeit hätten bald alle Versorgungsmassnahmen lahmgelegt und ernstere Schäden hervorrufen müssen. Unter den Männern, welche jetzt zur Herrschaft gelangt waren, fanden sich anfangs viele, die nur befehlen, wenige, die gehorchen wollten, und überhaupt kaum jemand, der uns sofort mit Erfolg ersetzen konnte. Und die Menge stand herum, bildete Ansammlungen, hörte auf die zahlreichen Strassenredner oder auf die Verbreiter unsinniger Gerüchte. Vor dem Rathaus standen ruhige Arbeiter im Sonntagsanzug mit umgehängten Gewehren. Sie sollten niemand hereinlassen. Wir nannten nur unsere Namen, und stets fand sich einer unter den Wachen, der uns kannte und höflich an die Arbeit gehen liess. Bei der Rückfahrt in den öffentlichen Verkehrseinrichtungen fiel die Menge solcher Bekannter auf, die das rote Abzeichen trugen, das man früher bei ihnen nicht erwartet hätte; andere lenkten die Aufmerksamkeit auf sich, indem sie recht auffallend eines der vielen neuerschienenen Blätter von Hitzköpfen und Hetzern lasen. Die Ortsvertretung der neuen behelfsmässigen Regierung, uns persönlich bekannt, meist Stadtverordnete der Linken, auf Schaffen von Ordnung und Ruhe bedacht, aber ohne rechtes Ansehen, erbat und erhielt im Rathaus zwei Arbeitsräume für die neu errichtete Beschwerdekommission. Aber schon nach wenigen Tagen standen im Vorflur des Rathauses und auf dem Balkon Maschinengewehre, von entlassenen Soldaten bedient, die Zimmer eines ganzen Flügels waren von neuen Kommissionen besetzt, die schönen, gut gehaltenen Sessel und Stühle besudelt oder zerschlagen, wir in den Arbeitsräumen ständigen Störungen ausgesetzt. Der Oberbürgermeister [sc. Ernst Scholz] [/109] verkündete uns, der erste Schritt auf abschüssiger Bahn führe schnellstens zur tiefsten Stufe, er sei nicht gewillt, ihn zu tun. Ein Telegramm an die Volksbeauftragten erklärte, dass bei Fortdauer der Zustände die Auszahlung der Unterstützung an Kriegsteilnehmer und Familien unmöglich sei. Die sofortige höfliche Antwort ersuchte um 24 Stunden Geduld. Dann war das Rathaus dauernd frei. Aber bald wuchs die Unbotmässigkeit. Ein ganz unpolitischer Kandidat der Medizin, etwas manisch, fand, dass bei einem etwaigen Strassenkampf die Rettungseinrichtungen an Ort und Stelle nicht ausreichend sein würden, ohne sie zu kennen. Er erbat von der untersten Stelle seines Bezirks Unterstützung, bekam ein mit Amtsstempel versehenes Empfehlungsschreiben und ging damit von Instanz zu Instanz, jede befürwortete und unterstempelte ohne nähere Prüfung. Nachdem er die höchste erreicht, ging er an die Neugestaltung des Rettungswesens. Er requirierte mit seiner Vollmacht aus verlassenen Heeresbeständen und Magazinen alles Erforderliche in neuem Zustand und wäre in der Lage gewesen, Schlachtfelder zu versorgen. Dann beanspruchte er Räume in Bahnhöfen und öffentlichen Gebäuden, die er erhielt. Er lud mich bald zur Besichtigung seiner Schöpfungen ein, führte mich in einem seiner stets bereitstehenden Heereskraftwagen zu einigen dieser Stellen, und ich konnte nur die beneidenswert vollendete Ausgestaltung anerkennen. Für seine Person erstrebte er nichts, er war von diesem einen Gedanken erfüllt, er blieb auch in seinem schlichten Gewand. Aber was er geschaffen, ging weit über den grössten Bedarf hinaus. Nach wenigen Tagen wurde Ordnung gemacht, und er von der Regierung abgeschafft. Überhaupt war die Tatkraft und Personenkenntnis der an der Spitze [/110] Stehenden gegen solche neu auftauchenden Gestalten recht gross. Sie wussten volkstümlich aufzutreten und setzten sie unsanft an die Luft. Auch zu mir kam spät abends ein Sergeant eines aufgelösten Lazaretts in Begleitung einer mir bekannten, hemmungslosen früheren Frau Stadtverordneten; sie verlangten Übergabe meines Amtes an ihn, mindestens gleichgestellte Beteiligung. Zugleich wollte er neue, selbsterdachte Heilmethoden einführen. Es kostete keine Mühe, ihn los zu werden.

[/110a] Bald nach der Erklärung der Republik wurde die Stadtverordnetenversammlung aufgelöst und durch Neuwahlen, in der die Linke überwog, ersetzt, der Magistrat blieb, und Dank der Energie des Oberbürgermeisters ohne Einsetzung eines von den Parteien als Überwachung eingesetzten Kommissars, so dass wir wie früher arbeiten konnten. Die Linke zerfiel in zwei Parteien, die erste, gemässigte bestand grossenteils aus den früheren, bewährten und zu sachlicher Zusammenarbeit wie bisher bereiten Kennern der Aufgaben, sie war durch willkommene neue Mitglieder von bester Absicht verstärkt; die neue Gruppe war so radikal wie denkbar, ohne Kenntnisse nur auf ihr Programm eingestellt und ganz von der Strasse abhängig, deren Gunst sie sich erhalten musste. Die Vollsitzungen wurden fast ganz vom Streit der beiden Gruppen ausgefüllt, und es kamen wüste Zänkereien bis zum Handgemenge vor. Bei den Haushaltsberatungen beugte sich auch die gemässigte Gruppe vor dem Parteiprogramm und seinen oft extremen Forderungen. Früher war gerade auf dem von mir vertretenen Gebiete des Gesundheitswesens und der Krankenversorgung die Zusammenarbeit sehr gut gewesen, weil unter zuständigen Vertretern der Linken gute Sachkenner und bei ihren warmen Herzen für die Not des Volkes zu Besserungen und Bewilligung der Mittel bereit waren. Jetzt wurde es anders. Ein besonders starkes Beispiel sei hier angeführt. Beim Haushalt der Kranken-, Siechen- und Genesungsanstalten verlangte auch die gemässigte Gruppe den Einheitstisch für das gesamte Personal einschliesslich der Ärzte und Schwestern. Von wirtschaftlichen Schwierigkeiten, die jedem Fachmann des Krankenhauswesens bekannt sind, sei hier ganz abgesehen. Aber vom Standpunkt der Ernährungsphysiologie ist diese Forderung ganz undurchführbar. Ärzte und Schwestern müssen, wie alle nicht schwer körperlich Arbeitenden eine andere Kost [/110b] haben, als das Personal der Küche, Wäscherei und des sonstigen Arbeitsdienstes. Sie braucht nicht wertvoller zu sein, aber sie muss leichter verdaulich und schneller ausnutzbar werden. Umgekehrt hätte auch das weibliche Personal der Küche und Wäscherei die leichtere Kost des Schwesterntisches als unzulänglich abgelehnt. Ausserdem haben Ärzte und Schwestern keine tarifmässige Dienstzeit und müssen oft ihr Essen zu beliebigen freien Viertelstunden in Eile einnehmen können. Alle meine Gegengründe, mit übergewöhnlicher Hartnäckigkeit verfochten, blieben wirkungslos. Die Masse verlangte den Einheitstisch und er wurde angenommen. Der Vorsitzende der Fraktion [sc. Bruno Borchardt] suchte mich unter vier Augen zu beruhigen und schlug mir freieres Schalten bei der Durchführung vor, die nicht streng überwacht werden würde. Aber gerade das war unannehmbar, erst

Kleben an Buchstaben eines papierenen Programms nach aussen, und dann hinter der Schaubühne Ablehnen der Verantwortung für eine aus hygienischen Gründen unhaltbare Anordnung. Die Ärzte und Schwestern hatten volles Verständnis für unsere Lage und waren zu Verzichten bereit; die Verwaltung beugte sich nicht. Die Sache war aber durch den Beschluss erledigt. Auch hier verliefen, wie so oft, die Dinge anders als die Prinzipienreiterei glaubte, sie lenken zu können. Bald darauf setzte die harte Blockade ein, die schwerere Verzichte auferlegte als selbst die Kriegsernährungsnot; Gesunde und Kranke, Schwestern und Arbeitspersonal mussten hart entbehren, und vom Einheitstisch war nie mehr die Rede.

[110 ff.] Wenig später kam der erste Generalstreik, der besonders die Krankenhäuser schwer traf. Ärzte und Schwestern übernahmen die Dienste des unteren Personals, aber die Fahrstühle liefen nicht, Kinder mit Luftröhrenschnitt und Kranke mit Lungenentzündung lagen in ungeheizten Sälen, während einer Staroperation losch die Beleuchtung aus. Die Leichenbestattungen der ganzen Stadt stockten. Die Streikführer hielten den Kranken schöne Reden und beglückwünschten sie, dass auch sie der Freiheit Opfer bringen dürften. Die Assistenten der Krankenhäuser traten zusammen und gerieten angesichts des Erlebten in Wallung. Man beantragte, den Streikenden und ihren Angehörigen jede ärztliche Hilfe zu verweigern, also den Ärztestreik, den von jeher die Ärzteschaft abgelehnt hatte und gegen den auch jetzt ihre Führer sich entschieden wandten. Als die Reden in der Assistentenversammlung den Siedepunkt erreicht hatten, erklärte der Oberarzt des pathologischen Instituts [sc. Max Versé] feierlich, dass er fortan den Streikenden die Obduktion verweigern würde. Das wirkte, man verzichtete auf Beschlüsse. Als ich wenige Wochen später die Leitung des preussischen Medizinalwesens übernahm, rief ich sofort eine Versammlung der Berliner Krankenhausärzte zusammen. Wir beschlossen Noteinrichtungen für Wasserversorgung und Beleuchtung. Bald kam das Gesetz über Streikverbot in lebenswichtigen [/111] Betrieben, es fand schon ruhigere Zeiten. *Eines Nachmittags verbreitete sich schnell das Gerücht von einem drohenden Streik der Wasserwerke. Sofort füllte jeder die Badewannen, Eimer, Fässer und Kessel mit Leitungswasser. Schon am Abend waren die Werke erschöpft, und es gab auch ohne Arbeitseinstellung Wassermangel und andere Störungen für einige Tage.* Sonst gewöhnte man sich rasch an vieles. Am 8. Januar 1919 bei den Liebknechtunruhen liefen die Sitzungen fort. Im Berliner Rathaus gingen wir nicht an die Fenster, weil die draussen stehenden Aufständischen zu schiessen drohten, sonst beriet man weiter. Zur folgenden Sitzung in irgend einem Ministerium gelangte man nur zu Fuss; vor Überschreiten der Linden wurde man gebeten, etwas zu warten, da gerade geschossen würde. Nach einer Viertelstunde wurde der Weg frei gegeben. Während des Kapp-Putsches musste man von der Wohnung zum Amt recht grosse Strecken zu Fuss gehen. Man hörte im Tiergarten das Maschinengewehr aus dem nahen Fabrikviertel rechts der Spree, aber die Kindermädchen sassen mit ihren Pfleglingen ruhig in der Frühlingssonne unter den Bäumen. Die höheren und mittleren Beamten des Ministeriums erschienen vollzählig auch aus entfernten Vororten, nur zwei höhere Hilfs-beamte, die damals nur wegen ihrer Parteizugehörigkeit unserer Abteilung überwiesen worden waren, hatten gerade in diesen Tagen das Unglück, dass Rückfälle früherer Erkrankungen eintraten, und liessen sich entschul-digen. Der Dienst litt nicht durch ihr Fernbleiben.

Staatsdienst

Meine Berufung in den Preussischen Staatsdienst am 5. März 1919 hatte äusserlich viele Ähnlichkeit mit derjenigen von 1906 in den Magi-strat. Ich sass abends in meinem Amtszimmer bei der Arbeit, kurz vor Be-ginn der regelmässigen Stadtverordnetensitzung. Der Ministerpräsident [sc. P. Hirsch], der zugleich Stadtverordneter und Fraktionsvorsitzender war, liess mich zu sich rufen. Er war ein guter Kenner des Kommunalen und des Gesundheitswesens, ein gewissenhafter und selbstloser, streng denkender Mann, der Achtung verdiente und erwarb. Natürlich war er an das Pro-gramm [/112] seiner Partei gebunden, das mich, wie ihm bekannt war, nicht verpflichtete. Als er mich rufen liess, wusste ausser ihm kaum je-mand, dass soeben der verdiente Leiter des Preussischen Medizinalwesens, der kenntnisreiche und tatkräftige Schöpfer der Seuchengesetzgebung, Martin Kirchner, sein Amt niedergelegt hatte und in scharfem Gegensatz zur jetzigen Regierung ausgeschieden war. Jetzt bot der Ministerpräsident mir die Nachfolge an, nach Rücksprache mit führenden Medizinern und mit der nachdrücklichen Begründung, dass er andernfalls die Wahl weniger vorgebildeter, aber von den herrschenden Parteien gestützter Aussenseiter kaum werde verhindern können. Der Entschluss war für mich diesmal viel schwieriger als 1906. Die Gründe für meine Zusage nach längerer Bedenk-zeit gehören nicht hierher.

[/113] Da ich damals gerade 60 [sc. 61] Jahre alt war, stand nur ein kurzer Zeitraum für mein Wirken bevor. Es wurden schwere Jahre, ange-sichts des Daniederliegens der Wirtschaft und der aussenpolitischen Er-schütterungen von 1919-1924, Jahre erfolglosen Vorwärtsstrebens, ausge-füllt durch Wegräumen von Trümmern und Ebnung des Bodens für den Wiederaufbau trotz beständiger Hindernisse, *dazu die stete Gefahr der Ein-schleppung schwerer Seuchen aus dem Osten bei zusammengebrochenem Grenzschutz, im Inland erschütterte Volksgesundheit, bedrohte Sozialver-sicherung und Not des Ärztestandes.* Im Gegensatz zu der offenen, geraden und schnellen Arbeitsweise in der einfacheren gemeindlichen Tätigkeit gab es Spannungen und Risse zwischen den einzelnen, örtlich und in der Perso-nenbesetzung streng getrennten, unter die verschiedenen Parteien verteilten Ministerien, Kämpfe mit den Parteien selbst und nur auf Umwegen über-schreitbare Klüfte zwischen Regierung und Parlament. Die Grenzen zwischen diesen beiden Hauptpfeilern des Staatswesens waren scharf gezogen, stark befestigt und von zahlreichen bewaffneten Wächtern gesichert. Aber die Befestigungen waren hohl und die Waffen nur Papier. Die neue Verfassung gab der Regierung die untergeordnete Stellung eines Amtes zur Ausführung der Beschlüsse des Parlaments, ohne eigene Vollmacht zu handeln. Aber es war erstaunlich, wie leicht es oft war, Wege zum verfolgten Ziel zu finden und die scheinbar gefesselten Hände für dringend erforderliches Handeln frei zu bekommen. Nur war es ungewohnt und wenig schmackhaft, dass man statt des nächsten und geraden Eingangs zum Ort des Schaffens Nebentreppen und Seitentüren suchen musste.

[/114] In der Regierung selbst waren die Gegensätze der Gesundheitsverwaltung zu dem Ministerium des Innern und dem Finanzministerium am stärksten. Meinungsverschiedenheiten kamen auch im Rathaus vor, aber hier genügte ein Fernsprechanruf oder ein zwangloser Besuch im Amtszimmer des anderen, um rasch zur Verständigung zu führen. Hier stand man sich gegenüber wie zwei feindliche studentische Farbenverbindungen, auch in den Formen des Verkehrs. Selbst der Umgang mit den höheren Instanzen entsprach dieser Lage. Mein erster Oberbürgermeister [sc. Kurt Schustehrus] pflegte seine ganz grossen Pläne mit den Vertretern der Staatsregierung abends bei einer Flasche Rotwein in einer Gaststube vorwärts zu treiben. Das ging jetzt nicht. Die Akten wurden umständlich zur Prüfung und Mitzeichnung weit fortgeschickt, liefen durch viele Hände, und zunächst wurde über die Federführung, die Frage der Hauptzuständigkeit gestritten. Ein Zeitaufschub sollte den Gegenpart klein bekommen; Forderungen wurden oft erst einmal grundsätzlich abgelehnt; wenn Schuloder Gesundheitsverwaltung etwas dringend brauchten, kamen sie eben ein zweites Mal wieder. Blieb dann noch die Verständigung aus, so kam es zur Chefbesprechung unter Vorsitz der beteiligten, vielbeschäftigten Minister; ein grosser Aufwand von Personen wurde aufgeboten, es war sehr feierlich und zeitraubend und endete mit lahmen Kompromissen. Das Ministerium des Innern vertrat einen engen Polizeistandpunkt, löste die Gegensätze durch Strafbestimmungen und hatte für alle Übel nur die Paragraphen, wie der schlechte Arzt nur die Rezepte, die er in seinem Taschenkalender, nach Krankheitsnamen geordnet, nachschlägt. Bei wichtigen, rein hygienischen Gesetzentwürfen ohne politische Bedeutung, die durch gemeinsame Beratung nur verpfuscht werden konnten, vergass ich einfach schon bei der Planung die Mitzeichnung des Innenministeriums und reichte den mit Sachverständigen sorgsam beratenen Entwurf [/115] unmittelbar an das Staatsministerium. Mein Staatssekretär [sc. Scheidt] bekam eine Rüge, die er verschärft an mich weitergab, das war alles. Nur in der Prostitutionsfrage, in der die Frauen des Parlaments stürmisch gutgemeinte Milderungen des reinen Polizeistandpunktes verlangten, dabei aber doch gelegentlich die Freiheit über die Gesundheit stellten, behielt sich das Ministerium des Innern die Führung vor und widersetzte sich allen Besserungen, aber das Gesetz zur Bekämpfung der Geschlechtskrankheiten war im Reichstag schon

in Vorbereitung. Manchmal kam auch ein sehr würdiger Vertreter des Innenministeriums mit ernstlichen Einsprüchen zu mir. Aber dann ging es
eben, wo es unerlässlich war, im Verwaltungswege, durch unmittelbaren
Verkehr mit den Kreisärzten, auch ohne Gesetz oder gemeinsame Verfügungen zweier Minister.

Viel schlimmer war es mit dem Finanzministerium, das durch das
Übergewicht des früheren Finanzministers von Miquel eine Art Oberauf-
sicht über alle Ministerien in Geldfragen führte. Natürlich muss bei der
Aufstellung des Haushalts die Finanzverwaltung die feste Führung in der
Hand behalten und müssen bei der Verausgabung bewilligter Mittel alle
Verwaltungen die Vorschriften streng einhalten und auch der Nachprüfung
durch die Finanzbehörde sich unterwerfen. Aber der lange Jahre amtieren-
de Abteilungsdirektor, dem die Schulverwaltung und die Gesundheitsabtei-
lung in finanziellen Fragen zugeteilt waren, hasste grundsätzlich jede Ausgabe, der keine Einnahmen gegenüberstanden; ich fand die Einrichtung
vor, dass auch ohne Überschreitung einer Haushaltsnummer für jede Ein-
zelbewilligung zur Verteilung bewilligter Mittel seine Mitzeichnung notwendig war. Wann für ein bakteriologisches Untersuchungsamt der Zeitpunkt der Beschaffung einer neuen Zentrifuge gekommen war, konnten nur
wir allein entscheiden. Das vorgefundene Verfahren kostete sehr viel Zeit
und führte oft nicht zum Ziel. Bei [/116] einem Regierungswechsel trat an
die Stelle des bisherigen Ministers [sc. Saemisch], *der aus der mittleren
technischen Laufbahn hervorgegangen, seine Wahl nur der Parteizugehörigkeit verdankte,* und der daher ganz von seinen Fachreferenten abhängig
war und deren Ansichten schlagwortartig wiederholte, ein erfahrener hoher
Beamter [sc. von Richter]. Das war ein grosser Fortschritt. In einer dramatischen Chefbesprechung machten wir uns von dieser Fessel frei und erreichten weitere Erleichterungen. Später traf ich einmal bei einer Regie-
rungsfeier, bei der die Neunte Symphonie vorgetragen wurde, jenen Fi-
nanzdiktator, dem ich Kunstsinn nicht zutraute, sondern nur die Freude an
der Hemmung kultureller Fortschrittspläne, wenn sie etwas kosteten. Der
Direktor für das Volksschulwesen, mein Nachbar, stimmte mir zu, dass nur
das "Seid umschlungen, Millionen!" ihn gelockt haben konnte.

In der Alltagsarbeit hatten wir übrigens meist mit einem jüngeren Mitarbeiter der Finanzentwicklung regelmässig zu verhandeln, besonders bei
Aufstellung und Ausführung des Haushaltplanes. Es war eine frische Kraft,
war zwar an strenge Anweisungen gebunden, aber für rein sachliche Aussprache zu haben. Bei der Aufstellung meines ersten Haushalts lag ein
Parlamentsbeschluss vor, der die allmähliche Umwandlung aller nicht voll-
beamteten Kreisarztstellen in vollbeamtete und vollbesoldete verlangte, zur
Schonung des Haushalts innerhalb einer bemessenen Frist. Auch in meinem Ministerium trat ein Personenwechsel, kein Parteiwechsel ein. Der
neue Herr [sc. H. Hirtsiefer] war robust, ich wollte und musste die Hemm-
nisse beseitigen. Ich trug ihm bei der zweiten Begegnung meine Leiden vor

und verlangte vor dem Staatssekretär sein Eingreifen, anderenfalls drohe ihm die Gefahr, zum Totengräber des preussischen Gesundheitswesens zu werden. Er verhandelte sofort mit dem neuen Finanzminister. Das war ein grosser Fortschritt. Das Reich besass keine Gesundheitsbeamten, diejenigen der Länder waren auch die ausführenden Kräfte der Reichsgesetze, besonders der Seuchengesetze. Die Regierungspräsidenten bezeichneten die notwendig gewordenen Umwandlungen, und ich forderte daraufhin 60 Stellen = 10%. Von der Gemeindearbeit war ich gewohnt, dass der Kämmerer im berechtigten Vertrauen auf die Gewissenhaftigkeit der Fachdezernenten die Notwendigkeit der Forderungen nicht beanstandete, sondern nur die Möglichkeiten ihrer Bewilligung sich vorbehielt; in Zweifelsfällen entschied eben der Magistrat, ob im Berichtsjahr ein Schulhaus oder eine Strassenpflasterung dringlicher war. Da mir jetzt der Vertreter des Finanzministeriums erklärte, dass er nur Mittel für 40 [/117] neue Stellen habe, fand ich mich ab und beantragte auch im nächsten Jahr nur 40. Da sollte ich 25 erhalten. Jetzt stellte ich ihm die Wahl. Falls ich sicher sei, schematisch immer nur zwei Drittel meiner Forderungen zu erhalten, müsste ich entsprechend überfordern, um das unbedingt Nötige zu erhalten. Ich zöge offenes Verhandeln vor, auch bei ihm, und möchte sicher sein, dass auch er nur ablehne, weil weitere Mittel fehlten, nicht weil grundsätzlich abgestrichen würde. Übrigens betrüge mein Haushalt nur 0,5% des gesamten, weil die meisten Sachausgaben für Gesundheitszwecke von Gemeinden und Sozialversicherung getragen würden; Knauserei in meinem Haushalt brächte ihm nicht einmal etwas ein. Seither arbeiteten wir sehr gut zusammen, aber er wurde bald abberufen. Nur einmal verlor ich die Ruhe, als ein anderer Vertreter der Finanzen bei der Beratung der Kosten eines neuen Instituts mir entgegnete, dass es doch früher auch ohne Röntgenapparat gegangen sei. Ich antwortete etwa, man würde ihn gern für den Fall eines festen Beinbruchs *der Behandlung ohne vorherige Röntgenuntersuchung ausliefern,* wenn nicht das Einschreiten der Gerichte für diese Unterlassung drohte.

Ein neuer Zug der epidemischen Kinderlähmung durchwanderte Deutschland. Er gab Gelegenheit zu Feststellungen über die Verbreitungsweise der Krankheit und die Beteiligung der gesund gebliebenen oder unter harmlosen anderen Erscheinungen leicht erkrankten Angesteckten als Überträger. Zur Verhütung bedurfte es daher der Meldung des Krankheitsverdachtes. Das ging nur über ein Gesetz. Der Vertreter des Finanzministeriums verweigerte die Zustimmung. Dieser Enkel eines grossen Anatomen und Sohn eines namhaften Facharztes, aber Sklave seines Auftraggebers, besass keine Sachkenntnis, nur Kleinlichkeit. Wir erklärten, dass Kosten überhaupt nicht entständen; es bedürfe nur [/118] eines kleinen Zusatzes auf der vorgeschriebenen Meldekarte der Ärzte, zunächst handschriftlich, bei Neudruck durch Einfügung weniger Buchstaben. Nun kam der übliche Einwand von nicht vorherzusehenden späteren Forderungen, ausserdem koste schon jetzt der Druck der Parlamentsvorlage Geld für Druck und Papier. Ein Professor, Vertreter eines theoretischen medizinischen Fachs, Mitglied des Staatsrates, erbat für seinen dortigen Bericht von mir Stoff über die Gefahr und ihre Abwehr. Zur Sitzung des Staatsrats war ich als Regierungskommissar geladen und trug die Lage vor. Das Ergebnis war ein Initiativantrag des Staatsrats zur Einführung der Meldepflicht bei Verdacht. Die Regierung, die ja überhaupt noch nicht befasst war, trat bei, und das Parlament stimmte ohne Erörterung zu. - Bei der Beratung des Haushalts beantragte der Parlamentsausschuss angesichts der stark gesteigerten Tuberkulosegefahr die Einsetzung höherer Mittel zur Bekämpfung. Die Regierung lehnte aber mit der Begründung ab, dass sie es nicht für notwendig hielt. Ich war für die Vertretung des Beschlusses zuständig, begründete ihn jedoch nach vorheriger, ausdrücklicher Erklärung dieser Absicht nur mit dem Mangel an Mitteln. Es war ein formeller Konflikt, der, wenn ich weniger ehrlich gewesen wäre, überhaupt nicht beanstandet worden wäre. Diesmal freilich bekam ich eine ernstere Belehrung. Sie war gerechtfertigt, doch das ärztliche Gewissen geht über formale Beamtenpflicht. *Aber ähnliche Zumutungen wiederholten sich nicht.*

Sehr viel Arbeit verursachten damals die Prüfungen der Ärzte, Zahnärzte und Apotheker. Doch bestand hier die Möglichkeit, in diesen trostlosen Jahren wenigstens etwas Nützliches zu schaffen. Die Aufgaben zerfielen in zwei Teile. Die grundsätzliche Aufstellung der Prüfungsbestimmungen lag bei einem ständigen Ausschuss des Reichsrates; ich vertrat die Stimme Preussens. Der Vorsitzende war ein [/119] ausgezeichneter Sachkenner, von vornehmer Gesinnung, scharfem Verstand und der Fähigkeit, gut zu leiten, das Vorbild eines geschulten Beamten.

Die Vertreter der Länder waren an die Weisungen ihrer Regierungen gebunden, die schon vor der Beratung vorlagen. Aber dieser Ausschuss hatte tiefes Verständnis für die Not der Jugend, nach langem Kriegsdienst, bei verkürzter Ausbildung und in der Geldnot der Inflation. Die Mitglieder waren aufeinander eingespielt und entschieden rein sachlich sowohl in Fragen der allgemeinen Regelung, wie in der Ausübung ihrer Zuständigkeit in schwierigen Einzelfällen. Die hohe Politik hatte an dieser Arbeit kein Interesse und störte nicht.

Zu den geltenden Richtlinien wurden weitgehende Anrechnungen der verstrichenen Zeit auf die Kriegsjahre eingeführt, umgekehrt jeder Zeitgewinn durch frühere Reifeprüfungen oder häufige Zwischensemester untersagt. Alle Möglichkeiten konnten nicht vorausgesehen werden, Einheitlichkeit der Länder war nötig. Bei Entscheidungen über Sonderfälle kamen viele Anträge, unterstützt von Empfehlungen einflussreicher Personen, gut oder schlecht begründet. Von den Einzelregierungen waren die einen grundsätzlich für Milde, die anderen für ihr Gegenteil, besonders wo die Ärzteschaft gegen übergrossen Zustrom Einspruch erhoben hatte. Entscheidung nach Billigkeit konnte trotzdem von Fall zu Fall erreicht werden. Wo einmal die Weigerungen einer Regierung zu unerwünschten Mehrheiten zu führen drohten, konnte sofort der Einspruch einer anderen Regierung in einem entgegengesetzten Fall zu erneuter Prüfung und [/120] Zurücknahme beider Einsprüche führen.

Die Überwachung der Prüfungen selbst lag bei den einzelnen Ländern und wurde streng nach den allgemeinen Bestimmungen des Reichsrates durchgeführt, die Ergebnisse wurden im Reichsministerium des Innern nachgeprüft. Die zahlreichen, immer noch zunehmenden Sonderbestimmungen erforderten grosse Vertrautheit und sehr sorgfältiges Arbeiten. Die Gegenstände unserer Tätigkeit, die Studenten selbst, bildeten Ausschüsse, die ihre Rechte wahren sollten und ihr Amt meist ihrem kämpferischen Temperament zu verdanken hatten. Die Leitung der Prüfung lag bei den bedächtigeren und gewissenhaften Prüfungskommissaren jeder Universität, fast stets Vertretern eines theoretischen Fachs.

Eines Tages suchte mich der studentische Ausschuss von Berlin auf, Chorführer und Chor, auf Sturm und Widerhall eingestellt. Ich liess ihn in grosser Ruhe und ohne Unterbrechung abbrausen und erklärte der Überzeugung gemäss einige ihrer Forderungen für sachlich begründet und der Besprechung wert. Sie verlangten vor allem, dass die Prüfungen schon Mitte September beginnen sollten. Jeder Aufschub durch die langen Ferien fordere Geldopfer, die in der Inflation untragbar seien. Ich erwiderte, dass ich selbst noch einen zweiten Grund vermutete, den ich angesichts der schwierigeren Ausbildungsgelegenheiten verstände. Im September sei die Mehrzahl der Professoren noch im Urlaub und ihre jüngeren Vertreter, ungeübter, im Alter näherstehend und als milder geltend, seien als Prüfer begehrter. Diese Annahme würde überschätzt, die Prüfungen dauerten über die Ferien hinaus, und grössere Lücken entgingen auch milderen Prüfern nicht. Ihre Forderung früherer Prüfung könne jedoch bewilligt werden.

Aber auch sonst würden wir engere Zusammenarbeit begrüssen. In Berlin sei die Gewohnheit eingerissen, nach Erledigung einer Station Wochen und Monate bis [/121] zur nächsten verstreichen zu lassen, um sich inzwischen weiter vorzubereiten, so dass hier die Prüfung viel länger daure als an anderen Universitäten. Das widerspräche ihrer Betonung gesteigerter Ausgaben durch Zeitverlust. Wir erwarteten ihre Mitarbeit bei Abstellung einer Gewohnheit, die sie selbst als untragbar erklärt hätten. Ich beriet mit ihnen friedlich einige weitere kleinere Unzuträglichkeiten. Bei dem Antritt meiner Stellung hätte ich den Missbrauch vorgefunden, dass jeder einzelne sich seinen Prüfer selbst wählt unter Meidung der gefürchteten. Der zuständige Beamte hätte gerecht verteilt, dann hätte ein grosses Tauschgeschäft eingesetzt, im Notfall gab es Krankheit oder Familienunglück, bis ein als milder geltender Prüfer an der Reihe war. All das hätte ich seit Monaten unmöglich gemacht. Aber nie sei ein Widerspruch erfolgt, sie hätten also einen neuen Trick, hinter den wir noch nicht gekommen seien. Sie lachten und schwiegen.

Später erfuhr ich wenigstens eines ihrer Mittel. Einer der gefürchteten Fachprüfer war weicher gegenüber Frauen, sonst aber scharf. Eine mir gesellschaftlich bekannte junge Ärztin erzählte mir harmlos, sie habe in seinem Fach nur eine Drei bekommen und habe doch so geweint. Ich schied von dem Ausschuss in bestem Einvernehmen, und sie kamen nie wieder. Jener Prüfer, ein weit über Durchschnitt kenntnisreicher Gelehrter und ausgezeichneter Lehrer, der an sich höhere Ansprüche stellte als an seine Schüler, war heftigen Zornausbrüchen stark unterworfen, er war überzeugt, dass er durch Strenge nur seine Pflicht erfülle, und er stand häufig vor starker Unwissenheit. Von ihm wurden viele guterfundene Prüfungswitze erzählt. Von der gemeinsamen Prüfung eines Ehepaares soll er erzählt haben, die Frau hätte verklärt zum Gatten aufgesehen, der aber habe gar nichts gewusst, und er habe ihn durchfallen [/122] lassen. Auf die Frage nach der Frau habe er gemeint, sie hätte einiges gewusst, aber des ehelichen Friedens wegen habe er auch sie wiederbestellt. Dazu war er viel zu gerecht. Als die Klagen gegen seine scharfe Tonart sich steigerten, bat ich ihn zu mir, und in einer längeren Unterhaltung erheblichen Inhalts erhielt ich von ihm die Zusage besten Willens zur Mässigung.

Die Prüfungsergebnisse der einzelnen Universitäten waren im allgemeinen recht gleichmässig. Nur eine Universität fiel aus dem Rahmen und hatte fast stets die doppelte Zahl Versager. Ich schrieb amtlich, aber sehr vorsichtig an den Prüfungskommissar, einen bedeutenden Theoretiker, und erhielt eine köstliche Antwort, die mir in ihrer strengen Logik sehr gefiel. Seine Durchgefallenen wären schlecht vorbereitet gewesen und hätten nichts gewusst; warum die Ergebnisse anderer Fakultäten besser gewesen wären, sei er nicht in der Lage zu erklären.

Sehr oft kamen Prüflinge mit Wünschen und Anliegen tragbaren Inhalts zu mir als oberster Instanz, die aber doch noch der Überwachung durch das Reichsministerium des Innern unterstand. Ich verwies sie meist auf eigenes Nachdenken und Entscheiden. Wir, die wir Berufungsfälle nicht schaffen durften, pflegen in Zweifelsfällen lieber abzulehnen. Sie sollten nach ihrem Gewissen entscheiden, ob sie Unzulässiges verlangten.

Als in Düsseldorf die von mir begründete Akademie für Sozialhygiene zur Fachausbildung von Kreisärzten und Gesundheitsfürsorgeärzten eröffnet wurde, hielt ich, wie bei gleicher Gelegenheit in Berlin und Breslau, die Eröffnungsrede. Am Abend fand ein einfaches Zusammentreffen im Malkasten statt, an dem auch die Vertreter der Nachbaruniversitäten teilnahmen. Ich sass neben dem von mir geschätzten [/123] Hygieniker einer dieser Universitäten, dem ich das erste Mal begegnete. Er war anfangs auffallend kühl. Aber im Lauf des von seiner Seite sehr anregenden Gesprächs wurde er wärmer und erklärte seine frühere Zurückhaltung. Ich hätte ihm kürzlich unbekannterweise durch meinen Schwiegersohn Grüsse geschickt. Das wäre sehr freundich gewesen, hatte aber, so sehr er es bedauere, nicht verhindern können, dass der Überbringer wegen Unwissenheit durchgefallen sei. Ich bat ihn lachend um den Namen des Schwiegersohns, ich hätte keine Töchter, übrigens wäre kein einziger Student seiner Hochschule mir bekannt. Die Sache hatte zwei Nachspiele. Einmal erzählte ich sie dem Chirurgen Bier auf einer Besichtigungsfahrt nach seiner Anstalt zur Behandlung von Knochen- und Gelenktuberkulose in Hohenlychen, bei deren jeder Bier durch launige Erzählungen seine Begleiter nicht aus dem Lachen herauskommen liess. Bei dieser Mitteilung lachte Bier selbst, schlug dröhnend mit seiner starken Hand auf meinen Oberschenkel und erklärte, es sei ein famoser Studentenulk. Dann liess ich an alle Regierungsmedizinalämter die Mitteilung ergehen, dass nur schriftliche Empfehlungen von mir gültig seien, und weiter sagte ich jedem mir begegnenden Prüfer, dass mit meinem Namen Missbrauch getrieben würde. Eines Tages beklagte sich bei mir eine Nichte, sie hätte jüngst als Medizinalpraktikantin an einer westdeutschen Universität den Hygieniker um ein sozialhygienisches Thema für die Promotion gebeten. Dieser, ein Vertreter der biologischen Hygiene, habe verwundert nach dem Grunde gefragt und als sie entgegnet hätte, auch ihr Onkel sei Sozialhygieniker, noch dessen Namen erfahren wollen. Als sie den meinen nannte, habe er kurz kehrt gemacht und ohne ein weiteres Wort das Zimmer verlassen.

[/124] In einem Jahr der Inflation zu Anfang Mai war der plötzliche Zustrom der Prüflinge, die sofort zugelassen werden wollten, ausserordentlich gross. Die Anträge bei den zwölf Fakultäten waren der Einheitlichkeit wegen bisher ausschliesslich an der Zentralstelle in Berlin bearbeitet worden. Jetzt lag jeder Fall anders und kostete viel Zeit. Trotz Einstellung von Hilfskräften drohte starker Zeitverlust. Wir ersuchten telegraphisch die Prüfungskommissare der einzelnen Fakultäten um vorläufige Entscheidung, vorbehaltlich unserer Nachprüfung mit der Möglichkeit von Änderungen und sandten die Berge der Prüfungspapiere zurück.

Eines frühen Morgens, wohl nahe Anfang Juli, erschien bei mir als erster Besucher der Kommissar einer entfernten Universität sorgenvoll, mit Spuren der Nachtfahrt. Er berichtete, dass er einen Prüfling, einen wenig bemittelten, kenntnisreichen Schüler, nach sorgsamer Prüfung der Unterlagen zugelassen habe, die beiden ersten Stationen habe er mit Eins erledigt. Jetzt sei unser Bescheid eingetroffen, dass für die Zulassung ein Semester fehle. Er bäte um Entscheidung, wie er sich zu verhalten habe, insbesondere, ob die schon abgelegten Prüfungsabschnitte für ungültig zu erklären seien. Ich erwiderte, die Entscheidung sei schwierig; ich müsse überlegen. Ich hätte die schlechte Gewohnheit, in schwierigen Fällen laut nachzudenken und mich dabei in die Person des anderen zu versetzen. Er brauche aber nicht zuzuhören. Ich murmelte vor mich hin, die bestandenen Prüfungsabschnitte würde die zuständige Stelle wohl kaum für ungültig erklären können, denn die Prüfung sei dazu da, zu zeigen, ob Kenntnisse vorhanden seien oder nicht. Hier wäre leider der Irrtum begangen, den Prüfling sechs Monate zu früh zuzulassen. Doch der Sommer neige dem Ende zu; wenn die Prüfung in der bisherigen langsamen Folge fortgesetzt würde, fiele angesichts der Ferien ihr Ende in das Wintersemester, und das fehlende Semester sei erreicht. Möglicherweise erfolge nachträglich eine Rüge; aber [/125] sachlich würde dadurch nichts geändert. Dann erklärte ich meine Überlegungen für beendet und bat um Wiederholung seiner Fragen. Er meinte, er hätte nichts mehr zu sagen und verabschiedete sich. Jedenfalls hatte ich keine Entscheidung, zu der ich gar nicht befugt war, getroffen, nur sein Selbstüberlegen angeregt. Die Rüge durch das Reichsministerium erfolgte nicht, jener Prüfling ist heute ordentlicher Professor der Physiologie.

Unter den vielen Hunderten von Schriftstücken, die täglich von mir mit dem Eingangsvermerk versehen und mit Weisungen zur weiteren Erledigung oder zu Rücksprachen in den Geschäftsgang gegeben wurden, befanden sich regelmässig Eingaben von Privatpersonen, Beschwerden, Vorschläge, Empfehlungen sonderbarer Heilmittel, die bei Bekannten Wunder verrichtet hätten und für deren Verbreitung wir sorgen sollten. Querulantenbriefe fehlten nie, sie waren schon äusserlich zu erkennen; unter ihnen gab es Stammgäste.

Ein Eingang an mich persönlich ist der Mitteilung wert. Ein 75jähriger früherer Artilleriehauptmann, Veteran von 1870, erwartete von mir Verständnis. Er kämpfte vergeblich seit langen Jahren für das gesetzliche Verbot des "Schnullers". Er sah in seinem Missbrauch die Ursache vieler späterer Gesundheitsschädigungen. Er erzeuge das "Negerschnullermaul" und dadurch die Zahnfäule. Weil die Säuglinge sich nicht mehr ausschreien könnten, würden sie engbrüstig und später leichter die Opfer der Tuberkulose. Und das ewige Lutschen setze sich später im Tabakmissbrauch fort. Den hasste er noch mehr. Im Gegensatz zu der nur auf die Giftwirkung eingestellten Medizin, sah er auch weitere Schäden des Tabakrauchens, besonders in der Form der Zigarretten. Der "Glimmstengel-Bengel" verdirbt die Luft, verunreinigt Wohnung und Kleider, begeht Unarten, ist rücksichtslos usw. Wir kamen in längeren, privaten, launigen Briefwechsel.

[/126] Er wohnte auf einer alten Burg in der Bayerischen Pfalz an der Grenze des Elsass. Er war viel belesen, auch im Latein, aber einsam, da er Frau und Kind früh verloren hatte. Er wusste, dass er sich in Sondergedanken verrannt hatte, konnte sich selbst verspotten, aber brauchte ein Steckenpferd. Hinter seinen derben Worten verbargen sich feinere Empfindungen, er hatte stets eigene nette Gedanken. Einst las er in der Zeitung die Mitteilung, dass die alten Römer schon zu Ciceros Zeiten geraucht hätten; es folgte ein längeres, witziges Gedicht voller Anspielungen auf den Sit-

tenverderb unter den ersten Kaisern, der nur auf den Tabakmissbrauch zurückgeführt wurde. Es war in glatten Versen, vielleicht nur eine Lesefrucht,
vielleicht von ihm selbst. Es ging mir leider verloren.

Ich antwortete umgehend:

Freilich las man schon im Shakespeare, dass der Mann des Forums stank
Zu den Zeiten, als sein Caesar unter Brutus Dolche sank.
Aber niemals kann ich glauben, dass der Stank vom Rauchen kam,
Dass Horaz beim Krug Falerner seine Pfeif' zum Munde nahm.
Gegen das Profanum vulgus tönte hasserfüllt sein Ruf.
Damals auf Italiens Fluren rauchte einzig der Vesuv.

Aber tabaklose Flegel gab es schon in grosser Zahl,
Und der edle Held Thersites rauchte sicher nicht zum Mahl.
Heute saugen zarte Wesen an der Zigarette Duft,
Heute steigt von weichen Lippen steil der Rauchring in die Luft.
Denn die Julien unserer Tage suchen nicht Romeos Gunst,
Sondern Macht im Parlamente, dazu braucht es blauen Dunst.

Ich bekam noch eine Einladung zum Sommer, der ich leider nicht folgen konnte, eine mit Abbildungen versehene Geschichte der von ihm bewohnten Burg aus seiner Feder; bald darauf muss er verstorben sein.

[/127] Bei meinen vielen <u>Reisen</u> zur Besichtigung von Einrichtungen,
Ausstellungen, Eröffnung von Anstalten, aber auch an die Stätten von Seu-
chenausbrüchen, sah ich viel; menschliches Leid, menschliche Grösse und
Schwächen. Empfänge lehnte ich für mich und meine Begleiter ab. Dafür
gewannen abendliche zwanglose Zusammenkünfte Reiz, bei denen die
Schranken zwischen Vorgesetzten und Untergebenen fielen. Besonders
lustig waren die Fahrten mit dem Chirurgen Bier nach Hohenlychen. Dass
er seine Begleiter mit der Erzählung eigener witziger Erlebnisse nicht aus
dem Lachen herauskommen liess, wurde schon erwähnt. Zuweilen legten
wir eine grössere Strecke Wegs in Hemdsärmeln in schnellem Schritt zurück, wenn die Pausen beim Übergang auf die Kleinbahn zu lang waren. Er
kannte jeden Baum und Strauch im märkischen Wald und gab feine Beobachtungen über ihr Zusammenleben zum Besten.

Seine Witze verdienten es, überliefert zu werden, doch ist das Aufgabe
anderer. Einen erlebte ich selbst. Mir war eine Stiftung angeboten worden.
Ich wusste keine bessere Verwendung als die für die notleidende Anstalt
von Bier. Beide wollten wir sie vorher besichtigen. Es war auf der Höhe
des Mangels an Nahrungsmitteln und wurde früh dunkel. Wir hatten kein
Mittag gegessen, stundenlang die von ihm geschaffene Anstalt für tuberkulöse Knochenkranke besichtigt und die lange Bahnrückfahrt vor uns. Die
vornehme Oberin lud uns zu einem kleinen Imbiss ein, es gab lauter Er-

satzstoffe. Zuerst kam eine Art Tee, wohl aus einheimischen Kräutern, dann Kuchen unbekannter Herkunft, aber in schöner Aufmachung. Die diensttuende Schwester nötigte zum Teetrinken, doch Bier dankte, da er niemals mehr als ein Glas Tee tränke, und seine breite Hand sicherte ängstlich die Tasse vor erneuter Füllung. Beim Rückweg durch eine kurze Waldstrecke zum nahen Bahnhof blieb er sinnend stehen und sagte dann nachdenklich: "Man lernt nie aus. Ich dachte, solcher Tee gehört in die Klystierspritze und nicht in den Mund." Aber er nannte die volkstümlich [/128] derben Namen für die Öffnungen des menschlichen Verdauungskanals, die auch Goethe nicht vermied.

Arbeit mit dem Parlament

Die Regierungsvertreter hatten viel im Preussischen Abgeordnetenhaus und auch im Reichstag zu tun, als Vertreter, wenn die von ihnen bearbeiteten Fragen auf der Tagesordnung standen, und in den Ausschüssen mit ihren bisweilen bis in die Nacht sich hinziehenden Sitzungen. Oft suchten uns Abgeordnete auf, um sich zu unterrichten oder Rücksprachen über Personen und Dinge zu nehmen. Man lernte viele von ihnen und ihre Eigenheiten kennen, ebenso wie sie die unseren. Wenn Wahlen stattgefunden hatten, musste man neu anfangen. Schlimmer waren Regierungswechsel. Sobald sich neue Koalitionen bildeten, wurden dieselben Personen, die früher zu uns hielten, unsere Feinde und umgekehrt. Der *für die Gesundheitsfragen zuständige* Fraktionsredner [sc. Quaet-Faslem] der einen, häufig ihre Stellung zur Regierung wechselnden, grossen Fraktion war ein Kollege, der sich oft bei mir mit Stoff versah. War seine Fraktion in der Regierung, so hörten wir aus seinem Munde schmeichelhafte Reden; war er vielleicht wenig später Gegner, so machte er uns schlecht wie unnütze Schulbuben; seine häufigste Wendung war, dass der Minister unter uns mit eisernem Besen kehren müsse, besonders für unsere Dummheit fand er starke Worte. Einmal sollte mein Gehalt gestrichen werden, weil man mir einen Eingriff in die Rechte der Abgeordneten vorwarf; das wurde am nächsten Tage zurückgezogen. Auch an besonderen Liebenswürdigkeiten fehlte es nicht, die allerdings an die Schuljungenzeit erinnerten. Einmal hatte ich drei Nachmittage unnütz im Sitzungssaale zugebracht, [/129] ohne dass mein auf der Tagesordnung stehender, unerheblicher Punkt zur Erörterung kam. Für den nächsten Tag musste ich zu einer wichtigen Sitzung ausserhalb des Hauses, in der ein Rechenschaftsbericht zur Verhandlung stand. Ich erbat wegen Unabkömmlichkeit *bei dem gekennzeichneten Berichterstatter* weitere Vertagung und erhielt sie zugesichert. Aber gerade wegen meiner Behinderung liess er sie aufrufen, tadelte die Rücksichtslosigkeit des Regierungsvertreters, beantragte seine ausdrückliche Vorladung zum nächsten Tage und begründete die Vertagung durch mein Fehlen.

Der dem Minister unterstehende Regierungsvertreter durfte nur als Fachbearbeiter Auskunft auf gestellte Fragen geben, hatte aber nicht das Recht eigener Ansichten. Einst hatte ein kommunistischer Hitzkopf, früher Dorfschullehrer, eine glühende Rede wegen der Menschenopfer, die der Tuberkulose zur Last fielen, gehalten. Die bekannte Tuberkulosesteigerung von 1917/1919 war schon im Abklingen, die Todeszahlen sanken steil. Natürlich hatte die Regierung die Sterblichkeit hervorgerufen und für die Abnahme nichts getan. Er spielte Ball mit den für ihn von irgendeiner Hilfskraft zusammengestellten Zahlen, verfing sich in den Angaben der Tabellen, wie das gelegentlich auch besseren Kennern widerfährt, berief sich auf die entsetzlich hohen Sterblichkeitsziffern, die aber niedriger waren als lange zuvor und warf Erkrankungen und Sterbezahlen durcheinander. Ich war sehr vorsichtig und meinte, ich müsse mich verhört haben. Schon wegen dieser Äusserung wurde ich scharf in meine Schranken gewiesen. Wenige Tage später kam das Kindbettfieber zur Sprache; es war die Zeit, wo sich die Abtreibungen mit ihren tödlichen Wirkungen steigerten. Die Wortführerin der Opposition war eine sehr temperamentvolle Gewerkschaftsbeamtin und von der Güte ihres Kampfes aufrichtig überzeugt. Natürlich war auch hier die Regierung schuld, die für die [/130] Bekämpfung der Erkrankungen nichts tat. Sie erhielt ihre Tabellen vom Parteibüro. Nun brachte sie die Sterblichkeit in Deutschland und in Preussen, Tod im Kindbett oder durch Kindbettfieber durcheinander, ein Versehen, das gerade hier auch anderen leicht widerfuhr, weil im Wechsel der Jahre die Quellenwerke die Gruppen bald getrennt, bald zusammengefasst brachten. Diesmal gab ich meine kritischen Aufzeichnungen der vorgemerkten Rednerin einer gemässigten Partei der Mitte, der Leiterin einer höheren Mädchenanstalt, die Geschmack mit Witz und Kampflust vereinte und stets kaltblütig blieb. Der Kampf der beiden Frauen war sehr ergötzlich, und die Gewerkschaftlerin, eine lebhafte Rednerin, trat besiegt ab. Besonderen Reiz bekam der Redekampf dadurch, dass die Lehrerin in bedächtiger ostpreussischer Mundart, die Gegnerin in der lebhafteren von Frankfurt a. M. kämpfte. Die Sache selbst wurde dabei kaum berührt, nur die Blössen des Gegners. Ich stellte damals für meinen persönlichen Gebrauch eine Begriffsbestimmung der damaligen parlamentarischen Politik auf. Politik ist die Tätigkeit einer Gruppe von Menschen einer bestimmten Zahl, von verschiedenem Geschlecht und Alter und von verschiedenen Ansichten, die sich von der übrigen Welt abschliessen, und die ihre Person, ihre Worte und ihr Tun überschätzen.

Wenn die Minister selbst vor das Parlament zu treten hatten, musste der Stoff für ihre Reden in den Abteilungen zusammengestellt und die Rede fertig ausgearbeitet ihnen vorgelegt werden. In der Aussprache redeten sie frei und waren meist dahin geschult, um hier schlagfertig zu entgegnen; nur mussten wir vor der Antwort den Tatsachenbestand ihnen bereitstellen. Die Eingangsrede lasen die Minister ab. Mein erster [sc. Adam Stegerwald] konnte das schlecht, aber er war gewandt, geübt und intelligent. Die fertig vorgelegten Sätze passte er dem Augenblick an und ergänzte sie aus dem Stegreif. Sein Nachfolger [sc. Heinrich Hirtsiefer] hatte [/131] sich seine guten praktischen Kenntnisse in fleissigem Selbstunterricht beigebracht. Sein erster Beruf, ehe er seine leitende, schwierige Stellung in der Gewerkschaft gut ausübte, hatte ihn an die Handarbeit mit Schwermetallen gewöhnt. Das haftete ihm beim Sprechen und im Geschäftsgang doch öfter an. Da er sehr gut ablesen konnte, klebte er an der Niederschrift. Nach ernsten Erfahrungen strich ich lieber jedes Fremdwort. Ich strich vor allem jede schöne Anspielung meiner Mitarbeiter auf Personen des klassischen Altertums. Es geht sehr gut ohne Bezugnahme auf die griechische Mythologie, geschieht es aber, so muss man sicher sein, dass der abgelesene Name richtig ausgesprochen wird.

Bei einer Beratung des Haushaltes waren die grossen Reden des Ministers und der Fraktionsführer beendet, für den ausserordentlichen Haushalt genügten die zweiten Garnituren beider Seiten, hier handelte es sich höchstens noch um die für je ein Jahr zu bewilligenden Ausgaben zur Bekämpfung der Tuberkulose, Säuglingssterblichkeit und Trunksucht und ähnliches. Die Summen waren in Fraktionen und gemischten Ausschüssen festgelegt, wir Fachbearbeiter waren in Ruhestellung, denn höchstens waren Fragen von Neugierigen oder Wichtigtuern zu beantworten, wir langweilten uns. Plötzlich erschien durch die uns vorbehaltene Hintertür zur Ministerbank unser Bürodirektor [sc. Tillich], ein mittlerer Beamter ohne Vertreterrecht. Er war früher eine Art Zeremonienmeister zweiten Ranges in einem Ministerium des Kaiserreichs mit grösseren repräsentativen Verpflichtungen, und war gewöhnlich voller Würde. Jetzt kam er nach einem bis in die Nachmittagsstunden ausgedehnten Frühschoppen und wollte dankbar seinen auf der vordersten Bank [/132] sitzenden "lieben Staatssekretär" für die gestern gehaltene Rede umarmen; wir hatten Mühe, ihn ohne Aufsehen herauszuschaffen, ehe die Mittel zur Bekämpfung der Trunksucht zur Erörterung kamen.

Erstaunlich war es, wie leicht beliebige Personen warme Empfehlungen von Ministern und Parteiführern erhalten konnten. Eine junge, elegant gekleidete, gut aussehende Dame kam zu mir mit Einführungen zweier Minister und mehrerer Parteiführer von Reich und Preussen, die sie soeben im Wandelgang des Reichstags mit der Bitte um Beistand angegangen hatte. Alle ersuchten mich, ihr, einer Kandidatin der Medizin, zur Befreiung vom praktischen Jahr behilflich zu sein, da sie durch Heirat mit einem jetzt schwer leidenden Mann ernstere Aufgaben hätte. Beim Vortrag vor mir trocknete sie die Tränen. Eine Prüfung ihrer Angaben war von keiner Seite erfolgt. Ich war nicht zuständig, sondern der erwähnte Ausschuss des Reichs, zur Ausnahme lag kein Grund vor, da die in der Grosstadt wohnende Dame die Forderungen auch ohne Vernachlässigung ihrer Pflichten leicht hätte erfüllen können. Die Nachprüfung ergab, dass ihr wiederholt vorbestrafter Gatte [sc. evtl. M. Olpe] einen von uns schon verfolgten, gut-

gehenden Geheimmittelschwindel schlimmster Art betrieb, wobei sie bei
der medizinischen Begründung an der Werbung durch Reklamen mithalf.
Die Gesundheitspolizei ging wegen grober Verstösse gegen die Bestimmungen der Gesetze über den Umgang mit Giften gegen das Ehepaar vor,
das durch ganz Deutschland Zweigstellen mit Lizenzen vergab. Trotzdem
boten sie einen Rechtsanwalt gegen uns auf; auch ein berühmter Kliniker
schrieb mir, dass er mit dem Mittel Erfolge gesehen hätte. Das wunderte
uns nicht, nach unserer Analyse war einem gut zusammengestellten Mittel
gegen Asthma, dessen Rezept in jedem Medizinalkalender stand, Pflan-
zenasche zugesetzt. Sie erhielt einen exotischen Namen und [/133] sollte
die Hauptwirkung ausüben. Nach Jahren des Ruhestandes las ich, dass das
Ehepaar wegen anderer Betrügereien seine Laufbahn im Gefängnis beendete. Auch einen Augendiagnostiker sollte ich hochbringen und ihm sogar
die Lehrtätigkeit an einer Hochschule eröffnen. Er hatte einen Atlas der
Irisdiagnose bei sich, aber seine geringen Kenntnisse soll er sich im Zucht-
haus angeeignet haben. Auch in anderen Fällen harmloserer Art musste ich
die Gefolgschaft ablehnen. Mir wurde angedeutet, dass das nicht weiter
verargt würde. Im parlamentarischen System müssten die Führenden Empfehlungen weitergeben; sie verliessen sich auf die Sorgfalt des Sachbe-
arbeiters, dessen begründete Entscheidungen nicht angefochten würden.
Das geschah auch niemals. Höchstens kam es gelegentlich da und dort zu
Gefälligkeiten gegen empfohlene Nahestehende von Parlamentariern durch
nicht ganz feste Zuständige. Aber Fälle von wirklicher Korruption habe ich
nie erlebt. Das wurde schon durch die Besorgnis vor ernsteren Folgen ver-
hindert, wenn solche Geschehnisse zur Kenntnis gegnerischer Parteien und
damit der Öffentlichkeit gekommen wären. *In allen solchen Fällen ist das
Parteiwesen und die Öffentlichkeit eine gute Sicherung gegen Missbräuche.*

Wo sich die Parteien und ihre Minister für Personen und für deren an-
fechtbare oder umstrittene Heilmethoden einsetzten, geschah es meist in
dem guten Glauben, dass ein an diesen begangenes Unrecht wieder gutge-
macht werden müsse. Nach langem Kampf an die Spitze der Staatsleitung
gelangt, sahen gerade die Linksparteien diese Sühnung angeblicher Schuld
vergangener Zeiten als eine Hauptaufgabe an. Auf dem Gebiete der Heilkunde gab es ja oft grosse Männer, deren Leistungen sich in schweren
Kämpfen durchsetzen mussten, oder die lange verkannt waren. Es war damals leicht, sich als Verkannten oder verfolgtes Opfer der sogenannten
Schulmedizin, der auf Alleinherrschaft bedachten [/134] Kaste, auszugeben
und [das] versprach jetzt Erfolg. Das geschah in grosser Aufmachung mit
nie erreichter Werbekunst durch Friedrich Franz Friedmann, der eine Methode zur Behandlung der Tuberkulose durch Einspritzung der Kulturen
von Schildkrötentuberkulose angegeben hatte und mit ihr im Grossbetrieb
behandelte. Das Urteil über sein Verfahren hier abzugeben liegt kein Anlass vor; jeder Fachmann ist dazu fähig, er darf nur nicht allein die Sold-
schriften von Friedmanns Angestellten und die einiger weniger, nicht im-

mer kritischer Anhänger zu lesen. Aber er selbst scheute sich nicht, Werbungsmethoden zu gebrauchen, die auch einer guten Sache verhängnisvoll werden müssen. Die Sache Friedmanns beschäftigte mehrmals das Parlament, in grösster Aufmachung mit Verschwendung von Zeit und Kraft. Er spielte sich als Opfer auf, war in den Vorhallen und versah die Redner für ihn mit Stoff. Auch der gutmütige und anständige, gut gebildete sozialdemokratische Kultusminister Haenisch sah in ihm nur den Märtyrer, hielt es innerhalb seiner Zuständigkeit für zulässig, ihn beweisen zu lassen, was er leisten könne, und gab ihm einen Lehrauftrag mit der Gelegenheit, klinisch zu behandeln. Grundsätzlich ist dagegen nichts einzuwenden, sachlich liess sich streiten, ob die Person und Sache genügenden Anlass gab oder nicht. Zuerst beschäftigte sich das Parlament mit der Frage der Ernennung zum Professor und der persönlichen Eignung für eine derartige Stellung. Es kam zur Sprache, dass Friedmann selbst nicht gar so selbstlos sei, wie er sich im Kampf wider seine Gegner stets hinstellte. Es wurden Beweise von sehr hoher Ausnutzung bei wirtschaftlich Schwachen vorgetragen. Der Professor der Medizin, Abgeordneter Schlossmann, war der Redner. Er war ein Mann schlagfertigen Witzes. Humor und Witze waren im Parlament jener Zeit, im [/135] Gegensatz zu früheren, recht selten. Hier sah man einen solche Witz entstehen. Schlossmann rief im Fortgang seiner Rede dem nahen, vor ihm sitzenden Minister an der Hand jener Rechnungen zu: "Und diesen Mann, Herr Minister, ernannten Sie zum Professor. Professor kommt von Bekennen, von Profiteri!" Und nun entstand plötzlich der Witz. Er beendete den Satz mit den Worten: "Und nicht von Profit, Herr Minister!"

Die Frage der Wirksamkeit oder Unwirksamkeit des Verfahrens und der Pflicht der Regierung, für die Verbreitung eines als wertvoll befundenen Heilmittels zu sorgen, gehörte zu den Aufgaben meines Ministeriums und wurde in einer zweiten, langen Debatte behandelt. Die Antwort hatte ich nach den Weisungen des Ministeriums zu erteilen, sie findet sich in den stenographischen Berichten und gehört nicht hierher. Nur soviel sei erwähnt, dass jeder Arzt ohne jedes Hindernis in der Lage sei, nach Methoden von Friedmann zu behandeln. Individuelle Verfahren dem Arzt vorzuschreiben sei nicht Aufgabe einer Regierung. Nur neue Methoden der Vorbeugung zum Schutz Gefährdeter einzuführen, wenn sie nach genauer Prüfung Erfolg verhiessen, gehörte zu den Pflichten der Gesundheitsverwaltung; aber diese Frage sei im vorliegenden Fall noch ganz ungeklärt. Es wurde vom Kultusministerium ein Ausschuss über die klinische Wirksamkeit eingesetzt, der lange tagte. Bei der ungleichen Zusammensetzung kam ein einheitlicher Bericht nicht zustande. Heute hört man nichts mehr.

Der damalige Reichspostminister [sc. J. Giesberts] war weniger zurückhaltend als die Preussische Regierung. Er empfahl 1929 seinen Untergebenen die Anwendung des Heilverfahrens von Friedmann im Falle der Erkrankung und schuf Behandlungsmöglichkeiten. Eine Anzahl anerkann-

ter Fachmänner, deren keiner [/136] an der Behandlung von Einzelerkrankungen beteiligt oder interessiert war, erbaten bei ihm einen Vortrag. Wir
trieben ihn stark in die Enge, ohne die grundsätzliche Seite zu überschreiten. Er wusste nicht viel zu entgegnen, die Empfehlungen wurden nicht zu-
rückgenommen, aber auch nicht wiederholt.

Zwei grössere Gesetze, die ausschliesslich in das Gebiet der öffentlichen Gesundheitspflege fielen, wurden während meiner Amtstätigkeit
vorgelegt, beraten und verabschiedet. Das erste war das Hebammengesetz.
Die Sorge für die Hebammen war lange rückständig. Während der Revolution traten Führerinnen auf, die den Weg in die Freiheit zu bahnen ver-
sprachen, während ihre Gefolgschaft damit nur die Hoffnung auf gesicherte
Einnahmen und Altersversorgung verband. Die Umwandlung in eine Be-
amtenstellung war die hauptsächliche Forderung; ausserdem verlangten sie
den Achtstundentag, als sie ihr Programm mir vorlegten. Die wirtschaftlichen Forderungen verdienten warme Förderung; wie so oft in der
Gesundheitspflege bestanden keine Gegensätze zwischen Gemeinwohl und
Verfolgung persönlicher Vorteile, sondern Zusammenhänge. Nur die Forderung des Achtstundentages war mir nicht klar. Ich fragte, wie sie sich die
Ablösung beim "Schichtwechsel" dächten, wenn die Hebamme gerade die
Zangenlöffel oder ein anderes Instrument in der Hand hätte. Man hielt sich
an die gangbaren und alten Vorschläge von Brennecke, der die Mehrzahl
auch normaler Entbindungen in kleine Anstalten verlegen wollte, in denen
jederzeit Bereitschaftsdienst vorhanden wäre. Man sah keine Schwierigkeiten, wenn beim Glockenschlag die Hände, die den Zangenlöffel hielten,
wechselten. Nur dies eine Mal war mein Lachen grimmig. Kein Arzt, keine
[/137] Schwester verlassen in der Stunde der Gefahr ihren Posten; das steht
im Widerspruch mit beruflichem Pflichtgefühl.

Nach längeren Beratungen wurde 1921 die Regierung vom Parlament
zur Vorlage eines Gesetzentwurfs aufgefordert, der angesichts der bestehenden misslichen Verhältnisse dringend erforderlich war. Die Regierung
tat ihr Mögliches; sie legte den Hauptwert auf bessere Ausbildung, mit der
selbstverständlich höhere Entlohnung und Hebung des Standes verbunden
war, und auf ausreichende Versorgung der Bevölkerung auch in wenig be-
siedelten Gegenden oder solchen mit Verkehrsschwierigkeiten. Der Entwurf fiel sofort im Ausschuss; die Umwandlung des gesamten Heilwesens
in das Beamtentum stand nun einmal in den Parteiprogrammen, und bei
dieser Gelegenheit sollte der Anfang gemacht werden. Auch darüber liess
sich verhandeln. Der Ausschuss selbst übernahm die Gestaltung des Gesetzes, an der Spitze stand der Mediziner Schlossmann.

Er hatte seine Befähigung zu organisieren als Professor der Kinderheilkunde durch zwei Grosstaten bewiesen; ausserdem war er der geistige Urheber der eben in Düsseldorf erstandenen grossen Ausstellung für das Gesundheitswesen, der Gesolei. Einer seiner besten Schüler sagte mir einmal,

Schlossmann habe seinen Beruf verfehlt, er hätte Industriekapitän werden müssen. Jetzt wurde er Gesetzgeber. Wenn hier früher die Unterschiede von Naturwissenschaftlern und Verwaltungsjuristen beim Organisieren gekennzeichnet wurden, so waren diesmal die Rollen vertauscht. Schlossmann baute ein künstliches Gebäude auf, das von vornherein allen Möglichkeiten und Forderungen gerecht werden wollte, die Vertreter der Fraktionen nahmen ihre Programmpunkte mit ihren immer mehr sich steigernden Wünschen hinein. [/138] Der juristische Vertreter der Regierungsabteilung hielt sich an die Wirklichkeit und verhinderte durch seine Hinweise praktisch undurchführbare Vorschläge, die Fachvertreter der Regierung beschränkten sich auf die Beantwortung von Fragen. Immer wieder kamen wichtige Teile der Vorlage zu Fall, weil sie der einen Partei zu weit, der anderen nicht weit genug gingen. Dann kam Schlossmann nach durchwachter Nacht und überreizt mit neuen Entwürfen zur Ausfüllung der eingetretenen Lücken. Einmal fragte mich mein Minister [sc. H. Hirtsiefer] besorgt nach dem Schicksal des Gesetzentwurfs, ich antwortete orakelhaft, dass man mit einem schlechten Gesetz gut und mit einem guten schlecht regieren könne. Er verstand. Aber zur Wahrung meines hier bisher und in den folgenden Ausführungen eingenommenen Standpunktes möchte ich in Erweiterung jener Antwort das Folgende erklären. Meine Kritik wendet sich niemals gegen irgendeine Regierungsform, ein Parteiprogramm oder eine Verfassung. Sie kennzeichnet nur die gute oder minder gute Arbeitsweise durch die verantwortlichen Persönlichkeiten und billigt ihnen für ihre Fehler den mildernden Umstand einer verwirrten Lage zu, welche allen ernsten Kämpfern für bessere Zustände die Hände band. Als nach langen Beratungen der Gesetzentwurf vorlag, befriedigte er keine Partei und verfiel der Ablehnung; Schlossmann wurde bei der nahen Neuwahl nicht wieder aufgestellt. *Im Jahre 1922 wurde dann von der Regierung ein neuer Gesetzentwurf vorgelegt. Er nahm die Hauptpunkte ihres ursprünglichen Entwurfes wieder auf und fügte die brauchbaren Ergebnisse der Ausschussberatungen ein. Jetzt gelangte man zu leichter Verständigung und das Gesetz wurde glatt angenommen, obgleich grundsätzliche Fragen, wie die der Verstaatlichung des Berufs, fehlten.*

Anders war das Schicksal des Preussischen <u>Gesetzes zur Bekämpfung der Tuberkulose</u>. An sich wäre es ein Unsinn, diese Frage für ein einzelnes Land, statt für das ganze Reich lösen zu wollen. Ungeziefer als Krankheitsüberträger und mikroskopische Kleinlebewesen kehren sich nicht an Landesgrenzen. Aber das grosse [/139] Reichsseuchengesetz um die Wende des Jahrhunderts befasste sich nur mit den gemeingefährlichen Krankheiten, bei denen die Gefahr der Einschleppung vom Ausland drohte, und hatte den Kampf gegen die stets herrschenden, einheimischen übertragbaren Krankheiten ausdrücklich den einzelnen Ländern überlassen. Ihre Gesetze folgten meistens dem entsprechenden Preussischen Gesetze und unterschieden sich allenfalls in Kleinigkeiten, in denen sie nicht allzu selten auch besser waren. Da das Reich jetzt langsam voranging, bestand ein gewisser Ehrgeiz, ihm den Rang abzulaufen. Das preussische Seuchengesetz hatte in der Tuberkulosefrage eine grosse Lücke, es sah die Meldepflicht nur bei Todesfällen vor; für die Ausdehnung auf ansteckende Krankheitsfälle war die damalige Rechte nicht zu haben, selbst der energische Verfasser des Gesetzes, mein Vorgänger Kirchner, konnte sie nicht durchsetzen. Der Charlottenburger Magistrat hatte 1912 beim Städtetag mit Erfolg beantragt, den Staat zur Ausfüllung der Lücke aufzufordern; die Denkschrift als Anlage zum Antrag, welche alle seither deutlicher gewordenen Gründe zusammenfasste, arbeitete ich damals im Auftrag aus und sie erschien im Druck. Der Initiativantrag des Preussischen Landtages auf Ausdehnung der Meldepflicht war mir daher geläufig und willkommen. Der Gang der Verhandlungen über den Gesetzentwurf wurde ein Beispiel für den Ausspruch von Oxenstierna, mit wieviel Torheit die Welt regiert wird, zugleich auch des Berliner Schlagwortes, warum man eine Sache einfacher machen solle, wenn es auch umständlicher ginge. Zuerst stimmte die Preussische Regierung dem Initiativantrag nur mit der Bedingung zu, dass mit dem Gesetz neue Ausgaben unter keinen Umständen verbunden sein dürften.

[/140] Den Gesetzentwurf auszuarbeiten war eine sehr einfache Aufgabe. Es handelte sich erstens wieder nur darum, die Meldepflicht auf übertragbare Krankheitsformen Lebender auszudehnen und zweitens, *was grundsätzlich neu war*, dafür zu sorgen, dass das Gesetz nicht ein Polizeigesetz mit Verboten und Strafen werden durfte, sondern ein solches der Fürsorge, in dem auch die Hilfe für die noch besserungsfähigen Erkrankten gegenüber dem Schutz der von ihnen Bedrohten nicht geopfert werden durfte. Es war ein Vorbild für den Grundgedanken, dass auf dem Gebiet der Gesundheitspflege der Schutz der Gesamtheit mit der Sorge für den Einzelnen ohne Gegensätze vereint werden kann und muss. Von den ausgezeichneten Sachverständigen, denen zunächst unser Entwurf zur Begutachtung vorgelegt wurde, war dieser letzte Gedanke denjenigen neu, die nur im Laboratorium oder am Schreibtisch ihrer Arbeitsstube tätig waren. Uns hatten die Erfahrungen der jungen kommunalen Tuberkulosefürsorge auf unseren höheren Gesichtspunkt geführt. Von der gekennzeichneten Gruppe wurde anfangs immer wieder betont, jedes Tuberkulosegesetz müsse mit dem Paragraphen beginnen, Überträger ist der erkrankte Mensch, der den Erreger nach aussen ausscheidet. Und es müsse mit dem Paragraphen schliessen, dass jeder, der seine Ausscheidungen nicht auf Verlangen untersuchen liesse, zu bestrafen ist. Wir betonten, dass der Verlauf und Ausgang, also der Fortschritt von einer noch harmlosen Erkrankung zu einer unheilbaren und für die Umgebung gefährlichen, von der Höhe der Fürsorge, sowie von der rechtzeitigen Erkennung, Versorgung und Belehrung Erkrankter abhinge. Wir hatten das Schulseuchengesetz der Regierung von 1907 begrüsst, das jeden Lehrer vom Betreten des Schulhauses fernhielt, wenn und solange er Tuberkelbazillen ausschied. Wir hatten aber auch erfahren müssen, dass niemals ein Lehrer, auch beim begründeten Verdacht auf offene Tuberkulose, brauchbaren Auswurf zur

Untersuchung brachte; [/141] es waren stets harmlose Ausscheidungen; er fürchtete die Folgen für seine Stellung. Sobald man aber menschlich mit ihm sprach, ihm Urlaub und Übernahme der Heilstättenkosten zusicherte, wurde die Untersuchung des Auswurfs möglich und war öfter positiv. Heute kommt man schon dank der Röntgenuntersuchung, welche Hinterziehungen ausschliesst, zum Ziel. Aber der Grundsatz wird dadurch nicht berührt. Es gelang, die Sachverständigen fast einstimmig für diesen Gedanken zu gewinnen.

Schliesslich durfte im Gesetzentwurf nicht sofort die Forderung des 'alles oder nichts' verfolgt werden, man durfte den Kreis der Meldepflichtigen zunächst nicht weiter ziehen, als zum Schutz der Umgebung erforderlich war. Die grössere Gefahr war es, dass bei der Beratung dieses Gesetzes jeder Beteiligte seinen Lieblingsgedanken, auch wenn er nicht unmittelbar dazugehörte, mit hineinarbeitete. Schon im Kreise der Sachverständigen bestand diese Gefahr, konnte aber noch beschworen werden. Im Parlamentsausschuss war sie grösser und mit Sicherheit zu erwarten. Aus der Dienstzeit in der Gemeinde kannte ich zwei Hilfsmittel dagegen. Mir war geläufig, dass jeder Ausschuss das Bestreben hat, an einer Vorlage etwas zu streichen und an anderen Stellen Zusätze zu machen, um seine Notwendigkeit, aber auch seine Überlegenheit zu zeigen. Besonders eine Erfahrung war mir in der Erinnerung. Bei der Aufstellung der Pläne für die früher erwähnte grosse Volksbadeanstalt hatten der Stadtbaurat [sc. H. Seeling] und ich mehrere praktische Neuerungen eingearbeitet, an deren Bewilligung uns sehr viel gelegen war. Nur ganz daneben hatten wir auch eine für ein grosstädtisches Bad nicht unbedingt erforderliche Einrichtung vorgesehen, eine Maschine zur Erzeugung künstlicher Wellen, eine nette Spielerei, die wir im Starnbergersee gesehen hatten. Bei der Beratung im entscheidenden Ausschuss, der unter allen Umständen die Kosten herabzusetzen bemüht war, sorgten wir uns nur um unsere Neuerungen. Aber der Ausschuss befasste sich energisch allein mit der Wellenmaschine. Ohne [/142] Verabredung verteidigten wir sie darum mit grösstem Eifer abwechselnd und immer von Neuem. Ich hörte, wie ein Stadtverordneter, der schon lange zum Abendschoppen wollte, sich beim Nachbar beklagte, dass der Baurat schon wieder für das Wellenbad das Wort erbeten hätte. Zuletzt wurde beschlossen, wenigstens die Pfeilerunterlage im Keller vorzusehen, um später einmal die vorläufig abgelehnte Wellenmaschine nachzuholen. Unsere Neuerungen aber wurden überhaupt nicht besprochen.

Seither liess ich in jede neue Vorlage nachträglich einen oder mehrere schwache Punkte hineinarbeiten, ihre mit Sicherheit zu erwartende Bekämpfung schützte dagegen, dass wichtige, vorläufig noch fremdartige Gedanken dem Untergang verfielen.

Die zweite Massnahme war dringender: der Kampf gegen den verständlichen Ehrgeiz, selbst etwas beizutragen. War der Vorschlag gut, so

war er freilich willkommen, denn jede Verwaltung weiss, dass alle nützlichen Beschlüsse auf Gemeinschaftsarbeit beruhen. Bei einfachen und klaren, gut vorbereiteten Gesetzentwürfen besteht aber die grosse Gefahr der
Verhunzung durch Belasten mit Sonderliebhabereien. Daher wurden einige
wichtigere Gesichtspunkte, die unserer grösseren Erfahrung bekannt waren, nicht in den Gesetzentwurf selbst aufgenommen. Aber die Fraktionsredner, immerhin grossenteils Sachkenner, wurden zu rechter Zeit und an
rechter Stelle, unter der Hand oder auch gelegentlich während der Aussprache darauf hingewiesen, mit erläuterndem Stoff versehen und von ihnen zu Zusatzanträgen bearbeitet, die dann von den Sachbearbeitern be-
fürwortet und eingehender ergänzt wurden.

Schon in den ersten Wochen hatte jener früher gekennzeichnete Arzt
und demagogische Wortführer der grössten Fraktion der Linken [sc. evtl. J.
Moses? B. Chajes?] [/143] zu seiner Freude den Hinweis auf solche Ergän-
zungsanträge erhalten. Er schloss seine Ausführungen mit einem ernsten
Vorwurf gegen die Verwaltung, warum sie nicht schon selbst an diese Zusammenhänge gedacht hätte, statt ihre Berücksichtigung der Aufmerksamkeit des Ausschusses zu überlassen. Mein Mitarbeiter war noch jung und
empfindlich gegen Rügen, er erwiderte sehr verbindlich aber bestimmt, die
Verwaltung habe den Sachverhalt genau gekannt, hätte aber dem Ausschuss die Anerkennung für die Ergänzung überlassen wollen. Er wurde
wegen seines Ausplauderns verlacht, aber auch der Antragsteller.

Schon wenige Tage nach Beginn der Ausschussverhandlungen stand im
Organ der Partei jenes Demagogen ein Bericht aus seiner Feder, die Regierung habe wieder einmal einen so schlechten Entwurf vorgelegt, dass es
dem Ausschuss kaum gelingen dürfte, ihn gebrauchsfähig zu machen. Im
nächsten Bericht hiess es, dass die Abänderungsanträge des Parteiredners
die schlimmsten Dornen beseitigt hätten, jetzt lohne wenigstens die Wei-
terberatung. So ging es fort, bis nach einigen Monaten der einfache Gesetzentwurf wenig verändert vorlag und der Vollversammlung zugehen konnte.

Als die zweite Lesung in der Vollversammlung, die über das Schicksal
des Gesetzes entschied, schon anberaumt war, sagte mir der Minister [sc.
H. Hirtsiefer], dass das Gesetz am Widerspruch mehrerer Parteien scheitern und abgelehnt werden würde. Gemäss dem Ministerbeschluss enthielt
es kein Wort über Kosten und Kostenträger; die Erweiterung der Meldepflicht erforderte ja keine neuen Ausgaben. Aber die Abgeordneten waren
ängstlich geworden. Bei einem Gesetz aus einer anderen Abteilung des
gleichen Ministeriums waren [/144] die wirklich entstehenden Kosten vom
Staat den Gemeinden zugeschoben worden. Das hatte Ärger erregt, und
man fürchtete von einer Wiederholung Gefahr für die Mandate. Der Berichterstatter der einen Partei, ein bekannter Kommentator der Seuchengesetze und guter Kenner des Stoffes, hielt wenigstens mittelbar neue Kosten
für möglich, wenn die Fürsorgemassnahmen sich ausdehnten. Das wäre

höchstens die Beschleunigung eines nur erwünschten Fortschrittes gewesen. Aber der Fall des Gesetzes ohne ausdrückliche Klärung der Kostenfrage schien sicher. In der folgenden, schlaflosen Nacht kam mir der rettende Gedanke. Es ging mir wie stets nur um die Sache, nicht um meine *durch eine Niederlage gefährdete* Stellung. Die Altersgrenze hatte ich schon überschritten, meine Tätigkeit war um ein Jahr verlängert worden und dauerte jetzt nur noch wenige Wochen. Am nächsten Morgen bat ich die ärztlichen Abgeordneten aller Fraktionen in mein Zimmer, stellte ihnen vor, wie schmerzlich es uns Medizinern sein müsse, nach längerer Beratung eines unleugbaren Fortschrittes vor dem Scheitern zu stehen. Ich schlug ihnen die Einbringung eines gemeinsamen Initiativantrages als Zusatz vor mit dem Wortlaut: "Die Kosten des Gesetzes werden aus dem Extraordinarium Par.X No.Y bestritten". Dort stand eine Position "Zur Bekämpfung der Tuberkulose N Reichsmark". Die Summe wurde jedes Jahr neu festgesetzt. Als ich vor Beginn der Verhandlungen in die Vorzimmer des Sitzungssaales kam, waren die Fraktionssitzungen schon beendet. Zwei Fraktionsvorsitzende beglückwünschten mich zu dem gefundenen Kompromiss. Wenige Stunden darauf war das Gesetz in zweiter und dritter Lesung ohne Erörterung angenommen. Sachlich geändert war gar nichts. Mir als Mediziner gefiel es nicht recht, dass man nur einen Schönheitsfehler durch ein Pflaster unsichtbar gemacht hatte, *und dass ohne dieses Pflaster ein wichtiger Fortschritt gescheitert wäre. Das Gesetz hatte Lücken und wurde später ergänzt. Aber es war das erste Seuchengesetz, in dem der rein polizeiliche Standpunkt durch den der Fürsorge ergänzt wurde, ein Gesetz, dessen Ausführung von der Polizeibehörde auf die Gesundheitsverwaltung übergegangen war.*

[/145]

Ruhestand

Die ersten Jahre des Ruhestandes verliefen nach dem allmählichen Verschwinden der schweren Kriegsfolgen in sorgenloserer Lage, wenn auch nicht in Arbeitsruhe. Auch das gesunde Herz kennt keinen Ruhestand, und ich brauchte Tätigkeit. Dass sie nicht mehr unter persönlicher Verantwortung stand, musste erst erlernt werden, aber sie musste auch anderen nutzen können. In jedem dieser zehn Jahre wurde eine mehrwöchige Sommerreise möglich. Sie führte während der Erschwerung von Auslandsreisen viermal in den Hochschwarzwald, später einmal in das Berner Oberland und fünfmal in unser Paradies Pontresina, wo auch die Begegnung mit befreundeten Schweizer Kollegen manche schöne Stunde brachte. Jetzt konnte ich auch in der Heimat meiner Liebe zur Pflanzenwelt Genüge tun. Ich trieb nicht Botanik, sondern freute mich an Bäumen, Blättern und Blumen. Aber es ist erstaunlich, wie oft man gerade im Hochgebirge Kenner der Pflanzenwelt findet, die im Ruhestand sich Wissen erwerben, feine Beobachtungen machen, zu Gedanken reifen lassen und gern von ihren

Kenntnissen abgeben. Wir gewannen in Pontresina einen Freund, wenig jünger als ich, einen feinen Musiker, von umfassendem [/146] geschichtlichen und literarischen Wissen. Er war witzig, aber stets milde und grosszügig. Eines Tages auf bequemem Waldwege stürmte der sonst so gemessene Mann mit seinen 70 Jahren einen steilen Abhang herab und stellte ein elegantes Ehepaar, das eine eben zu reifer Blüte gelangte, seltene, prunkvolle Alpenpflanze auf ungewöhnlichem, ihm bekanntem Standort schonungslos plünderte. Ein lauter Donner entlud sich gegen sie.

Dieser Tag war auch sonst schwül gewesen. Am Nachmittag brach ein recht schweres Gewitter aus, ihm folgte abends bis in die Nacht starker Schneefall bis zur Talsohle, und am nächsten, sonnigen Morgen zeigte die Landschaft, in der die niedergedrückt gewesenen Blumen sich schnellend aufrichteten, ein herrliches Aussehen. Wir Frühaufsteher hatten einen zweiten seltenen Anblick. Die unter Naturschutz stehenden, auf den Höhen lebenden Gemsen, die dem Wanderer durch das waldige Quertal nur mit dem Fernrohr sichtbar wurden, kamen auf den Talboden, um zu äsen und liessen sich durch unsere Nähe nicht stören. Merkwürdig, dass unsere Schilderungen bei Tisch keinen Glauben fanden; es war nichts besonderes dabei, auch im Zoologischen Garten sind die Gemsen kaum scheu vor den Besuchern. Im Hochgebirge sind eben Prahlereien von Tischgästen häufig, die es gern dem Nachbarn gleichtun möchten. Aber die Wirklichkeit ist oft wahrscheinlicher als die Erfindung. In den ersten Jahren unserer Ehe machte ich mit meinem jungen Schwager sonntags vor Tisch Spaziergänge. Bei der Mahlzeit tischten wir meiner Frau Märchen auf, etwa eine Berufung nach Hinterindien oder ähnliches. Sie nahm es stets gläubig auf. Eines Pfingstsonntags kamen wir ungewöhnlich erregt [/147] nach Hause und berichteten, dass König Ludwig von Bayern mit seinem Leibarzt bei einem Selbstmordversuch im Starnberger See ertrunken sei. Sie erhob empört Einspruch gegen dieses zu weit gehende Spiel mit ihrer Leichtgläubigkeit.

In die Ruhezeit fielen schnell hintereinander die Feiern meines 70ten, 75ten und 80. Geburtstages. Die Worte "schnell hintereinander" sind keine Entgleisung der Feder, sie entsprechen den Eindrücken. Gerade im ruhigen Alter verfliegen die Jahre viel schneller, als die der Kämpfe der Jugend und des mittleren Alters. Ich habe das oft mit Altersgenossen besprochen, weil sie das gleiche empfanden. Schopenhauer hat darüber eine ernste Abhandlung geschrieben, seine Gründe haben mich nicht ganz befriedigt. Ich drückte mich stets vor den Feiern durch Reisen oder Flucht in die Vororte. Nur beim 75. Geburtstag gelang es dem Vertreter des Reichsministeriums des Inneren, durch eine Verschwörung mit meinem Sohn, mich während des Kaffeebesuchs beim Sohn zu überraschen und mir die Goethe Medaille für Kunst und Wissenschaft in feierlicher Ansprache zu überreichen. Dieser Besuch erfreute mich sehr. Aber ich schätzte, als ich selbst noch Überbringer ähnlicher Auszeichnungen war, die Akte der Übergabe mit ihrer gezwungenen Feierlichkeit nicht allzusehr, und es ging mir, als ich Objekt war, ähnlich. Meine Antwort fiel nicht genügend würdig aus, mehr kollegial freundschaftlich, und meine Schwiegertochter war gar nicht einverstanden. Auch die 50jährige Doktorpromotion wurde nicht gefeiert und die goldene Hochzeit im allerengsten Kreise auswärts.

Im ersten Jahrzehnt des Ruhestandes wurde ich oft zu Vorträgen aufgefordert, nicht nur in Berliner Fachgesellschaften, sondern [/148] namentlich zu Fortbildungsvorträgen auswärts, einmal 1928 zu einem Referat über Seuchenprobleme auf der Hamburger Naturforscherversammlung. *In den Bericht sollten sich der Heidelberger Hygieniker E. Gottschlich und ich teilen. Der erstere sollte die Frage des Kommens und Gehens der Seuchen vom Standpunkt des Bakteriologen, ich von dem der statistischen Epidemiologie vortragen. Mir fiel der erste Vortrag zu. Bei den ersten Worten brannte die Sicherung des Schallverstärkers durch. Die Wiederherstellung kostete ein Viertel der mir zugemessenen Redezeit. Ich musste während der Rede die Kürzungen überlegen und daher, statt wie sonst frei zu sprechen, mich an die Niederschrift halten. Die Genugtuung, an dieser Stelle den eigenen Anteil an dem gegenwärtigen Stand der Seuchenkunde vortragen zu dürfen, wurde dadurch stark beeinträchtigt.*

Jetzt erst, in den besser gewordenen Zeiten, kam die Sozialhygienische Akademie in Berlin-Charlottenburg zur Entfaltung. Im Jahre 1913 auf einer Wanderung durch die Dolomiten fasste ich den Plan, eine Stätte für den Unterricht in der Gesundheitsfürsorge zu schaffen, weil hier der Bedarf an Ärzten stieg und die Bewerber, namentlich die Schulärzte, ohne geeignete Vorbildung waren. Ich begann im Kleinen mit Vorträgen im Krankenhaus Westend gemeinsam mit Professor Umber. Während des Krieges hatte ich 1917 einen genauen Lehrplan für praktische und theoretische Ausbildung entworfen und veröffentlicht. Im Februar 1920, im Beginn meiner Ministerialzeit, schuf ich in den drei wichtigen und geeigneten Städten Charlottenburg, Breslau und Düsseldorf sozialhygienische Akademien, deren Besuch für Kreisarztanwärter Pflicht und für städtische Gesundheitsbeamte häufig verlangte Voraussetzung war. Der Staat bewilligte zunächst keine Gelder, später gaben Gemeinden und Sozialversicherung Zuschüsse. Bald nach 1933 übernahm der Staat die Schule als Staatsakademie; ausser der Berlin-Charlottenburger Anstalt wurde nur noch die neueingerichtete in München anerkannt, diejenigen in Breslau und Düsseldorf aufgehoben. Der Lehrplan wurde unter stärkerer Betonung einiger wichtiger gewordener Fächer erweitert; andere wurden entsprechend verkürzt. Vererbungslehre, Eugenik und Körperübungen standen schon auf dem Lehrplan 1917 und wurden von bewährten Fachkräften vorgetragen. Seit die Anstalt Staatsakademie geworden ist, war von ihrer früheren Geschichte, dem Träger ihres ersten Gedankens und Schöpfer der Errichtung niemals mehr die Rede.

[/149] In den Jahren 1922-1933 trug ich in der Charlottenburger Akademie die Einführung in die Soziale Hygiene und bis 1930 die Medizinische Statistik in zwölf Stunden vor. Es war nicht die Aufgabe, Ärzte zu Fachstatistikern auszubilden. So unentbehrlich es ist, dass die Medizinalstatistik unter Mitwirkung von Ärzten oder, falls einige von ihnen besondere Fähigkeiten und Neigungen zeigen, von solchen bearbeitet wird, so genügt für Kreisärzte und Fürsorgeärzte die Ausbildung zur Vorarbeit und Mitarbeit. Sie müssen Jahresberichte voller Zahlen und Tabellen verfassen, müssen oft Relativberechnungen machen und die hauptsächlichen Methoden, aber auch die gewöhnlichen Fehler kennen lernen. Wie diese Berichte der städtischen Gesundheitspflege manchmal zustande kommen, falls nicht der Berufsstatistiker mitwirkt, war mir bekannt. Die ersten Unterlagen liefert die Fürsorgestelle, die Zahlen werden aus den Personalbogen entnommen und meist von müden Schwestern an einem zufällig freigewordenen Abend kurz vor dem Ablieferungstermin zusammengezählt. Wenn, wie so oft, die Säulen der einzelnen Tabellen nicht stimmen, oder Lücken entstehen, werden sie abgerundet, oder es wird gemogelt. Dann werden die Berichte in den grossen gedruckten Jahresberichten veröffentlicht und dienen als Quellen für wissenschaftliches Arbeiten. *Ähnliches kommt auch sonst vor. Der bekannte und in der Praxis der Zählungen des Urmaterials sehr erfahrene Statistiker G. v. Mayr sagte einmal, bei den "sogenannten" Statistiken der Hundertjährigen habe man es eigentlich nur mit einer Statistik von Gedächtnissen und Schreibfehlern zu tun. Bei der von ihm veranlassten Nachprüfung der bayerischen Volkszählung von 1871 sollten 37 Personen älter als 100 Jahre gewesen sein, es traf aber nur für einen einzigen Fall zu.*

Mein Unterricht ging zuerst dahin, bei den Schülern die Achtung vor der Wahrhaftigkeit des Grundstoffs zu erwecken und zu erhalten. Dann trug ich die Methoden leicht fasslich vor, besonders suchte ich die gewöhnlichen Fehler, die auch in wissenschaftlichen Arbeiten nicht geschulter Ärzte immer wieder auftauchen, durch auffallende Beispiele auszurotten. Ich zeigte eine Tabelle der Diphtheriesterblichkeit vor mit dem Ergebnis, dass, je grösser die Zahl der eingespritzten Antitoxineinheiten wird, desto stärker die Sterblichkeit ansteigt. Natürlich, denn je gefährlicher die Erkrankung, desto mehr spritzt man ein. Also beweisen Tabellen und Kurven nur, dass ursächliche Beziehungen bestehen, aber sie sagen nicht, was Ursache, was Folge ist; das muss die Prüfung des Tatbestandes ergeben.

[/150a]Neben den bekannten und im Unterricht oft betonten Fehlerquellen der Statistik wird diese der Verwechselung von Ursache und Wirkung zu wenig beachtet und oft der Anlass zu falschen Schlüssen. Das lehrten mich immer wieder eigene anfängliche Fehlschlüsse und solche von anderen im Schrifttum. Wenn lange Zahlenreihen unwiderleglich die Abhängigkeit je zweier Vorgänge voneinander erwiesen haben, so ist die Versuchung allzu gross, ohne stärkere Vertiefung in die Tatsachen die nächstliegende und in die Tagesauffassung fallende Erklärung zu geben und für sie einzutreten. Fast stets besteht überhaupt keine einfache Bindung von

nur zwei Vorgängen, sondern eine Ursachenkette zuweilen entgegengesetzt gerichteter oder ungleich stark wirkender Vorgänge. Nur wenige Beispiele seien angeführt. Ein ausgezeichneter und organisatorisch verdienter Tuberkuloseforscher wies vor einigen Jahrzehnten nach, dass mehr als 90% aller Sterbefälle an Lungenschwindsucht in Berlin auf kleine und kleinste Wohnungen fielen, mehr als ihrem Anteil an der Gesamtheit der Wohnungen entsprach. Seither hiess die Tuberkulose eine Wohnungskrankheit. Die gedankliche Lücke war die, dass die Wohnstätte der Erkrankung mit der des Todes nicht zusammenfiel, dass vielmehr der Verlauf der durch mehrere Jahre sich erstreckenden, zum Wirtschaftsverfall führenden Krankheit den Rückgriff auf immer ungünstiger werdende Wohnverhältnisse mit Überfüllung an Familienmitgliedern und Untermietern und Geräten herbeiführt. Den Beweis liess ich das Statistische Amt von Charlottenburg in einem Aufsatz führen, der unter dem Titel "Tuberkulose und Wohnung in Charlottenburg" in der Zeitschrift für Tuberkulose 1914 erschien und zu dem ich die Einleitung schrieb. Die Auffassung fand Zustimmung namentlich durch Flügge, und der einseitige Satz von der Tuberkulose als Wohnungskrankheit war gefallen. Aber natürlich steigert die durch wirtschaftliche Not herbeigeführte Überfüllung der Wohnung schwer Tuberkulöser dann wieder die Übertragungsgefahr, aber nicht nur diese, sondern auch die Gefahr, der Infektion zu erliegen.

Wenn im ersten Jahrzehnt der bakteriologischen Forschung ein verdienter Gynäkologe den Satz prägte, [/150b] die Frauen stürben am Kindbettfieber nicht, weil sie septisch geworden seien, sondern sie würden septisch, weil sie zugrunde gingen, war diese Umkehrung gerechtfertigt. Man verstand damals unter Sepsis nur die unaufhaltbare Vermehrung der Mikroorganismen in der Blutbahn, wie beim Milzbrand der kleinen Nager. Der Übertritt auf die Blutbahn ist in vielen Fällen eine praeagonale Erscheinung, nicht die Ursache des Todes. In den letzten Jahren des Weltkrieges steigerten sich in den Bergwerken die Erkrankungsziffern. Die Arbeitsverhältnisse dort waren nicht etwa erheblich ungesunder geworden, sondern wegen der zahlreichen Aushebungen wurden, wie eine spätere Untersuchung ergab, auch schwächlichere Arbeiter eingestellt. Im letzten Kriegsjahr fiel auf, dass die Tuberkulosesterblichkeit in einigen grossen Industriemittelpunkten, besonders solchen mit Fabriken für Heeresbedarf erheblich stärker anstieg, als schon insgesamt der Fall, während sie in einigen Gegenden der Küste sogar absank. Die Tuberkulösen wurden nicht ins Heer eingestellt oder aus dem Kriegsdienst entlassen; soweit sie noch leistungsfähig [waren], musste die Industrie auf sie zurückgreifen; sie strömten gern den guten Beschäftigungsmöglichkeiten zu, erlagen aber früher der schwereren Arbeit. Auch in den Gaststätten häuften sich damals die tuberkulösen Kellner. Bei der Belagerung von Paris 1870/71 und in den Hungerzeiten des Weltkrieges bei uns sank die Säuglingssterblichkeit ab, nur weil die Kuhmilch fehlte und deshalb die Brustnahrung häufiger wurde.

[/150c] In der zweiten Hälfte des Weltkrieges waren die Kinderzimmer der Absonderungsabteilungen im städtischen Krankenhaus oft überfüllt, sogar bei einer Masernepidemie war der Zudrang ungewöhnlich gross. Die Infektionskrankheiten waren nicht etwa durch den Krieg bösartiger geworden. Die Aufnahme für Kriegsteilnehmerfamilien erfolgte im Kriege gebührenfrei, und die Mütter waren in den Munitionsfabriken tätig, konnten also selbst leichte Fälle nicht im Hause pflegen. Dass eine durch verständige Gebührenerleichterung gesteigerte Hospitalisierung der infektionskranken Kinder, besonders bei Masern und Scharlach, auch unabhängig von der Geburtenabnahme später die Verringerung von Sonderklassen für schwerhörige und schwersichtige Schüler ermöglicht, hatten wir schon vor dem Kriege feststellen können.

Nach der berühmten, vom reichsstatistischen Amt herausgegebenen Statistik der Erkrankungen und Todesfälle der Leipziger Ortskrankenkasse durch Mayet hatten die Kellnerinnen im Alter von 25-34 Jahren eine erheblich unter dem Durchschnitt liegende Erkrankungsziffer, besonders bei Tuberkulose und konstitutionellen Krankheiten, die Zahl der Todesfälle war geringer als die Hälfte des Durchschnitts. Wer eben nicht gesund sei, müsse aus dem austragenden Kellnerinnenberuf ausscheiden, heisst es im Bericht. Goethe erzählt aus seiner Jugendzeit, dass ein ketzerisches Buch öffentlich verbrannt wurde. Nach der Exekution "ruhten wir nicht, bis wir ein Exemplar auftrieben. Ja wenn es dem Autor um Publizität zu tun war, so hätte er selbst nicht besser dafür sorgen können." [150b ff.] Übrigens fiel mir auf den Sommerreisen in den Alpen auf, dass in den Bergdörfern Hochtirols der Kurat die Bittprozession zum Aufhören der Dürre erst ansetzt, wenn sein Barometer Wetteränderung verheisst.

[150 ff.] Gleichgerichtete Kurven bewiesen oft nicht einmal, ob überhaupt ursächliche Beziehungen bestehen. So verlief an vielen Orten und durch längere Zeiträume die Abnahme der Tuberkulosesterblichkeit parallel mit dem Anstieg der Kalbfleischpreise oder umgekehrt zur Zunahme der Kraftfahrzeuge. Man hat ja auch die scheinbare Zunahme der Todesfälle an Krebs mit derjenigen von Aluminiumkochgefässen in Zusammenhang gebracht. *Um 1918 erregte die Arbeit eines Volkswirtschaftlers grosses Aufsehen, der in eleganten Kurven den umgekehrten Parallelismus der Abnahme der Kalorien in der Nahrung mit der Zunahme der Tuberkulosesterblichkeit in unmittelbare ursächliche Verbindung brachte. Jetzt schien alles in einfachster Deutung erklärt. So leicht sind die Zusammenhänge nie aufzuklären. Die Zerlegung in die Teilfaktoren wäre nötig gewesen. Am* häufigsten und schwersten zu beseitigen ist der Fehler, dass man überhaupt nicht vergleicht, sondern schon aus einer auffälligen Tatsache Schlüsse zieht. *Das ist genauso, wie wenn man die Unbekannte X aus einer aufgestellten Gleichung errechnen will und dabei übersieht, dass im Ansatz noch ein Vierteldutzend Unbeständiger, also Unbekannter stehen.*

Man findet, dass unter den verstorbenen Säuglingen eine auffallend grosse Zahl von Kindern der Armen ist und folgert schon daraus allein den Einfluss wirtschaftlicher Not, ehe man geprüft hat, wie gross der Anteil der wirtschaftlich schlechter Gestellten an der gesamten lebenden Bevölkerung ist. Man kann leicht Dutzende solcher Fehlschlüsse anführen, besonders wo man Bevölkerungen von ungleicher Altersbesetzung nach ihrer Erkrankungs- und Sterblichkeitsziffer vergleicht oder Stadtbezirke mit und ohne Krankenhäuser. Die letzteren verlegen ihre Schwerkranken in Nachbarbezirke und mindern ihre Todesziffern, während die der anderen Bezirke ansteigen. Ich wählte als Beispiel die Auszählung einiger Hunderte von Totenscheinen von Knaben im Alter von 4-10 Jahren an Scharlach und der Silbenzahl ihrer Vornamen. Unter den Gestorbenen waren ungefähr 50% mit einsilbigen, über 30% mit [/151] zweisilbigen, der Rest mit drei- oder viersilbigen Vornamen. Folglich machten einsilbige Vornamen für den Scharlachtod empfänglich, drei- oder mehrsilbige schützten gegen ihn. Ich erntete jedesmal Heiterkeit, aber als ich den Witz durch mehrere Jahre je zweimal vorgetragen hatte, merkte ich, dass man schon auf ihn wartete, und verzichtete.

Im Ruhestand konnte ich für meine Tätigkeit als Mitglied der Schriftleitung der Klinischen Wochenschrift mehr Zeit gewinnen. Selbständig durfte ich dort den Abschnitt der Tagesgeschichte bearbeiten und bei Fragen von grösserer Tragweite auch eine persönliche Stellungnahme äussern. Dazu gehörte auch die Würdigung bedeutenderer Persönlichkeiten bei Festtagen, Rücktritten vom Amt, Todesfällen. Bei solchen unserer grössten Ärzte oder bei Hundertjahrfeiern erschienen Aufsätze aus der Feder der Berufensten. Für bevorstehende Gedenktage wurde ein Terminkalender durch mehrere Jahre angelegt und alljährlich einmal ergänzt. Gelegentlich, wenn plötzlich das Gerücht eines Todesfalls oder eines sonstigen wichtigen Lebensereignisses sich verbreitet und wegen nahen Heftabschlusses die Nachprüfung schlecht möglich war, kam es zu Fehlmeldungen und der gefürchteten nachträglichen Berichtigung. Bei Festtagen weniger bedeutender Persönlichkeiten von Ehrgeiz sorgten diese selbst oder vorgeschobene Freunde meist lange vorher für ausreichenden Stoff; hier brauchte man nicht zu schreiben, sondern nur noch zu streichen. Bei der Einsendung wissenschaftlicher Aufsätze bestanden oft Meinungsverschiedenheiten über Länge, Inhalt und Wert, die nicht immer leicht auszugleichen waren. Sie waren gelegentlich peinlich, oft Quellen stiller Heiterkeit, doch fallen die Einzelheiten unter das "Redaktionsgeheimnis". Später wurde [/152] ich dann noch Hauptschriftleiter der eben erweiterten Zeitschrift für das gesamte Krankenhauswesen. Mit geringen Änderungen galt hier das gleiche. Neu waren die Verhandlungen mit Vertretern der Industrie. Für die Darstellung wertvoller Erfindungen konnte die Mitarbeit der berufensten Kräfte nicht immer leicht gewonnen werden. Bei noch nicht erprobten Neuerungen, deren Zahl im umgekehrten Verhältnis zu ihrer Bedeutung stand, gab es nicht selten lebhafte persönliche Kämpfe mit den Erfindern. Hier besonders erfreute ich mich stets der hingebenden Mitarbeit meiner bewährten langjährigen Sekretärin, welche mit Menschenkenntnis, Takt und Geschick manchen Wichtigtuer durchschaute, am Fernsprecher schon abfertigte, und deren Gegenwart allein auf beide Teile mässigend wirkte.

In der gleichen Zeit gab ich zwei mehrbändige Handbücher heraus. In der Bearbeitung des grösseren von ihnen teilte ich die Arbeit mit zwei auswärtigen Kollegen. Der eine von ihnen war der schon erwähnte Professor Schlossmann. Er war so vielseitig beschäftigt, dass er nach Erledigung allgemeiner Grundfragen, in denen seine grossen Erfahrungen und sein kluger Verstand sehr wertvoll waren, die Einzelarbeit mehr uns zwei anderen überliess. Aber er war oft in Berlin, suchte mich stets auf, und seine Mitteilungen waren immer inhaltsreich. Von politischer Tätigkeit frei und nur noch Wissenschaftler, war er einheitlicher geworden. Seine Schlagfertigkeit und sein scharfer Witz gab jedem seiner Besuche heitere Färbung. Eine seiner Bemerkungen sei angeführt. Er sagte mir: "Heute sitzt der ärztliche Nachwuchs bis nach Mitternacht beim Glase Bier und berät, wie man die Pauschalsätze bei den Krankenkassen erhöhen kann. Als wir beide jung waren, sassen wir beide bis in die Nacht bei einer Flasche Mineralwasser [/153] und überlegten, wie man die Sterblichkeit der Tuberkulose herabsetzen kann." Er geisselte bissig menschliche Schwächen, aber förderte Begabungen. In seiner tödlichen Krankheit überwand er heldenhaft schwere Leiden und sah dem traurigen Ende mutig entgegen. <u>Er meinte von sich, dass man seine Todesursache nicht à la carte wählen könne.</u>

Nach dem Ausscheiden aus dem Amte blieb ich noch lange Mitglied des Reichsgesundheitsrates, des Präsidiums des Deutschen Zentralkomitees zur Bekämpfung der Tuberkulose, des Preussischen Landesgesundheitsrates. Die letzte Einrichtung war eine Neuschöpfung der Preussischen Regierung, und die Ausführung dieses Beschlusses fiel vor den Beginn meiner Tätigkeit im Ministerium, mir verblieb nur die Ausführung[!]. Sie trat an die Stelle der Preussischen Wissenschaftlichen Deputation für das Medizinalwesen, die aufgelöst wurde. Damals musste der Forderung einer Demokratisierung des Heilwesens Rechnung getragen werden, dieser Beschluss sollte Schlimmeres verhüten und mindestens für gründlichere Prüfung noch unreifer Pläne Zeit gewinnen lassen. Der Untergang der Wissenschaftlichen Deputation war ein sehr schwerer Verlust. Sie war, wenn man den griechischen Ausdruck wörtlich nimmt, eine rein aristokratische Einrichtung, die Vorherrschaft der Besten. Aber sie war ganz unpolitisch und streng sachlich. Hier arbeitete der Demokrat Virchow mit politischen Reaktionären und in der Mehrzahl politisch Parteilosen. Aber ihre Gutachten waren hervorragende Leistungen von bleibendem Wert, der Geist, der dort herrschte, derjenige strengster Wahrheitsliebe und unerbittlichen Strebens nach Zuverlässigkeit. Nur die erprobte Leistung berechtigte zur Mitgliedschaft. Der neue Gesundheitsrat sollte aus etwa hundert Mitgliedern bestehen; die Ernennung behielt sich die Regierung vor, aber es war selbstverständlich, dass alle Provinzen, alle Parteien und Richtungen, alle [/154] Organisationen, dass die aktiven Kräfte der ausübenden Gesundheitspflege und die Gegenstände ihrer Tätigkeit mit gleichem Sitz und gleicher Stimme vertreten waren. Dazu kam der Druck vieler Gruppen und Grüppchen, die sich übergangen glaubten und nachträglich beteiligt werden wollten, so dass die Zahl der Mitglieder überschritten werden musste; dagegen fielen manche wertvollen Kräfte aus. Schon in der Vollsitzung bei der Eröffnung wurden zum Fenster hinaus Reden gehalten, trotzdem die Satzungen das verboten. Fortan gab es nur noch Ausschussitzungen im kleinen Kreise, mit Zuziehen von Sachverständigen von Fall zu Fall und der Übertragung der Berichte an sie. Schon wenige Jahre später, nicht lange nach meinem Austritt aus dem Amt, waren auch die Ausschussitzungen überbesetzt, alle Generalsekretäre sorgten dafür, dass sie zugezogen wurden und wieder einmal ihre Werberede vortragen konnten, Krankenkassen und Kassenärzte fochten hier ihre Kämpfe weiter. Aber es waren nicht Gewitter, welche Spannungen über weite Strecken entluden, sondern kleine Staubwirbel in einer Sandwüste.

Das Präsidium des Deutschen Zentralkomitees zur Bekämpfung der Tuberkulose arbeitete so lange gut, als es, zumal in der Zeit grösster Gefahr, aus etwa zehn Köpfen bestand. Schon damals wirkte die unentbehrliche Sozialversicherung mit. Aber Jahre später, als es aus mehreren Dutzenden von Mitgliedern bestand, und nicht die Einzelpersonen, sondern die Gruppenvertreter das Wort führten, beschäftigte es sich nur noch mit Fragen zweiter und dritter Ordnung. Nur der Reichsgesundheitsrat, wenn auch zeitgemäss ergänzt, hielt sich auf seiner früheren Höhe. Er trat nur [/155] in Ausschüssen und bei besonders wichtigen Fragen zusammen. Straff geleitet und nach guter Vorbereitung der Sitzungen, konnte er trotz der geänderten Lage seine Aufgabe weiter erfüllen, die darin bestand, die Regierung durch klare Gutachten bei ihren Entscheidungen und Gesetzen massgebend zu beraten.

Als die Erholung der Wirtschaft begann, als die wenigen Jahre einsetzten, die man später als diejenigen der Scheinblüte bezeichnete, wurde es endlich wieder möglich, die noch reichlich vorhandenen ungünstigen Folgen der Kriegs- und Nachkriegszeit ernstlich zu bekämpfen. Aber überflüssige Menschen sorgten dafür, dass dabei auch für sie Posten abfielen. Alle Kenner der Lage waren darüber einig, dass neben der vom Staat geleiteten öffentlichen Gesundheitspflege die Hebung der privaten Gesundheitspflege und die Steigerung des Verantwortungsgefühls unerlässliche Voraussetzung für jeden Fortschritt sein müssen. Erfolge waren nur zu erzielen, wenn Kenntnisse in volkstümlicher Form verbreitet wurden. Die Worte von Gruber und Abderhalden wurden wieder laut, dass dem Recht auf Gesundheit die Pflicht zur Gesundheit an die Seite gestellt werden müsse. Die Erfüllung des ersten Anspruches liegt dem Staate ob, *weil es*

sich um notwendige grössere Einrichtungen handelt, die nur die Gemein-
schaft errichten und leiten kann. An derjenigen des zweiten hat jeder Einzelne mitzuarbeiten für seine Person, seine Familie, im Interesse der Gesamtheit. Die Organisation bestand; nur die Zusammenfassung der einzelnen Gruppen, die an der Gesundheitserziehung mitzuarbeiten hatten, war
allenfalls noch erforderlich, aber leicht. Hauptträger waren die Schule, die
Fortbildungsschule, die soziale Versicherung. Hier lagen reiche Erfahrungen vor. Einen besonderen Rückhalt bot das Kaiserin-Friedrichhaus für
ärztliche Fortbildung. Seine Aufgaben waren schon lange über dieses erste
[/156] Ziel hinausgewachsen. Seine Sammlungen und sonstigen Einrichtungen ermöglichten es jeder Gemeinde Deutschlands, gut vorbereiteten
Stoff für wirksamen Unterricht zu erhalten. In noch grösserem Umfang in
künstlerischer Form hatte das Hygienemuseum in Dresden Lehrmaterial
hergestellt, in Wanderausstellungen verbreitet und Weltruf erlangt. Auch
die private Industrie war rege und stattete besonders die Schulen mit An-
schauungsstoff aus. Hier waren Hinweise auf den Bedarf und Aufsicht bei
der Auswahl nötig. Man war sich einig, dass alle grauenerregenden Bilder,
etwa eine Säuferleber oder eine zerfressene Lunge, nicht in die Schulräume
oder in die für Schüler veranstalteten Ausstellungen gehörten. Der Struwel-
peter verdankt seine Beliebtheit nur seinem Witz und erregt keinen
Schrecken. Die Schule bevorzugt Bilder, die anschaulich sind, gefällig
bleiben, die Vorzüge der Gesundheit und den Lohn für gutes Verhalten
eindringlich beweisen. Die internationalen Ausstellungen zeigen, dass es in
manchen Ländern gelungen ist, künstlerisch schöne, ja erhabene Bilder,
namentlich im Kampf gegen die Tuberkulose vorzuführen, sie lehren auch,
wie man es nicht machen soll. Plattheit verfehlt den Zweck, und mit wenigen Ausnahmen haben die Sprüche, mit denen in Deutschland gegen gesundheitliche Fehler in der Öffentlichkeit durch Anschläge in Verkehrs-
anstalten geeifert wird, meist blechernen Klang und einen Beigeschmack
von Selbstgefälligkeit, etwa wie die Anschläge für Rasierseife oder Kräu-
tertees. In den Bahnwagen der Schweiz stehen in drei Sprachen nur die
Worte: "Ausspeien verboten". Das genügt. Wer in Berlin nach der Arbeit
des Tages in gehobener Stimmung in eine klassische Theatervorstellung,
einen wissenschaftlichen Vortrag oder in eine Filmaufführung [/157] fährt
und im öffentlichen Verkehrswagen den Spruch im Bänkelsängerton liest
"Huste nicht und niese nicht Deinem Nächsten ins Gesicht", oder: "Vor
dem Essen Hände waschen nicht vergessen", der fühlt nur mit einem der
vollendeteren Engel in der Schlussszene zu Faust II: "Uns bleibt ein Erdenrest zu tragen peinlich".

Am Schluss eines langen Lebens im Dienst der Arbeit für die Volksgesundheit schien eine ernstere Äusserung zulässig in der ausserordentlich
wichtigen Angelegenheit der Erziehung des Volkes zu einem körperlich
und seelisch gesunden Leben, die ebenso notwendig ist wie die Bekämpfung von Krankheiten. Aber zu den Aufgaben dieses Buches gehört auch
die Bekämpfung lächerlicher Auswüchse.

In diesem Zeitabschnitt begründeter Hoffnungen auf Erfolge, einer vielseitigen und zweckmässigen Arbeit auf dem Gebiete der gesundheitlichen Volkserziehung, hielt man es auf einmal für nötig, dass ein Zentralkomitee für hygienische Volksbelehrung gegründet würde. Man wählte die damals übliche Form, private Gründung, finanzielle Unterstützung durch Zuschüsse von Reich, Ländern, Gemeinden, öffentliche Sammlungen, eigene Zeitschriften, hohe Persönlichkeiten als Schirmherrschaft, öftere Versammlungen eines ehrenamtlichen Ausschusses, Erledigung der Geschäfte durch bezahlte Kräfte, an der Spitze natürlich ein Generalsekretär [sc. cvtl. K. Bornstein], dem Werbung und Vertretung oblag. Der Urheber dieser ganzen Bewegung war jener merkwürdige, früher erwähnte Gesundheitsapostel, der um 1916 so laut und eindringlich gegen das Wandern der Gerste in die Braupfannen statt in den Kinderbrei geeifert hatte und der dabei, als er dadurch die städtischen Abmelkwirtschaften vernichtet hatte, nichts weiter erreichte, als dass für jeden Doppelzentner [/158] für die Kinder gerettete Gerste ein paar hundert Liter guter Vorzugsmilch in Jahren der Not unersetzbar verloren gingen. Dieser Mann in seiner Armseligkeit ist nur als Vertreter von Strömungen jener Zeit der Erwähnung wert. *Er war, was Shakespeare im Sturm "weitgemantelt" nennt.* Um das Kriegsende sprach er in einer Versammlung von ärztlichen Vertretern *mit Deutschland verbündeter Staaten* über die Notwendigkeit der Ausdehnung hygienischer Volksbelehrung und hatte Erfolg. Durch zähe Werbung, stete Wiederholung des gleichen Gedankens wurde er bald festbesoldeter Generalsekretär des neuen deutschen Vereins, Leiter und fast alleiniger Bearbeiter einer kleinen, überflüssigen Zeitschrift, die aber gewissenhaft jeden Festtag eines Vorstandsmitgliedes des Vereins mit Bild feierte. Er fehlte jetzt als Generalsekretär in keinem Ausschuss über Gesundheitsfragen, in keiner Sitzung wissenschaftlicher Gesellschaften, in denen Gesundheitsfragen zur Sprache kamen, und ritt eines seiner 5 bis 6 Steckenpferde vor. Die Gelegenheit schuf er leicht. Dann wurde er Wanderredner im Auftrag seines Vereins und zog mit seinen paar abgelagerten Waren durch ganz Deutschland. So etwa um 1928 bemühte ich mich, im Kampf von Person zu Person ihn weniger schädlich zu machen. Vor der Versammlung bat ich ihn inständig, uns doch wieder seinen Satz vorzubringen, wir brauchten heute Goethes Faust, nicht Schmelings Faust; man könne das nicht oft genug hören. Nachdem er wieder einmal im Anschluss an einen Vortrag über Kinderernährung seinen grossen Spruch gegen Fleischgenuss und Reizmittel in posenhafter Stellung losgelassen hatte, traf ich ihn nach beendeter Sitzung in einer Speisehalle, in der man stehend einen kleinen Imbiss nahm, beim Genuss von Bockwurst mit Senf und Kartoffelsalat. Seitdem sprach er in meiner Gegenwart nur noch gegen das Rauchen oder gegen steife Hemdkragen. Dieser Volksbeglücker soll auch einmal in der Provinz von seinen Hörern aus der Arbeiterschaft hart mitgenommen worden sein, als sie [/159] ihn nach einem Vortrag zum Lob fleischloser Ernährung bei einem Kalbsstück im Wirtshaus fanden. Genutzt hat mir mein Kampf gegen ihn wenig. Einige Jahre später veranlasste unter seiner Führung jene Gesell-

schaft ein Preisausschreiben für Zweizeiler oder Vierzeiler zur gesundheitlichen Volksbelehrung, ein ganz verfehlter Gedanke. Die Münchener Medizinische Wochenschrift brachte Parodien, der geschmackvolle Schriftleiter des Unterhaltungsteils der Frankfurter Zeitung sprach ernste Bedenken
aus. Ich beschloss, mich am Wettbewerb zu beteiligen. Die Bewerbungs-
frist lief 50 Tage. Ich hatte jeden Tag auf einer Postkarte wie vorgeschrieben einen Zweizeiler oder Vierzeiler eingereicht. Als Kennwort gab ich
nicht meinen Namen an, sondern abwechselnd je eine Reklamefirma für
Kaffee und Schuhcreme, die in der Untergrundbahn ihre Erzeugnisse in
schrecklichen Versen anzukündigen pflegten. Eine Anzahl meiner Bewer-
bungssprüche sei hier wiedergegeben.

1. Der Elefant trinkt Wasser bloss
   Drum wird er auch so stark und gross.
2. Kaut nicht Nägel, liebe Kinder,
   Sonst bekommt ihr Harnzylinder.
3. Der Trinker platzt vor Übermut,
   Der Abstinent ist sanft und gut.
4. Beim Träumen
   Nasenatmung nicht versäumen.
5. Berauscht, verschleppt, was habt Ihr dann?
   Den positiven Wassermann.
6. Der Blutdruck sinkt durch Alkohol,
   Er steigt durch Tabakrauchen.
   Drum müsst Ihr stets zum einen Gift
   Sein Gegengift gebrauchen. [/160]
7. Wein ist der Speck, mit dem man Mäuse fängt,
   Und Bier der Strick, an dem man sich erhängt.
8. Vom langen sitzen im Tabakrauch
   Bekommt man Plattfuss und Hängebauch.
9. Lass das Bier, verderbter Prasser,
   Trink gechlortes Leitungswasser.
10. Alle schön gereimten Sprüche
    Schützen gegen Nabelbrüche.
11. Willst den Rundfunk Du benutzen,
    Musst Du Dir die Zähne putzen.
    Willst Du froh im Kino sein,
    Halt die Fingernägel rein.
12. Der Lorbeer, einst des Dichters Zeichen,
    Muss heute der Kamille weichen.

Die später preisgekrönten Verse entsprachen an Trockenheit den leier-
kastenmässigen früheren. Da ich bei der Preisverteilung nicht berücksichtigt wurde, muss ich meine Dichtungen selbst veröffentlichen. Aber als
Gegner des Missbrauchs geistiger Getränke verwahre ich mich gegen den
Nachdruck.

[/161]

Verzicht

Die geschilderte kleine Genugtuung war zugleich mein letztes Auftreten in den öffentlichen Angelegenheiten des Tages. Seit 1933 beschäftigte ich mich nur noch mit häuslicher Arbeit. Ihr Ergebnis waren einige kleinere wissenschaftliche Veröffentlichungen über Teilfragen zur rechnenden Seuchenlehre und zur Seuchengeschichte. Ferner entstand eine Zusammenfassung meiner durch Jahrzehnte betriebenen Untersuchungen über Seuchenentstehung, Seuchenfolgen und Seuchenbekämpfung, sie erschien 1937 in Buchform.

Dieses durch Alter und Lage gebotene Fernbleiben von der Öffentlichkeit gab mir den nötigen Abstand, um Tagesfragen leidenschaftslos gegenüberzutreten, eigene Schicksale unpersönlich hinzunehmen und zu bewerten. Wieviel von dieser Einstellung auf die Rechnung des Alters, wie wenig auf diejenige der gewollten oder aufgezwungenen Zurückhaltung gekommen sein mag, ist der Betroffene nicht in der Lage zu entscheiden. Ihm selbst erscheint seine Lage ruhevoll und etwa gleich dem Aufenthalt auf einer dem Weltenlärm entrückten Insel, in die ein ausreichender Nachrichtendienst gelangt, und auf der die Möglichkeit zusagender Beschäftigung gegeben ist. Der Spruch "bene vixit, qui bene latuit" darf aber nur für das Alter gelten. Das ist gewiss ein Gewinn für die <u>Einzelperson</u>. Sobald man sich aber ein allgemeines Bild von dem viel betonten Wert der Erfahrungen des Alters für die jüngeren Geschlechter machen will, so steht im Schrifttum ein reicher Stoff von Selbstbekenntnissen oder Gedanken hervorragender Persönlichkeiten aus allen Betätigungsgebieten zur Verfügung. Solche Werke reichen bis in das Altertum zurück. Vor wenigen Jahren erschien auch eine geschickt gefasste und reizvoll zu lesende Sammlung von Aussprüchen in Prosa und Dichtung zur Frage der Freuden und Leiden des Alters. Ich halte mich nicht für befugt, aus dem Inhalt Schlüsse zu ziehen. Aber aus meinen Erfahrungen folgere ich, dass der Gealterte im eigenen Interesse wie in dem der Allgemeinheit richtig handelt, wenn er die [/162] Ehrung des Alters nicht ausnutzt, und seinen Anspruch auf Geltung bei den nach ihm in den Lebenskampf Eingetretenen recht stark einschränkt. Er soll daran denken, wie er selbst vor einigen Jahrzehnten über solche Ansprüche zu urteilen pflegte. Nur sehr wenige, vom Schicksal besonders Begünstigte bleiben in Teilgebieten auf einiger Höhe mit ihren Leistungen, in denen sie leicht zu ersetzen sind; über den Grad der Einbussen fehlt jedenfalls das Urteil. Aus einem besonderen Grunde bedeutet der Verzicht für die Betroffenen nicht einmal ein Opfer. Auf der Höhe des Wirkens wurde die volle Befriedigung doch nur dadurch erreicht, dass an das Planen und an die Schlussfolgerungen sich die Tat anschloss, dass die Richtigkeit und Wichtigkeit des Erstrebten durch sie erwiesen werden konnte, je nach der Person und Aufgabe durch Schaffen oder Lehren, durch Kampf gegen Wi-

*derstände oder in ruhigem Wirken, nach der Lage in kleinerem oder grös-
serem Kreise. Sobald man seine persönliche Auffassung einem zufällig ge-
duldigen Hörer oder Leser nur noch durch Wort oder Schrift übermitteln,
nicht mehr aber durch Taten erweisen oder durchsetzen kann, fällt die Genugtuung fort.*

*Dazu kommt ein Zweites. Das Wort von Lessing gilt noch heute: "Die
Sachen, welche zugrunde liegen, müssen so viel möglich ihre Richtigkeit
haben; aber ob auch die Schlüsse, die ich daraus ziehe? Da traue mir niemand, da sehe jeder selbst zu." Grundlegende neue Tatsachen auf allen
fortschreitenden Gebieten, besonders denen der Naturwissenschaften und
der Technik zu ermitteln, wird nur Wenigen im Alter möglich sein; auf dem
Felde der Dichtung und Kunst scheint es Ausnahmen in geringer Zahl zu
geben, auch auf dem der beschreibenden Naturwissenschaften, auf dem der
Denkwissenschaften finden aus der Feder Hochbetagter sich gute Zusam-
menfassungen des Tatbestandes meist unter grösseren Zeit- und Raum-
massen. Mit den gezogenen Schlüssen steht es aber wie mit den Gleichungen höherer Ordnung, es gibt mehrere richtige Lösungen. Die Abstände
nach Zeit und Raum entscheiden, welche Lösung im Sonderfall zutrifft.
Neue tatsächliche Ermittlungen werden sofort allen Altersklassen zugänglich. Die Schlüsse aus ihnen werden durch den Abstand des Beobachters
sehr stark bestimmt. Allzu nahe Jugend und allzu fernes Alter sind selten
günstig.*

*[/163] Die Jugend ist der Lebensabschnitt oft recht kühner Wagnisse;
im Alter wird man unsicher, ob die eigenen Entscheidungen durch die grossen Entfernungen vom Herd der Beobachtungen noch voll zutreffen. Deshalb ist die häufige Annahme nicht richtig, dass der an Lebenserfahrung
reichere Greis gegenüber dem noch im Lebenskampf Stehenden höhere Se-
hergaben besitzt. Er ist vielmehr Urteilstäuschungen häufiger ausgesetzt
als der Letztere und durch überholte Analogieschlüsse kritikloser. Seine
Erfahrungen sind starrer geworden; viele Voraussetzungen für den Willen
zur Tat haben sich geändert, und das Gedächtnis für Erlebnisse aus der
Vergangenheit wurde lückenhaft. Überdies hat er gelernt, dass die Annahme von Jung und Alt, die Entscheidung würde so fallen, wie es nach
den vorliegenden Unterlagen der logische Schluss und die Vernunft verlangt, meist trügerisch ist. Aber während so der Gesichtskreis des Bejahrten enger geworden ist, hat sich sein Anspruch, Recht zu behalten, gesteigert.*

*Das einzige dankbare Betätigungsfeld für ein noch einigermassen re-
ges Alter ist die <u>Rückschau</u> auf die selbst erlebte Vergangenheit und die
sich streng an Tatsachen handelnde [sc. haltende] Betrachtung des Ganges
ihrer Entwicklung, und der sie ohne Unterbrechung, also stetig lenkenden
Triebkräfte bis zum Stand der Gegenwart. Freilich sagt man dem Alter die
Eigenschaft oft nach, im Lob vergangener Zeiten zu weit zu gehen und von*

dem Satz, dass alles schon einmal dagewesen sei, übermässigen Gebrauch zu machen. Dafür darf man der Jugend das Wort des Baccalaureus in Faust II vorhalten: "Die Welt, sie war nicht, ehe ich sie erschuf". Diese Auffassung wurde wohl zu allen Zeiten von der Jugend betätigt, aber in bewegten Zeiten wie denen der Gegenwart auch von vielen, die schon lange aus der Zeit des Lernens heraus sind. Darum kann die Rückschau im Alter auf ein an Beobachtungen und Erfahrungen reiches Leben durch Beiträge tatsächlichen Inhalts doch auch für die Gegenwart und nahe Zukunft nützlich werden. Und wenn die Vergangenheit als schöner hingestellt wird, so mag die Kritik des Älteren an der Gegenwart zur Selbstkritik bei denen führen, die ihn abgelöst haben. Gerade für die unmittelbare Gegenwart werden gewiss spätere Rückschauer bestätigen, dass für sie das Wort von Schiller zutrifft: "Liebe Freunde, es gab schönere Zeiten als die unseren."

Die letzten sechs Jahrzehnte waren selbst bei der Beschränkung auf mein eigenes Berufsfach für Wissen und Können ungewöhnlich reich an neuen wichtigen, das körperliche und seelische Leben umgestaltenden, tatsächlichen [/163a] Fortschritten und ihrer Ausnutzung. Wer diesen Zeitabschnitt als Lernender, Berufstätiger, verantwortlicher Leiter öffentlicher Einrichtungen in seinem ganzen Ablauf miterlebt hat, war reich vom Schicksal begünstigt, Ereignisse erlebt zu haben, deren Entwicklungsgeschichte auch für die späteren Geschlechter nützlich sein kann.

Aber gleich der erste zusammenfassende Eindruck einer solchen Rückschau schliesst einen Verzicht ein. So stark dieser Zeitabschnitt die Politik, die Staatsformen und die Lebensschicksale der Völker umwandelte, so hat dies an den Grundbegriffen der Erkenntnislehre, wie sie seit Jahrtausenden durch die Grenzen der menschlichen Erkenntnismöglichkeiten festgelegt sind, nichts grundsätzliches zu ändern vermocht. Deshalb bestehen in den kurzen Zeiträumen weniger Jahrzehnte auf dem Gebiete der Erkenntnis keine Gegensätze zwischen den Geschlechterfolgen, sondern nur innerhalb eines Zeitpunktes gleichzeitig Lebender verschiedenen Alters, die Gegensätze nach Lebensaltern. Auch uns waren in der Jugend etwa die Worte des Prometheus von Goethe der Mittelpunkt unserer Weltanschauungen. Er konnte den Göttern das Feuer entreissen und mochte sich dessen rühmen. Aber der Satz, dass alles fliesst, und zwar nach den uns erforschbaren, aber für uns unabänderlichen Gesetzen der Potentialdifferenz vom hohen Druck nach dem geringeren, konnte auch er nicht umstossen, wie das allerdings nach ihren Äusserungen heute viele zu glauben scheinen. Ebenso gilt auch heute noch das dritte Bewegungsgesetz von Newton von der Gleichheit der Wirkung und Gegenwirkung. Auch die Bezeichnungen der Grundbegriffe der Ethik, allerdings nur diese, sind geblieben und haben als solche ihre Geltung behalten. Wahrheit, Freiheit, Gerechtigkeit, Treue werden gleich hoch bewertet wie früher. In der Begrenzung des Inhalts dieser Wortbegriffe gab es zu allen Zeiten Schwankungen, aber immerhin *hatten sie im allgemeinen Urteil einen absoluten Wert und waren dadurch Masstäbe für das Verhalten von Personen und Gruppen. Heute hat sich das geändert. Man bringt die Begriffe vorbehaltlos und nachdrücklich in Beziehung zu besonderen, einschränkenden, jeweils wechselnden Bedingungen, über deren Zutreffen die Träger der Macht zu entscheiden haben und deren Geltung sie anordnen. Damit werden diese ethischen Begriffe als Masse für vorbildliches Verhalten entwertet.*

[/164] Während der Gealterte sich auf eigene, stetige Erlebnisse stützt, bilden sich die Träger der Gegenwartsleistungen ihr Urteil über die Vergangenheit aus Überlieferungen und überspringen Zwischenstufen. Dabei ist es kaum zu vermeiden, dass dann nur der Anfang und das Ende des Entwicklungsganges in einer besonderen Frage gegenübergestellt werden, dass man den Zustand der Gegenwart mit dem einer bestimmten zurückliegenden Zeit vergleicht und die Zwischenzeit nicht behandelt. Wenn es dann sich um eine Entwicklung handelt, an deren Ende ein von schweren Sorgen belastetes Geschlecht gegen harte Lebensbedingungen kämpfen muss, so ist es verständlich, dass dann ernste Vorwürfe gegen jenen früheren Zeitabschnitt erhoben werden; die unterlassene Vorbeugung der zum Vergleich herangezogenen Vergangenheit wird als grober Fehler eingesehen und die Schuldfrage aufgeworfen. Es soll hierbei gar nicht untersucht werden, wieweit der Mann der Vergangenheit derjenigen Hilfsmittel noch beraubt war, deren sich durch die Arbeit der zwischen den Zeitgrenzen tätig gewesenen Männer die Gegenwart erfreuen darf. Jeder frühere Zeitabschnitt wird mit Taten und Unterlassungen beschwert sein, welche die Gegenwart an ihren Vorgängern rügen mag, wie dies auch die Zukunft ihnen gegenüber tun wird. Aber die jeweilige Gegenwart ist auch Erbe der produktiven Arbeit ihrer Vorfahren, und man sollte auch diesen, von den Kritikern der Vergangenheit nicht selbst geschaffenen Wert, bei ihren Nachprüfungen auch in die Waagschale legen.

Und dieses Erbe der heutigen Gegenwart war gross, ebenso wie später ihr eigenes Verdienst, dass sie sich aus unverschuldeten, schwierigsten, von Aussen ihnen auferlegten Lebensbedingungen von langer Dauer und hartem Druck durch Willen und Tatkraft befreit haben.

Aber wie die Geschehnisse der Vergangenheit der Kritik der Gegenwart unterstehen und unterzogen werden müssen, so darf einem Zeit- und Arbeitsgenossen der getadelten Abschnitte das Recht der Verteidigung zustehen und damit auch eine Kritik der Gegenwart, wo er beweisen zu können glaubt, dass sie Anlass zu einer solchen gibt. Schliesslich hat jeder Zeitabschnitt durch Massensuggestion seine ihm eigens vorbehaltenen Irrtümer. Nur muss der Kritiker durch Sachkenntnis die Berechtigung zu seinem Vorhaben beweisen können. Daher beschränken sich die folgenden kritischen Aussagen auf die Gebilde der Gesundheitslehre und Gesundheitspolitik der Gegenwart.

Aber gerade diese Gebilde waren es ja, deren Wissensinhalt man in den letzten Jahren heranzog, um grosse gesetzgeberische Neuschöpfungen auf dem Gebiete der Bevölkerungspolitik durchzuführen. Und diese bevölkerungspolitischen Massnahmen stehen oder fallen je nach dem Zutreffen oder Fehlgehen der aus den Feststellungen der Gesundheitslehre gezogenen Schlüsse. Solche Schlüsse kann oft auch der Nichtfachmann zutreffend ziehen und umgekehrt der Fachmann, wenn er zu eng am Gegenstand haftet, kann fehlgehen, wie die Geschichte der Wissenschaften lehrt.

[/165]

Falschdarstellungen über die Lehren von

Umwelt und Anlage

In geistig erregten Zeitabschnitten, in denen ebenso wie bei politischen Umwälzungen neue, um den Sieg ihrer Anerkennung kämpfende Kräfte auch in der Wissenschaft in den Vordergrund treten, werden oft ihre Darstellungen der geschichtlichen Wahrheit nicht immer gerecht. Und weiter werden die Vertreter der bekämpften früheren Anschauungen wie Schuldige behandelt. Wenn in der sachlichen Richtigstellung hier auch Personen der Vergangenheit genannt werden müssen, so geschieht dies nicht zur Wahrung ihrer Ansprüche. Denn auch der erfolgreichste Entdecker neuer Zusammenhänge stand auf der festen, tragbar gewordenen Unterlage früherer Arbeiten anderer, oft unbekannt gebliebener. Im Kampf um tatsächliche Fortschritte des Erkennens kommt es stets mehr darauf an, was zur Zeit richtig ist, nicht darauf, wer zuerst das Richtige gefunden und ausgesprochen hat. Aber wichtig bleibt, dass jeder, der es weiss, sich für eine bedrohte Wahrheit einsetzt.

Die erste der rein hygienischen Fragen, deren falsche Behandlung heute den früheren Vertretern der Hygiene von ihren heutigen Vertretern zum Vorwurf gemacht wird, ist die nach dem Zusammenwirken von Umwelt und Anlage, auf Erziehung und Gesundheit des lebenden und auf das Gedeihen der kommenden Geschlechter und damit auf die Zukunft des Volkes.

Nach der Darstellung der heute an der Spitze des staatlichen Gesundheitswesens stehenden Männer ist hier in der unmittelbaren Gegenwart ein jäher Umschwung der Auffassungen gegenüber den Irrtümern der Vergangenheit, unter energischer Förderung durch den Staat eingetreten. Der Gegensatz der Gegenwart gegenüber der Vergangenheit sei nicht in stetiger Entwicklung erfolgt, sondern durch einen gewollten jähen Umsturz der heute zur Führung gelangten Generation. Bis vor diesem hätte, nach der Auffassung dieser Männer, die Hygiene in ihrer fortschreitenden Entwick-

*lung fast ausschliesslich die Wirkungen von Umweltfaktoren auf den Ab-
lauf des menschlichen Lebens berücksichtigt. Diese Forschung der vergangenen Zeit hätte also immer nur auf die Wirkungen der Umwelt des [/166]
Menschen geblickt, und daher auch im biologischen Geschehen des
menschlichen Organismus selbst lediglich die Auswirkungen der Umwelt-
erscheinungen gesehen; daraus werde der Stillstand weiterer Fortschritte
verständlich. Diese Sätze sind in genauer Wiedergabe der Einführung eines grundlegenden Lehrbuchs der Hygiene entnommen, welches 1940 als
Neubearbeitung dieses weit verbreiteten Buches erschien, und sie sind von
dem neuen Herausgeber [sc. H. Reiter] geschrieben, der zugleich eine sehr
hohe Stellung im Deutschen staatlichen Gesundheitsdienst einnimmt. In
anderen, zu Zwecken der Werbung für eine neue Grundauffassung der
Hygiene und zur Belehrung geschriebenen Büchern und Aufsätzen wird die
frühere "Überbewertung" der Umwelt noch schärfer verurteilt und aus
politischen Gründen verworfen.*

*Der Verfasser der genannten Einführung selbst setzt an die Stelle des
nach seiner Auffassung überholten Umweltproblems die angeblich ganz
neue Errungenschaft des "Anlage-Umweltproblems der Gesundheitsfüh-
rung", und sagt, dass diese Neugestaltung erst durch den gegenwärtigen
Fortschritt des Einbaus erbbiologischer Erkenntnisse in die praktische Ge-
sundheitsführung erreicht worden sei. Aber im selben Werk findet sich
wenige Seiten später, in dem kurzen Aufsatz über die Geschichte der Hygiene, der uneingeschränkte Satz: "Der liberale und naturwissenschaftlich
denkende Arzt sah vorwiegend individuelle und Umweltsprobleme." Viele
neuere, ernstere Werke der Hygiene und der Erbkunde, die den Anspruch
wissenschaftlichen Geistes erheben, betonen mit aller Bestimmtheit, dass
das Erscheinungsbild des Einzellebens durch die Wechselwirkung <u>beider</u>
gestaltender Faktoren, der Umwelt <u>und</u> der Anlage, entstehe; einige Werke
aber räumen hierbei der erblich überkommenen Anlage das Übergewicht
ein, und die öffentliche Meinung wird sogar dahin aufgeklärt, dass durch
die Niederringung der einseitigen Umwelthygiene eine neue Richtung der
Hygiene entstanden sei, die nach den Worten des Verfassers der Einführung erst jetzt das Recht erworben habe, als "Deutsche Hygiene" bezeichnet zu werden. Auch wird hervorgehoben, dass durch diese Umgestaltung
erst der Anschluss an den Gedankeninhalt der in Deutschland [/167]
massgebenden politischen Staatsführung vollzogen sei. [/166a]*

*Zunächst darf man anzweifeln, ob diese Behauptung heute noch auf-
recht erhalten wird. Das ist nur noch insoweit richtig, als selbst auf einem
parteipolitisch so neutralen Gebiet wie dem der öffentlichen Gesundheitspflege allein solche Männer und Frauen in leitende, entscheidende Stellungen gelangen, welche nicht nur der herrschenden Partei angehören, sondern sich auch in allen anderen Fragen aktiv parteipolitisch sich betätigen.
Aber in der Einstellung zu den primären Grundgedanken der Partei auf
dem gesundheitlichen Gebiet scheint eine Änderung eingetreten zu sein,*

scheint der früher so eifrig vertretene Standpunkt eines Übergewichts der Erbanlage nicht mehr aufrecht erhalten werden zu können. Einige Wissenschaftler von Rang haben als solche sich schon offen von ihm losgesagt. Aber auch der Führer und Reichskanzler Adolf Hitler hat in einer hochpolitischen Rede, anlässlich der Eröffnung des zweiten Winterkriegshilfewerks am 4. September 1940 nach der amtlichen Fassung, wörtlich gesagt: "Der Nationalsozialismus hat von vornherein die Auffassung vertreten, dass jede Haltung nur das Produkt der Erziehung, der Gewöhnung, der Vererbung ist, also auch wieder umerzogen werden kann". Die folgenden Sätze betonten noch stärker, dass das Kind, das in unserem Volk gross wurde, nicht mit bestimmten Vorurteilen geboren wurde, sondern dass sie ihm erst <u>anerzogen</u> und künstlich aufgezwungen wurden; es sei unsere Aufgabe, das zu beseitigen, wenn auf den Aufbau einer wirklich organischen, tragfähigen menschlichen Gesellschaft nicht verzichtet werden solle. Danach ist die Scheidung zwischen der alten Auffassung der Gesundheitslehre und der neuen deutschen Richtung nicht so scharf, wie jenes Vorwort es hinstellt. Und in der Tat [167 ff.] beträgt auch in dem neuen Lehrbuch von fast 900 Seiten Inhalt der Anteil der Einzelabhandlungen, welche die verschiedenen Umwelteinflüsse in guter Darstellung behandeln, an 85% des Gesamtinhalts. Und die restlichen 15% sind recht dürftig oder betreffen mehr die Gesundheitsverwaltung als die Gesundheitslehre. [/167a]

Der heute an der Spitze der Gesundheitspolitik stehende Verfasser dieser Einführung [sc. H. Reiter] erklärt mit eindeutigen Worten, dass die Gesundheitspolitik sich von derjenigen der Staatspolitik bestimmen lassen müsse. Meine amtliche Tätigkeit fiel in die Zeit seiner drei Vorgänger. Sie waren alle gewissenhafte Diener des Staates, die sich dessen Forderungen unterordneten. Aber gerade deshalb hielten sie sich streng an die Erfüllung ihrer eigenen Aufgaben. Und diese bestand darin, als besondere Sachverständige der Staatsregierung Gutachten zu erstatten, die Vorarbeiten für die von ihm geplanten Gesetze zu liefern, und ihren grossen Stab von Mitarbeitern nach diesem Gesichtspunkte arbeiten zu lassen. Niemals vertraten sie den Standpunkt, dass zuerst der Staat nach seinen Auffassungen ihnen die Richtung vorzuschreiben [habe] und sie selbst gehalten seien, ihre Einstellung dem ergangenen Befehl anzupassen. Der Leiter des Reichsgesundheitsamtes ist kein politischer Beamter, er besitzt keine vollziehende Gewalt; er ist nur der Vorsitzende einer die Regierung <u>beratenden</u> Stelle. Als solcher hat er wie der Richter, der nur nach Gesetz und Gerechtigkeit entscheidet, nur die Tatsachen zu berücksichtigen. Vollends wenn er im Nebenamt ein für den Unterricht führendes Werk herausgibt, darf er nur die Wahrheit gelten lassen und darf nicht Diener der Politik sein wollen. Man muss dem Verfasser der Einführung aber den einen Punkt zubilligen. Er geht niemals so weit wie viele seiner Parteigenossen. Diese beanstandeten manche hervorragende und überall in der Anwendung bewährte wissenschaftliche Entdeckung nur darum, weil sie von einem Zugehörigen ei-

*ner ihnen missliebigen anderen Rasse herstammt oder verschweigen gün-
stigenfalls den Urheber.*

*[/167b] Es gehört eine recht grosse Harmlosigkeit zu der Behauptung,
dass der Satz vom Anlage-Umweltproblem eine <u>neue Entdeckung der Ge-
genwart</u> sei, errungen im Kampfe gegen die des Untergangs werten Irrleh-
ren [der] <u>Schulen</u> der letzten Jahrzehnte, und erst entsprungen aus dem
Gedankengang der zum Siege gelangten neuen politischen Führung.*

*[/166b] Bei genauer Einsicht kann man sich nicht mehr dem Eindruck
verschliessen, dass zwei Richtungen wissenschaftlicher Werke über Vererbung, in der grossen Zahl der in den letzten Jahren zahlreich erschienenen,
immer stärker auseinanderstreben. Die erste ist die Zahl der wirklich wissenschaftlich gedachten und gefassten Werke aus der Feder echter naturwissenschaftlicher Fachmänner, die als berufene Träger voraussetzungs-
loser wissenschaftlicher Forschung den grossen, tatsächlichen Fortschritten eines grossen, in steigender Ausdehnung befindlichen Arbeitsgebietes
berufen sind, Verkünder neuen Wissens und Könnens zu sein. Genannt sei-
en nur das grosse vielbändige Handbuch der Vererbungswissenschaft, das
im Verlag von Bornträger erscheint, und das kleinere Werk des Erbforschers Kühn, der nach dem Verfasser seiner Besprechung [sc. O. Koehler]
in den Naturwissenschaften [sc. Jg. 28 (1940)] Heft 46 im Vorwort sich die
Anweisung gab und einhielt: "Je mehr eine Wissenschaft Bedeutung für
andere Wissenschaftszweige und für das praktische Leben gewinnt, desto
mehr muss sie auch für den Fernstehenden klar sichtbar das sicher Erkannte von dem Vermuteten oder noch ganz Fraglichen unterscheiden".
Die Besprechung stellt dieses Werk "in schärfsten Gegensatz zu den zahl-
losen Kompendien der letzten Jahre aus den Federn solcher, die über Erb-
lehre schreiben, ohne Biologen zu sein". Dort [sc. Doch] möge das Urteil
über diese Art Werke, welche der parteipolitischen Werbung mehr als der
Verbreitung unseres Wissens zu gelten scheinen, der Zukunft überlassen
bleiben, besonders in den Fällen, in denen die Absicht nicht einmal mehr
versteckt wurde. Jeder, der es will, kann aus dem genannten, kleinen und
allgemein verständlichen Werk ersehen, dass meist die Fragen nicht so
einfach und eindeutig liegen, wie es Absicht oder Überschwang zu fassen
versucht haben, um bestimmte gesetzte und verfolgte Ziele als unerlässlich
hinstellen zu können.*

*[167b ff.] Den Männern, die derartige Behauptungen an die Spitze ei-
nes Werkes setzen, das berufen sein soll, zugleich Bibel und Gesetzbuch
der neuen Deutschen Hygiene zu sein, droht wirklich die Gefahr, von jedem unbeteiligten, belesenen Mann mit Sachkenntnis recht oft widerlegt zu
werden. Der angeblich neue Satz wiederholt sich durch die Jahrtausende
des ärztlichen und erzieherischen Schrifttums, nur in der Fassung den jeweiligen Ausdrucksweisen der verschiedenen Zeitabschnitte angepasst. Die
gegenseitige Beeinflussung von Anlage und Umwelt, zu der auch die Erzie-*

*hung und Belehrung zählt, gehört zu den Grundvorgängen, die keinem Be-
teiligten entgehen könnte. Man darf getrost schon Hippokrates als den Begründer der Umwelthygiene erklären, der aber für ihre Auswirkung auch
schon die Konstitution des von der natürlichen Aussenwelt krankheitsbe-
drohten Menschen heranzog und sehr bestimmt kennzeichnete. Wahrscheinlich wird man das gleiche aus den Werken aller grossen Erzieher
und Philosophen bis ins Altertum durchführen können.*

*Der Satz war so sehr Allgemeingut, dass er sich wohl in den Dramen
vieler Dichter aller Zeiten und Völker finden wird. Ich will hier nur zwei
Stellen von zufälligen Lesefrüchten aus jüngster Zeit anführen, nämlich aus
Shakespeare's Ende gut, Alles gut I, der von Helene sagt: "Ihre Tugend ist
ihr angestammt, ihre Herzensgüte hat sie sich erworben", und das Wort
von Faust I "was Du ererbt von Deinen Vätern hast, erwirb es um es zu
besitzen". Hier sollen nur eigene Beobachtungen herangezogen werden,
aber gerade in dieser Frage können sie nur das längst Anerkannte wiederholen.*

*[/167c] Wenn es also möglich geworden ist, dass der durch den Tod
des Erstherausgebers an seine Stelle getretene, zur Zeit höchste Gesundheitsbeamte des neuen Deutschen Reiches [sc. H. Reiter], als massgebender Lehrer der Jugend für den neuen Staat und seine Führer das Verdienst
beansprucht, in zwei grundlegenden Fragen eine neue Richtung durchgesetzt zu haben, so wird es die Pflicht eines jeden, der an dem Gang der
letzten Jahrzehnte tätig und beobachtend mitgewirkt hat, für die geschichtliche Wahrheit einzutreten und ihre Entstehung rückhaltlos zu enthüllen.
Und zwar handelt es sich um zwei Grundgedanken, in denen die neue
Staatsführung, bevor sie an die Spitze der Regierung getreten war, die
Geister des Volkes für eine neue Lehre gewann. Die zweite Frage ist die
des Übergewichts der erblich überkommenen Anlage über die viel flüchti-
gere der erblich nicht übertragbaren Einwirkungen der Umwelt, die nur
das jeweilige beteiligte Lebewesen wandeln können. Die erste Frage ist die
der Zusammenhänge von Menge und Güte des Nachwuchses, und ihrer
Verbindung mit der Reinerhaltung der überkommenen Artbeschaffenheit
durch Bekämpfung von Rassenmischung. Der Kampf gilt für den ersten
Fall jener falschen Behauptung, dass die geänderte Einstellung erst die
Folge, einer ganz neuen Wandlung der Anschauungen zu danken sei, in der
zweiten Frage der Behauptung, dass im Verhältnis von Umwelt und erblicher, überkommener Anlage die heutige Gesetzgebung beide Faktoren
gleich hoch bewerte und sich das als einen Fortschritt gegenüber einer
Jahrzehnte alten, aus vorgefassten politischen Einstellungen entstandenen
Irrlehre anrechnen lassen dürfe.*

*[/167d] Für denjenigen, der in diesen Fragen auch nur in ganz allge-
meinen Zügen die Entwicklung mit erlebt, die Träger der Bewegung gehört*

und gelesen hat, wird die Aufstellung und Verfechtung solcher Behauptungen nicht leicht verständlich.

Die erste Frage beschäftigt die gebildete Gesellschaft seit mehreren Jahrzehnten; die Gesetzgebung seit 1933 und der vorangegangene Kampf um die Werbung für sie fand den Tatbestand und die Meinungsverschiedenheiten schon vor; sie hat die ihr günstig erscheinenden politischen Schlussfolgerungen gezogen, wie das auch sonst geschieht, so weit verwendet, als die Ergebnisse der mühseligen, und Fortschritte des Wissens und der Erkenntnis herbeiführenden Kleinforschung ihnen politisch geeignet erschienen.

Aber die Entdecker der Vererbungen, dominanter oder rezessiver Eigenschaften oder der Mutationen oder der Wirkungsspezifität von Hormonen oder der Gene, waren keine Politiker. Auch die Kämpfe um die grössere Berücksichtigung der Reinerhaltung der Artbeständigkeit waren anfangs solche um die bessere Erhaltung wertvoller Volksanlagen, deren stärkere Schätzung erst die Folge der Entwicklungs- und Rasselehren waren, und der Kampf um diese ging seit etwas mehr als einem halben Jahrhundert und wurde nicht zuerst von Politikern, sondern von Geistesführern eingeleitet. Ja neben den Naturforschern waren es oft Dichter oder Philosophen. Die Jugend meiner Altersklasse begeisterte sich für den Kampf um Rom von Felix Dahn mehr als die heutige Jugend für May; auf die Gebildeten wirkte stark Houston Chamberlain.

Der Versuch von Wilhelm Jordan, in den Nibelungen uns ein auf die Erhaltung der Rassengüter aufgebautes Volksepos zu geben, begeisterte sie trotz der oft sehr künstlich steifen Dichtungsform; aber eine grössere Anzahl von Leitsätzen aus diesen Nibelungen von 1875 könnten heute einfach übernommen werden und würden erhebend wirken. Man darf [/167e] auch darauf hinweisen, dass Gustav Freytag den sechsten und letzten Band seiner Ahnen 1880 erscheinen liess, und dass der Grundgedanke dieses grossen Unternehmens ein rein völkischer war, den ein kenntnisreicher, tief für sein Volk begeisterter Dichter begeisternd weiter trug, obgleich er sich als reinen Vertreter des bürgerlichen Liberalismus im letzten Bande erklärte. Bald darauf leitete das Jugenddrama Gerhard Hauptmanns unter stürmischem Kampfe einen neuen Abschnitt des Deutschen Schrifttums ein. Der Grundgedanke, um den sich alles bewegte, war, wie man heute sagen würde, der dramatische Konflikt um den Sieg des eugenischen Grundgedankens ohne Zugeständnisse bei der Gattenwahl.

Parallel, aber unabhängig vom Staatsmann als Vorkämpfer für völkische Lehren, gingen im Ansturm der Deszendenztheorie im gleichen Zeitabschnitt, also seit 1880, die Neuschaffungen von Seitenzweigen durch biologisch eingestellte Nationalökonomen oder nationalökonomisch denkende Biologen; den Umfang ihrer Tätigkeit gibt die 2. Aufl. des Werkes vom Leipziger Soziologen Barth wieder; die um 1900 in Deutschland stärker einsetzende Geburtenabnahme fing ernstlich an, Hygieniker wie Bevölkerungspolitiker zu beschäftigen. Von deutschen Hygienikern, übrigens aus allen politischen Parteien, mögen nur A. Ploetz, Schallmayer, A. Grotjahn, M. Gruber, Prinzing genannt werden, gerade weil der Schwerpunkt ihrer Arbeiten schon etwa 30 - 45 Jahre zurückliegt. Es geht wirklich nicht an, das Verdienst um die notwendige stärkere Berücksichtigung völkischer Gedanken einer Parteibewegung der unmittelbaren Gegenwart und der Zeit seit etwa 1928 beizumessen. Durch die Volksentwicklung wurde eben die Erörterung dieser Fragen notwendig; ob sie stets ausreichend an Umfang und Tiefe damals und heute erfolgte, wird ja die Zukunft zeigen; jedenfalls ist es nicht die voraussetzungslose Wissenschaft, welche stillsteht oder rückständig wird.

Dass dies auch für andere Denker zutrifft, dass zwei unbefangene Denker aus ganz verschiedenen Lagern, ohne voneinander zu wissen, zu den gleichen zutreffenden und die Lehren der Schule erweiternden Vorschlägen kommen können, dafür ist das [/167f] folgende Beispiel sehr lehrreich. Gustav Freytag, dessen Verdienste um die Bewertung der Deutschen Vergangenheit und um eine fortschreitende Deutsche Zukunft doch noch nicht ganz vergessen sind, schliesst den genannten letzten Band der Ahnen "Aus einer kleinen Stadt" von 1880 mit einer längeren Betrachtung, deren letzter Satz gekürzt lautet: "Je länger das Leben einer Nation in den Jahrhunderten läuft, umso geringer wird die zwingende Macht, welche durch die Taten der Ahnen auf das Schicksal der Enkel ausgeübt wird, desto stärker aber die Einwirkung des ganzen Volkes auf den Einzelnen und grösser die Freiheit, mit welcher der Mann sich selbst Glück und Unglück zu bereiten vermag."

Den gleichen Gedanken in anderer Form erörtert Max Rubner 1928 in einer seiner gediegensten, schon während seines Ruhestandes in der Berliner Akademie der Wissenschaften vorgetragenen Rede über den "Kampf des Menschen mit dem Leben". Er schliesst seine Ausführungen mit dem Satz: "In jedem Organismus tritt gewissermassen eine Spaltung ein, die man nur wegen der Verschiedenheit der in Aktion tretenden Massen ungleich bewertet. Die Hauptmasse lebt das Leben der Spezies und geht schliesslich zu Grunde; der andere Teil, der bei der Zeugung in Frage kommt, ein mikroskopischer Vorgang in seinen Anfängen, lebt weiter, bis sich das Ich in mehreren Generationen in einer zahlreichen Nachkommenschaft verloren hat."

Die neueren Feststellungen der Genealogen über die Verwicklungen von Ahnentafel und Stammbaum und der Zoologen, namentlich der Bekämpfungsforscher von Parasiten (Inzucht, Ahnenverlust, erzwungene Sesshaftigkeit der Standorte etc.), bestätigen diese Auffassungen, von denen besonders diejenige von Freytag trotz ihrer etwas unbestimmten Fas-

sung bedeutsam erscheinen. Dazu gehören z. B. die soeben in Naturwissen-
schaft 1940 N°44/45 erschienenen, den gegenwärtigen Stand unseres Wis-
sens [sc. wiedergebenden] Ausführungen des Zoologen Ludwig über
"Selektion und Stammesentwicklung", weil unser naturwissenschaftliches
Wissen schon über dasjenige hinausgeht, das ausgereicht hatte, um Tages-
forderungen der Staatspolitik für genügend begründet erscheinen zu las-
sen.

[167 ff.] Also auch hier sollen nur die persönlichen Erfahrungen gel-
tend gemacht werden. Schon in der praktischen Arbeit des Alltags, wäh-
rend der hausärztlichen Tätigkeit eines Vierteljahrhunderts nahm bei mir
und meinen Altersgenossen die Frage des gegenseitigen Wirkens von An-
lage und Umwelt beständig einen grossen Raum ein. Es gibt keine nach-
denkliche Mutter mehrerer Kinder, die an dem verschiedenen Verhalten ih-
res Nachwuchses auch nur einen Tag gleichgültig vorüberginge; sie berät
sich mit ihrem Arzte, der bald die eine, bald die andere Triebkraft stärker
heranzuziehen vorschlägt. Und jeder Lehrer einer grösseren Schulklasse
weiss, wie er die gut veranlagten, wie die einseitig begabten, oder deren
Gegenteil in der Ausbildung höher bringt. Ihm ist der Satz geläufig, dass
der beste Unterricht versagt, wo die Anlagen fehlen; er braucht es nicht
erst aus dem Studium der heutigen Erbkunde lernen, denn das wusste man
schon vor sehr langen Zeiten. Aber der Erzieher lernt aus der Heil-
pädagogik von den Gelegenheiten des Heranziehens anderer Anlagen, der
Arzt kennt aus allen Gebieten der Klinik den grossen Umfang der Möglich-
keiten von Kompensation und Regulation von Geburt fehlender oder durch
Krankheit verlorener Funktionen, und er sieht bei paarigen Organen die
Steigerung der Leistungen des übrig gebliebenen, bei Einbusse eines Sin-
nesorgans die verfeinerte Einstellung.

[/168] Mutter, Lehrer und Arzt wissen um die Unabwendbarkeit der
von Geburt an gegebenen Anlage. Aber sie finden Wege des Ausgleichs bei
Aufzucht, Erziehung und Gesundheitsschutz. Menschen mit einseitiger Be-
gabung leisten im Leben und in Kunst und selbständiger Schöpferkraft oft
mehr als allseitig Begabte, aber in der Schule gelten sie als Schüler, "die
in einem Fach vollständig versagt haben". Und auch mittlere Begabungen
werden im Leben als Ausführende der Anordnungen anderer gebraucht, sie
sind in der Mehrzahl.

Man darf die Entgegnung nicht gelten lassen, dass es sich bei diesen
Einwendungen um individualistische Erfahrungen handele; die Summe
einheitlicher Beobachtungen schafft den Lehrsatz und die Summe dieser
eine Theorie.

Aber die geschichtliche Entwicklung der Theorien, welche die heutige
Zeit beherrschten, war die folgende. Als nach dem ersten Drittel des neun-
zehnten Jahrhunderts die romantische und naturphilosophische Richtung

der Medizin durch eine Schule, die sich auf Beobachtungen stützte, abge-
löst wurde, sicherte das Mikroskop ihre Fortschritte. Es entstand in Bota-
nik und Zoologie die Zellenlehre. Grundlegend wurde der Satz, dass jede
Zelle wieder nur aus einer Zelle entstände, Leben nur aus Leben. Damit
war zugleich die Erkenntnis von der Artbeständigkeit dieses Elementar-
gebildes festgestellt, denn aus jeder Zelle entstand die Zelle gleicher Art,
und aus den Zellen die Organe von wechselnder Form bei den Arten. Diese
Lehre übernahm noch diejenige ein Jahrhundert ältere von Albrecht v.
Haller über die Reizbarkeit der belebten Gewebe, also eine Theorie der
Anlage. In der Anwendung auf die Physiologie des gesunden und kranken
Menschen entwickelte sich durch lange Jahrzehnte die Wissenschaft vom
Leben, ihr Gegenstand war die Erscheinungswelt der Vorgänge des wach-
senden, tätigen, lebenden Körpers, des gesunden und kranken Organismus,
die in den Veränderungen seiner Elementarbestandteile zum Ausdruck
kam, also eine reine morphologische Untersuchung der Erhaltung und
Veränderung der Anlage. Und in dieser Form lief durch Jahrzehnte die
Forschung und der Unterricht ab. Aber das schloss die Bedeutung der
Umwelt nicht aus. Für die Denkweise kennzeichnend sei ein Beispiel: Der
Vertreter des Fachs der Arzneimittellehre Binz, beobachtete 1867 unter
dem Mikroskop, dass das Chinin, das Heilmittel gegen Malaria, für Proto-
zoen ein tödliches Gift sei und er schloss daraus, seiner Zeit weit voraus
eilend, dass auch bei der Entstehung der Malaria, die damals auf verdor-
bene Sumpfluft zurückgeführt wurde, von aussen eindringende Protozoen
ihr Spiel üben müssten. [/169] Die Zellenlehre als Anlagenforschung war
also von Anfang an auf der Unterlage der nüchternen Beobachtung mit
dem Vererbungsgedanken eng verbunden, und alle jene Begründer der
zellularen Gewebelehre, der Physiologie und Pathologie in ihrer noch
heute gültigen Form, waren durchaus nicht Vorkämpfer für eine überwie-
gende oder ausschliessliche Anlagelehre.

[/169a] Über dem doch etwas scholastischen Streit über die Einseitig-
keit einer wissenschaftlichen Richtung sollte man doch die zeitliche Lage
nicht übersehen. Damals war ein ganz neues Arbeitsfeld erschlossen, es
war viele und vielseitige schöpferische Tätigkeit erforderlich, um aus der
Theorie eine praktische wertvolle Grundlage herauszuarbeiten. Es entstan-
den Aufgaben für die das Leben ausfüllenden Leistungen guter Köpfe und
für die Ausbildung von Schülern, welche die Tätigkeit der ersten Führer
fortzusetzen hatten. Denn die Erschliessung von Grenzgebieten erweiterte
und vertiefte die bisherigen Fragestellungen. Damals gab es nur Andeu-
tungen einer Umweltforschung, die überhaupt nur so weit interessierte, als
sie Hilfsmittel für die Erforschung der zellularen Reaktion des Organismus
war. Aber die Lehren von der zellularen Reaktion, vielfach auch auf die
Wirkung von Sekreten zellularer Gebilde ausgedehnt, sind bis zum heuti-
gen Tage nicht in Wegfall gekommen, seit es {und das} erst, nachdem hier
ein festes Bauwerk entstanden war, gerade dadurch erforderlich wurde,
nunmehr auch die Einwirkungen der Aussenwelt eingehender zu untersu-

chen. Man darf eine durch Notwendigkeiten geleitete Entwicklung, nachdem sie reiche Ergebnisse gezeitigt hat, nachträglich nicht als einseitig
abtun. Auch die Trennung in individuelle und kollektivistische Anschauung
kann einseitig und darum schief werden. Je nach dem Stande des Wissens
und der Richtung der Forschung wird man in der Frage von Ursache und
Wirkung bald den einen, bald den anderen Faktor stärker als invariabel
hinstellen.

[169 ff.] Noch weniger wurden sie von vorgefassten politischen Einstellungen geleitet. Der hervorragende Anatom und Zellenforscher J.
Henle schrieb 1840 ein seherhaftes, noch heute klassisches Werk über
Kontagien und Miasmen, das die Lehren von Pasteur und Koch voraus-
nahm und manche tatsächlichen Beobachtungen erwähnt und Schlüsse
zieht, die später nachentdeckt und heute von neueren für sich beansprucht
werden. Und der Begründer der Zellularpathologie, der Demokrat Rudolph
Virchow, lehrte die Bekämpfung der Trichinen und war der Urheber der
Kanalisation von Berlin und anderen Grosstädten, also auch Umwelthygieniker. Sie waren keine Vertreter des "Entweder-Oder". Ehe dieser
Gegensatz erst von der Politik der neuesten Zeit dem Denken aufgezwungen wurde, sah man unbefangen das Zusammenwirken beider Kräfte und
hielt sich bei dem Studium der Natur an den Satz von Schiller:
"Einstweilen, bis den Bau der Welt Philosophie zusammenhält, erhält sie
das Getriebe durch Hunger und durch Liebe."

Erst vom Auftreten von Pettenkofers an, der von der Chemie zur Medizin kam, darf man eine, übrigens sehr erfreuliche, Ausdehnung von der
überwiegenden Berücksichtigung der Anlagereaktion zur wissenschaftlichen Erforschung der Umwelteinflüsse rechnen. Es handelte sich gar
nicht um einen Umschwung der Anschauungen, sondern um eine zusätz-
liche Erweiterung der Forschungsgebiete. Und die von Pettenkofer und
seiner Schule erreichten Fortschritte sind nicht wegzudenken, wenn man
den Anteil der Forschung an der Besserung der Volksgesundheit berechnet. Besonders fällt ins Gewicht, dass jetzt die Vorteile eines gesunden Lebens nicht nur den Begüterten allein zu Gute kamen, sondern dass ihr Genuss allen Schichten der Bevölkerung, insbesondere den bisher davon Aus-
geschlossenen zufloss. Ein wichtiges Gebiet dieser Hygiene der unbelebten
Umwelt, die Hygiene der Ernährung, wurde fast ausschliesslich mit physiologischen Methoden und von Physiologen erschlossen. Die übrigen Teile
wurden von Architekten, Ingenieuren, Chemikern erforscht und praktisch
verwertet, der Biologe und Arzt beschäftigte sich weniger damit. Soweit zur
Untersuchung der Wirkungen Versuche am lebenden Tier oder Beobachtungen am lebenden Menschen notwendig waren, kamen selbstverständlich
nur ihre Repräsentanten in Frage, also die gerade lebende Generation.
Aber die Berücksichtigung der Folgen für die kommenden Geschlechter
war ja dadurch nicht ausgeschlossen. Nur fiel sie vorerst noch der Klinik
und pathologischen Anatomie zu.

[/170] Eigentlich erst durch die Grosstaten von Robert Koch und die Mitarbeiter seiner Schule wurde die ausschliessliche Umwelthygiene der {un}belebten Umwelt geschaffen, aber sie galt knapp ein Jahrzehnt in ihrer einseitigen Berücksichtigung der Umwelt. Ich bin einer der wenigen noch lebenden Ärzte, in deren Lehrzeit und erste Arzttätigkeit jene Entdeckungen fielen. Wir waren vorbereitet durch die Umgestaltung der Wundbehandlung und der operativen Chirurgie, die mit dem Namen von Lister verbunden ist und die Fernhaltung und Vernichtung der von aussen eindringenden gefährlichen Kleinlebewesen bezweckte. Aber die Koch'schen Entdeckungen erfassten das grosse Gebiet der übertragbaren inneren Erkrankungen und erweiterte deren Umfang durch den Einbezug der häufigsten und gefährlichsten. Wir alle begrüssten begeistert den ausserordentlich grossen Fortschritt, die bisher im Vordergrund stehenden Richtungen konnten den Anschluss ohne tiefere Erschütterungen vollziehen. Allerdings sagte Koch 1881 wörtlich, als er von dem Eindringen der Kleinlebewesen in den Körper des Grosswirts sprach: "Ihr Aufenthalt im Körper interessiert die Hygiene nur insoweit, als daraus Aufklärung über die Art der Infektion zu erlangen ist." Das war eine klare Absage an die Bewertung der Anlage. Aber es wäre sehr undankbar, das heute als einseitige Überbewertung der Umwelt hinzustellen.

Hätten Koch und seine Schule im ersten Jahrzehnt ihrer Forschung nicht mit maximalen belebten Reizen gearbeitet, die jeden Widerstand der Abwehrmassnahmen des befallenen Wirts überwanden, so wären unübersehbare Schwierigkeiten entstanden. Kaum ein Jahrzehnt später erhob sich, aufgrund der Beobachtungen durch Klinik und Pathologie, jener siegreiche Widerspruch gegen die ursprünglich nur auf den maximalen Grenzfall gerichteten Untersuchungen. Und gerade die Koch'sche Schule dehnte, gestützt auf ihre neuen Forschungsmethoden, ihre Untersuchungen auf die {Untersuchung der} Abwehrmechanismen des befallenen Grossorganismus aus, erst sie bezogen jetzt auch die Wirkung der Anlage ein. Sie kamen durch die Ergebnisse bald dazu, zwischen der erblich überkommenen, rassenmässigen Unempfänglichkeit oder ihres Gegenteils, und der durch gewollte Eingriffe oder das Überstehen der gleichartigen Krankheit erworbenen Widerstandsfähigkeit zu unterscheiden. So entstand das grosse praktische Gebiet der Immunisierung gegen Bakteriengifte und gegen bakterielle Infektion. Da man jetzt nicht mehr nur die Grenzfälle der absoluten Unempfänglichkeit und der absoluten Hinfälligkeit gelten liess, wurde schon um 1895 das heute als neu bezeichnete "Anlage-Umweltproblem" als "Zweifaktorenproblem" aufgestellt und auf zwei Naturforscherversammlungen als künftig geltend anerkannt. Beide Faktoren stehen in mathematischem Sinne in funktioneller Bindung; eine Wirkung ist erst zu erwarten, wenn das Faktorenprodukt einen Schwellenwert überschreitet. Für das Entstehen von Seuchen mit Zwischenwirten, wie Grosstiere oder Insekten, gilt heute das Mehrfaktorenproblem. Ob man bei Mangelkrankheiten als Begründern von Infektionen, wie beim Skorbut u.and., die Änderungen der Anlage oder der Umwelt in den Vordergrund stellt, ist Angelegenheit der Erfolgsaussichten, aber keine grundsätzliche Frage mehr.

[/170a] Vor etwa 50 Jahren, in jenem oben gekennzeichneten Zeitabschnitt, als der Siegeszug der Bakteriologie über dem Umweltfaktor der mikroskopisch kleinen Krankheitserreger anfänglich die Wichtigkeit der ungleichen Anlage unterschätzen liess, bedurfte es eines harten Kampfes gegen diese einseitige Auffassung. Damals bezeichnete man das Zweifaktorenproblem, das heute als eine Entdeckung der neuesten Richtung der Hygiene bezeichnet wird, allgemein als die "Formel von Gottstein, Martius und Strümpell". Der Gedanke war so einleuchtend, dass er schnell Allgemeingut und die Verbindung mit Namen überflüssig wurde. Bei der Verknüpfung neuer Gedanken mit dem Namen ihrer ersten Vorkämpfer geht es mit Recht wie mit der Urheberschaft von Büchern; die Ansprüche erlöschen nach einigen Jahrzehnten und das jedesmal, wenn die Gedanken sich durchgesetzt haben. Im Zusammenhang damit sei hervorgehoben, dass der von mir hier angegriffene Verfasser der "Einführung" der erste und erfolgreiche Vorkämpfer für die sogenannte unterschwellige Infektion war. Diese Lehre war so fruchtbar, dass über ihrem Ausbau der Name des um sie verdienten ersten Begründers in den Hintergrund trat.

Heute schlägt das Pendel nach der anderen Seite. Von den zwei Hauptfaktoren Umwelt und Anlage wird wieder der eine Faktor überbewertet, die erblich übermittelte Anlage. Das geschieht nicht durch die Forscher der Biologie und die erfahrenen Kliniker, sondern durch die weltanschaulich eingenommenen Vertreter der praktischen Ausnutzung. Aber eine äussere Gemeinsamkeit besteht. Wer damals gegen den Strom der geltenden Schulmeinung schwamm, wagte sein Vorwärtskommen, ohne sich im Kampf für das Wahre dadurch behindern zu lassen. Wer gegen die Vertreter einer einseitigen Geltung des Erbfaktors heute auftritt, würde noch höheren Einsatz wagen, denn er geht gegen ein Dogma nicht der Wissenschaft, sondern der Staatspolitik vor. Wer heute auf ihre Seite tritt, ist raschen Aufstiegs sicher. Einige Vertreter ihrer Überzeugung wurden heute deren Opfer. Auch sie werden, wie die Geschichte lehrt, erst von der Zukunft Genugtuung zu erwarten haben. Die Zeitgenossen solcher Märtyrer pflegen sich zurückzuhalten.

[/171] Etwa zwei Jahrzehnte später, um 1905, entstand ein weiterer Zweig der Hygiene, den man als <u>soziale Hygiene</u> *bezeichnete, aus dem ein praktisches Gebiet, das der* <u>Gesundheitsfürsorge</u> *erwuchs. Die soziale Hygiene machte es sich zur Aufgabe, die Einflüsse der Wirtschaft, des Berufs und der Kultur auf die Gesundheit der Gesamtheit und bestimmter Gruppen der Bevölkerung und die Rückwirkung von Volkskrankheiten auf Wirtschaft, Kultur und Beruf zusammenzufassen und zu untersuchen. Auch die notwendige Fachausbildung war schon seit 1920 gesichert. Die neue Hy-*

giene hat dieses Gebiet fertig entwickelt und theoretisch begründet vorgefunden; aber sie hat die Gesundheitsfürsorge anerkannt, sich für ihre Erweiterung an Tiefe und Ausdehnung energisch eingesetzt und sie gefördert, sie misst diesem Zweig eine grosse Bedeutung zu, was begrüsst werden muss. Die neue Hygiene bezeichnet dieses Gebiet als sozialbiologische Hygiene. Ob der geänderte Name nötig und glücklich ist, kann gleichgültig sein. Das Wort "Sozialbiologie" prägte vor etwa zwei Jahrzehnten der Anthropologe v. Luschan in etwas anderem Sinne, es hatte sich damals nicht durchgesetzt.

Der Organisator des neuen Zweiges der Sozialhygiene um 1903, ihr Führer und der erste ordentliche Professor für dieses Fach war der Sozialdemokrat A. Grotjahn. Ob man die Sozialhygiene zur Umwelthygiene rechnen soll, kann nach dem Ausgeführten gleichgültig bleiben. Grotjahn hat grössere Gebiete, wie das Krankenhauswesen oder die Gefahren des Alkoholismus, das Heilstättenwesen, Fragen der Volksernährung und der Erziehung selbst bearbeitet. Er beschäftigte sich aber weiter mit besonderer Vorliebe mit den Fragen der Entartung und Aufartung der Bevölkerung, er bearbeitete eifrig die Fortpflanzungshygiene und gab eine Formel für diejenige Zahl der Neugeborenen einer Familie an, die für die Erhaltung ihres Bestandes unentbehrlich ist. Auch er war also kein einseitiger Umwelthygieniker. Und als Reichstagsabgeordneter liess er sich nie durch das Parteiprogramm bestimmen, sondern nur durch die Ergebnisse der Erkenntnis.

[/172] Ganz anders wird die Einstellung, wenn man von der geschichtlichen Betrachtung zum _praktischen_ Handeln übergeht. Hier finden sich zahlreiche Wirklichkeitsfälle, in denen überhaupt nur der eine der beiden Faktoren variiert, während der andere die gleiche Höhe bewahrt oder wegfällt. In anderen Lagen ist nur der eine einer Einwirkung zugänglich oder bedürftig. Man mag "die liberalen Individualisten und Umweltsvertreter" noch so scharf anprangern, schwere Unfälle bilden nun einmal jenseits aller Anlagen eine der Chirurgie der Gegenwart zugängliche Lebensgefahr. Und die Asepsis als Vorbereitung des lebensrettenden Eingriffs wird kein Vertreter der neuen Deutschen Hygiene deshalb ablehnen, weil sie wirklich nur auf die günstige Gestaltung der Umwelt abzielt. Und umgekehrt wird der einseitige Umwelthygieniker bei den bösartigen Geschwülsten nach dem heutigen Stand unseres Wissens nicht weiter kommen. Praktisch liegt heute meist der Faktor, der die Höhe der Anlageeinflüsse kennzeichnet, in einer anderen Grössenklasse als derjenige der Umwelteinflüsse. Der letztere kommt viel häufiger vor, ist bei dem Stande unseres Wissens und Könnens leichter und wohlfeiler anzugreifen und fordert sofortiges Eingreifen. Die Bekämpfung der Häufung erblich überkommener Hinfälligkeit in der Bevölkerung erfordert sehr lange Zeit, ist den Methoden der Medizin und Hygiene nicht zugänglich, und auch die Grenzen der zugehörigen Fälle sind nicht immer scharf. Diese Bedenken dürfen kein

Grund sein, den Kampf gegen schlechte Anlagen, der sich über mehrere Generationen erstreckt, zu unterlassen. Auch der Forstmann arbeitet über sein eigenes Leben hinaus. Im übrigen gilt in der Praxis dieser Frage das Gleichnis, das auf die Seuchenbekämpfung angewendet wurde. Wenn ein Brand ausbricht, muss man löschen. In der freien Zwischenzeit sollen Bauordnungen, auch wenn sie zeitraubend und kostspielig sind, und Rettungseinrichtungen geschaffen und bereitgestellt werden.

Zweitens betonen die Vorkämpfer für eine neue Richtung der Hygiene, dass erst, als die Ergebnisse der experimentellen Erbkunde in das Arbeitsgebiet der forschenden, lehrenden und praktisch tätigen Hygiene einbezogen waren, jene fortgeschrittenere Einstellung der Gegenwart möglich wurde, die sie als etwas grundsätzlich Neues hinstellen; der Aufschwung [/173] der Erbforschung muss mit der gleichen Begeisterung begrüsst werden, wie seiner Zeit derjenige der Zellforschung der Bakteriologie. Die Einführung in den Schulunterricht ist ein grosser Fortschritt gegenüber der Zeit meines Schulbesuchs; soweit mir bekannt, aber nicht erst der neuesten Zeit zu verdanken, da ich Schulaufsätze von vor drei Jahrzehnten kenne, die über Teilungen der Eizellen usw. gestellt waren. Viele Zweige der Heilkunde und Gesundheitslehre sind die Nutzniesser der neuesten Fortschritte. Auch die reine Freude des Theoretikers an klaren Ergebnissen, zuverlässiger Methodik und weiten Ausblicken findet reiche Erfüllung.

Die geschichtliche Kritik der gekennzeichneten, weit unter dem Volk verbreiteten, falschen Darstellung sei mit einem Vergleich eingeleitet. Der Satz, dass die Vorbeugung einer drohenden Erkrankung wirksamer und leichter zu erreichen sei als die Behandlung des deutlich gewordenen Leidens, wird vielfach als eine Errungenschaft der sozialen Versicherung hingestellt. Er findet sich angedeutet schon bei den Ärzten des Altertums und wurde im Lauf der Jahrhunderte immer bestimmter erkannt und ausgesprochen. Nachdem die Sozialversicherung festen Boden gefunden hatte, wurde der Satz als eine Forderung än die Zukunft immer schärfer von den Leitern der Zweige der Sozialversicherung betont. Er erhielt seine Begründung erst, als auf den Tagungen der Vereinigungen der Wohlfahrtspflege um 1890 Krankheit als häufigste Ursache der Hilfsbedürftigkeit festgestellt, und die Verhütung der Krankheit für wirksamer erklärt wurde gegenüber der Unterstützung der durch sie hilflos Gewordenen mit einem Mindestbetrage. Beide Organisationen wurden nicht müde in der Betonung ihrer Forderung. Aber sie konnte erst später in die Tat umgesetzt werden, als die klinische Medizin unter ausgiebiger Heranziehung ihrer wissenschaftlichen Hilfsfächer die Frühdiagnose der Vorstufen jeder anatomisch kenntlichen Erkrankung ermöglicht hatte. Auch die Bedeutung der vererbbaren Minderwertigkeiten für die Häufung von Krankheiten war sehr lange anerkannt. Aber erst die Ergebnisse der experimentellen Erbforschung gaben feste Grundlagen für die Abtrennung der auf Vererbung beruhenden

Krankheiten, die Häufigkeit ihres Vorkommens und die Bedingungen ihrer Übertragbarkeit auf den Nachwuchs.

[/174] Doch schon ehe diese Unterlagen bestanden, trug man den Gefahren der Vererbung Rechnung: Man war freilich allein darauf angewiesen, als Beweis für ihr Vorliegen das Auftreten der gleichen Krankheit bei Geschwistern, Eltern, Vorfahren und nahen Verwandten gelten zu lassen. Man rechnete also auch solche Fälle ein, die nach dem Ausdruck des Erbforschers Johannsen Fälle von Scheinvererbung waren, man zog daher die Grenzen eher etwas zu weit als zu eng. Freilich war bis zur Gegenwart die Verhütung der erblich übertragbaren Erkrankung nicht Sache des Staates, sondern der Familie und ihrer Berater, und beschränkte sich auf Verweigerung der Erlaubnis des Eheschlusses. Auch in der Dichtung spielte ja dieses Ehehindernis eine Rolle. Die ältesten mir zufällig bekannten Beispiele finden sich im Clavigo IV. Akt, und im Landvogt von Greifensee von Gottfried Keller. Sie beweisen jedenfalls, dass die Gefahren vererbbarer Anlagen für den Nachwuchs altbekannt und bekämpft waren.

In meinen Lehrjahren um 1880 war das Buch des Leipziger Pathologen L. Wagner über Krankheitslehre in unser aller Händen. Es enthielt einen grossen Abschnitt, in dem das gesamte damalige Wissen über körperliche und durch die Anlage bedingte Gesundheitsstörungen einschliesslich der im Erbgang wiederkehrenden Erkrankungen zusammengefasst war. Gerade diese Abschnitte zeigten uns die Notwendigkeit der Beschäftigung mit solchen Problemen. Während der ganzen Zeit meiner hausärztlichen Tätigkeit, die 1911 endete, {be}fragten vorsichtige Eltern bei der Gattenwahl ihrer Kinder nach vorliegenden Gefahren für den Nachwuchs. Wo das Berufsgeheimnis die Erteilung von Auskünften über die Erbgesundheit des Partners verhinderte, wurde eine Lebensversicherung empfohlen. Denn seit die Versicherungsgesellschaften die Auslese durch ärztliche Untersuchung eingeführt hatten, also seit etwa 1870, fehlten niemals in ihren Erhebungsbogen die Fragen nach dem Vorkommen bestimmter Krankheiten in der Familie, insbesondere Tuberkulose und Geisteskrankheiten, und die Auskünfte entschieden Annahme oder Ablehnung. Ja als im ersten Jahrzehnt der bakteriologischen Forschung die Bedeutung der erblichen Anlage für Entstehen und Verlauf der Tuberkulose energisch bestritten wurde, hielt die Versicherungsmedizin unbeirrt an ihrem Standpunkt fest und fand die kräftige Unterstützung der Ärzte. Damals war es nicht leicht, gegen den Strom zu schwimmen, als der Faktor der Ansteckung als der einzige in Betracht kommende hingestellt wurde.

Im Jahre 1897 veröffentlichte ich in der Ztschr. f. Hyg. eine bevölkerungs- [/175] statistische Untersuchung. Sie enthält in der Zusammenfassung am Schluss den Satz, dass das Individuum nicht als ein Wesen für sich, sondern als ein Produkt seiner Vorfahren und als Ausgangspunkt für neue Generationen angesehen werden müsse. "Dieser Gesichtspunkt, das

Einzelindividuum nur als einen Durchgangspunkt in der Entwicklung der Geschlechter und als einen Teil eines grossen Ganzen zu betrachten, ist so sehr der herrschende Punkt in den biologischen Wissenszweigen unseres Jahrhunderts geworden, dass es <u>fast banal erscheinen könnte, ihn noch besonders zu betonen"</u>. Erst die klaren Feststellungen der Erbforschung werden ein nicht nur erfahrungsmässiges, sondern auf fester tatsächlicher Unterlage ruhendes Vorgehen ermöglichen. Bisher ist noch mancher Punkt strittig, auf die Erhebung von Angaben über die Todesursachen in der näheren und entfernteren Familie kann auch jetzt noch nicht verzichtet werden.

Der neue Staat erklärt <u>drittens</u> heute die Erhaltung der Volksgesundheit für eine der wichtigsten Aufgaben des Staates, er ist an die Erfüllung dieser Pflicht mit grosser Tatkraft herangegangen, und hat auch hier für die Wahl erfolgreicher Mittel aus der Vorarbeit der letzten Jahrzehnte einen reichen Schatz vorgefunden. Es trifft auch zu, und gerade aus der Zeit meiner amtlichen Tätigkeit konnte ich hier viele Beispiele dafür beibringen, dass das Verständnis für diese Notwendigkeit bei verantwortlichen Stellen nicht immer ausreichend vorhanden war, jedoch meist nur dann, wenn Gelder für Ausgaben gefordert wurden. Aber die Erkenntnis von der <u>Notwendigkeit eines gesunden Volkes für die Erhaltung des Staates</u> ist sehr alt und ging nie verloren.

Nur wenige Beispiele sollen angeführt werden. In der Blüte altgriechischer Kultur wurde der Satz aufgestellt: "Erstes Gut ist dem Erdensohn die Gesundheit". In den Krisenjahren 1848/49 prägte Virchow zahlreiche Kampfworte, denen er in einem sehr langen, auch auf diesem Gebiete erfolgreichen Leben folgte: Er nannte die Epidemien Warnungstafeln, die dem Staatsmann von grossem Stil Störungen im Entwicklungsgang des Volkes zeigten, welche selbst eine sorglose Politik nicht länger übersehen dürfe. Die Geschichte lehre, dass die Geschicke der grössten Reiche durch den Gesundheitsstand ihrer Völker bestimmt wurden.

[/176] Und in den Zeiten der Steigerung gesellschaftlicher Schwierigkeiten wurde die öffentliche Gesundheitspflege souverän, der Arzt gebietend. Ein Ausspruch von Pettenkofer aus dem Jahre 1873 lautet: "Man könnte die Tätigkeit eines Volkes in gesundheitlicher und hygienischer Richtung geradezu als einen Masstab gebrauchen für die Grösse seiner Fähigkeit, in der Kulturgeschichte eine Rolle zu spielen, als einen Masstab dafür, wieviel gesunder Geist ihm auch sonst innewohnt." Und der Reichspräsident Hindenburg erklärte 1930: "Die Gesunderhaltung des Deutschen Volkes ist eine der wichtigsten staatlichen Aufgaben. Nur ein gesundes Deutsches Volk wird aus der schweren Gegenwart den Weg in eine bessere Zukunft finden". Nach diesen Äusserungen darf man wirklich nicht behaupten, dass die von Männern wie Virchow und Pettenkofer geführte Richtung,

*durch welche die Forschung von Jahrzehnten bis heute bestimmt wurde,
nur individualistisch eingestellt war.*

*Auch der folgende Satz jener Einführung in die neue deutsche Hygiene,
dass nach der früheren Auffassung die Hygiene eine Angelegenheit der reichen Leute gewesen sei, kann in dieser knappen Fassung missverstanden
werden. Die Feststellungen von den Einflüssen der unbelebten Umwelt
wurden zunächst, soweit überhaupt die Möglichkeiten einer Verbesserung
der gesundheitlichen Lage auch von der Einzelperson ausgenutzt werden
konnten, leichter von der bemittelten Bevölkerung verwertet. Das fiel nicht
sehr ins Gewicht und war eine Nebenwirkung. Die Mehrzahl der jetzt
möglich gewordenen Neuschöpfungen aber konnte überhaupt nur durch eine grössere Einheit, meist die Gemeinden, durchgeführt werden, wie
Märkte, Schulen, Krankenhäuser, Wasserversorgung und Abwässerbeseiti-
gung. Und wo hier die Selbstsucht des Begünstigteren im Spiele war, so
zeigte sich bald beim Anwachsen der Grossiedlungen und des Verkehrs die
gegenseitige Verbundenheit aller Schichten. Der unterlassene Schutz der
durch Armut, Leichtsinn, Unwissenheit stärker in ihrer Gesundheit gefährdeten Schichten rächt sich an denen, die helfen können, durch Ansteckung
und andere Gesundheitsbedrohungen, im günstigsten Fall durch höhere
Ausgaben. Auch diese Erkenntnis als allgemeiner Besitz lässt sich für ein
Jahrhundert zurückverfolgen.*

*Vor der Mitte des 19. Jahrhunderts gab es aber nicht einmal eine ge-
sundheitliche Bevorzugung der Reichen. Man kann bei Macewley lesen,
wie jammervoll bei Reich und Arm die gesundheitlichen Möglichkeiten waren. Westergaard betonte 1882, dass zwischen der gesundheitlichen Kultur
des 17. und 18. Jahrhunderts [/177] und der seiner Zeit weit grössere Unterschiede bestanden hätten, als jetzt zwischen Reich und Arm. Noch die
ersten Seuchenzüge der asiatischen Cholera in der ersten Hälfte des 19.
Jahrhunderts trafen Reich und Arm in gleicher Stärke, weil sie beide durch
ihre Lebensverhältnisse gleich ungeschützt waren. Wenn noch heute in den
einzelnen europäischen Ländern grosse Unterschiede der Erkrankungs-
und Sterbezahlen an bestimmten, einer Abwehr zugänglichen Krankheiten
bestehen, so ist der Grad der gesundheitlichen Versorgung und die Höhe
des Analphabetentums ein feinerer Masstab für die Unterschiede als die
wirtschaftliche Lage. Für diese Wirkung ungenügender Volksbildung aber
ist die Richtung der hygienischen Forschung nicht verantwortlich.*

*Auch in der Frage "Umwelt oder Anlage" ist das Ziel der Erhaltung
und Erhöhung der Volksgesundheit gemeinsam. Die Wahl des jeweilig
dringendsten Weges zu diesem Ziel wird nicht durch verschiedene grundsätzliche Einstellungen bestimmt, sondern durch die Zeitverhältnisse. Um
1850 gab es Hungersnöte, Seuchen, ernste wirtschaftliche Schwierigkeiten.
Das Verständnis für die private Gesundheitspflege stand auf sehr tiefer
Stufe. Dagegen war etwa von 1850-1870 in Deutschland, was viel zu wenig*

bedacht wird, die Geburtenzahl auch in den Grosstädten überdurch-schnittlich hoch. Und die damals Geborenen zeichneten sich durch Lang-lebigkeit aus, die Lebenserwartung fing an, stark anzusteigen. Von 1871-1910 blühte die Wirtschaft in langen Friedensjahrzehnten, der Wohlstand stieg, die Sterblichkeit sank. Dann begann die Geburtenabnahme, sie fand sofort ernste Beachtung. Die Sorge für einen guten Nachwuchs wurde jetzt erst dringend und wurde nie verkannt. Grundsätzlich bis heute bestand niemals eine Meinungsverschiedenheit über zwei Punkte. Es ginge nicht nur um die Zahl des Nachwuchses, sondern auch um seine gute Beschaf-fenheit. Und das Wort von Schiller hatte auch für den Rassenhygieniker Bedeutung: "Der Krieg verschlingt die Besten."

Es fehlt die Berechtigung, in der Frage von Umwelt und Anlage von Gegensätzen und von neuen Lehren zu sprechen, nur weil es dringlich wird, bald den einen, bald den anderen Faktor stärker zu betonen. Und es ist ein Unrecht, den Gedanken, als ob es sich um eine neue Lehre handelte, in das Volk zu tragen und das bei der Ausbildung der Ärzte in den Vorder-grund zu stellen.

Noch weniger geeignet ist diese Frage als Schlagwort für den politi-schen Parteikampf. In demjenigen Jahrfünft meiner beruflichen Tätigkeit, in dem ich an den Beschlüssen der Regierung und der Parlamente in Ge-sundheitsfragen mitzuwirken hatte, von 1919-1924, bestanden traurige Verhältnisse, Folgen des verlorenen Krieges, Fortdauer der Blockade, Seuchenbedrohung von Osten, Aufruhr, Grenzkämpfe, Ruhrbesetzung, In-flation. Über die Ziele der staatlichen Führung in allen Gesundheitsfragen bestand zwischen [/178] den wechselnden Regierungen und allen Parteien Übereinstimmung. Auch die Rassenhygiene wurde nicht beiseite gescho-ben, und die seither verstorbenen E. Baur und Correns berieten uns häufig. Nur die Wege zum Ziel wurden umstritten. Über sie soll aber nicht das Parteiprogramm entscheiden, sondern der von jeder Voreingenommenheit freie Sachverständige, gestützt auf die Erfahrung und die sicher gestellten Ergebnisse der Wissenschaft. Auch der Umfang und Inhalt unseres Wissens sind dem Wechsel unterworfen. Neue Funde können nicht nur unsere Lei-stungsmöglichkeiten vermehren und erweitern, sie können auch unsere bis-herigen Schlüsse aus früheren Beobachtungen von Grund aus umgestalten. Und erstaunlich ist stets der rasche Umschwung ohne Unruhe, wenn neue tatsächliche Errungenschaften die Dinge in ganz anderem Zusammenhang erscheinen lassen. Auch die experimentelle Erbforschung ist gerade wegen ihrer Frische in stetem Fluss, die im Augenblick gezogenen Grenzen zwi-schen erblich übernommenen und erworbenen Eigenschaften verschieblich. Das neuere Schrifttum zeigt, dass manches Merkmal, das aus erblicher Übertragung und Auslese entstanden zu sein schien, auch anders erklärt werden kann, dass umgekehrt bei manchen Vorgängen die Anlage stärker, als bisher angenommen, mitgewirkt hatte. Der Gesetzgeber, der feste Vor-schriften für längere Zeit geben muss, darf dadurch nicht überängstlich werden, er muss aber vorsichtig sein, gegebenenfalls sich nicht scheuen, zur richtigen Zeit einer neuen Lage Rechnung zu tragen. So, wie oben dargestellt, lautet die Wahrheit über das Problem "Anlage und Umwelt" und die Einstellung vergangener Schöpfer der Hygiene der Vergangenheit. Die Darstellung von Führern der neuen "Deutschen Hygiene" wird der geschichtlichen Wahrheit nicht gerecht.

Artbeständigkeit und Vererbung erworbener Anlagen

Die Fragen der Artbeständigkeit und der Vererbbarkeit erworbener Anlagen hängen eng zusammen. Die durch Versuch und Beobachtung gewonnenen Tatsachen sind umfassend und unbestritten. Aus ihnen können verschiedene Schlüsse gezogen werden, je nachdem man ihren Kreis enger oder weiter zieht und das auf die Begriffe der Art und der Eigenschaften anwendet. Die jüngste Vergangenheit hat diese Schlüsse in einseitiger Fassung festgelegt, und die Gegenwart hat daraus Folgerungen gezogen, die für die Gestaltung wichtiger, praktischer Massnahmen auf dem Gebiete der Bevölkerungspolitik entscheidend geworden sind. Die folgende Kritik untersucht nur das Zutreffen der Schlüsse.

[/179] Für den Begriff der Artbeständigkeit hat sich die wissenschaftliche Bezeichnung der <u>Spezifität</u> eingeführt. Dieses Wort findet sich in vielen Zweigen der Naturwissenschaft, deckt aber in diesem ganz verschiedene Vorgänge und Zusammenhänge. Selbst für die biologischen Fächer werden heute ernste Zweifel laut, ob angesichts der Fortschritte der Forschung der Begriff heute noch den Inhalt deckt. Das ist eine oft wiederkehrende Erscheinung. Eine der ersten Aufgaben eines neuerstandenen Zweiges der Naturwissenschaften ist die einheitliche Ordnung der Befunde. Steigen diese später rasch an, überschreiten sie die gezogenen Grenzen, und führen sie zu Berührungen mit anderen Fächern, so passt die frühere Einteilung nicht mehr, man muss den Inhalt der einzelnen Schubfächer umordnen und ihre Aufschriften ändern. Hält man die alte Ordnung zu lange fest, so entstehen Wirrnisse. Das trifft heute, wie das Schrifttum der Gegenwart beklagt, für den Begriff der Spezifität zu.

Die <u>Physik</u> spricht von spezifischem Gewicht und spezifischer Wärme. Sie versteht darunter nicht mehr als die Bezugnahme bestimmter Messungen auf eine gemeinsame, den Vergleich ermöglichende Einheit. Mit dem Artbegriff hat die Bezeichnung überhaupt nichts zu tun. In der <u>Chemie</u> hat die spezifische Reaktion eine sehr grosse Bedeutung. Man versteht darunter die Summe derjenigen Erscheinungen, die bei der Vereinigung zweier ganz bestimmter Körper oder Körpergruppen wahrnehmbar werden, die nur diesen zukommen und so kennzeichnend sind, dass ihr Auftreten das Vorhandensein dieser Körper anzeigt. Die Reaktion kann daher zur Bestimmung zweier chemischer Körper herangezogen werden, und sobald der

*eine von ihnen bekannt ist, zum Nachweis des zweiten. Sie muss so zuver-
lässig sein, dass sie unter gleichen Bedingungen jedesmal eintritt. Auf der
spezifischen Reaktion ist die gesamte chemische qualitative Analyse aufgebaut. Aber eine kausale oder eine artverwandte Beziehung zwischen den
beiden Stoffen besteht meist nicht und braucht auch gar nicht zu bestehen.
Die kennzeichnende Farbwirkung oder Ausfällung ist gegenüber der Zugehörigkeit der Reagenzien zu einer bestimmten Gruppe ein Zufall. In der
Heilkunde sprach man früher oft von "spezifischen" Heilmitteln, wenn sie
entweder nur bei einer einzigen Krankheit wirksam sind, oder zwar den
Ablauf ganz verschiedener Erkrankungen beeinflussen, aber die einzigen
[sind], die gerade diese Krankheit beeinflussen. In diesen Fällen bestehen
meist keine Zusammenhänge zwischen den Ursachen der Krankheitsentste-
hung und der Heilwirkung, mindestens keine unmittelbaren oder bekannten. Etwas anders liegt es bei den Infektionskrankheiten oder Invasions-
krankheiten, die durch das Eindringen fremder Lebewesen in die Gewebe
eines Grosswirts hervorgerufen werden. Hier besteht zunächst oft eine
unmittelbare kausale Bindung zwischen [/180] Krankheit und Heilmittel.
Die Krätzeheilmittel töten die Milben, die Wurmmittel den Bandwurm, sie
sind eben Gifte gerade für diese Tierarten. Der Vorgang ist das Vorbild einer kausalen Behandlung, mit der Ursache wird auch die Krankheit beseitigt. Mit dem Begriff der Spezifität hat das nichts zu tun, aber kausal und
spezifisch werden heute oft zusammengeworfen. Bei Bleivergiftungen reicht
die Herausschaffung des Bleis nicht aus, man muss auch die Nachwirkungen behandeln. Wir kennen jetzt auch solche Heilmittel aus der bestimmten
Gruppe chemischer Verbindungen für die verschiedenen mikroskopischen
Krankheitserreger; sie wirken oft auf Gruppen verwandter Parasiten, oft
nur oder am stärksten gegen eine einzige Art. Aber hier erfolgt die Wirkung häufig verwickelter, zugleich durch Anregung der Abwehrkräfte oder
durch Schädigung des Parasiten oder durch beides. Die Wirkung ist oft nur
quantitativ; es sind Gifte für alle Zellen, aber zufällig für den Parasiten
schon in kleineren Mengen tödlich, während sie bei dem Grosswirt nur erst
erträgliche Störungen der Zellen einiger Organe hervorrufen.*

*Die Abwehrstoffe, welche der Körper gegen die Gifte bestimmter Ein-
dringlinge bildet, die Antitoxine, wirken im allgemeinen nur gegen die
Gifte dieser Art, nicht gegen die anderen Infektionskrankheiten; manche
Bindungserscheinungen erinnern an chemische Neutralisierungen. Hier also bestehen wirklich kausale und artspezifische Zusammenhänge. Bei der
Heilung von Mangelkrankheiten durch die im Körper gebildeten Hormone
oder die ihm verabreichten Vitamine handelt es sich um Ersatzstoffe, die in
den Körpern sehr vieler Tier- und Pflanzengruppen gebildet und dann den
Kranken wie Medikamente gegeben werden. Sie sind nach dem Ausdruck
eines lebenden Erbforschers wirkungsspezifisch, nicht artspezifisch. Die
geänderte Bezeichnung gilt für alle chemischen Reaktionen und ist nichts-
sagend. In der Heilkunde also wird das Wort "spezifisch" auf verschiedene
Zusammenhänge beliebig verwandt und ist entbehrlich[?]. Weiter benutzt*

die Klinik in grossem Umfange zu <u>diagnostischen</u> Zwecken spezifische Reaktionen. So weit es sich um unbelebte Ausscheidungen aus dem Körper handelt, sind die Reagenzien einfach der Chemie entnommen. Auch die Färbungen von Mikroorganismen in Gewebsstücken und Ausscheidungen zum Nachweis ihres Vorkommens und einige serologische Reaktionen durch Flockungen oder Blutkörperchenauflösung sind chemische Vorgänge, und wo Zusätze aus den Geweben anderer Tiere nötig sind, nicht artspezifisch.

Die <u>Hygiene</u> der Neuzeit bedient sich einer ganzen Reihe wichtiger diagnostischer Reaktionen. Zu nennen sind zuerst die <u>Blutreaktionen</u> bei der Aufeinanderwirkung des Blutes verschiedener Tierarten. Sie sind so scharf, dass die gerichtliche Medizin sie heranzieht, um an Blutflecken, selbst alten, die Herkunft von einer bestimmten Tierart festzustellen. Aber die Gegensätze der Blutarten verschiedener Lebewesen sind noch feiner. Man hat bald auch Unverträglichkeiten unter den roten Blut- [/181] körperchen verschiedener Menschen feststellen können, man hat, wie allbekannt, das Vorkommen von 3 oder 4 Blutgruppen und zahlreichen Untergruppen gefunden, die sich in ungleicher Verteilung bei den Bewohnern desselben Landes finden. Diese Eigenschaft aber ist nicht so artbeständig, als dass sie nicht durch Vergiftungen, wie die durch die neueren Sulfonamide, aufgehoben werden könnte. Die Aufhebung ist vorübergehend. Nur die Mischungen der Blutarten gleicher Gruppen vertragen sich. Jetzt erst konnte man durch Vorproben den lebensrettenden Eingriff der Bluttübertragung ungefährlich machen, indem man nur Blutspender wählte, die Träger gleicher Blutgruppen waren. Für den Nachwuchs gelten die Mendelschen Vererbungsregeln. Neuere Untersuchungen machen es wahrscheinlich, dass bestimmte hochmolekulare Verbindungen, häufige aber nicht unentbehrliche Zellbestandteile, in der einen Gruppe vorhanden sind, in der anderen durch andere Bestandteile ersetzt werden. Auch hier sind nicht eigene biologische, uns noch unbekannte Vorgänge im Spiel, sondern zuletzt chemische Umsetzungen, hervorgerufen durch kleine, aber bei der verwickelten Zusammensetzung lebender organischer Moleküle stark wirksame Ungleichheiten des Aufbaus. Die Reaktion ist eine Teilerscheinung des bekannten Vorgangs, dass jede Einverleibung fremdartigen Eiweisses, sogar der krankhaft veränderten Stoffe des eigenen Körpers, unmittelbar in die Blutbahn dort auf Abwehr durch die eigenen Zellen stösst. Man hat dies als eine Art innerer Verdauung bezeichnet. Denn die Verdauung im Magendarmkanal durch eiweisszerlegende Fermente hat ja gerade die Wirkung, das als Nahrung aufgenommene Eiweiss zu einfachen, allen Eiweissarten gemeinsamen Vorstufen abzubauen. Erst nach der Aufnahme in die Lymphbahnen werden diese wieder zum artgleichen Eiweiss aufgebaut. Wenn jetzt der gleiche Vorgang umgekehrt dazu dient, aus den Blutspuren die Tierart festzustellen, so ist das ein praktisch willkommener Nebengewinn. Bei zwei anderen diagnostischen Errungenschaften der Hygiene darf der Versuch einer Erklärung nicht so einfache Formen annehmen. Den

Grundversuch bilden die Hautreaktionen, die eintreten, wenn man Stoff-wechselprodukte einer bestimmten Bakterienart in die obersten Haut-schichten einträgt. Nur wenn die gleiche Bakterienart im Körper an-gesiedelt ist, tritt jene charakteristische Reaktion schon von einer bestimm-ten Verdünnung an ein. Für diese Hautreaktion gibt es für die verschiede-nen Erreger verschiedene Modifikationen. Auch diese Reaktionen sind nicht streng artspezifisch (Perallergie). Das zweite Verfahren geht von dem Blutserum eines Menschen aus, der einer bestimmten Erkrankung verdäch-tig ist oder auch sie überstanden hat. Setzt man diesen Aufschwemmungen von Kulturen des Erregers jener Krankheit zu, so werden sie zusammenge-ballt. Will man umgekehrt die Zugehörigkeit eines aus dem Blut Kranker gezüchteten Keimes zu einer bestimmten Art oder Unterart bestimmen, so behandelt man ein Versuchstier mit einem Repräsentanten dieser Art und setzt seinem Blutsaft die in Frage stehende Kultur zu. Die Entscheidung bringt der Eintritt oder das Fehlen [/182] der Zusammenballung. Die Re-aktion ist an quantitative Unterschiede geknüpft; bei stärkeren Konzen-trationen treten schon Zusammenballungen auch bei verwandten oder an-deren Keimen auf. Auch alltägliche Nahrungsmittel wie Wasser und Mine-ralsalze sind in kleinen Mengen unentbehrlich, in grossen schädlich; unter individuellen Bedingungen können schon kleine Mengen Störungen hervor-rufen. Ferner gibt die Reaktion nur darüber Auskunft, ob der Grosswirt in-fiziert ist, nicht, ob er durch die Infektion erkrankt und mit welchem Aus-gang. Kausale Zusammenhänge könnten bestehen. Aber die Artspezifität betrifft nur das Kleinleben, nicht zugleich den Wirt; denn nicht nur die Ar-ten, sondern auch die Individuen derselben Art reagieren verschieden, je nachdem sie infiziert sind oder nicht. Bei diesen geschilderten Vorgängen, die alle den Beinamen der Spezifität tragen, besteht keine Einheitlichkeit. Andere Bezeichnungen kennzeichnen sie schärfer. Das wäre untergeordnet, wenn nicht die gemeinsame Bezeichnung weitgehende praktische Folgen gehabt hätte.

Ferner spielte das Wort der Spezies auch einmal in der Geschichte der Medizin und Krankheitslehre eine bedeutungsvolle Rolle. Um die Mitte des 16. [sc. 17.] Jahrhunderts setzte sich ein neues System der Krankheitsein-teilung durch, dessen Einführung mit dem Namen von Sydenham ver-bunden wird, obgleich auch er, wie das ja meist der Fall, schon bedeutende Vorgänger gehabt hat. Bisher berücksichtigte man bei der Einteilung der Krankheiten mehr die Gefährlichkeit und seit etwa einem Jahrhundert vor Sydenham auch stärker die Ansteckungsgefahr. Sydenham lehrte, man dürfe die Krankheiten nicht mehr wie abnorme und darum gesetzlose Er-scheinungen betrachten, sondern müsse sie nach ihrer Eigenheit, wie die Botaniker, auf bestimmte Formen oder Species, d. h. Arten zurückführen und nach ihnen ordnen. Das wesentlich Neue und Fördernde dieser Neu-ordnung war doch die Erkenntnis, dass aus denselben Anlässen stets das-selbe Erscheinungsbild entsteht, in Form einer Erkrankung mit eigenem Bild und niemals eine andere Krankheitsart. Man bestimmte die Krank-

heitsart durch lange Zeit nach ihren äusseren Merkmalen, ihren Symptomen und gründete auf sie die Diagnostik, und dieses Krankheitensystem bestand durch Jahrhunderte, bis es durch die pathologische Anatomie und die Zellenlehre erweitert, [/183] und später durch das aetiologische System verdrängt wurde. Das symptomatische System von Sydenham bestimmte also die Spezies, die Arteinheit und Artbeständigkeit der Krankheiten nach Merkmalen und Eigenschaften. Die Geschichte lehrt, dass diese Einteilung nach Merkmalen und Eigenschaften vollkommen vom augenblicklichen Stand unseres Wissens abhängig, also sehr wandelbar und oft rein äusserlich und irreführend ist. Zudem sind alle Merkmale und Eigenschaften, auf denen die Trennung der Krankheiten durch Feststellungen an lebenden Menschen als Diagnose durchgeführt wird, nur Projektionen auf die Körperoberfläche, also perspektivische bildliche Verschiebungen von Veränderungen im Raum auf eine Fläche. Wenn also im Anfang dieses Abschnitts gesagt wurde, dass die Schlüsse, die in ihm behandelt werden, von der Abgrenzung der Begriffe "Art" und "Eigenschaften" abhängen, so ist auch der Begriff der Eigenschaften und Merkmale im blossen Erscheinungsbild sehr unbestimmt. Nur der eine Punkt der Sydenhamschen Lehre wurde später sehr viel schärfer gefasst, derjenige, dass in der Kette der aufeinander zeitlich folgenden Krankheiten niemals eine Species in eine andere überginge. Bei den übertragbaren Krankheiten wandelt sich niemals eine Krankheitsart in eine andere. Aber der Beweis wurde nicht durch die Symptome erbracht, sondern durch den Nachweis des Krankheitserregers, und der Sinn ist der folgende, selbstverständliche. Wenn ein artbeständiger Parasit, bei dessen Vermehrung nur die gleiche Art entsteht, von befallenem Grosswirt auf einen anderen gleicher oder anderer Art überwandert, so entsteht ein neues Zusammenleben, bei dem der Parasit seine Art bewahrt, nicht aber alle seine Erscheinungswirkungen. Die Merkmale können dabei sehr abweichen, wie beim Scharlach von Kindern und Erwachsenen, bei Milzbrand von Menschen und Nagern, bei Diphtherie der Menschen und Meerschweinchen usw., die Unterschiede gelten auch für Verlauf und Ausgang. Die Infektion des Menschen mit dem Tuberkelbazillus kann alle Grade der Gefährlichkeit annehmen und dadurch sogar grösste Abweichungen im pathologisch-anatomischen Befund, vollends im Erscheinungsbild der Merkmale, und das trotz Artbeständigkeit der Erreger und der Infizierten.

[/184] Grundsätzlich ganz anders ist bei dem gegenwärtigen Stande unseres Wissens die Lage auf dem grossen Gebiete der Immunitätslehre. Die Einzelheiten gehören in die Lehrbücher. Zur Frage der Artbeständigkeit müsen nur folgende Tatsachen hervorgehoben werden. Zunächst besteht eine angeborene Immunität verschiedener Tierarten gegen verschiedene Krankheitserreger, und ihr Gegenteil, die vollständige Hinfälligkeit, dazwischen Übergänge. Sie tritt schon bei der erstmaligen Berührung dieser Tierart mit jenem Krankheitserreger auf, ist also angeboren, nicht erworben. Sie kann durch schädliche Einflüsse der Umwelt meist zeitweise

*verloren gehen; aber in jedem Falle ist der Grad der angeborenen Emp-
fänglichkeit oder Hinfälligkeit so artbedingt, dass er im Erbgang bei den
Nachkommen in Zeiträumen, die für uns übersehbar sind, immer wieder in
gleicher Höhe auftrat. Dann gibt es eine durch Überstehen einer Infektionskrankheit <u>erworbene</u> Immunität. Die frühere Annahme, dass dies für
alle Infektionskrankheiten gilt, war ein falscher Analogieschluss. In voller
Höhe trifft diese Tatsache nur für einige Viruskrankheiten zu, von denen
die bekanntesten Masern und Pocken sind, schon wegen der Festigkeit und
Dauer des Schutzes. Bei anderen Krankheiten reagiert der befallene Körper, so lange er noch die Erreger in sich birgt, in anderer Stärke und unter
anderen Folgen auf eine Zweitinfektion. Und bei der grossen Gruppe unserer Halbparasiten, die auf der Oberfläche stets harmlos sich vermehren
und erst, wenn sie in die Gewebe eindringen, Schäden in den verschiedensten Organen und in sehr ungleichen Graden hervorrufen, wie Influenza,
Lungenentzündungen, Wundinfektionen, wird überhaupt keine Immunität
hervorgerufen; eine neue Infektion kann genauso verlaufen wie die erste.
Die durch Überstehen einer Krankheit erworbene Immunität gilt für die
blosse Infektion mit abgeschwächten Erregern, ob natürlich oder künstlich
herbeigeführt. Aber häufige, geringe, erscheinungslose Neuinfektionen mit
den oben genannten halb<u>parasitären</u> Parasiten scheinen allmählich gewisse immunisierende Wirkungen zu haben. Darauf beruhen die <u>Schutz-
impfungen</u> der Gegenwart. Natürlich gibt es auch hier individuelle
Schwankungen im Vergleich der Einzellebewesen, aber diese "Streuungen"
[/185] sind nicht grösser als dies stets bei Äusserungen des Lebens der
Fall ist.*

*Die Vorgänge bei der angeborenen, gegenüber der durch Überstehen
der Krankheit oder durch Schutzimpfung erworbenen Immunität sind
grundsätzlich verschieden von allen jenen Erscheinungen, welche, wie hier
ausgeführt, zu Unrecht unter dem Namen der Spezifität zusammengeworfen
worden sind. Bei allen diesen Vorgängen handelt es sich um solche, die
sich innerhalb des Lebens eines Individuums abspielen. Die Höhe der angeborenen Immunität oder Hinfälligkeit überträgt sich dagegen durch den
<u>Erbgang</u> unveränderlich auf den Nachwuchs, selbst wo sie beim Vorfahr
durch Umwelteinflüsse verloren gegangen war, oder durch überstandene
Krankheit oder durch Schutzimpfung, da wo sie früher fehlte, erworben
war. Aber alle Formen der Immunität sind streng <u>spezifisch</u>, sie gelten nur
für die Beziehungen des einen Grosswirtes zu dem jeweiligen in ihn eindringenden Krankheitserreger. Beide behalten im Erbgang ihre Artfestig-
keit auch in dem Merkmal der Immunität streng bei, obgleich die Dauer einer Generation beim Menschen mehrere Jahrzehnte, beim Kleinparasit eine Stunde und weniger betragen kann.*

*So wechselnd in den Einzelfällen die Krankheitsbilder sind, so kann
man eine Immunität gegen eine bestimmte Erkrankung nicht durch einen
anderen Erreger oder durch ein anderes Verfahren hervorrufen. Erwor-*

bene Immunität vererbt sich ebensowenig wie der Verlust angeborener Immunität durch gewollte oder ungewollte Eingriffe. Und das ist nur eine Teilerscheinung eines allgemeinen Satzes. Alle nach der Vereinigung der beiden Keimzellen zum befruchteten Ei auf den sich entwickelnden Organismus oder nach seiner Vollendung einwirkenden Veränderungen übertragen sich nicht im Erbgang. Nur diejenigen Anlagen, die durch die Bildung des befruchteten Eis in ihm vorhanden sind, erscheinen im Nachkömmling wieder und sind in ihm entwicklungsfähig. Nicht im Erbgang übertragene Anlagen können nachträglich nicht hervorgerufen werden. Bei der geschlechtlichen Fortpflanzung sind an der Ausstattung des neuen Lebewesens beide Geschlechter beteiligt, aber nach den von der Erbkunde [/186] der Neuzeit ermittelten Gesetzen nach bestimmten Regeln. Die Mischung kann für den Einzelnen und für die Volksgemeinschaft gut oder verhängnisvoll werden; sie sind im Erbgang artfest geworden, sie können durch die Mittel des Arztes oder der Hygiene nicht mehr ausgetilgt werden, sondern erscheinen in den späteren Geschlechtern wieder. Nur die Auslese oder der Ausschluss der mit ungünstigen Erbanlagen Belasteten aus dem Fortpflanzungsprozess kann die Zunahme der Erbbelastungen in den nachfolgenden Geschlechtern, wenn auch mit sehr langsamer Wirkung, verhindern.

Das ist der Inhalt der Lehre von der <u>Artbeständigkeit</u> und der <u>Nichtvererbbarkeit der im Leben erworbenen Eigenschaften</u>. Das Gewicht der Tatsachen ist so zwingend, dass man versteht, wenn aus ihnen sehr weitgehende Folgerungen gezogen worden sind. Man begreift es, wenn aus der Artbeständigkeit die Vorstellung abgeleitet wurde, dass hier eine Erscheinung vorliegt, die mit den Gesetzen der Physik und Chemie nicht zu erklären sei, sondern nur durch die Annahme besonderer, uns noch unbekannter, mit den Lebensvorgängen verbundener Kräfte, dass hier biologische, jenseits der bisherigen Naturforschung liegende Gesetze herrschen. Und sie bestimmen von vornherein die Einheit der Anlage des Gesamtkörpers; man müsse sie ergründen, indem man nicht wie bei dem bisher geübten Verfahren, von den elementaren Teilen ausgeht, sondern mit dem Blick auf das Ganze den umgekehrten. Und man versteht weiter die Folgerung, dass, wenn die im Erbgang festgelegten Schäden mit anderen Mitteln nicht wieder beseitigt werden können, nur noch strenge Rassengesetze des Staates helfen können. Aus der verantwortungsbewussten Sorge um die Zukunft der Rasse begreift man den Nachdruck, mit der die "Neue Hygiene" ihren Anspruch vertritt, eine Gegensätzlichkeit zwischen früheren, individualistischen Einstellungen und der heutigen, auf die Geltung einer höheren Einheit gerichteten Auffassungen festzustellen.

Diese Gegnerschaft gegen die Auffassungen der älteren Generation der Hygiene hat aber nicht dazu geführt, das Werk, das sie ausgeführt haben, zu zerstören oder auszuschalten. Die Massnahmen der Seuchenbekämpfung werden strenggläubig fortgesetzt. Die um 1900 entstandene Richtung der sozialen Gesundheitsfürsorge [/ 187] wird heute in allen Teilen ausgedehnt und durch gute Organisationsvorschläge vertieft. Ein grosser Teil ihrer Führer in der Vergangenheit wirkt mit. Die leicht zu bekämpfenden, sehr hohen Gefahren der belebten und unbelebten Umwelt sind auch heute noch, namentlich für die Jugend, zu ernst, um sie zu übergehen. Die Vertreter der alten Richtungen waren, wie ausgeführt, niemals Gegner einer zweckmässigen Bekämpfung der Erbschäden und niemals blind gegenüber den aus ihnen erwachsenden Gefahren.

Ob der heute durch Rassen- und Erbgesetze befolgte Weg in allen Teilen der richtige ist, ja ob die nach zeitlich sehr weit gesteckten Zielen erwarteten Erfolge eintreten werden, wird die Zukunft zu entscheiden haben. Und da diese hier mit sehr lang bemessenen Zeiten arbeitet, wird man auf die endgültige Entscheidung recht lange warten müssen. Aber schon jetzt ist ein Hinweis auf einige tatsächliche Feststellungen von Wichtigkeit zulässig.

Zunächst ist, wie schon früher gesagt, die Grenzziehung zwischen erbbedingten und erworbenen Leiden flüssig, wie bei allen auf Beobachtungen beruhenden Fächern. Weiter zeigen ältere und neuere Forschungen, dass zum Verständnis der Artbeständigkeit die Annahme besonderer biologischer Kräfte nicht unerlässlich, dass der Anschluss an die von der Physik und Chemie anerkannten möglich wird. Die Artbeständigkeit scheint nicht an die materiellen Teile der ganzen Zelle, sondern viele ihrer Betätigungen an die ersten Teilungen des befruchteten Eies, und dann an die neuen Keimzellen und an die Keime, oder nur an Bestandteile ihres Inhalts, besonders an die Kernschleifen gebunden zu sein. Sie scheint sich durch Auslösung von Kräften zu betätigen, nicht durch Übermittlung von morphodynamisch kenntlichen Stoffen. Zu der Artbeständigkeit trägt eine Zahl von Umständen bei, die auch durch bekannte mechanische und chemische Vorgänge begreifbar wird. Von den Keimdrüsen sind diejenigen des männlichen Geschlechts durch sehr feste Hüllen, diejenigen des weiblichen durch knöchernen Schutz gegen äussere Gewalten besonders gesichert. Die Kerne der Keimzellen enthalten eine besonders verwickelt aufgebaute Eiweissart, sie ist gegen Fermente des eigenen Körpers, gegen Fäulnis und die meisten Gifte viel wider- [/188] standsfähiger als die anderen Eiweisse der Organzellen und am Stoffwechsel viel weniger beteiligt. Die Kernschleifen reagieren auch anders auf Farbstoffe, und auch das schon ist ein Zeichen für ihren besonderen chemischen Aufbau. Nur einige wenige Metalle, ferner die von Röntgenröhren und radioaktiven Elementen ausgehenden Strahlen, und vielleicht noch eine Reihe neuerdings in die Technik eingeführter fettlöslicher Körper aus der Benzolreihe scheinen sie ernster angreifen zu können. Man denkt an einige in der unbeeinflussten Natur vorkommende Körper, Edelmetalle, Edelsteine und Edelgase. Auch sie gelten als "artbeständig", das bedeutet, sie reagieren nicht mit zahlreichen anderen Körpern, besonders die Gase der Luft, mit denen die meisten anderen

Elemente und Verbindungen schon bei gewöhnlicher Temperatur Verbindungen eingehen. Und sie sind selten. Sie finden sich darum viel häufiger rein. Artbeständigkeit und chemische Reaktionslosigkeit könnten zwei Worte für dasselbe Geschehen sein.

Auch in der Frage der Nichtvererbbarkeit erworbener Eigenschaften ist bei einer Ausdehnung des Gesichtskreises eine weniger fatalistische Einstellung möglich. Für jeden Hygieniker, der weiter sieht, als nur den Kreis der heute Lebenden, Schaffenden und Leidenden, der sich seiner Verantwortung gegenüber den kommenden, ihn überlebenden Geschlechterfolgen bewusst ist, wird die Nichtvererbbarkeit des Erworbenen zum starken Hemmnis seiner Tatkraft und seines Dranges zu helfen. Der Erbforscher muss sich, falls nicht etwa neue Entdeckungen eine geänderte Einstellung zulassen, an die starren Grenzen halten, welche ihm die Feststellungen seines Sonderfachs ziehen. Der Aussenseiter, unter vollem Zugeständnis seiner Unzulänglichkeit in Vererbungsfragen, ist in der günstigen Lage, durch Erweiterung der Fragestellung andere Gedankengänge einzubeziehen und dadurch die Handlungsfreiheit wiederzugewinnen. Wie das Schrifttum zeigt, scheinen auch einige namhafte Zoologen diesen Weg beschritten zu haben, um durch Bezugnahme auf ihr Arbeitsgebiet die Fesseln zu sprengen. Auf ganz andere Gedankengänge wird die Aufmerksamkeit gelenkt, wenn man sich einer Bemerkung erinnert, welche der erste deutsche Vorkämpfer für eine stärker betonte Rassenhygiene, der jüngst im Alter von fast 80 Jahren verstorbene [/189] Alfred Ploetz in seinem Jugendwerk von 1895 aussprach. Er sagte, dass ein gut gehaltener Tonkrug einen schonungslos benutzten Eisentopf überdauern könne; das ändere nichts daran, dass der Grundstoff des ersteren viel vergänglicher sei. Aber der Hygiene kommt es doch nur darauf an, die Gefährdung der Gesundheit bei den Lebenden und ihrem Nachwuchs zu bekämpfen, gleichviel mit welchen Mitteln. Gegenüber dem Beispiel von Ploetz wandte ich schon vor Jahren ein, dass Glas zerbrechlich und Holz brennbar sei. Heute könne man unzerbrechliches Glas und schwer brennbares Holz herstellen. Damit sei die Sorge um die Hinfälligkeit des Stoffs weggefallen. Ein Bild beweist noch nicht viel; wohl aber Tatsachen. [/189a] Ein stärkerer Grund ist der folgende. Das Überstehen der Pocken sichert eine feste erworbene Immunität gegen Wiedererkrankung. Sie ist erblich nicht übertragbar; die Kinder Genesener erkranken wie Ungeschützte. Die Kuhpockenimpfung wirkt ebenso, und der Impfschutz überträgt sich nicht durch den Erbgang. Vor der Schutzimpfung erlagen den Pocken von 100 Geborenen bis zum erreichten 10. Lebensjahr 10,9. Die Zahl der von Natur gänzlich Unempfänglichen war sehr gering. Man hätte, angesichts der Nichtvererbung erworbener Eigenschaften gegen die Pocken, wie bei der Tier- und Pflanzenzucht zum Zwecke der Hochzüchtung oder Ausmerzung bestimmter Merkmale durch Auslese vorgehen müssen. Man hätte die Ehen Unempfänglicher begünstigen und den Eheschluss von Kindern aus Familien mit grosser Pockensterblichkeit verhindern müssen. Nach den auf Berechnun-

gen gestützten Voraussetzungen der grossen Handbücher würde ein mässiger Teilerfolg erst in vielen Jahrhunderten zu erwarten sein. Aber er wäre mit grossen und vermeidbaren Menschenopfern verbunden. Dagegen hat der erworbene nicht vererbbare Schutz durch die Impfung die Pockengefahr in knapp 150 Jahren beseitigt. Aber jedes neue Geschlecht muss dem Schutzverfahren neu unterworfen werden. Die heute bestehende verminderte Übertragungsgefahr darf jedoch nicht sicher machen, sonst könnten doch einmal wieder die früheren Zustände eintreten.

Die Erfahrungen an diesem Beispiel sind einer Verallgemeinerung zugänglich. Bier sagt in seinem Werk über die Seele von 1939: "Der Kulturmensch verlor den Ortssinn, der Naturvölkern und Tieren in so hohem Masse gegeben ist. Dafür baute er Wege und Wegweiser, erfand den Kompass und zeichnete Landkarten. Damit kam er viel weiter, als je der normale Ortssinn ein Geschöpf geführt hat." [189 ff.] Beim Menschen und den Tieren sind von Natur die Gliedmassen und die Sinnesorgane die erblich überkommenen Werkzeuge zum Schaffen der Nahrung und zum Schutz gegen die Gefahren der unbelebten und belebten Feinde. Darüber hinaus hat der Mensch in seiner Jahrtausende während Entwicklung es verstanden, sich neue Kraftwerkzeuge, in der Form von Maschinen und Instrumenten zu verschaffen. Mit ihrer Hilfe hat er die Leistungen seiner Sinnesorgane für das unsichtbar Kleine und die Ferne gesteigert.

Er hat die Wellen, auf die seine Sinnesorgane nicht ansprechen, wahrnehmbar gemacht. Seine Stimme dient nicht nur der Verständigung, sondern auch dem Unterricht, und Schrift und Druck sowie die bekannten Erfindungen der Neuzeit ermöglichen es, die Leistungen des Tages festzuhalten und für Jahrtausende nutzbar zu machen. Homer, die Schriften der Bibel, Denker, Dichter und Künstler haben auch für uns gelebt. Geschehenes und Verkündetes, Dinge des Glaubens und Wissens, Gedanken und Taten sind Besitz aller Zeiten geworden. Wir beobachten nicht nur die Umwelt in der Natur, wir befragen sie durch Versuche, und wir rechnen. Die Leistungen des menschlichen Gehirns scheinen individuell einer Steigerung fähig. Wir sehen, wie leicht die Kinder das Verständnis für neue Erweiterungen unserer Stellung zur Umwelt aufbringen, die uns, als wir ihre Einführung erlebten, grosse Anpassungen aufnötigten, wie Flugzeug, Rundfunk. Hier könnte man immer an die erbliche Übertragung erworbener Fähigkeiten denken. Aber die Physiologie [/190] zeigt uns näherliegende Lösungsmöglichkeiten. Die Organe der geistigen Leistung, die Gehirnzellen sind ausserordentlich beständig. Auch sonst steigern die Organe, wenn an sie grosse Anforderungen gestellt werden, ihre Leistungsfähigkeit. Und jedes Organ besitzt Reservekräfte, die sehr selten voll beansprucht werden, ohne dass sein äusseres Bild durch ihre Einspannung wesentliche Veränderungen erfährt. Wenn der auf den Boden angewiesene Mensch auch Wasser und Luft zu beherrschen gelernt und einen grossen Teil der Umweltgefahren zu beschwören gewusst hat, so entstehen aus den

Fortschritten der Kultur viele neue Gefahren für die Gesundheit von Leib und Seele, aber sie alle sind der individuellen Abwehr und mittels der Überlieferung derjenigen durch die kommenden Geschlechter zugänglich.

Im Unterricht wird jedem neuen Schülergeschlecht das Wissen der Vergangenheit leicht fasslich übermittelt, so dass es nach Beendigung der Schule sofort an dessen Erweiterung herangehen kann. Selbst für Minderwertige ist ein eingeschränktes Mass von Unterweisung in den notwendigsten Kenntnissen sichergestellt, und bei Einbusse des einen Sinnesorganes treten andere zum Ersatz ein.

Es gibt also für den Menschen, im Gegensatz zu hochgezüchteten Pflanzen und Tieren, noch eine zweite Form der Unsterblichkeit neben derjenigen durch die Fortpflanzung. Und man muss ebenso nachdrücklich von einer geistigen Fruchtbarkeit und ihrem Gegenteil, der Sterilität sprechen wie nun von der körperlichen. Unentbehrlich sind beide. Von manchem ewig unsterblich gewordenen Mann ist die Nachkommenreihe längst erloschen, an ihre Stelle sind andere Geschlechter getreten. Aber seine Leistungen kommen nunmehr allen nach ihm gekommenen zu Gute, nicht wie bei der Vererbung nur seinen eigenen Nachkommen. Auch hier wieder geht es nicht um ein 'entweder oder', sondern um ein 'sowohl als auch'. Aber sobald man rein mengenmässig die Anteile abwägt, welcher auf jeden der beiden Wege der Überlieferung von Möglichkeiten kultureller Fortschritte kommt, so fällt das Ergebnis zu Gunsten dieser zweiten Form der Unsterblichkeit aus. Im übrigen gilt auch heute noch das Wort des grossen Biologen Johannes Müller, dass nicht die Methode, sondern das Problem einheitlich und jede Methode recht ist, die zum Ziel führt. Die Menschheit kann auch ohne Vererbung erworbener Eigenschaften kulturell und gesundheitlich fortschreiten. Nur eines kann den Fortschritt ernstlich unterbrechen und hat dies, wie die Geschichte lehrt, für oft längere Zeiträume verschuldet. [/191] Das geschieht, wenn der Nachwuchs die Geisteserbschaft seiner Vorfahren preisgibt und verloren gehen lässt. Das ist nicht nur undankbar, es ist Vernichtung von Besitz, der oft schwer zu ersetzen ist. Und gerade weil das nur erworbene geistige, gesundheitliche und erzieherische Gut bei der Überlieferung an die folgenden Geschlechter nicht erbfest ist, muss es sorgfältiger und verantwortungsbewusster gewahrt werden.

Prophezeiungen

Auf sehr vielen Gebieten, vor allem auf dem des Alltags untersuchen wir die Vorgänge der Vergangenheit und Gegenwart vornehmlich, um aus den Ergebnissen Schlüsse auf die Entwicklung der Zukunft ziehen zu können, die dann unser weiteres Handeln bestimmen. Es gibt ja auch kein anderes Mittel zur Lösung der für jede Entscheidung wichtigen Aufgabe der

Voraussage; *Voraussetzung jeder Prophezeiung ist die Annahme einer stetigen Entwicklung auf Grund kausaler Verbundenheiten. Nur Abergläubische oder Spieler glauben, die Kausalität entbehren zu können. Zu den Pflichtaufgaben vieler Berufe und Wissenszweige gehört deshalb auch die Voraussage durch Sachverständige. Ein Hauptgrund der Irrtümer bei Prophezeiungen ist der Mangel an Sachkenntnissen. Das wird dadurch bedenklich, weil ja im Alltagsberuf die Voraussagen die Unterlagen von Entschlüssen sind. Die Höhe der Schwierigkeiten ist von Fall zu Fall ungleich. Für die Überprüfung der Zuverlässigkeit aller in Zahlen darstellbaren Voraussagen hat die Mathematik in der Wahrscheinlichkeitsrechnung einen eigenen Zweig ausgebaut, dessen Hauptmethoden in der Versicherungswissenschaft und Bevölkerungsplanung, später in der Gesundheitslehre und Erbkunde in stets grösserem Umfang zur Prüfung der Sicherheit herangezogen werden. Nicht immer ist die Unterlage für Voraussagen so scharf gefasst, dass eine rechnerische Nachprüfung möglich ist.*

Auch in der Rassenhygiene der unmittelbaren Gegenwart wird von Voraussagen ein grosser Gebrauch gemacht und ihr Ergebnis von der Politik übernommen.

Eine dieser Voraussagen hat wegen der Tragweite für die Zukunft unseres Volkes eine sehr grosse Verbreitung gefunden und eignet sich wegen ihrer Fassung und Begründung sehr gut zur Erörterung der Bedeutung, die den Voraussagen dieser Art beigemessen werden darf. Für die Rassenhygiene ist eine ihrer Grundaufgaben die Erhaltung der Güte des Nachwuchses. Die Voraussagen, wie [/192] sie sich in allen guten Lehrbüchern der Rassenhygiene finden, lauten für den Fall der Fortdauer der gegenwärtigen Fortpflanzungsverhältnisse recht ungünstig. Der Gedankengang ist der folgende. Die für die Erhaltung eines lebenstüchtigen Volkes weniger günstigen Bestandteile vermehren sich seit geraumer Zeit stärker als die auf der Höhe Stehenden oder im Aufstieg Befindlichen. Ja die ganz Minderwertigen, diejenigen Schichten, für die sich die Bezeichnung des "Lumpenproletariats" eingeführt hat, zeigten die stärksten Vermehrungszahlen, wärend die besten Elemente die höchsten Grade der Geburtenabnahme aufwiesen. Dazu käme noch, dass für den Nachwuchs der Minderwertigen seit langem die Fürsorge auf Kosten der Schaffenden in einem zu grossen Umfange einträte, so dass viele dem Leben erhalten blieben, die früher der natürlichen Ausmerzung verfallen gewesen wären. Die unabwendbare Folge müsse eine fortschreitende körperliche und kulturelle Entartung sein.

Diese Voraussagen, die seit mehreren Jahrzehnten und seit der Steigerung der Geburtenabnahme an Umfang und Nachdruck wachsend verkündet wurden, wirken so einleuchtend, dass von den Verantwortlichen niemand sich der Stellungnahme entziehen konnte, zumal die Tatsachen, die ihr zugrunde liegen, zutreffen.

Die Entscheidung über das Ausmass, in dem sich diese Voraussage bewahrheitet, muss natürlich einer späteren Zukunft vorbehalten bleiben; das könnte umso schwieriger werden, als in der unmittelbaren Gegenwart der Tiefpunkt der Geburtenabnahme in Deutschland überwunden zu sein scheint und zwar dadurch, dass gerade in den wertvolleren Schichten die Geburtenzahl anstieg und die Sterbeverluste sehr stark absanken. Aber einige Beobachtungen zur Lage der Gegenwart können für das Urteil der Zukunft wichtig werden.

Bisher erstreckten sich diese Voraussagen auf eine fernere oder nähere Zukunft in dieser Frage, die als eine solche der <u>negativen Auslese</u> bezeichnet werden darf. Aus logischen Erwägungen [/193] muss man aber in diese Betrachtungen doch auch schon die <u>Gegenwart und jüngste Vergangenheit</u> einbeziehen. Denn die beklagte Entwicklung der negativen Auslese besteht ja schon seit einigen Geschlechterfolgen in ansteigendem Ausmass, und die hohen Kriegsverluste von 1914-1918 an hochwertigem Leben, mit der notwendigen Folge der Ehelosigkeit zahlreicher wertvoller, gleichaltriger Frauen haben sie noch verstärkt. Wir sind also vermutlich auf der absteigenden Leiter schon einige Sprossen abwärts gelangt, und es entstände daraus die Forderung, auch einmal die Zeiterscheinungen daraufhin zu prüfen und weiter zu überlegen, ob gegebenenfalls schon jetzt Anzeichen in der Richtung der Voraussage bestehen. Das würde bedeuten, dass im ungünstigen Falle zwar auch heute noch grosse Denker, Persönlichkeiten von hohem sittlichem Stand, Forscher, Dichter und Künstler von Rang geboren werden, heranwachsen, auch Verständnis finden würden. Aber ihr Anteil an der Gesamtbevölkerung könnte gesunken und umgekehrt die Zahl der Vertreter des Mittelgutes und mehr noch der Zugehörigen zum ungünstigen Extrem könnte gewachsen und ihr Einfluss gestiegen sein. Die öffentliche Meinung aber würde dadurch geändert sein, dass die Urteilsfähigkeit der Gesamtheit durch Massensuggestion, die sich wie eine ansteckende Krankheit auf Empfängliche überträgt, abgenommen haben könnte. Vor allem darf bei dieser Überlegung nicht ausser Acht bleiben, dass von dieser Auslese der Wille zur Tat überhaupt nicht betroffen wird. Umgekehrt würde die Zahl und Reichweite der Männer mit der Fähigkeit zur sachkundigen Kritik und Selbstkritik abgenommen haben und den willensstarken, aber hemmungsloseren Elementen ein grösserer Einfluss zugefallen sein.

Zu der Frage, ob schon die Gegenwart eine absteigende Entwicklungsrichtung erkennen lässt, sollen die folgenden Bemerkungen sich nur auf persönliche Beobachtungen beschränken, und zwar auf solche aus dem eigenen Arbeitsbereich; sie sollen aber auch losgelöst von der Hauptfrage, als Auffassungen des Angehörigen einer zurückliegenden Zeit gegenüber der Gegenwart, Anspruch auf Gehör erheben dürfen. Die Ergebnisse sind gering, und sie betreffen mehr die äussere Form als den Inhalt.

*[/194] Aus der Mitarbeit ausgeschieden, aber in sorgsamer regelmäs-
siger Verfolgung des gegenwärtigen Standes meiner Wissenschaft, stehe
ich unter dem bestimmten Eindruck, dass sie sich insgesamt auf der Höhe
des früheren Standes, trotz der namentlich in den letzten Jahren geforderten starken Beteiligung an der politischen Bewegung, gehalten hat. Die
Zahl der guten Arbeiten mit neuen Gedanken und bemerkenswerten Erweiterungen und Vertiefungen des bisherigen Wissensstandes ist trotzdem
noch beträchtlich, und sie erhöhen den Ausblick auf weitere Fortschritte.
Dabei waren diese nicht leicht. Denn andere, reichere Länder haben gerade durch ihre günstigere Lage in dauerndem Frieden einen grossen Vorsprung vor den unseren gewinnen können; ihre Arbeit war an glücklichen,
wohlverdienten Erfolgen oft ergiebiger, aber es gelang meist, diesen Vorsprung durch sorgfältige Durcharbeit der Einzelheiten einzuholen. Vielleicht hat doch die Verminderung des Zudranges zu den Studien, die, wie
man vorher sagte, ein akademisches Proletariat zu züchten drohte, für uns
günstig gewirkt. Es werden heute weniger, aber nicht schlechtere Erfolge
verzeichnet. Selbst bei grosser Zurückhaltung muss man anerkennen, dass
die aufsteigende Richtung keine Unterbrechung und ihre Kurve keine Gan-
gänderung zeigt. Wenn heute auch Arbeiten erscheinen, die nicht hätten
geschrieben zu werden brauchen oder nicht hätten gedruckt werden sollen,
oder denen ein kurzes Leben beschieden ist, soll das nicht bestritten werden; dass ihr Anteil verhältnismässig grösser geworden sei als in früheren
Zeiten, wird niemand beweisen können. Auch unter normalen Verhältnissen wird gerade in der Heilkunde der Unterschied der Tempera-
mente bei den Gebern und Empfängern auf neuen Forschungsgebieten immer wieder kenntlich. Es bestand stets eine Beimischung von leicht begeisterten Entdeckern und kritiklosen Aufnahmebereiten für alles, was neu
war, neben den übermässig zu Zweifeln geneigten oder am Überlieferten
starr festhaltenden Temperamenten. Neue Methoden, Heilmittel und Theorien tauchten stets auf, wurden erst über Gebühr bewertet und verschwan-
den schnell, das wirklich Neue und Gute brauchte meist viel längere Zeit,
um sich durchzusetzen. Böse Rückschläge sind bei den meisten stärker wirkenden Heilmethoden mit günstigen Wirkungen immer zu erwarten, aber
sie kommen oft erst spät zur klaren Erkenntnis, während in der Zwischenzeit die überschwänglich Begeisterten das Wort haben. Wer das durch
Jahrzehnte erlebt hat, [/195] wundert sich nicht, dass auch die Gegenwart
an solchen Beispielen nicht arm ist.*

*In längeren Zeiträumen tritt bald die Gruppe der Zweifler, bald die der
schnell Begeisterten stärker in den Vordergrund. Je grösser eine neue Entdeckung, je reichere Aussichten sie zu bieten scheint, desto zahlreicher
sind die an die Spitze eilenden lauten Verkünder. Es wird immer Viel-
schreiber und deren Gegenteil geben. Ob und wann aktiv vorgegangen
oder abgewartet werden muss, wird schliesslich durch Wissen und Erfahrung entschieden, nicht durch das Temperament, dessen Anteil an der*

überwiegenden Zahl der sachlich Prüfenden durch die Zeitverhältnisse vielleicht etwas verschoben werden kann, sonst aber durch die schwer zu ändernde Anlage bestimmt wird.

Sobald man aber die <u>äusseren Formen</u> der Aufmachung in der wissenschaftlichen Arbeit der Gegenwart betrachtet, so zeigen sich einige Erscheinungen gehäuft, die auch früher vereinzelt sich bemerkbar machten, dann aber abgelehnt wurden, die jedoch jetzt recht stark hervortreten und ohne Anstoss hingenommen werden. Diese Bemerkung entspringt nicht der mürrischen Einstellung des Alters gegen eine erfolgsfrohe Jugend; das Goethesche Wort: "Ein alter Mann ist stets ein König Lear" soll getrost gelten. Aber von ihrem Zutreffen kann sich jeder überzeugen, der führende fachliche Werke der Gegenwart mit solchen aus der Zeit vor etwa 5-6 Jahrzehnten und später vergleicht. Die erste Erscheinung, die einen Hinweis verdient, ist die gekünstelte Sucht, einen scharfen Trennungsstrich zwischen dem Geist der unmittelbaren Gegenwart und dem der Vergangenheit zu ziehen. Das Beispiel für die Hygiene wurde schon eingehend besprochen. Aber auch sonst soll alles, was jetzt errungen wird, einen neuen Gedankeninhalt haben, eine neue Gesinnung atmen, und wenn man an den Kern geht, ist es alter Geist in neuer Einhüllung. Was wirklich neu ist, ist die starke Selbstgefälligkeit, [/196] das Lob der eigenen Leistung. Es kommt aber nicht auf starke Worte, sondern auf starke Gründe an. Der Schüler, der unvorbereitet, ohne Kenntnis der geschichtlichen Zusammenhänge, mitten in die stetig vor sich gehende Arbeit hineintritt, wird und muss glauben, dass wirklich ein neues Zeitalter herangebrochen sei, scharf gegensätzlich zu den Leistungen der Vergangenheit. Damit könnten recht unangenehme Folgen verbunden sein. Tatsächliches Wissen der Vergangenheit kann verloren gehen, ganze Zweige der Forschung, die nicht den unmittelbaren Zwecken der Gegenwart dienen, könnten verkümmern. Das Gerede vom Einsetzen eines neuen Zeitalters in der Wissenschaft führt weiter dazu, und dafür sind einige Anzeichen vorhanden, dass man im Suchen nach Vorgängern in die fernere Vergangenheit geht, und in Vollziehung der Kampfansage an die der Gegenwart Lehren wieder ausgräbt, die auch in früheren Zeiten schon erörtert, geprüft, dann aber überholt und von einem fortgeschritteneren Standpunkt durch Neugestaltungen ersetzt wurden.

Der <u>zweite</u> Punkt betrifft scheinbar nur eine Äusserlichkeit; aber die äusseren Zeichen sind der Ausdruck eines inneren Wandels. Gegen den Vorwurf des Tadelns von Winzigkeiten bin ich durch die Erfahrung geschützt, dass viele verständige Menschen den gleichen Anstoss nahmen und mit dem Geist der Gegenwart in Verbindung brachten. Es handelt sich um eine sich steigernde <u>Sprachverwilderung</u>, die sich nicht nur in der Tagespresse, auch in deren belehrendem Teil, findet, sondern schon bedenklich auf die Fachpresse übergreift. Ich beschränke mich auf ein einziges Beispiel, den Missbrauch des <u>Superlativs</u>, wo in fast allen Fällen schon der

Positiv ausreicht; ja auch der Superlativ muss noch durch Zusätze wie "allergrösster" usw. gesteigert werden. Das erinnert an die Kindersprache. Jüngst las ich in der Tagespresse: "Ein noch schallenderes Gelächter". In der Besprechung eines neuerschienenen ärztlichen Werkes werden in einer führenden Fachwochenschrift diese Sprachfehler ebenfalls getadelt und als Beispiele die "vielschichtigere Zielsicherung" und die "physiologischere Anwendung" genannt. Aber Ausdrücke, wie "am stiefmütterlichsten", am "ausschlaggebendsten" sind am "ekelerregendsten"; sie sind angesehenen Fachwochenschriften der jüngsten Zeit entnommen und stehen in ernsten Aufsätzen. [/196a] Dazu gehört auch der heute viel angewandte Superlativ vom "nächstliegenden" oder wie man oft auch lesen kann, vom "Naheliegendsten". Dem Wortsinn nach ist das nur eine Bestimmung der Lage im Raum, und dafür kommt man mit dem Positiv aus. Im Ztrbl. f. [d. ges.] Kinderheilkunde [Bd. 38, H. 12 vom] 19.XI.'40, S.321 berichtet ein ausgezeichneter Facharzt über einige Versager bei der Verfütterung von sogen. "Vorzugsmilch". Es sollte jedoch auch die "bestempfohlenste" Vorzugsmilch in der Säuglingsernährung aufgekocht werden. In Klammern vermerkt er: "bestempfohlene" dürfte genügen. Die Doppelsuperlative häufen sich heute in Wort und Schrift, in Fachaufsätzen und in der Tagespresse.

Im übertragenen Sinn wird der Rat erteilt, das Nahe vor dem Entfernten zu bevorzugen, und dann ist der Rat nicht begründet und oft falsch. Das Nahe wird deshalb als wichtig hingestellt, weil es bequemer erreicht werden kann, und das mag bei einer unmittelbaren Gefahr von Bedeutung werden. Aber das Nahe ist häufig nur zeitlich der Endzustand einer längeren Entwicklung, und es wird für die Erkenntnis der Zusammenhänge wichtiger, zu den vorangegangenen Vorgängen Stellung zu nehmen. Das gilt allgemein. Aber gerade die Heilkunde, die Lehre von dem Ursprung von krankhaften Störungen, von ihrer Vorbeugung und Behandlung liefert zahlreiche Beispiele für die Notwendigkeit, umgekehrt die dem Endzustand vorangegangenen Erscheinungen, die auch dessen Voraussetzungen enthalten, ins Auge zu fassen. Das gilt auch für die geschichtliche Untersuchung von Problemen. Erst so wird es möglich die Lage zu verstehen und zu beherrschen. Das ist kein Spiel mit Worten, sondern eine ernste Lehre für den Anfänger. Und so wie der Rat, sich an das Naheliegende zu halten, heute meist gemeint ist, wird er ein Zeichen für die Einstellung derjenigen Kreise, die immer nur das letzte Glied der Ursachenkette sehen, sich selbst damit begnügen und anderen das gleiche anraten.

[196 ff.] Wichtiger ist der zunehmende Ersatz konkreter Worte durch abstrakte Bezeichnungen, meistens vieldeutige oder auch im übertragenen Sinne bildlich gebrauchte. [/197] Klarer wird das hier gesagte durch einen dem neuesten Schrifttum entnommenen Satz erläutert. Worte seien nur Symbole, dazu bestimmt, dem Hörer oder Leser durch Auge oder Ohr ein bestimmtes Ding, einen Zustand oder Vorgang so kenntlich zu machen,

dass unabhängig von Alter und Wissen des Empfängers bei ihm die gleiche Vorstellung des Gemeinten hervorgerufen wird. Dabei sind auch Abstraktionen zur Aufstellung übergeordneter Begriffe, zur Einteilung oder Einordnung von Tatsachen, zur Kennzeichnung sinnlich nicht wahrnehmbarer Dinge nicht zu entbehren. Auch Vergleiche oder bildliche Ausdrücke sind nicht zu verwerfen, wofern sie die Klarheit nicht stören. Weiter kann im Laufe der Zeiten die Bedeutung eines Wortes sich ändern, und das bedeutet schon eine gewisse Gefahr. Man soll also als Erklärender sich stets fragen, ob statt des gebrauchten abstrakten Wortes sich nicht besser ein konkretes einsetzen lässt, schon als Übungsprobe für berufsmässige Lehrtätigkeit.

Man kann sich bei der Durchsicht der naturwissenschaftlichen und medizinischen Zeitschriften leicht davon überzeugen, dass dort genaue Angaben von Zahl und Mass, Zeit und Raum zur Wiedergabe tatsächlicher Feststellungen bevorzugt werden. Der wahllose, oft willkürliche Ersatz einer solchen Kennzeichnung durch ein nicht notwendiges Abstraktum, oder der Ersatz eines Teilbegriffs durch einen übergeordneten, oder einer eindeutigen Kennzeichnung durch ein neugebildetes Fremdwort, führt häufig zu Missverstehen, Nichtverstehen, falschen Vorstellungen und Selbsttäuschungen über das Vernommene. So wurden lange Zeit in der Seuchenforschung die Worte "autochthon" und "ubiquitär" von den einzelnen Verfassern in verschiedenem Sinne gebraucht. Auch bei der wichtigen Unterscheidung verschiedener Zustände der Immunität herrscht Begriffsverwirrung. Die Verwirrung durch die unterschiedliche Verwendung des Begriffs "spezifisch" wurde schon eingehend gekennzeichnet. All das führt nur zu überflüssigem Streit. Aber es kann auch Schlimmeres kommen. Dem Redner oder Lehrer bietet sich dadurch die Möglichkeit, Lücken der eigenen Darstellung zu verdecken, Unterschiede zu verwischen, Ausnahmen zu übergehen, sich und anderen etwas vorzutäuschen, statt auf das Verstehen, auf die Phantasie zu wirken, und dadurch falsche Analogieschlüsse hervorzurufen. Ich habe einen solchen Zeitabschnitt des Überwucherns der Abstrakte als Schlagworte schon einmal um 1880 durchgemacht, als nach der sogenannten Gründerzeit eine neue, nach "allgemeiner Bildung" haschende gesellschaftliche Schicht an die Oberfläche kam und an der Oberfläche haftete. Damals wurde scharf gegen diese Verwässerung der Sprache vorgegangen und die oben gekennzeichneten Missbräuche des Ersatzes klarer Begriffe durch grosse hohle Worte abgelehnt. Ich gebe also nur früher Erlebtes heute wieder, wo sich Ähnliches noch viel stärker wiederholt. Aber vor meinem Erleben, bei dem ich nur Empfänger war, haben ähnliche Ereignisse die Abwehr hervorgerufen. Ein Mann, der wirklich Bahn- [/197a] brecher eines neuen Zeitabschnitts medizinischer Grundanschauungen war, und nicht nur den Anspruch auf eine solche Bezeichnung durch Verschweigen der Leistungen der Vergangenheit zu Unrecht erhob, ein Mann, dessen Lehren von der Bedeutung der Zelle als Elementareinheit noch heute im Wesentlichen massgebend geblieben sind, war Rudolf Virchow. Er stellte auf der Naturforscherversammlung 1858 die Forderung auf, "schlechte Phrasen durch nüchterne Begriffe zu ersetzen". Heute geschieht vielfach das Gegenteil.

Wie die naturwissenschaftliche Fachpresse, so halten sich auch die wissenschaftlichen Darstellungen der grossen, durch Versuch und Beobachtung gewonnenen Ergebnisse der Vererbungsforschung streng an die geforderten Grenzen. [/198] Man vergleiche damit aber viele volkstümliche Wiedergaben der Ergebnisse der Vererbungslehre und der aus ihnen gezogenen Folgerungen. Diese Darstellungen sollen die grosse Masse belehren oder dienen politischen Werbungszwecken, namentlich soweit sie in Tageszeitungen oder auf anderen zeitgemässen Übertragungswegen erfolgen. Hier überwiegen hochtönende Abstrakta, die verraten, dass auch die Übermittler, die ihr Wissen oft aus zweiter Hand geschöpft haben mögen, ihre unklaren Vorstellungen durch allgemeine Ausdrücke verschleiern. Viele ursprünglich konkrete Bezeichnungen haben durch häufige Anwendungen eine ganz andere Bedeutung erhalten, sind Schlagworte zu bestimmten Zwecken geworden und haben ausserdem eine mystische Färbung erhalten. Das Wort "Erbgut" ist ein schönes Beispiel für den Ersatz ganz bestimmter Vorgänge durch einen allgemeinen, abstrakten Begriff. Denn der nicht unterrichtete und unbefangene Hörer sitzt auf der konkreten Bedeutung fest. Wenn er z. B. von Blut und Boden hört, so denkt er nur an den ursprünglichen buchstäblichen Sinn der Worte, nicht an die sehr verwickelten seelischen Beziehungen des Bodens zu Heimat und Sprache, und er glaubt, dass das Blut mit der Vererbung etwas zu tun hätte. Es wäre an sich gleichgültig, wenn ein ursprünglich konkret gebrauchtes Wort durch Übertragung auch einen abstrakten Sinn erhält; aber es kann auch einen Doppelsinn bekommen, und das kann zu einem ungewollten oder gelegentlich gewollten Missbrauch führen.

Die Übertragung dieser Gedankengänge auf Leitaufsätze in Tageszeitungen oder auf hochpolitische Erklärungen gehört nicht zur Zuständigkeit des Arztes und Hygienikers; ihm fällt nur der Hinweis zu, dass die nachweisbar wachsende Verdrängung scharfer, klarer Sprache und Denkweise mit einer Umschichtung der Träger der Aufklärung zusammenhängen könnte.

[/199] Alle diese letzten Kennzeichnungen dürfen als Beweise dafür angesehen werden, dass in der Gegenwart eine gegenüber der Vergangenheit grössere Zahl von Wortführern auftreten, die ihre Mängel an gründlichem Wissen und an Urteilsfähigkeit durch Überheblichkeit und prahlerisches Gebaren überdecken und die hierbei keinen Anstoss mehr erregen. Das sind Zeichen eines Abstiegs, Zeichen des Vordrängens kleiner Geister mit engem Blick und grossem Geltungsbedürfnis. Es ist aber kein Beweis für den erwünschten Aufstieg einer grösseren Zahl Befähigter, denen eine freiere Auffassung diesen Aufstieg durch Wegräumen von Hin-

dernissen ermöglicht hat. Es sind die Merkmale einer geänderten Zusammensetzung der am Fortschritt arbeitenden Kräfte zu Gunsten des Überwiegens von minder berufenen Persönlichkeiten. Aber es entsteht die Frage, ob dies schon die Folgen einer negativen Auslese sind, oder ob noch eine andere Erklärung in Betracht kommt. Alles, was hier hervorgehoben wurde, tritt auch bei einer durch soziale, wirtschaftliche oder politische Ursachen eintretenden, zeitbegrenzten Umschichtung ein, also dann, wenn solche Ursachen eine grössere Anzahl von Persönlichkeiten an die Spitze bringt, die man als Emporkömmlinge zu bezeichnen pflegt. Sie wird nicht durch Auslese verursacht, sondern durch Umweltsvorgänge. Sie wirken stürmischer, ihre Anstiegskurve als Ausdruck einer Massenerscheinung ist steiler, aber von kürzerer Dauer. Alle nüchternen Überlegungen führen zu dem Schluss, die heute auffallenden Erscheinungen dahin zu deuten, dass augenblicklich eine starke Beschleunigung und Vermehrung des sonst langsamer und stetiger erfolgenden Aufstiegs aus den niedrigeren in die höheren Schichten erfolgte. Vor einigen Jahrzehnten schon erschienen angesichts der durch das naturwissenschaftliche Zeitalter geschaffenen, grösseren Möglichkeiten des Aufstiegs eingehende Untersuchungen von Soziologen, dass der normale Aufstieg über mehrere Geschlechterfolgen sich vollziehe, und dass jede Beschleunigung zu unliebsamen Begleiterscheinungen führe, die eben als solche der Emporkömmlinge bezeichnet wurden.

Ob dieser Satz heute noch gilt, darüber mich zu äussern fehlen mir die Möglichkeiten der Prüfung. Aber seit der Entwicklung von 1914 ab wurde dem deutschen Volke von aussen die Vernichtung grosser Schichten mit alter, überlieferter und hochgehaltener Kultur aufgezwungen. An ihre Stelle traten junge, willensstarke, gut geführte und geschickt zusammengefasste Kräfte, gegen unverschuldete, schwer drückende Unbill sich energisch auflehnend. Sie übernahmen die Herrschaft, auch auf Gebieten, für die sie nicht immer zuständig waren. Mit ihnen erschien auch eine grosse Zahl von Personen, die nur den Willen und die Kraft zum Aufstieg aufweisen, ähnlich wie dies auch nach 1919 der Fall war und wie dies schon in dem Abschnitt "Revolution" geschildert wurde. Die Deutung bedauerlicher Erscheinungen dieser Auftriebsbewegung als Folgen einer schon jetzt merklich gewordenen negativen Auslese darf man demnach ablehnen; die gegebene Erklärung liegt näher.

[/200] Die Frage, ob durch die Geburtenabnahme und ihre Folge die Verdrängung der sich ungenügend vermehrenden Kulturträger durch den stärkeren Zuwachs der Schichten von geringerem Werte zu erwarten ist, bleibt also noch offen. Aber diese Frage der negativen Auslese wurde durch die Anwendung einer ganz bestimmten Berechnungsmethode aufgestellt und beantwortet. Und die gleiche Methode wurde auch für andere Voraussagen der Gegenwart von ähnlicher Tragweite herangezogen. Deshalb wird eine <u>Kritik der Beweiskraft</u> dieser Methodik erforderlich. Doch soll jetzt nur erörtert werden, ob und in welchem Umfang man überhaupt

*dieser Methodik und damit den aus ihren Ergebnissen gezogenen Schlüssen
vertrauen darf.*

*Das Ziel aller dieser Voraussagen geht doch dahin, aus dem Gang der
Entwicklung der Vergangenheit zutreffende Schlüsse auf die Zukunft mit
Zuverlässigkeit zu ziehen. Nur wenn der Ausgang mit einer der Gewissheit
nahen Wahrscheinlichkeit sofort vor aller Augen liegt, bedarf es einer Voraussage und keiner Werbung.*

*Die Aufgabe von Voraussagen fällt vielen Zweigen der reinen und an-
gewandten Naturwissenschaften in Forschung und Tätigkeit zu. Der Arzt
muss täglich am Krankenbett Prognosen abgeben. Schon Hippokrates erklärte das für eine der wichtigsten Aufgaben der Medizin und beschrieb die
Möglichkeiten ihrer Lösung durch die nüchterne Heranziehung von bestimmten, gut gekennzeichneten Beobachtungen. Auch der Vertrauensarzt
von Heer, Behörden, Sozialversicherung und anderen Verbänden soll Voraussagen machen, die sich aber nicht nur auf den Stand der Gesundheit im
Augenblick der Untersuchung, sondern auch auf die Leistungsfähigkeit im
Beruf, ihre Höhe und Dauer erstrecken. Der Vertrauensarzt der Lebensversicherung soll nach vorausgegangener ärztlicher Untersuchung zuerst
die ungünstigen Wagnisse ausschalten [/201], und dann für die brauchbar
Befundenen die Aussichten der Lebensdauer bestimmen. Da die Untersuchung nicht nur den Körperzustand, sondern auch Erbanlage, Körperbe-
schaffenheit, vorangegangene Krankheiten, Beruf und Lebensweise berücksichtigt, da sorgsam gesammelte und verarbeitete Aufzeichnungen von
vielen Jahrzehnten vorliegen, und da der Wert der Voraussage durch den
Ausgang nachgeprüft wurde, sind die Erfahrungen der Versicherungsmedizin grundlegend geworden.*

*Sie gehen eindeutig dahin, dass es niemals möglich ist, das Schicksal
des Einzelfalls bei den als versicherungsfähig Befundenen vorauszusagen;
man kann sie nur einer bestimmten Gefahrenklasse einreihen, innerhalb
derer der Ausgleich nach dem Durchschnitt der Wahrscheinlichkeitsrechnung erfolgt. Ferner reicht die Wirkung der ärztlichen Auslese nicht länger
als etwas mehr als fünf Jahre; nachher verhalten sich die Ausgewählten
nicht anders als die nicht Untersuchten gleichen Alters und gleicher Lage.
Unfälle, bösartige Geschwulste, akute Erkrankungen usw. treffen beide
Gruppen gleich stark und können im Einzelfall nicht vorausgesagt werden.
Schon dieses Ergebnis bedeutet viel für die Versicherung; anderenfalls
würden sich nur noch solche melden, die ein nahes Ende fürchten. Aber es
zeigt die engen zeitlichen Grenzen der Voraussage trotz sorgfältig gesam-
melter Unterlagen. Die Voraussagen des Wetters sind bekannt, sie beruhen
auf Wissenschaft und Erfahrung. Am feinsten und zuverlässigsten sind die
Voraussagen in der Astronomie; die zuverlässigen, genauen Berechnungen
von Verfinsterungen oder Sternbahnen gehen auf Jahrtausende zurück und
können in Vergangenheit und Zukunft auf Grund der Berechnungen nach*

zutreffenden Formeln durchgeführt werden. In der <u>Physik</u> spielen für Theorie und technische Anwendung die konstanten Formeln der Statik und Dynamik eine grosse Rolle, wobei in der Anwendung auch die Nebenwirkungen durch Reibung, Luftwiderstand, Zufall berücksichtigt werden. Hierbei unterscheidet die Physik zwischen kausalen, umkehrbaren Voraussagen, die für jeden Fall zutreffen, und Wahrscheinlichkeitsaussagen, die nur für einen Durchschnitt gelten, nicht aber für jedes einzelne bewegte Massenteilchen. Dort wird der Aussagewert beider Verfahren streng auseinandergehalten.

Die Prognosen der <u>Bevölkerungsstatistik</u> führen den Beweis häufig durch mittels kausaler Formeln, wenn sie mit ihrer Werbung an die grosse Öffentlichkeit treten, es handelt sich aber stets nur um Wahrscheinlichkeitsschlüsse, für welche die Angaben der Grösse der Wahrscheinlichkeit und der Dauer ihrer Geltung nicht fehlen dürfen.

[/202] Die heutige Bevölkerungsstatistik hat für die Erhebungen der <u>Vergangenheit</u> sehr genaue Methoden ausgearbeitet und seit genügend langer Zeit die Ergebnisse gesammelt. Schon zum Ausgleich ursächlicher und zufälliger Ungleichheiten ihres Beobachtungsstoffs muss sie feinere Berechnungen, meist mit Hilfe der höheren Mathematik, anwenden und Umrechnungen oder Ausgleichungen vornehmen. Die Bevölkerungsstatistik stellt die Ergebnisse ihrer Zählungen und Berechnungen in Kurven dar, also in einer Form, deren Auflösung durch die Methoden der Mathematik möglich ist. Jede Zählung erfolgt in periodischen grösseren oder kleineren Zeitzwischenräumen, also mit Unterbrechungen der Kurvenlinie. Deshalb müssen, um eine stetige Kurve zu erhalten, die Zwischenwerte mit möglichst grosser Zuverlässigkeit eingeschaltet werden. Man nennt das <u>Intrapolation</u>, sie geschieht nach mathematischen Formeln mit je nach dem Zweck grösserer oder geringerer Zuverlässigkeit. Das einfachste, meist genügende Verfahren gibt jede Logarithmentafel an.

Will die Bevölkerungsstatistik Voraussagen machen, so muss sie den Gang der Kurve nach der Vergangenheit gemäss der ermittelten Gesetzlichkeit in die Zukunft fortsetzen. Voraussetzung bleibt, dass die Voraussetzungen in der Zukunft genau die <u>gleichen</u> bleiben. Man nennt dieses Verfahren dasjenige der <u>Extrapolation</u>. Der Laie auf dem Gebiet der höheren Mathematik, zu denen ich zähle, kann aus guten Darstellungen in Büchern für Anfänger sehen, wie verwickelt die Methoden der Extrapolation sind, wie vorsichtig man in der Aufstellung der Formeln sein muss, und wie eng begrenzt oft die Möglichkeiten eines Schlusses sind. Eines dieser Bücher empfiehlt "die strenge Vorsicht des Mathematikers speziell bezüglich der Extrapolation auch im aussermathematischen Leben öfter zu beherzigen, als es in Wirklichkeit geschieht. Dann würden verderbliche Schlüsse von der Gegenwart auf die Zukunft manchmal vermieden werden."

Die *Bevölkerungspolitik* wendet sich mit werbenden Voraussagen für die Entwicklung der Zukunft in wachsendem Umfang an grosse Kreise, für die sie ja von schicksalhafter Bedeutung sind. Sie bedient sich zum Beweise ihrer Behauptungen des gesunden Menschenverstandes und ist jedenfalls guten Glaubens. Auf den unvorbereiteten Hörer wirken diese Schlüsse gerade durch ihre elementare Logik ausserordentlich eindrucksvoll, ihr Nutzen als Werbemittel ist daher sehr gross. Für jeden nicht genau mit den methodischen Schwierigkeiten Vertrauten ist grösste Vorsicht und Zurückhaltung geboten, da er ja die Grenzen des Verfahrens gar nicht kennt; Meister der Methodik verschweigen sie ihm niemals. Aber die Verbreiter [/203] der Werbung gehören oft selbst zu den Laien in der Methodik und sind sich der Enge der Grenzen überhaupt nicht bewusst.

Von denjenigen Voraussagen der Bevölkerungspolitik, an die der Hörer oder Leser wegen ihrer einleuchtenden Beweiskraft fürchtend oder hoffend blind glaubt, seien hier deren *vier* angeführt. Die erste hatte durch lange Jahrzehnte eine grosse geschichtliche Bedeutung, die drei anderen gehören der unmittelbaren Gegenwart an und laufen noch.

Die *erste* ist die allbekannte von Thomas Robert Malthus über das Bevölkerungsgesetz, sie war auf Logik und einfachste rechnerische Betrachtung aufgebaut. Seit sie 1798 zuerst erschien, hat sie durch viele Jahrzehnte die Volkswirtschaft beschäftigt und den Anlass zu grossen bevölkerungspolitischen Bewegungen gegeben. Sie ging bekanntlich dahin, dass in der Zukunft Ernährungsnöte eintreten müssten, weil die Bevölkerung in geometrischer Reihe zunähme, die Erzeugung von Nahrungsmitteln aber nur in einer arithmetischen. Die Folge war durch viele Jahrzehnte die Sorge um die *Überbevölkerung* Europas, und die Werbung für Einschränkung der Fortpflanzung. Die Bevölkerung Europas hat sich von 1806-1925 in einem bisher nie gekannten Ausmass von 187 Millionen auf 478 vermehrt; die Voraussage trat nicht ein, und der Wohlstand stieg. [/203a] Das genannte Werk von Malthus enthält noch eine andere Prophezeiung, welche weniger Aufsehen erregt hat. Sie lautet nach der Deutschen Ausgabe von 1879, S.637: "Die notwendige Sterblichkeit muss in der einen oder anderen Gestalt kommen, und die Ausrottung einer Krankheit wird nur das Signal für die Geburt einer anderen vielleicht noch tödlicheren sein ... und um Mr. Heberden's Bild zu gebrauchen, die Kanäle, durch welche der grosse Strom der Sterblichkeit beständig fliesst, werden stets eine gegebene Menge mit sich führen. Wenn wir nur irgendeinen dieser Kanäle verstopfen, so ist es vollkommen klar, dass der Strom der Sterblichkeit mit grösserer Gewalt durch einen der anderen Kanäle strömen muss, d.h. wenn wir gewisse Krankheiten ausrotten, werden andere verhältnismässig tödlicher verlaufen." Diese Prophezeiung nahm um 1900 andere Formen an. Wenn durch die Fortschritte der Heilkunde und der Hygiene viele sonst durch die natürliche Auslese dem Tode verfallene, schwächere Spielarten im Kin-

*desalter erhalten würden, so müsse die Folge die Belastung der Volksge-
meinschaft mit Minderwertigen sein. Der seit Malthus verflossene Zeitraum und die Feststellungen der Medizinalstatistik, weiter die amtlichen
Tabellen der Absterbeordnung, vor allem die klinischen Beobachtungen
reichen zu der eindeutigen Feststellung aus, dass alle diese Prophezeiungen nicht eingetroffen sind. Wo eine Zunahme der Sterblichkeit eintrat, war
sie, wie bei den bösartigen Geschwulsten, fast ganz rein rechnerisch. Die
deutsche Sterblichkeit an Krebs um 1930 betrug auf 100.000 Lebende 96,
der bei weitem grösste Teil fiel auf die Lebensalter von mehr als 40 Jahren.
Im Jahre 1870 hatten von 100.000 gleichzeitig geborenen 56.000 die Erwartung, dieses Alter zu erreichen, im Jahre 1933 dagegen 86.000. Wenn
die Ursachen, an Krebs zu erkranken und zu sterben, die gleichen blieben,
musste bei der Berechnung auf alle Altersklassen die Todesrate an Krebs
steigen.*

*[203 ff.] Die zweite Voraussage erstreckt sich auf die Folgen der Ge-
burtenabnahme. Der Beweis wurde bald mit den feinen Methoden der Bevölkerungsstatistik angetreten, wobei auch Umrechnungen auf eine sogenannte bereinigte Bevölkerungsziffer stattfanden; bald wurde die Voraussage nur mit der elementaren aufsteigenden geometrischen Reihe über sehr
lange Zeiträume errechnet. Eine dieser Berechnungen wurde vor etwa drei
Jahren von sehr verantwortlicher Seite an einer amtlichen Stelle mitgeteilt
und ging durch die Tageszeitungen aller Kulturländer. Sie sagte, dass bei
Fortbestand der heutigen Geburtenzahl in England die Bevölkerung
Grossbritanniens, die 1871 bei 41 Millionen lag, binnen einen Jahrhunderts auf 5 Millionen sinken würde. Das ist nichts als eine Rechenaufgabe
für ein Schulbuch zur Einübung der elementaren geometrischen Reihe.*

*Die dritte Voraussage gibt die Zahl der in einer Familie nur zur Erhal-
tung des [/204] Bestandes notwendig werdenden Geburten an und stützt
sich auf eine so einfache, logische Erwägung, dass für den Nichtfachmann
jeder Zweifel ausgeschlossen erscheint. Zum Wiederersatz der Eltern seien
je zwei Kinder erforderlich, die wieder eine fruchtbare Ehe schlössen. Dazu sei ein Zusatz für die bis zur Verehelichung dieser Kinder einsetzende
Kindersterblichkeit, für Ehelose und für kinderlose Ehen zu machen; daher
habe jedes fruchtbare Ehepaar die Pflicht, eine Mindestzahl von drei Kindern über das fünfte Lebensjahr hochzubringen. Jeder Arzt, jeder Hygieniker hat allerdings die Pflicht, die gewollte Geburtenbeschränkung bei gesunden Eltern und noch mehr die Schwangerschaftsunterbrechung ohne
die ernstesten Gründe zu bekämpfen. Die obige Regel in ihrer scharfen
Fassung ist auch ein ausgezeichnetes Werbemittel gegen eine schwere
Gefahr. Aber wissenschaftlich ist sie nicht ernst zu nehmen. Sie hat grosse
Lücken, geht von stark irrtümlichen Annahmen über die Erhaltung der
Zahl des Nachwuchses in der Folge der Generationen aus, und rechnerisch
ist der Ansatz falsch. Die nähere Begründung habe ich in einem Aufsatz in
"Gesundheit und Wohlfahrt" 1939 Heft 1 gegeben.*

Die vierte, nur des Beispiels halber hier angeführte Voraussage findet sich in ernsten Handbüchern der Vererbungslehre und der Rassenhygiene, sie ging in Volksaufklärungsvorträgen über den Rundfunk, und ihre graphische Darstellung prangte auf hygienischen Ausstellungen. Sie lautet wörtlich: "Hätte es in Deutschland zur Zeit des dreissigjährigen Krieges 1618-1648 gleich viele Neger und Weisse gegeben, und hätten die Neger durchschnittlich mit 25 Jahren geheiratet und 4 Kinder bekommen, die Weissen mit 33 Jahren geheiratet und 3 Kinder hinterlassen, so wären heute von 1000 Deutschen 991 Schwarze und nur 9 Deutsche". Das mitgeteilte Ergebnis ist "rechnerisch richtig", es sieht auch wissenschaftlich aus, denn man muss die Logarithmentafel benutzen. Man könnte versuchen, die Probe auf die Richtigkeit dieser Voraussage an den Verhältnissen in den Vereinigten Staaten Nordamerikas anzustellen. Dort leben seit Jahrhunderten Weisse und Neger zusammen, und seit einigen Jahrzehnten liegen gute getrennte Statistiken über die Bevölkerungsbewegung beider Gruppen vor. Die Voraussetzungen der Formel bestehen für die Kinderzahl; das Verhältnis der ehelichen Fruchtbarkeit von Weiss zu Schwarz liegt bei 3:4 oder 4:5; früherer Eheschluss ist bei den Schwarzen wahrscheinlich. Der Anteil der Schwarzen an der Gesamtbevölkerung der Vereinigten Staaten wird für 1870 auf 14,5%, für 1925 auf 9,9% angegeben. Nach jener Formel hätte der Anteil der Neger auf 40% gestiegen sein müssen. Aus diesen Tatsachen kann man für die behauptete Änderung durch ungleiche eheliche Fruchtbarkeit gar nichts schliessen. Denn [/205] zunächst war die Sterblichkeit unter den Negern erheblich höher und betrug für Kinder und manche Krankheiten etwa das Doppelte. Dann war die Einwanderung von Weissen sehr stark, die von Schwarzen unterbunden. Aber für die Beurteilung der Methode ist das Ergebnis lehrreich. Die Bedingungen bleiben eben niemals für 3 Jahrhunderte, und auch nicht für viel kürzere Zeiträume aus wirtschaftlichen, politischen und anderen Gründen unverändert. Das ist ja gerade das Widersinnige aller solcher Voraussagen, dass sie glauben, sich über solche unausbleiblichen Veränderungen, oder über viele, von vornherein im Ansatz bestehende Unterschiede hinwegsetzen zu können.

Die Auffassung der auf diesem Gebiete massgebenden Fachmänner lautet anders. Zunächst dürfen alle solche Voraussagen sich nur auf einen recht kurzen Zeitraum erstrecken. Von Mises und Pearl, die sich über Voraussagen vor etwa einem Jahrzehnt äusserten, bemessen die Zeitdauer der Gültigkeit auf etwa zwei Jahrzehnte. Pearl erklärt, dass Voraussagen in die Zukunft durch Kurvenextrapolation für die nächsten zehn oder zwanzig Jahre in den meisten Fällen eine grosse Wahrscheinlichkeit hätten. Längere Voraussagen könnten nur von solchen Männern ernst genommen werden, welche alle und jede Entwicklungsmöglichkeiten verneinten; v. Mises sagt, dass alle Berechnungen sogenannter effektiver Sterblichkeits- und Geburtenzahlen über mehr als zwanzig Jahre in die Zukunft keinerlei wis-

senschaftliche Unterlage hätten, und dass alles, was auf diesem Gebiete behauptet und diskutiert zu werden pflegte, nicht in den Bereich der Wissenschaft gehöre. Fein ist noch die Zusammenfassung, die Pearl am Schluss seines Werks über das Wachstum der Bevölkerungen von 1925 gibt. Das Ergebnis aller seiner Berechnungen und Beobachtungen habe ihm immer wieder gezeigt, dass bei jedem Naturgeschehen, bei dem die Logik nach dem bisherigen Verlauf mit zwingender Notwendigkeit einen ganz bestimmten Ausgang erwarten liess, die Dinge in der Wirklichkeit ganz anders verliefen. Dieses merkwürdige Ergebnis sei kein Beweis für das Versagen der Logik, sondern für menschliche Mangelhaftigkeit in der Beherrschung der Tatsachen. Der Fehler liegt also nach Pearl meist schon im Ansatz bei der Aufstellung der Berechnungsformel.

[/206] Wer viele Wandlungen in dem verhältnismässig kurzen Zeitraum etwa eines halben Jahrhunderts selbst erlebt hat, kann jedenfalls die eine Prophezeiung mit der Erwartung des Zutreffens aussprechen: Schon nach wenigen Jahrzehnten wird die dann geltende öffentliche Meinung das Wissen und Können von heute genauso als rückständig und überholt kennzeichnen, wie wir dies gegenüber einer nicht allzu weit hinter uns liegenden Vergangenheit tun. In starkem Gegensatz hierzu steht die Tatsache, dass [sich] an den Grundproblemen, zu denen das Denken immer wieder zurückkehrt, im Laufe von Jahrtausenden nicht viel geändert hat. Trotz aller tatsächlichen Fortschritte bleiben sie Probleme. Nur zur Kennzeichnung seien die folgenden genannt: Wirkliche Welt und Scheinbild durch die Sinneswahrnehmungen, freier Wille und Vorausbestimmung, Einstellung auf Ursache oder Zweck, Teile und Ganzes, Umwelt und Anlage, synthetische und analytische Richtung, Axiom und Erfahrungssatz, Kraft und Stoff, Vitalismus und Mechanismus, Leib und Seele.

Im Anschluss an diese Bemerkungen möge die folgende Erklärung eingeschoben werden. In diesem kleinen Buch ist von der Anführung der Aussprüche unserer bedeutenden Denker und Dichter ein Gebrauch gemacht worden, der manchem Leser als recht weitgehend erscheinen kann. Aber mit diesem Gebrauch verband sich eine bestimmte Absicht. So Vieles, was uns als das Ergebnis selbständigen, eigenen Denkens erscheint, hat durch den Wechsel der Zeiten hindurch immer wieder die Geister der aufeinander folgenden Geschlechter beschäftigt. Die Zahl der grossen gedanklichen Probleme, die das menschliche Gehirn fähig ist aufzustellen und zu verfolgen, war zu allen Zeiten viel kleiner als die Zahl der über den Sinn des Lebens Nachdenkenden; doch war von diesen immer nur ein geringer Bruchteil fähig und berufen, seine Gedanken der Mit- und Nachwelt zu verkünden. Dieselben Gedanken kehren daher im Schrifttum mit gleichem Inhalt, nur in zeitgemäss geänderter Einkleidung, immer wieder. Mephisto sagt: "Wer kann was Dummes, wer was Kluges denken, das nicht die Vorwelt schon gedacht?" Die vielen Anführungen dieses Buches sollen den Leser *an diesen Satz erinnern und an seinen Schluss: "Original, fahr' hin in Deiner Pracht".*

Auch die Gabe, Zustände in Vorgänge überzuführen ist nicht neu. Selbst die Erweiterung der Dimensionen, die gedanklichen Folgen neuer Entdeckungen, führen nur zu geänderten äusserlichen Formen. Denn die Auswertung stösst bald auf Grenzen. Die Vorstellungen von einer durch Fernrohr und Mikroskop in der Richtung nach dem unendlich Grossen und unendlich Kleinen erweiterten Welt bleiben an die Reichweite unserer Sinnesorgane gebunden; wir können in Zahlensymbolen leicht mit den gefundenen Werten rechnen, nicht aber ein anschauliches Bild von ihnen gewinnen. Die Grundgedanken bleiben unberührt, wir können nichts Neues hinzufügen zu dem, was über sie schon unsere Vorfahren beigetragen haben. Und daran sollten die häufig angeführten Aussprüche erinnern.

[/207] Glücklicher an Erfolgen durch Hinweise auf die Zukunft als der gelehrte Rechner an unpersönlichen Zahlen ist wahrscheinlich der Kenner der menschlichen Seele, wenn er Erfahrungen und Wissen besitzt, das Wesentliche vom Nebensächlichen zu trennen vermag, der mit einer Gabe von Phantasie und zuweilen sogar mit dichterisch schwungvollem Scharfblick Zusammenhänge und Gegensätze schaut, an denen die grosse Menge vorübergeht. So kommen auch am Krankenbett oft zutreffende Voraussagen zustande, und hier schneidet der Arzt mit den gekennzeichneten Eigenschaften oft besser ab, als der nur mit Schulweisheit gesättigte Gelehrte, der nur nach dem Durchschnitt der Wahrscheinlichkeit entscheidet.

Der Kampf gegen falsche Voraussagen ist ebenso wichtig wie der gegen falsche Lehren. Zwar ist ihr Leben kurz, denn meist ergibt sich ihr Fehlgehen schon früher als bis zum Erreichen des Zeitpunkts ihrer angeblichen Geltung. Aber inzwischen sind sie geglaubt worden. Und wenn sie nur den Zweck hatten, gegen [! - sc. für die] Abstellung von Missständen werbend zu wirken, so verfehlt dieses Mittel das nächste Mal seine Wirkung, weil dann eben jede Voraussage angezweifelt wird, und das trifft dann auch die geringe Zahl richtiger Prophezeiungen. Daher war eine Kritik der heute mehr als früher üblichen Prophezeiungen erforderlich, trotzdem der Kritiker weniger beliebt ist als der Verkünder neuer Feststellungen.

[/208]

Positive und negative Leistungen. Nachruhm

Neue Feststellungen und Entdeckungen werden als positive Leistungen bezeichnet und stets höher bewertet als erfolgreiche Angriffe auf falsche Lehren, die nur als negative Kritiken gelten. Auch die Kritik erfordert Kenntnisse, Scharfsinn und Arbeit. Aber sie gilt weniger. Lessing und Fontane haben ihren Ruhm nicht durch die Hamburgische Dramaturgie oder durch die Berliner Theaterkritiken erworben. Aber in der Wissenschaft ist der Kampf gegen Irrtümer häufig mit dem Versuch verbunden, an deren Stelle eine andere Lehre zu setzen. Wenn man den grossen Handbüchern folgt, scheinen die Grenzen zwischen positiven und negativen Leistungen flüssig zu sein. Kopernikus wird dort als der Bekämpfer der Lehre von der Umdrehung der Sonne um die Erde bezeichnet. Der Versuch von Rumford 1798 über die Erzeugung der Wärme durch Bewegung brachte die Lehre vom Phlogiston, der Körperlichkeit der Wärme, zu Fall. Die Theorien von Robert Mayer und Helmholtz über die Erhaltung der Energie entzogen dem Perpetuum mobile den Boden. Durch die Untersuchungen von Pasteur und seinen Vorgängern wurde die Annahme der Urzeugung, das Entstehen von Leben aus leblosem Stoff widerlegt.

Auch unpersönliche Ereignisse können positiv und negativ ausgelegt werden. Kopenhagen war ein Pestherd, bis ein grosser Brand zu Ende des 18. Jahrhunderts der Gefahr ein Ende machte. Diese Unterscheidung ist oft etwas gekünstelt und nicht ganz gerecht. Man denke an Jenner, Röntgen und Hertz; hier muss die positive Leistung im Vordergrund stehen. Die Beherrschung der Luft durch das Flugzeug darf vergessen lassen, dass Gelehrte von Rang einmal das für unerreichbar erklärt hatten. Auch bei den Kämpfen um Glauben und Freiheit ist die persönliche Tat so gross, dass auch die Bekämpfer des Hexenglaubens ohne eigentliche positive Leistung sich Nachruhm erwarben, und noch mehr war das bei den Märtyrern der Idee der Fall. Das Ziel aller Neuerer war es stets, an die Stelle der bekämpften Lehren und Einrichtungen etwas Besseres zu setzen. Aber die Gaben und die Aufgaben sind ungleich, so dass bei dem stetigen Schaffen eine Arbeitsteilung erforderlich wird. Dem Neubau muss die Räumung des Bauplatzes von Schutt und Trümmern vorausgehen. Für Planung und Durchführung dieser Arbeit sind andere Kräfte nötig als für den Neubau.

Dem Arbeiter in den Werkstätten der Forschung geht es nur um die Wahrheit. Die Aufgaben des Forschers sind andere als die des Nutzniessers seiner Tätigkeit. Der Arzt z. B. soll helfen, der Forscher soll keine Werturteile abgeben, sondern die Richtigkeit erweisen. Der Forscher soll nicht um den Sieg einer vorgefassten Idee kämpfen, sondern als Experimentator oder Rechner prüfen, ob sie sich bestätigt oder hinfällig wird. Bei

Versuchen oder Statistiken ergibt sich das Zutreffende nach vielmonatlicher Arbeit mit vielen Fehlschlägen oft erst in den letzten Tagen, wenn die Zusammenfassung möglich wird.

Und jedes Ergebnis, das die Klärung herbeiführt, gleichviel ob die erste Annahme bestätigt oder widerlegt wird, [/209] ist willkommen. Falls die Arbeitshypothese hinfällig geworden ist, muss sie durch eine bessere ersetzt werden. Und wenn durch neue Entdeckungen alte Theorien unzureichend geworden sind, vollzieht sich die Anpassung leicht als selbstverständliches Ereignis, und die Verdienste des überholten Vorgängers werden nicht geschmälert.

Der Bau eines wissenschaftlichen Faches ist stets im Werden und wird nie beendet. Viele sind an ihm tätig und jeder an einem Standort, den ihm sein Vorgänger als sicheren Fusspunkt errichtet hat, mit der Verpflichtung, ihn für seinen Nachfolger etwas zu erhöhen oder zu festigen. Und wenn das nur durch Abtragen unsicher gewordener Stützpunkte möglich ist, so wird nicht gefragt, ob das eigenes Verdienst, ob es eine positive oder negative Leistung ist. Dem Biologen dient als Vorbild der lebende Organismus, in dem ständig Aufbau und Abbau zusammenwirken und in feinster Regulierung, in stetem Schwanken um einen Gleichgewichtszustand aufeinander abgestimmt sind, mit dem Ergebnis der Harmonie aller Teile in einem gesunden Organismus.

In der Frage des Nachruhms liegt es meist so, dass, wenn eine Entdeckung oder eine neue Methode oder ein neuer Gedanke sich so stark durchsetzen, um längerer Besitz geworden zu sein, der ursprünglich mit ihrer Erwähnung verbundene Name des Ersten fortfällt und in Vergessenheit gerät. Im übrigen ist es gut, die grossen Männer selbst zu befragen, wie sie darüber dachten. Horaz rühmte sich, dass er sich ein Denkmal gesetzt habe dauernder als Erz wie die Pyramiden; er glaubt aber, dass der Kultus der Vestalinnen noch dauernder sei als Erz. Goethe lässt Faust sagen: "Es kann die Spur von meinen Erdentagen nicht in Aeonen untergehn". Schiller lässt im Siegesfest den Sohn des jung gefallenen Helden sagen: "Von des Lebens Gütern allen ist der Ruhm das Höchste doch". Aber er selbst ist der Ansicht, dass, "wer den Besten seiner Zeit genug getan, der hat gelebt für alle Zeiten". Beide meinten nur das Werk, nicht den Schöpfer. Denn es heisst im Faust: "Die Tat ist alles, nicht der Ruhm." Und aus dem Späteren geht hervor, dass Goethe nur die Tat meint, die anderen wahren Nutzen bringt. Vom Vollbringer der Tat aber lässt Shakespeare den Hamlet sagen: "So ist die Hoffung da, dass das Andenken eines grossen Mannes sein Leben um ein halbes Jahr überdauern kann." In allen diesen Aussprüchen wird die grosse Leistung Voraussetzung, und der Anspruch an Nachruhm besteht in der Beständigkeit ihres Werkes. [/210] Die Bestanddauer der guten Leistung, auch über das Leben der mit ihr verbundenen Persönlichkeit hinaus, hat Goethe mit den Worten gekennzeichnet: "Das Tüchtige, wenn's wahrhaft ist, wirkt über alle Zeiten hinaus." Und den Tüchtigen kennzeichnet er mit den Worten in Faust II: "Alles kann der Edle leisten, der versteht und rasch ergreift."

Für die Praesokratiker war das Ideal das "Gute" und das "Schöne". Das Streben dahin war ihnen eine angeborene Eigenschaft des Menschen. Mein Zeitalter bevorzugte als Masstab des Tüchtigen den wirtschaftlichen Nutzen. Das brauchen keine unvereinbaren Gegensätze zu sein. Und gerade um das zu zeigen, hat sich mein Zeitalter bemüht. Es suchte nach dem Beweise, dass das Gute auch das Nützlichste sei. Dazu bedurfte es eines Masstabes. Man kann als einen solchen die Steigerung und stärkere Vertretung des durchschnittlichen Einkommens oder die Erhöhung der Lebenserwartung wählen. Beide aber stehen nachweisbar in gegenseitiger funktionaler Verbundenheit. Schon aus der Statistik der letzten sieben Jahrzehnte lässt sich der induktive Beweis führen; wirtschaftliche Notstände vermindern die Lebenserwartung, und die Zunahme verfrühten Todes ist umgekehrt mit 75% die Hauptursache wirtschaftlicher Hilfsbedürftigkeit. Aber Erfolge im Herabdrücken der Sterblichkeit lassen sich nur erzielen, wenn die Erkenntnis von der Haftung der Gesamtheit für das Wohlbefinden der Gefährdeten Gemeingut geworden ist; das ist aber nur erreichbar, wenn sich mit dem Zweckmässigkeitsgedanken Menschenliebe und Güte verbindet. Und der Beweis für die Zusammenhänge von Schönheit und Gesundheit wird dadurch erbracht, dass die Messungen der Proportionen des menschlichen Körpers in der Jugend und im Mannesalter genau übereinstimmen, wenn sie der Hygieniker und Anthropologe vornehmen, um für die Gesundheit und die Norm Zahlen zu gewinnen, oder wenn sie der Künstler vornimmt, um das Schönheitsideal festzustellen.

Das Zutreffen aller angeführten Äusserungen über den Nachruhm mag in einem Schulaufsatz nachgeprüft werden. Sonst aber wird für den Schriftsteller das Lessingsche Wort gelten: "Wir wollen weniger erhoben und fleissiger gelesen sein." Und noch mehr werden sie von dem Wort von Goethe beherrscht: "Ich streite nicht, Euch zu gefallen. Ihr sollt was lernen!"

[/211]

Schluss

Als ich noch in der Charlottenburger Stadtverordnetenversammlung meine Vorlagen auf der Tribüne zu begründen oder zu verteidigen hatte, tadelte mich ein alter, erfahrener Stadtverordneter, dass meine Ansprachen nie einen Schluss hätten. Er fehlt mir auch jetzt. Meine Ausführungen mögen den Lesern Anregungen gegeben haben oder nicht, in beiden Fällen ist ein zusammenfassender Schluss überflüssig. Auch die Bewegung des Lebens hat keinen Schluss, der Einzelne scheidet aus, andere treten ein. Wenn ich jetzt die Feder fortlege, werde ich die Verteidigungsrede des Sokrates vor Gericht und seine Gespräche mit den Schülern, im Gefängnis und vor dem Trinken des Giftbechers, in der Übersetzung nachlesen. Sie sind das unerreichte Vorbild wahrhafter Heiterkeit in Seelenruhe und Glücksgefühl nach einem abgeschlossenen Leben.

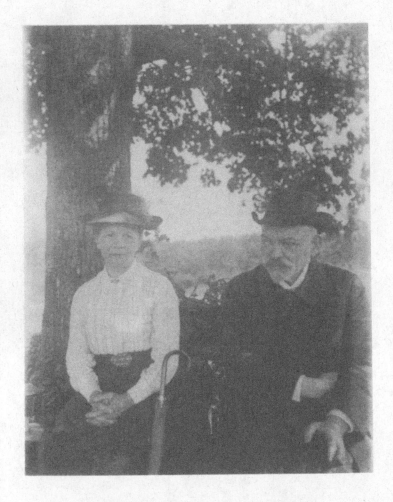

Abb. 8: Emilie und Adolf GOTTSTEIN

Detaillierte Feingliederung der
Auto-Ergographie 1925

Detaillierte Feingliederung der
Autobiographie 1939/40

Gesamtregister: Personen

Gesamtregister: Orte

Abbildungsverzeichnis